U0879189

全国医学院校高职高专系列教材
（供临床医学、妇幼专业用）

急诊医学

主　编　蒲泉州　彭　鹏　谭占国
副主编　李　睿　冯亚民　杨　番
编　者　（以姓氏笔画为序）
冯亚民（漯河医学高等专科学校附属第一医院）
安吉军（张掖医学高等专科学校）
李　睿（华中科技大学同济医学院附属孝感医院）
杨　番（怀化医学高等专科学校附属怀化第五医院）
杨建中（新疆医科大学附属第一医院）
应建有（漯河医学高等专科学校附属第一医院）
彭　鹏（新疆医科大学附属第一医院）
董新玲（新疆医科大学附属第二医院）
蒲泉州（怀化医学高等专科学校）
谭占国（漯河医学高等专科学校附属第一医院）

北京大学医学出版社

JIZHEN YIXUE

图书在版编目（CIP）数据

急诊医学/蒲泉州，彭鹏，谭占国主编. —北京：北京大学医学出版社，2010.12（2015.1 重印）
（全国医学院校高职高专系列教材）
ISBN 978-7-5659-0028-0

Ⅰ.①急… Ⅱ.①蒲…②彭…③谭… Ⅲ.①急诊—临床医学—高等学校：技术学校—教材 Ⅳ.①R459.7

中国版本图书馆 CIP 数据核字（2010）第 236680 号

急诊医学

主　　编：蒲泉州　彭　鹏　谭占国
出版发行：北京大学医学出版社（电话：010-82802230）
地　　址：(100191) 北京市海淀区学院路 38 号　北京大学医学部院内
网　　址：http://www.pumpress.com.cn
E - mail：booksale@bjmu.edu.cn
印　　刷：北京画中画印刷有限公司
经　　销：新华书店
责任编辑：赵　爽　　**责任校对**：金彤文　　**责任印制**：张京生
开　　本：787mm×1092mm　1/16　　**印张**：19.75　　**字数**：512 千字
版　　次：2010 年 12 月第 1 版　2015 年 1 月第 3 次印刷
书　　号：ISBN 978-7-5659-0028-0
定　　价：33.80 元

全国医学院校高职高专系列教材编审委员会

组成名单

序

医药卫生类高职高专教育是我国高等医学教育体系的重要组成部分。目前我国正在积极推进医药卫生体制改革，力争用几年时间基本建成覆盖全国城乡的基本医疗卫生制度，初步实现人人享有基本医疗卫生服务的目标。因此，对基层卫生服务人才的需求在大量增加，同时对其素质要求也在提高。卫生部针对基层人才严重缺乏的问题，指出当前和今后一段时间内还需要培养高等专科水平的医学人才，充实基层卫生服务技术人才队伍。

在新一轮医药卫生体制改革逐步推进的大背景下，为配合教育部“十二五”国家级规划教材建设，中国高等教育学会医学教育专业委员会与北京大学医学出版社共同发起成立全国医学院校高职高专系列教材编审委员会，组织二十余所医学院校启动了全国医学院校高职高专系列教材的编写、出版工作。本系列教材包括 4 个子系列，即基础课程（14 种）、临床专业课程（10 种）、全科医学专业课程（5 种）和护理专业课程（11 种），有些教材还编写了配套实验指导与学习指导。

这套教材编写的指导思想是：符合人才培养规律，体现教学改革成果，确保教材质量。各教材在编写中把握了以下原则：①根据专业培养目标、就业需要及本课程在教学计划中的地位、作用和规定学时数确定编写大纲及内容的深度、广度、重点和字数。②着重于基础理论、基本知识和基本技能的叙述。基础课教材要体现专业特色，要为专业课服务。③保证内容的科学性、启发性、逻辑性、先进性和适用性。应做到概念清楚，定义准确，理论有据，名词术语准确统一；启发学生理解、分析问题，有利于提高学生的学习兴趣和培养他们的钻研探索精神。④恰当处理相关课程内容之间的交叉与衔接，以避免知识点的不必要重复。⑤内容涵盖执业助理医师或护士执业资格考试最新版考试大纲的要求，以利于学生应考和就业。

这套教材的编写、出版和使用，离不开二十余所医学院校领导和教务部门的支持，凝聚了各教材编写组老师们的辛勤劳动和汗水。这套教材的出版时值国家“十二五”规划开局之年，我们会积极努力申报，争取有更多教材入选“十二五”国家级规划教材，为医药卫生类高职高专教育的改革和发展贡献力量！

王德炳

2010 年 12 月

前　言

为了提高高职高专“急诊医学”教学质量，培养合格的应用型、技能型人才，我们组织了多地的专家和教授编写了这本《急诊医学》教材。

高职高专教育主要是培养面向城乡基层的应用型、技能型人才，所以，我们编写的《急诊医学》教材，以基层医院与城乡社区的常见急症救治为主要内容，共十二章即绪论、常见急诊症状救治、常用急救技术、院前急救、心肺脑复苏、危重症监护、休克、脓毒症、急性中毒，中暑、淹溺与电击伤，创伤和危重症患者的营养支持。力求既要突出实用性、科学性与先进性，又要有趣味性与可读性。因此，我们在《急诊医学》教材内容的组织上，增加一些以往类似教材没有或不全的内容：编写了10种常见急诊症状救治、气道异物排除法、氧疗、简易呼吸器人工通气、无创呼吸机与有创呼吸机应用、洗胃术、脓毒症、百草枯中毒、危重症患者的营养支持以及复合伤等新内容。主要从科学性、实用性、新颖性、启发性等方面做文章。科学性：重点介绍目前遵循循证医学证据而公认的常见病、多发病诊治的新理论、新知识和新技术，如心肺脑复苏参照了《2005年国际心肺复苏指南》进行编写；新颖性：及时介绍目前急诊医学的新知识、新技术和新进展，如脓毒症救治参考《拯救脓毒症运动：2008严重脓毒症和脓毒症休克管理指南》编写；实用性：教材的编者都是既具有长期从事急诊临床工作的经验，又有丰富的临床教学经验的专家与教授，在教材的编写中，都密切结合自身的临床经验，编写的内容具有较强的实用性；启发性：每一章节之前以真实病例开始，根据病情提出问题，导入正文，正文结束后进行病例分析与讨论，且在某些章节增加课堂互动或“指点迷津”等内容，以增加趣味性与可读性。本书适用于医学院校高职高专“急诊医学”的教学，也可供临床医师参考。

由于高职高专的《急诊医学》教材编写的篇幅有限，为了避免与其他教材的不必要重复，因而不能将急诊医学所涉及的所有内容全面介绍，敬请谅解。

本教材的编写得到了怀化医学高等专科学校领导及各参编单位领导与专家、教授们的热情指导，在此表示衷心感谢。限于水平，加之时间仓促，错误和遗漏在所难免，欢迎广大读者批评指正。

编　者

2010年10月28日

目　录

第一章　绪　论

学习目标

1. 掌握急诊医学范畴与急诊医疗服务体系。
2. 熟悉急诊医学学科特点及急诊医生素质要求。
3. 了解急诊医学的发展历史与现状。

急诊医学（emergency medicine）是研究各类突发病、急性创伤、急性器官功能衰竭、慢性病急性发作的初步处理以及抢救垂危重症患者生命的一门学科。它并不针对疾病的全过程进行抢救处理，而是把重点放在疾病或创伤急性阶段的处理，为以后的诊治创造良好的条件。因此，它是一门跨学科的综合性独立学科，是医学发展与社会需求的必然产物。以1979年美国医学会批准成立全美急诊医学会为标志，急诊医学经历了30多年的发展历程，得到了快速发展与进步。

第一节　急诊医学的发展历史与现状

在发达国家，美国于1979年批准成立全美急诊医学会，并统一全国的急救电话为“911”，其急诊医学发展较快。而发展最快的还是日本，于1973年宣布成立急诊医学会，于1977年通过了“急救法”，统一全国的急救电话为“119”（与火警电话相同），建立健全了全国的三级急救医疗网，城市建成了系统、规范而完善的急诊医疗服务体系，急救通讯与转运设备实现了现代化。

在我国，1980年10月30日国家卫生部医政司发文《关于加强城市急救工作的意见》，标志我国的急诊医学开始萌芽；于1984年6月11日又颁发了《关于发布〈城市急诊科（室）建设方案（试行）〉》的通知”，同时，卫生部与邮电部共同确定了全国的急救电话为“120”，使我国城市急诊工作走上了正规化发展的道路。于1986年12月1日中华医学会正式批准成立“中华医学会急诊医学学会”，该学会成立后每两年举行一次全国性急诊医学学术会议；于1990年起创办《急诊医学杂志》，该杂志于2001年更名为《中华急诊医学杂志》。20多年来，经过全国各级卫生部门、急诊医学会及广大急诊医学工作者的共同努力，我国的急诊医学得到了较快发展，覆盖城市的急诊医疗服务体系已经初步形成，并向系统化、规范化和专业化方向发展。但是，各地区发展不平衡，东部沿海地区发展较快，而西部地区发展稍慢。为了解决人民群众急诊就医问题，促进各地区急诊医学发展，于2009年6月10日卫生部又印发了《急诊科建设与管理指南（试行）》，这为急诊医学学科发展注入了强大的动力，必将迎来急诊医学蓬勃发展的春天。近几年国家也加大了农村与社区卫生事业的投入力度，社区、乡镇卫生院得到了快速发展，急诊医疗条件大大改善，但距离规范的急诊急救要求还有差距，尤其缺少急诊急救方面训练有素的医生。因此，加强面向农村与基层的高职高专急诊医学教育前景广阔。

第二节 急诊医学范畴

急诊医学是从实践中发展而来的，急诊医学范畴不是以系统器官界定的，而是以病情急缓及其严重程度界定的。就其形式包括院前急救和院内急救，就其内容包括现场急救、心肺脑复苏、脓毒症救治、创伤急救、急性中毒急救、危重病救治、小儿急诊及灾难医学等多个方面。因此，急诊医学范畴可概括为如下几个方面。

一、急救医学

急救医学是针对各种突发病、意外事故、创伤及急性中毒等伤病员进行急救的医学科学。若为急诊呼救，可分为院前急救与院内急救；若伤病员自行来院，则仅为院内急救。院前急救主要包括现场急救（first aid）与转运。主要实施以救命为目的的初步急救措施（即基本生命支持或创伤生命支持），待生命体征平稳后迅速转运至医院。院内急救主要实施进一步生命支持和精确有效的诊治，包括医院内急诊科抢救与重症监护病房的救治。

二、危重症医学

危重症医学（critical care medicine）是研究各种危重症抢救与监护的医学科学。主要研究内容：危重患者的监护与处置，重症监护技术，重症监护病房（intensive care unit，ICU）的设置，人员与设备仪器的配备和管理。重症监护病房是危重病医学的实践基地。

三、复苏学

复苏学（resuscitology）主要研究与探索对心搏呼吸骤停者实施心肺复苏或心肺脑复苏抢救的医学科学。基于循证医学的国际心肺复苏指南每 5 年更新一次。今年即将更新。

四、灾害医学

灾害医学（disaster medicine）主要研究各种灾害对人群生命与健康造成的损害，以及探索这种伤害的预防、医疗救护、疫情控制和人群心理干预的有效措施的医学科学。灾害主要包括自然灾害（如地震、台风、海啸、洪灾、塌方及泥石流等）和人为灾害（如交通事故、火灾、空难、矿难及战争等）等。如今各种灾害事故频发，往往造成人群的创伤与死亡，应对灾害事故等突发公共卫生事件，也是急诊医学的重要内容。

第三节 急诊医疗服务系统

急诊医疗服务系统（emergency medical services system，EMSS）指由院前急救、院内急救及重症监护病房三个部分组成的，以更有效地抢救危重伤病员为目的的救治系统。若能使分散在每一个角落的伤病员都能得到及时、有效的救治，表明急诊医疗服务系统是健全、高效的。急诊医疗服务系统安全、高效的运转等于开通了急危重症患者生命的绿色通道。

一、院前急救

院前急救是指各种突发病、创伤或中毒等对患者生命构成威协时，在被转运至医院之前，由目击者或急救人员实施的初步急救和救命的医疗活动。院前急救的主要任务是救命与降低致残率。要完成好院前急救任务，需要一个健全而高效的院前急救系统。我国院前急救系统建设，在东部沿海地区已经逐步建立、健全与完善了；而某些西部地区、广大农村地区则有一定差距，有的急救电话不统一，有的交通不便，有的急救半径过大，有的缺少急救设备如救护车、除颤仪等，有的缺少院前急救人员等。因此，在一些地区加强院前急救系统建设，任务还很艰巨。

二、院内急救

院内急救指伤病员被转运到医院或急救中心后的急救。绝大多数地方，院内急救主要集中在医院急诊科（室）。因此，只有抓好了急诊科（室）急救质量与效率，才能真正搞好院内急救工作。2009 年 6 月国家卫生部出台《急诊科建设与管理指南（试行）》，对二级以上综合医院急诊科的硬件设置、人员配备、科室管理、检查评估等作出了相应的规定，并要求各级卫生行政部门加强对急诊科的指导和监督，要求医院加强对急诊科的建设和管理，以提高急诊科急救能力和诊疗水平。这将有利于急诊科标准化建设，有利于稳定急诊医学专业技术队伍，有利于提高急诊医疗质量、确保医疗安全，有利于解决人民群众急诊就医问题。

目前我国县以上医院（包括二级、三级医院）都建立了急诊科。而急诊科的运作模式有依赖型、支援型与自主型。依赖型：只有专职科主任、个别医师和护士固定，急诊工作主要依赖各专科医师完成。支援型：医师、护士固定，能完成大部分急诊工作，但还需各专科医师经常性支援。自主型：急诊科人员固定，能独立完成全部急诊工作，与其他专科的关系是会诊与协作关系。急诊科作为医院急救的重要基地，依赖型不可取，支援型只能作为暂时性过渡方式，而最佳模式应是自主型。而现实如何？中华医学会急诊医学分会樊寻梅、李春盛、王佩燕等对 53 家三级医院（除了 4 家外，均为三级甲等医院）的问卷调查，结果显示：只有 3 家是自主型，其余都是依赖型与支援型。说明规范急诊科建设与管理，还任重道远。而县以下医院，大多数无规范的急诊室与抢救室，院内急救置于简陋的门诊或送到病房进行抢救，严重影响了院内急救效果。

三、重症监护病房

重症监护病房（ICU）也是急诊医疗服务体系的重要组成部分。大多数急诊患者经急诊科急救可明确去向：住入相应专科或好转出院，但也有部分危重患者经急诊科初步抢救生命体征仍不平稳，随时有生命危险，这种患者应当转入重症监护病房。重症监护病房包括急诊监护病房（emergency intensive care unite，EICU）、综合性监护病房（multiple intensive care unite，MICU）或专科监护病房。有条件的医院，急诊科可设置 EICU；无 EICU 的医院应当设置 MICU。

第四节　急诊医学学科特点与急诊医师的素质要求

一、急诊医学学科特点

急诊医学是一门跨学科的综合性独立学科。其特点体现在对服务对象处置上强调时效性与综合性。急诊患者往往发病突然如大出血等，及时有效的处置可使病情在尚未造成生命危险之前得到控制，那患者就得救了，这就是处置的时效性；反之，若错过处置的黄金时间（如心搏骤停的黄金时间<4 min），患者往往预后不佳。由于急性病往往严重而复杂，且变化莫测，光靠某一专科的诊治措施可能无济于事，如多发伤，需要具有多个专科诊疗技术的有机组合施救，患者才有生存的希望。这就是急诊患者处置上的综合性。因此，一个成熟的急诊医师应当是既掌握生命救护技术即一专，又经过多个专科培训后，掌握多种学科诊疗技术，即具有一专多能的全科医生。

二、急诊医师的素质要求

1. 急诊意识强　急诊医师应具有较强的急诊意识，应急能力强。因为服务对象多为突发病或突发伤，起病突然、变化迅速，应急能力不强，是很难适应急诊工作的。

2. 一专多能　急诊医师应当既掌握生命救护技术，又能及时应用多种专科诊疗技术，及时做好各种急诊患者的初步处置。因为各种急性疾病往往病情严重而复杂，具有多个专科问题，若诊疗知识与技能只限于某一专科，是难以胜任的。

3. 诊治能力较强　急诊医师应当具有扎实的医学理论知识，具有较强的临床洞察力与诊治水平，能在最短的时间内综合运用各种临床信息得出结论，作出正确的处置。面对危重患者，若第一时间不能作出危重症及危重程度判断，就很难予以恰当的处置，抢救成功率就不高，死亡率、致残率就会升高。

4. 良好心理素质　急诊医师应当具有良好的心理素质，具有一定的沟通协调能力，能做好与各级医院之间、与院内各科室之间、与患者家属之间及与同事之间等的协调合作，团队精神较强。

5. 其他素质　急诊医师还应当具有体力充沛、胆大心细、热情耐心、吃苦耐劳、尽职尽责等综合素质。

小结

1. 学习重点：急诊医学范畴与急诊医疗服务系统。急诊医学范畴包括急救医学、危重症医学、复苏学与灾难医学。急诊医疗服务系统包括院前急救、院内急救与重症监护病房。

2. 学习难点：急诊医学学科特点与急诊医师应具备的素质。急诊医学学科特点是时效性与综合性。急诊医师应具备急诊意识强、一专多能、基础扎实、诊治能力较强、良好心理素质以及其他素质。

思考题

一、名词解释

1. 急诊医学　2. 危重症医学　3. 复苏学　4. 灾难医学　5. 急诊医疗服务体系

二、填空题

1. 急诊医学的范畴包括：________________、________________、________________、________________。

2. EMSS 由院外的____________和____________及____________组成。

3. 危重症医学的研究范围主要有____________、____________和____________。

三、选择题

A1 型题

1. 急诊医学发展最快的国家是（　　）

A. 德国　B. 日本　C. 美国　D. 芬兰　E. 加拿大

2. 国际上正式承认急诊医学为一门独立学科是在（　　）

A. 1972 年　B. 1982 年　C. 1979 年　D. 1980 年　E. 1986 年

X 型题

3. 以下哪些为急诊医学的范畴（　　）

A. 急性心肌梗死　B. 胃穿孔

C. 病毒性肝炎　D. 鼻出血

E. 上消化道大出血

4. 急诊医疗服务体系包括（　　）

A. 医院前的救护　B. 到达急诊室后的处理

C. 普通病房的救护　D. 重症监护病房的加强监护

E. 转运途中的监护

四、简答题

急诊医师应具备哪些素质?

（怀化医学高等专科学校　蒲泉州）

第二章　常见急诊症状救治

学习目标

1. 掌握常见急诊症状：发热、昏迷、晕厥、惊厥、呼吸困难、咯血、胸痛、呕血与便血、急腹症与急性腹泻等的救治原则与方法。

2. 熟悉常见急诊症状的病因、发病机制、临床表现与诊断思路。

第一节　发　热

案　例

男患儿，3岁，受凉后腹泻、发热2天就诊。肛温38.6℃，医嘱给予抗病毒、输液治疗，不用退热药，但输液过程中出现寒战、发热加重，测肛温41.5℃，医嘱紧急降温处理。

请问：本例前后同样是发热，为什么对发热的处理却不同?

各种原因引起的体温超过正常范围称为发热（fever）。临床上当腋下温度＞37℃、口温＞37.2℃或肛温＞37.7℃即为发热，若昼夜体温波动在1℃以上，也称为发热。

【病因与发病机制】

（一）病因

一般可将发热病因概括为两大类：感染性发热和非感染性发热。

1. 感染性发热　是发热的最常见原因。临床上以细菌和病毒感染常见，以细菌感染最常见。多见于各种急、慢性全身感染或局灶性感染，急、慢性传染病。其他病原体如支原体、衣原体、立克次体、螺旋体、真菌、原虫与蠕虫等也可引起发热。

2. 非感染性发热　包括变态反应、结缔组织疾病、内分泌代谢疾病、体温调节中枢功能异常、恶性肿瘤、无菌组织损伤或坏死、产热-散热平稳失调等。常见类型：

（1）变态反应性疾病：如输血或输液反应、药物热、血清病等引起的发热。

（2）结缔组织疾病：多见于风湿热、儿童类风湿关节炎、系统性红斑狼疮等。

（3）内分泌疾病：如甲状腺功能亢进或甲状腺危象等引起的发热。

（4）体温调节中枢功能异常：如中暑、脑出血、重度脑外伤等引起的发热。

（5）恶性肿瘤：多见于急性白血病、恶性淋巴瘤、恶性组织细胞病、骨肉瘤等。

（6）无菌组织损伤或坏死：如组织损伤或坏死，分解的组织蛋白及组织坏死物质的吸收引起无菌性炎症可引起发热。例如：①物理、化学因素所致损伤，如物理因素所致大面积烧伤或烫伤、严重创伤或挤压伤、大手术的组织损伤等，化学因素所致各种内出血；②细胞破坏或组织坏死，如急性溶血、急性心肌梗死、急性肺梗死等。

（7）产热与散热平衡失调：常见的有癫痫持续状态、甲状腺功能亢进或甲状腺危象、肾上腺皮质功能亢进症等可导致产热过多而引起发热；鱼鳞病、广泛性皮炎、先天性外胚叶发育不全、重度脱水、大失血、慢性心功能不全等可导致散热减少，也可引起发热。

（二）发病机制

1. 感染性发热的发生机制主要是致热原的作用。一般可将致热原分为外源性致热原和内源性致热原。外源性致热原多为各种病原微生物或寄生虫，如细菌、病毒、真菌、疟原虫等及其毒素或代谢产物，以及抗原抗体复合物等。外源性致热原通过刺激和诱导机体粒细胞、单核巨噬细胞系统产生和释放内源性致热原如白细胞介素（IL-1、IL-2）、肿瘤坏死因子（TNF）和干扰素等。内源性致热原可通过血脑屏障，并作用于下丘脑的体温调节中枢，导致体温调定点上移而引起发热。

2. 非感染性发热的发生机制　①体温调节中枢功能失调：如急性脑血管疾病、重度脑外伤、中暑、重度脑损害等可直接或间接作用于丘脑下部体温调节中枢，引起体温调节功能受损导致的发热，称为中枢性发热。②其他非感染性发热的发生机制与相应病因有关。

【临床表现】　发热程度的判断，以口温为标准：正常参考值为 36.3～37.2℃，＞37.2℃称为发热，37.3～38℃称为低热，38.1～39℃称为中热，39.1～41℃称为高热，＞41℃称为超高热。其中高热与超高热对机体有危害，以超高热危害性最大。高热与超高热可导致水分丧失过多、代谢产物增多，并使体能大量消耗，而影响患者各脏器的生理活动，最易引起中枢神经系统损害。表现为头痛、面色潮红、灼热、全身酸痛、呼吸加深加快、脉搏增快。超高热可出现抽搐、惊厥、谵妄、昏迷，以及各系统器官功能不全或衰竭，甚至导致死亡。发热与呼吸和心率的关系为：一般体温升高 1℃，呼吸增加 3～4 次/分，心率增加 12～15 次/分。

（一）热型

不同的疾病可出现不同的热型。伤寒、副伤寒及肺炎球菌肺炎等可出现稽留热；败血症、脓毒血症、重症结核病、感染性心内膜炎、风湿热等可出现弛张热；疟疾、急性肾盂肾炎等可出现间歇热；回归热螺旋体感染、霍奇金病等可出现回归热；布氏杆菌病可出现波状热；不规则热多见于结核病、结缔组织疾病、风湿热、感染性心内膜炎、癌性发热等。

（二）病程

发热依其出现时间的长短分为短期发热和长期发热。小于半月的发热为短期发热，大于半月的发热为长期发热，而低热则以 1 月为界，即大于 1 月才为长期发热。临床以短期发热多见，短期发热多见于各种急性感染、输液或输血反应、中暑、甲状腺危象等；长期发热多见于伤寒、重症肺结核、肝脓肿、败血症、亚急性感染性心内膜炎、疟疾等感染性疾病，也可见于急性白血病、多发性骨髓瘤等血液系统疾病，系统性红斑狼疮、风湿热、结节性多动脉炎等风湿免疫疾病以及恶性肿瘤等非感染性疾病。

（三）伴随症状

1. 伴寒战　多见于细菌感染性疾病，临床往往先寒战后发热，如肺炎链球菌肺炎、急性肾盂肾炎、急性胆道感染等疾病。也可见于疟疾、钩端螺旋体病、回归热等其他病原体所致疾病。但肺结核、伤寒或副伤寒、病毒感染性疾病一般无寒战。非感染性疾病如输血及输液反应、急性溶血等也可出现寒战，而风湿热、系统性红斑狼疮一般无寒战。反复发生的寒战高热可见于急性肾盂肾炎、急性胆道感染、感染性细菌性心内膜炎、败血症、脓毒血症、疟疾等。

2. 伴皮疹　多见于麻疹、水痘、伤寒、猩红热等感染性疾病。

3. 伴肝脾大　多见于病毒性肝炎、伤寒、疟疾、脓毒血症、白血病、淋巴瘤、恶性组织细胞病等。

4. 伴淋巴结肿大　多见于急性淋巴细胞白血病、淋巴瘤、急性传染性单核细胞增多症等。

5. 伴昏迷　先发热后昏迷多见于全身感染中毒性脑病、颅内感染等；先昏迷后发热多见于脑出血、中暑、重度脑外伤或严重脑损害等颅脑疾病。

6. 伴休克　多见于肾综合征出血热、中毒性细菌性痢疾、肺炎球菌肺炎及革兰阴性杆菌败血症等。

【辅助检查】

1. 实验室检查　可根据可能的病因选择相关的实验室检查。根据病因选作血常规、尿常规、尿白细胞计数、血细菌培养、肥达反应等。

2. 特殊检查　根据病情需要选择特殊检查如 B 超、胸部 X 线检查，以及骨髓穿刺、骨髓细菌培养等。

【诊断】

1. 病史　结合起病急缓、主要症状特点如热型和病程以及伴随症状和既往史等进行分析。确定发热的类型，即感染性发热与非感染性发热。

2. 体格检查　病变累及的主要系统与器官的体征与重要阴性体征。注意发热与呼吸频率和心率的关系。如果体温升高 1℃，呼吸次数增加＞4 次/分，多见于呼吸系统感染性疾病如大叶性肺炎、其他下呼吸道感染。当体温升高 1℃，心率增加＞15 次/分，常见于发热伴心力衰竭、休克，以及风湿热、败血症、甲状腺功能亢进症合并感染等；如体温升高 1℃，心率增加＜12 次/分或不增加称为相对缓脉，常见于伤寒或副伤寒，也可见于发热合并颅内压增高、病态窦房结综合征或房室传导阻滞等。结合病史与体征分析确定病变累及部位和可能性最大的疾病，然后提出进一步检查计划，以便通过相应辅助检查证实推断。

3. 辅助检查　结合病史与临床表现对血常规、尿常规、肝功能及相关检验、血或尿细菌培养、相关血液或体液检查等实验室检查及相应影像学检查等结果进行综合分析，以确定疾病本质与病因。

【急救与治疗】

（一）救治原则

1. 一般对于低热、中热不必降温处理，应积极寻找原因，加强病因治疗。因为发热是机体的防御反应。但对于原有抽搐病史者和虽有中热却有烦躁者，应作退热处理。

2. 超高热应作紧急降温处理，高热伴惊厥、谵妄、昏迷、休克，伴有严重心、肝、脑、肾疾病者，也应紧急降温。高热作急诊降温处理。

（二）救治措施

1. 降温

（1）物理降温：紧急降温以物理降温为主，配合药物降温，以头部降温为重点。迅速将体温（肛温）降至38.5℃是治疗超高热的关键。一般性高热给予物理降温即可。物理降温措施：①冷敷法：一般给予头部冰帽或冰袋加冰枕，还可在颈部、腋窝、腹股沟、肘窝等大血管处放置冰袋，但要避免冻伤。顽固性高热还可配合降温毯进行降温，但应同时使用氯丙嗪和异丙嗪每次各0.5～1 mg/kg肌内注射，每4～6 h一次，以防寒冷反应，待病情稳定后，逐渐延长给药间隔直到停药，不能突然停药。②冷盐水灌肠：可用20℃的冷盐水灌肠，用量：婴幼儿150～300 ml，>3岁儿童300～500 ml，成人500～1000 ml。③冷盐水静脉滴注：紧急情况下可行4℃生理盐水（成人500～1000 ml）静脉滴注。④乙醇擦浴：可用30%～50%乙醇在颈部、腋窝、腹股沟、肘窝等大血管部位和四肢进行擦浴，重点擦各大血管处，忌擦胸腹部。还应避免乙醇对眼的刺激。但较小儿童不宜用，以防乙醇吸收中毒。⑤高热伴四肢冰冷者宜行全身温水浴，一般水温宜在37～38℃，将患者置身于温水中15～20 min后起身擦干全身。在进行物理降温时，应注意调整室内合适的温度，以配合降温。并注意每半小时监测一次体温、脉搏、呼吸、血压的变化。

（2）药物降温：根据病情可酌情选用安乃近、复方氨基比林或柴胡等注射剂肌内注射，也可选用布洛芬、阿司匹林、萘普生等药口服降温。但应注意，使用药物降温时尽量避免大量出汗，并注意监测血压、心率与尿量的变化。

2. 病因治疗　根据病因采取相应治疗，感染性发热采用有效抗生素治疗，非感染性高热也应作出针对性治疗。

3. 其他治疗

（1）对症治疗：如高热惊厥应用止惊药如地西泮或苯巴比妥等药肌内注射。如伴脑水肿，可应用20%甘露醇和地塞米松等药物进行治疗。

（2）综合治疗与护理：对高热、超高热患者，应严密监测意识、瞳孔与生命体征变化；给予氧疗，并注意保持呼吸道通畅；及时处理合并症，加强护理。患者应卧床休息，给予高热量、高维生素、易消化饮食，补充液体，维持水电解质及酸碱平衡。

课堂互动

本节案例的分析与讨论：本例入院时为中度发热，是机体的防御反应表现，对机体有益，不必降温；当患儿出现超高热时，对机体易造成严重的损害，因此应紧急降温，一般以物理降温为主，配合药物降温。由于发热程度不同，对机体的影响也不同，故而处理原则有所不同。

（怀化医学高等专科学校　蒲泉州）

第二节 昏 迷

案 例

患者男，60 岁，某公司门卫，平时性格开朗，家庭和睦。寒冬季节，同事早上上班时发现门卫室门窗紧闭，叫门不应，破门而入后发现其昏迷不醒，床上有呕吐物，患者房间内有一煤球炉仍有火焰，估计夜间寒冷患者取暖使用，呼叫 120 后救护车接至医院。既往有高血压病史。体检：中度昏迷，血压 160/95 mmHg，心率 110 次/分，呼吸 20 次/分，呼出气体无异味；面色发红，皮肤干燥；双瞳孔直径 2mm，对光反射迟钝，四肢肌张力稍高，两侧巴宾斯基征（+）；心、肺、腹检查无异常发现。

请问：本例昏迷你考虑哪种疾病？

昏迷（coma）指意识完全丧失，对外界刺激无反应，随意运动消失的一种病理状态，是最严重的意识障碍，为临床常见危重症。

【病因与发病机制】

（一）病因

引起昏迷的原因较多，通常分为颅内疾病与颅外疾病两大类。

1. 颅内疾病

（1）颅内感染性疾病：常见的有各种原因所致的脑炎、脑膜炎、脑脓肿等。

（2）颅内非感染性疾病：①脑血管疾病：常见的有脑出血、大面积脑梗死、蛛网膜下腔出血、小脑梗死、脑干梗死等。②颅脑外伤：如脑挫裂伤、颅内血肿等。③颅内占位性疾病：脑肿瘤、脑囊肿等。④癫痫：常见于癫痫持续状态。

2. 颅外疾病（全身性疾病）

（1）全身性感染性疾病：常见于全身性严重感染：如中毒性细菌性痢疾、中毒性肺炎、急性胆管炎及重症伤寒等引起的中毒性脑病，也可见于脓毒症、败血症及急性血行播散型肺结核等。

（2）全身性非感染性疾病：①各种中毒：如一氧化碳中毒、农药中毒、酒精中毒、药物如镇静催眠药中毒、毒品中毒、杀鼠药中毒、金属中毒，以及动物及植物毒素中毒等。②代谢性脑病：如肝性脑病、肺性脑病、尿毒症脑病、胰性脑病、糖尿病相关性昏迷、低血糖昏迷等。③严重内分泌疾病：如甲状腺危象、垂体性昏迷、黏液水肿性昏迷。④水电解质紊乱及酸碱平衡失调：高渗性脱水、低渗性脱水、严重稀释性低钠血症、低氯性碱中毒、高氯性酸中毒等。⑤某些心血管性疾病：如心搏骤停、心源性休克、高血压危象、高血压脑病等。⑥物理因素：中暑、淹溺与电击伤等。

（二）发病机制

意识是由觉醒状态和意识内容两部分组成。后者包括记忆、思维、定向、情感等精神活动，以及通过视听，语言和复杂的运动等与外界环境保持紧密联系的能力。觉醒状态功能障碍即意识水平障碍，人的意识之所以呈清醒状态，是由于脑干网状结构的非特异性上行投射系统的“开关”作用呈“开”的状态，以及机体接受各种感觉器官传来的冲动，通过特异性上行投射系统而到达大脑皮质之前，在脑干处向脑干网状结构发出侧支，而刺激非特殊性上行投射系统，以维持大脑皮层的兴奋性，而呈醒觉状态。任何影响至脑干网状结构非特异性上行投射系统及其路径（如脑干、丘脑与间脑等处）的疾病均可引起意识水平障碍。

【临床表现】

（一）昏迷程度

1. 浅昏迷　患者意识丧失，无自主运动，对声、光刺激无反应，对疼痛刺激尚可，出现痛苦表情或肢体退缩等防御反应，角膜反射、瞳孔对光反射、眼球运动、吞咽反射等脑干反射均可存在，可出现病理反射征，呼吸、脉搏、血压等尚无显著改变。

2. 中度昏迷　对重度疼痛刺激可有反应，防御反射、角膜反射减弱，瞳孔对光反射迟钝，眼球无转动，呼吸、脉搏、血压等生命体征可出现轻度变化。

3. 深昏迷　患者对任何刺激均无反应，各种反射均消失，生命体征有显著变化如血压下降、脉搏与呼吸不规则。

（二）起病方式与病因的关系

1. 起病急骤的昏迷　多见于急性中毒、脑外伤、急性脑血管疾病、心搏骤停、高血压脑病及阿-斯综合征等。

2. 渐进加重的昏迷　多见于代谢性脑病，患者在意识障碍之前多伴有原发病的症状，如慢性肝病、慢性肺心病、慢性肾衰竭、糖尿病等。

（三）伴随症状与体征

1. 体温　昏迷伴高热多见于重症感染，如肺炎、中毒性细菌性痢疾、败血症、脑膜炎等；但也见于脑出血、中暑、非感染性疾病。昏迷伴体温过低常见于镇静催眠药重度中毒。

2. 脉搏　昏迷伴脉搏显著减慢常见于三度房室传导阻滞或病态窦房结综合征引起的阿-斯综合征。脉搏增快常见于重症感染，也可见于甲状腺危象以及颠茄类和吩噻嗪类等药物中毒等。

3. 呼吸　昏迷伴呼吸明显减慢见于阿片类毒品中毒，以及巴比妥类等药物中毒；呼吸缓慢而有鼾声见于脑出血等急性脑血管疾病。伴呼吸增快常见于感染中毒性脑病及呼吸系统疾病。伴呼吸深大者常见于糖尿病酮症酸中毒与尿毒症脑病。昏迷患者呼气带氨气味见于尿毒症，带烂苹果味见于糖尿病酮症酸中毒，带酒味见于乙醇中毒；带大蒜气味见于有机磷农药中毒。

4. 血压　昏迷伴严重高血压常见于高血压脑病、脑出血等；伴低血压可见于阿片类毒品中毒、镇静催眠药中毒、休克、内脏出血、革兰阴性杆菌败血症、慢性肾上腺皮质功能减退症等疾病。

5. 皮肤颜色　昏迷伴面色苍白见于休克、尿毒症昏迷；伴面色潮红见于乙醇、颠茄类中毒、中暑等；伴口唇樱桃红见于一氧化碳中毒。

6. 脑膜刺激征　昏迷伴脑膜刺激征常见于脑膜炎与蛛网膜下腔出血。但蛛网膜下腔出血患者有时需经 24～48 h 颈强直才明显。而深昏迷时脑膜刺激征一般不出现。

7. 瞳孔　昏迷伴双侧瞳孔扩大常见于深昏迷及颠茄类中毒等；伴一侧瞳孔扩大常见于脑疝形成。伴双侧瞳孔缩小常见于阿片类中毒、有机磷中毒、镇静安眠药中毒等及脑桥出血等。桥脑出血时双侧瞳孔缩小如针尖但对光反射存在。

8. 瘫痪 昏迷伴偏瘫常见于急性脑血管疾病。

【辅助检查】

1. 必须做的检查 血常规，尿常规，粪便常规，动脉血气分析，血电解质，肝、肾功能，血糖，心电图检查等。

2. 根据病情选择 头颅CT，MRI，脑电图，腰穿测压，脑脊液（常规、生化、细菌培养），血细菌培养，胸部X线等检查。

3. 疑诊为急性中毒 应对呕吐物、血、尿等进行毒物鉴定。

4. 根据病情选择做甲状腺功能、肾上腺皮质功能及垂体功能等检查。

【诊断与鉴别诊断】

（一）确定有无昏迷

意识完全丧失，任何刺激均不能唤醒，无自主运动，则为昏迷。但应与晕厥、癫痫与脑震荡等进行鉴别，主要鉴别依据：这些疾病都具有短暂意识丧失特点，而昏迷则相反。比较可靠的判断昏迷的方法是根据Glasgow昏迷评分表（表2-1）进行判断。

表2-1 Glasgow昏迷评分表

睁眼反应	计分	语言反应	计分	运动反应	计分
自动睁眼	4	回答正确	5	按嘱咐动作	6
呼唤睁眼	3	回答错误	4	刺激能定位	5
针刺睁眼	2	语无伦次	3	刺激时躲避	4
针刺不睁眼	1	难辨其音	2	刺激肢体屈曲	3
		不能言语	1	刺激肢体伸直	2
				刺激肢体不动	1

判断标准：正常15分，＜8分为昏迷，8～12分为轻度意识障碍，13～14分为轻微意识障碍。

（二）确定昏迷程度

根据疼痛刺激反应、脑干反射与深浅反射及生命体征的变化特点判断昏迷轻、中、重（见本节临床表现）。

（三）确定病因诊断

1. 起病方式 起病急骤的昏迷，多见于颅脑损伤、急性脑血管疾病、高血压脑病、急性中毒、中暑等。起病缓慢的昏迷多见于代谢性疾病、脑肿瘤等。

2. 相关病史 注意有无毒物接触史，尤其对平素健康突然出现昏迷，尤其是发病前受到强烈精神刺激者、儿童或老年痴呆者更要警惕。注意有无脑外伤史，若脑外伤后出现昏迷而持续不醒，要考虑重型脑挫裂伤，若短暂昏迷后清醒，再逐渐出现昏迷，要考虑急性硬膜外血肿。注意既往有无高血压病、糖尿病、冠心病、肝病、慢性肾炎、慢性呼吸衰竭等病史，这些疾病均可引起昏迷，如高血压脑出血、高血压脑病、糖尿病酮症酸中毒昏迷、高渗性昏迷、低血糖昏迷、心搏骤停、肝性脑病、尿毒症昏迷、肺性脑病等。注意有无化脓性中耳炎等病史，这类疾病往往可以侵犯颅内，造成颅内感染而引起昏迷。

3. 注意伴随症状 昏迷伴发热，且发热在先，首先考虑严重颅内感染或全身性感染，如化脓性脑膜炎、结核性脑膜炎、病毒性脑炎等，以及中毒性细菌性痢疾、重症肺炎等。其次考虑高温环境下发病的中暑-热射病等原因。昏迷后出现发热，考虑脑出血、脑外伤及严重脑损害等疾病引起的中枢性发热。昏迷伴抽搐常见于癫痫、子痫、高血压脑病、尿毒症、中毒性脑病，脑缺氧，脑水肿等。

4. 注意皮肤黏膜有无黄疸、发绀、出血点及色素沉着。有黄疸者考虑肝性脑病；发绀见于肺性脑病；有出血点，要考虑流行性出血热、流行性脑脊髓膜炎等急性传染病以及弥漫性血管内凝血、血液病等；有色素沉着要考虑慢性肾上腺皮质功能减退（Addison's disease）；口唇樱桃红考虑一氧化碳中毒。

（四）鉴别诊断

1. 癔病 常见于强烈的精神刺激后发病，患者对外界刺激无反应，双目紧闭，用力拨开眼睑时眼球有躲避现象，瞳孔大小正常、对光反射灵敏，无神经系统阳性体征，且暗示治疗有效。

2. 晕厥 晕厥指各种原因引起的大脑一过性供血不足所致的短暂的意识障碍，往往数秒或数分钟恢复，血管性晕厥多见，也可见于心源性因素。

3. 闭锁综合征（locked-in syndrome） 由于皮质脑干束和皮质脊髓束双侧受损，引起患者几乎全部运动功能丧失，患者不能言语，不能吞咽，不能活动，但意识清楚并能以睁眼、闭眼或眼球的上、下活动与周围建立联系，多见于脑血管病引起的脑桥基底部病变。

4. 木僵 多见于精神分裂症患者，患者不言、不食、不动，对刺激无反应，极似昏迷。这类患者常见蜡样屈曲、执拗症和空气枕头等体征，有精神病病史。

【急救与治疗】

1. 急救原则 积极治疗原发病，处理脑水肿，保护脑细胞，防治并发症。

2. 急救措施 保持呼吸道通畅，及时清除呼吸道分泌物、异物和呕吐物；吸氧，必要时气管插管、机械通气，维持呼吸功能。对创伤患者要注意保护颈椎。迅速建立静脉通道，维护循环功能。有循环衰竭者，应快速补充血容量，纠正酸中毒。可给予纳洛酮 0.4～0.8 mg稀释后静脉注射。快速测定血糖（BS），BS＜4 mmol/L，给予静脉注射 50％葡萄糖 40～60 ml。处理脑水肿，保护脑功能，有颅内压增高者，给予 20％甘露醇 250 ml，快速静脉滴注。若合并心力衰竭者可用呋塞米 20 mg 静脉注射。控制抽搐及高热，癫痫持续状态者，给予地西泮 10～20 mg 静脉注射或苯巴比妥钠 0.1～0.2 g 肌内注射。高热者物理降温。

3. 病因治疗 病因明确者给予针对性处理。根据病因收治专科病房。在转送时注意：保持呼吸道通畅，头偏向一侧，吸氧，严密监测生命体征，维持呼吸及循环功能稳定，防止各种管道脱落。

课 堂 互 动

本节案例分析与讨论：本例为急性起病的昏迷，根据患者病情特点，可除外颅脑外伤、中暑、高血压脑病、急性脑血管疾病。本例病情特征：患者系老年人，发病在寒冷季节，发病现场有取暖煤球炉，且房间通风差，以昏迷、呕吐为主要表现，患者平时性格开朗、家庭和睦，无其他急性中毒的依据。因此，主要考虑一氧化碳中毒。（后记：血液 COHb 测定为 50％，确诊为急性重度一氧化碳中毒）

（新疆医科大学附属第二医院 董新玲）

第三节 晕 厥

案 例

某男，75岁，退休干部，既往身体健康。近3个月来常感头晕，发生3次晕倒在地，每次历时短暂，无抽搐及大小便失禁，无明显出汗及饥饿感，发作后无肢体活动障碍、语言障碍等异常。曾于某医院住院，做血液检查、心电图、颅脑CT等，均无明显异常。治疗10天出院，出院后因再发晕厥而入院。入院时查体：生命体征正常，神清；心、肺、腹部及神经系统检查均无异常发现；心电图示窦性心动过缓，心率58次/分，其他无异常。

请问：本例晕厥考虑什么原因？应做哪些检查协助诊断？目前应采取哪些治疗措施？

突发性、短暂性意识丧失伴肌张力丧失而倒地，并能在短时间内自行苏醒的一种临床综合征称为晕厥。多因一时性、广泛性脑缺血、缺氧引起。是一种常见急诊，多数就诊时已经苏醒，但对患者心身影响较大，应查明原因，积极治疗。

【病因与发病机制】

（一）病因

1. 血管舒缩障碍性晕厥　包括血管迷走神经性晕厥、体位性晕厥、颈动脉窦性晕厥、排尿性晕厥、咳嗽性晕厥、情境性晕厥等。其中以血管迷走神经性晕厥最常见，多由于恐惧、疼痛、情绪紧张、精神创伤、心理障碍、过度疲劳、空气污浊、空腹等诱发；颈动脉窦性晕厥多见于颈动脉窦受到刺激时发生；体位性晕厥多见于药物、体质衰弱引起的体位性低血压；排尿性晕厥、咳嗽性晕厥分别与排尿与咳嗽有关。情境性晕厥与恐惧有关，如晕针。

2. 心源性晕厥

（1）心律失常性晕厥　多见于病态窦房结综合征、二度Ⅱ型以上房室传导阻滞、阵发性室上性心动过速和室性心动过速等；也可见于遗传性心律失常（如长Q-T综合征、儿茶酚胺依赖性室性心动过速、致心律失常性右室心肌病等）、植入抗心律失常器械（如起搏器）功能障碍、药物诱发的心律失常。

（2）器质性心脏病或心肺疾患所致的晕厥　多见于梗阻性心脏瓣膜病、急性心肌梗死或严重缺血、肥厚型梗阻性心肌病等；也可见于心房黏液瘤、主动脉夹层、心包疾病所致的心脏压塞及肺栓塞等。

3. 脑血管性晕厥　多见于脑动脉弥漫性硬化引起的短暂性缺血发作，脑血管痉挛，大动脉炎，锁骨下动脉盗血以及延髓心血管中枢病变（如炎症、肿瘤等）。

4. 血液成分异常引起的晕厥　常见于低血糖综合征、严重贫血、过度换气综合征，以及高原性或缺氧性晕厥。

（二）发病机制

晕厥的发生虽有不同的表现，但发病机制是相同的，即各种病因导致脑血流灌注和氧供障碍，使大脑一时性广泛性供血不足而发生意识丧失。各种晕厥类型中的意识丧失，均是由于与意识有关的那些脑组织血流量降低或脑组织氧利用率下降所致。心排血量降低、脑组织灌注压降低或脑血管床阻力增高时，均可引起脑血流量减少而发生晕厥。脑血管的自我调节功能能保证脑血流量不依赖系统血压，维持在一个狭窄的范围内。当这种调节能力障碍时，脑血流量就会显著下降，当下降 40%即可发生晕厥。临床上见于各种原因引起的暂时性心搏出量减少一半或一半以上，直立动脉收缩压下降<50 mmHg。如缺血只持续几秒或几十秒，对脑组织不产生持久影响，如缺血时间过长则使脑部各大动脉供血范围间的灌注边缘带发生脑组织坏死。当各种原因刺激迷走神经，可反射性引起血管扩张和心动过缓，心输出量减少及容量血管扩张，结果导致脑血流量锐减而引起晕厥，这是血管迷走性晕厥的发生机制。

当人站立时，人体的纵轴与地心引力的方向一致，由于引力对人体流体静压的作用，约 300～800 ml 血液淤滞在下肢，静脉回流减少，使心搏出量下降、血压降低、脑血流量减少。此时，通过颈动脉窦和主动脉弓压力感受器的反射等作用，使血管运动中枢抑制冲动减少，交感神经张力增加，引起加压反射，使周围血管收缩，心率加速，心脏收缩增加，心输出量增加，使血压回升以维持正常的脑血流供应。上述自动调节的任一环节发生一时性障碍，即有可能引起晕厥，故晕厥也多在直立位时发生。这是体位性低血压所致晕厥的发生机制。

【临床表现】 晕厥可能由于心输出量的明显减少或心脏瞬时停搏，周围血管扩张、阻力下降，或由于局部脑供血不足所致。当人站立时，心搏暂停 1～2 s，就会有头晕无力感，3～4 s 即可发生意识丧失。

（一）血管舒缩障碍性晕厥

血管舒缩障碍性晕厥大多由各种原因引起的神经反射性一过性全身血管扩张、血压下降、脑缺血而出现的晕厥，共同特点是晕厥发作时意识障碍持续时间较短，平卧位休息很快自动苏醒，常伴面色苍白、出汗、恶心等自主神经功能障碍的表现。常见的类型：

1. 血管迷走神经性晕厥（即单纯性晕厥） 是临床最常见的类型，多见于年轻体弱女性。临床表现特点：①发作前有明显诱因如情绪刺激、恐惧、疼痛、疲劳、饥饿、出血、手术、天气闷热、空气污浊、睡眠障碍及持续站立等；②前驱症状：多表现为头晕、眩晕、心悸、胸闷、恶心、肢体乏力等；③发作表现：常于站立位发病，发作时突然意识丧失而倒地，伴面色苍白、出汗、血压下降、心率减慢、脉搏细弱等，晕厥持续数秒至数分钟，可自行恢复，无后遗症。

2. 体位性晕厥 晕厥发作特点：身体位置突然改变时（由平卧位转为站立位时）发作，发作时血压急剧下降、脑供血不足，即可发生晕厥，当平卧位时晕厥持续时间短，常自行苏醒。如伴面色苍白、四肢发冷、脉搏细速、尿量减少，提示休克的早期。特发性直立性低血压：多见于中年以上的男性，常伴有锥体束征、锥体外系及小脑的症状与体征。

3. 颈动脉窦性晕厥 即颈动脉窦综合征，包括Ⅰ型和Ⅱ型。主要表现为晕厥，心率减慢。一般由颈动脉窦受到刺激所诱发，如按压双侧颈动脉窦（医源性），或突然转头、衣领过紧、局部肿大的淋巴结、肿瘤、瘢痕等对颈动脉窦的挤压或压迫等均可诱发。

4. 排尿性晕厥 好发于青年男性，多发生在夜间排尿或排尿结束时。发作前多无不适，发作时突然倒地，意识丧失持续 1～5 min，自行苏醒，醒后多无后遗症。可反复发作。

5. 咳嗽性晕厥 常见于慢性肺部疾病，如慢性支气管炎合并肺气肿、百日咳等。患者在剧烈咳嗽后突然意识丧失，剧烈咳嗽导致瞬间胸内压过高，导致胸腔内上、下腔静脉血液回流短暂受阻，导致回心血量-心输出量-脑血流量锐减而发生晕厥，晕厥持续数秒至数分钟，多自行苏醒，醒后多无后遗症。

（二）心源性晕厥

心源性晕厥是最严重的类型。多为各种心脏疾病引起心输出量锐减、急性脑缺血发作而产生的晕厥。其晕厥发作特点：①发病前数秒钟可有心悸、头晕、眼花、上腹部不适等症状。②晕厥发作时常伴呼吸困难、发绀。③严重者可引起的阿-斯综合征（Adams-Stokes Syndrome）：表现为晕厥和全身性抽搐，可伴有大小便失禁，病情凶险。④如出现大动脉搏动消失，提示心搏骤停，如大动脉搏动存在，可自行苏醒。

（三）脑源性晕厥

脑源性晕厥是由于脑血管调节机制障碍、脑干疾病或血管运动中枢受累所致，故晕厥发作时的意识障碍持续时间较长，可出现抽搐，发作前后常伴中枢神经系统症状与体征如头晕、头痛、偏瘫、语言障碍、肢体麻木、高血压、视力改变等表现。但应与癫痫小发作、癔症、发作性睡病鉴别。

（四）血液成分异常性晕厥

1. 低血糖晕厥　多见于严重低血糖症，常表现为晕厥伴饥饿、震颤、心悸、出汗、乏力、头晕，严重者可发生低血糖昏迷。

2. 贫血性晕厥　多见于重度贫血患者在用力运动时，常表现为晕厥伴头晕、眼花、心悸、乏力等症状，体查可见重度贫血貌。

3. 换气过度综合征　常有呼吸性碱中毒，表现为晕厥伴四肢末端麻木、针刺感等异常感觉，可伴头晕、无力、手足搐搦。常见于情绪紧张、癔症发作时。女性发病多见。

4. 高原性晕厥　多见于内地人到达高海拔地区时出现的晕厥，常伴高原性缺氧、高原性肺水肿、肺心病，故常有呼吸困难与发绀等症状。

【辅助检查】

1. 根据病史特点选择相关特殊检查　心电图、超声心动图、心脏电生理检查适用于心源性晕厥；头颅 CT、脑电图检查、脑血管造影、脑脊液检查、颈部 X 线摄片及颈动脉和椎动脉血管 B 超检查等适用于脑源性晕厥；

2. 根据病情特征选择实验室检查　血液检查：如血常规、血清电解质、血糖、心肌酶等的检查适用于血容量不足、低血糖或心肌梗死等所致的晕厥。

【诊断与鉴别诊断】

（一）诊断

1. 根据病史与晕厥特点，考虑晕厥的类型　问清发病的诱因，有无先兆，晕厥的程度、持续时间及伴随症状，以推测晕厥的类型。

2. 体格检查　主要检查心脏、血管与神经系统有无异常体征。根据体格检查初步诊断晕厥类型，如确定血管舒缩障碍性晕厥、心源性晕厥或脑源性晕厥等。心脏检查如发现有器质性心脏杂音和心律失常等则提示心源性晕厥。一侧颈动脉搏动减弱或消失，并有血管杂音，转颈、仰头试验时出现晕厥发作提示颈、椎动脉供血不足所致的晕厥。若有交叉瘫、交叉或分离性感觉障碍等脑干体征提示脑源性晕厥。

3. 结合相关的辅助检查结果分析，以判断晕厥的疾病本质与病因。

（二）鉴别诊断

1. 晕厥与昏迷、眩晕、脑震荡的鉴别

（1）晕厥与昏迷：昏迷的意识障碍通常持续时间较长，恢复较难，而晕厥意识障碍持续时间短暂，且很快自行恢复意识。

（2）晕厥与眩晕：眩晕主要感到自身或周围景物旋转，而无意识障碍。晕厥表现则有突然而短暂的意识丧失；眩晕的患者大多不伴有晕厥，而晕厥的患者在意识丧失前却多数伴有短暂的眩晕。

（3）晕厥与脑震荡：脑震荡也可有短暂意识丧失，但有外伤史及近期记忆障碍，而晕厥则无外伤史与近期记忆障碍。

2. 晕厥与休克的鉴别　休克也有晕厥发作，应加以区别，主要根据血压下降持续时间进行区别：晕厥只有短暂性血压下降，而休克的血压下降多呈持续性。其次，休克尽管血压下降、四肢厥冷，但无突发性意识丧失，而晕厥有突发性短暂意识丧失。两者不难鉴别。

【急救与治疗】　晕厥发作可迅速好转，但可因突然倒地而致外伤，防治重点在于病因治疗和预防发作。

（一）发作时的处理

嘱患者立即低头平卧位，解开衣领和裤带，片刻后常可自行清醒。如意识恢复较慢，血压过低，心动过缓者可试行针刺人中穴，一次肌内注射苯钾酸钠咖啡因 0.25 g 或阿托品 0.5 mg，必要时吸氧等。如无效时，应注意排除其他各类严重器质性晕厥如急性心肌梗死。

（二）病因治疗

1. 心源性晕厥

（1）心律失常所致晕厥：有显著心动过缓者，可静脉注射阿托品，必要时可行人工起搏术。若有室性快速性心律失常者，可静脉注射利多卡因或乙胺碘呋酮；阵发性室上性心动过速可选用物理方法（按摩颈动脉窦）或升压药治疗，无效再选择洋地黄类、维拉帕米或三磷酸腺苷（ATP）等药治疗。

（2）器质性心源性晕厥：若发生心搏骤停应立即心肺复苏。对于年龄＞40 岁，每年发作＞5 次的器质性心源性晕厥，或发生过身体损害者应安装起搏器和进行倾斜训练。肥厚梗阻性心肌病者应避免使用血管扩张药。

2. 血管迷走神经性晕厥

（1）一般治疗：可增加盐和电解质的摄入，适当运动训练和强迫直立训练。

（2）药物治疗：如麻黄素、茶碱及氟氢可的松等。

（3）起搏器治疗：起搏器治疗有效率分别为 60％和 61％，以减少晕厥复发。

3. 颈动脉窦综合征　目前尚缺乏有效药物治疗，对于部分患者可建议安装心脏起搏器。注意避免使用血管扩张药物。嘱其衣领勿过紧过高。

4. 直立性低血压　主要针对直立性低血压对症治疗。直立性低血压治疗应升高收缩压。治疗应针对每个人的情况采用相应的治疗措施。如服用利他林 10 mg 或麻黄素 12.5～25 mg，2～3 次/天，注意避免过快转换体位；盐摄入可适当多一点，增加液体摄入，或低剂量氟氢可的松每天 0.1～0.2 mg，睡眠时抬高床头＞10°，避免仰卧和夜间高血压；减少重力作用，穿腹带、腰带、长筒袜或紧身衣；利用便携椅；可作下蹲或双腿交叉锻炼，腹肌和腿部肌肉锻炼；进食少量多餐，适当减少碳水化合物摄入。

5. 情境性晕厥　尽可能减少触发原因，避免事件发生，对患者给予安慰和指导教育。

如排尿性晕厥，嘱睡前少饮水和勿潴尿过多，避免站立排尿。

课堂互动

本节案例分析与讨论：

1. 本例为老人，心、脑与血液检查均未发现异常，且易反复发作，考虑：体位性低血压可能性大，不排除血管迷走神经性晕厥及心源性晕厥。

2. 进一步检查：做24h动态心电图检查，以排除心律失常所致晕厥。

3. 目前应采取治疗措施：服用利他林10mg，2～3次/天，注意避免过快转换体位；盐摄入可适当多一点，睡眠时抬高床头>10°，避免仰卧，减少重力作用，穿腹带、腰带、长筒袜或紧身衣；可作下蹲或双腿交叉锻炼，腹肌和腿部肌肉锻炼；饮食少量多餐，适当减少碳水化合物摄入。

（新疆医科大学附属第二医院　董新玲）

第四节　惊　厥

案　例

患儿，女，18个月。咳嗽3天、伴发热半天，全身性抽搐发作1次，表现为神志不清，两眼上翻，四肢强直性抽搐，持续3min左右来院就诊。测肛温40.1℃。过去无类似病史。

请问：你考虑什么病？如何急救？

惊厥（convulsion）是指各种原因引起的全身性、对称性肌肉强直性或阵发性抽搐，可伴有或不伴有意识障碍。

【病因与发病机制】

（一）病因

1. 中枢神经系统疾病

（1）感染性疾病：常见的原因有病毒性脑炎（如流行性乙型脑炎）、各种原因所致的脑膜炎、脑脓肿、脑寄生虫病如脑囊虫病（北方多见）、脑血吸虫病、脑型疟疾、脑肉芽肿等。

（2）非感染性疾病：①颅脑外伤：常见的有脑挫裂伤、颅骨骨折、硬脑膜裂伤、颅内血肿、新生儿产伤等；②颅内肿瘤：常见的有脑膜瘤、脑少突胶质细胞瘤、星形细胞瘤、脑转移瘤等；③急性脑血管疾病：常见的有高血压脑病、脑出血、蛛网膜下腔出血、脑栓塞或脑血栓形成等；④癫痫；⑤先天性脑疾病：可见于先天性脑积水、小头畸形、颅内动脉瘤、脑血管畸形、胼胝体发育不全、脑皮质发育不全、染色体畸变等；⑥其他：不明原因的脑组织变性或脱髓鞘等，如结节性硬化、播散性硬化、核黄疸及多发性硬化等。

2. 全身性疾病

（1）全身性感染性疾病：如小儿高热惊厥、中毒型细菌性痢疾、链球菌性败血症、狂犬病、破伤风、急性胃肠炎的重度脱水等。

（2）全身性非感染性疾病：①各种中毒：常见的有杀鼠药中毒（如毒鼠强中毒、氟乙酰胺中毒等），农药中毒（如有机磷农药中毒），急性酒精中毒，铅、砷、汞中毒，白果中毒，樟脑中毒，阿托品、异烟肼、氯喹或中枢兴奋剂等药物中毒，以及肝性脑病与尿毒症等内源性中毒等均可引起抽搐或惊厥。②心血管疾病：重症心律失常或严重心脏病引起的阿-斯综合征。③内分泌及代谢性疾病：常见的有严重低血糖、低血钙、低血镁、低血钠、水中毒、子痫、甲状腺危象、急性血卟啉病、维生素 B_6 缺乏症等。④其他：还可见于中暑的热射病、溺水、电击伤或窒息引起的严重脑缺氧等。使用的抗癫痫药物或安眠药突然停药等均可引起抽搐或惊厥。

（二）发病机制

惊厥的发病机制目前尚未完全阐明。一般认为是中枢运动神经元的异常放电所致。上述各种原因可引起中枢神经系统运动神经元膜电位不稳定，在受到刺激后立即放电导致抽搐，大量放电导致惊厥的发生。

【临床表现】

1. 惊厥 典型表现为突然起病，意识丧失、头向后仰、眼球上翻或斜视、口吐白沫、牙关紧闭、面部或四肢肌肉呈阵挛或强直性抽搐，严重者可出现颈项强直、角弓反张、呼吸急促或不规则、发绀、大小便失禁。惊厥持续时间数秒至数分或更长。继而转入嗜睡或昏迷状态。如抽搐部位局限且恒定，常有定位意义。新生儿惊厥常表现为无定型多变的各种各样的异常动作，如呼吸暂停、呼吸不规则、两眼凝视、阵发性苍白或发绀。婴幼儿惊厥有时仅表现口角、眼角抽搐，一侧肢体抽搐或双侧肢体交替抽搐。阿-斯综合征：主要表现为晕厥伴全身性抽搐。

2. 惊厥持续状态 指惊厥持续＞30 min，或两次发作间歇期意识不能完全恢复者，是一种危重型。因为惊厥时间过长可引起高热、缺氧性脑损害、脑水肿甚至脑疝。

3. 高热惊厥 常见于 6 个月至 3 岁小儿，惊厥多发生在发热早期，持续时间短暂，在一次发热疾病中很少连续发作多次，常在发热 12 h 内发生，发作后意识恢复快，无神经系统阳性体征，热退一周后脑电图恢复正常，属单纯性高热惊厥，预后良好。复杂性高热惊厥：发病年龄不定，常见于＜6 个月或＞6 岁儿童，起初为高热惊厥，发作数次后低热甚至无热时也发生惊厥，有时反复发作多次，一次惊厥时间较长，可超过 15 min，若脑电图检查在惊厥发作 2 周后仍为异常，提示预后较差。约 15%～30%转变为癫痫。

【辅助检查】 根据病史、体检及其他线索，选择性地进行实验室检查及其他辅助检查。

1. 血、尿、粪常规 周围血象中白细胞显著增多，中性粒细胞百分数增高常提示细菌性感染；原始幼稚细胞增多，注意脑膜白血病的可能；疑为肠炎、细菌性痢疾时，做粪便镜检和细菌培养（必要时冷生理盐水灌肠留取粪便标本）；疑泌尿系统疾病者，做尿常规检查，必要时做尿细菌培养。

2. 血、尿特殊检查 疑苯丙酮尿症测定血苯丙氨酸含量，做尿三氯化铁检测。

3. 血液生化检查 疑有低血糖、低钙血症、低镁血症或其他电解质紊乱时，需选做血糖、血钙、血镁、血钠、尿素氮及肌酐等测定。

4. 脑脊液检查 疑颅内感染者，可作脑脊液常规、生化，必要时做沉渣涂片染色和细菌培养。

5. 心电图与脑电图检查 怀疑心源性惊厥者可选做心电图。疑有婴儿痉挛症及其他型癫痫或脑占位性病变可做脑电图。

6. 其他检查 疑颅内出血、占位性病变和颅脑畸形者，可选做气脑选影、脑血管造影及头颅CT等检查。

【诊断与鉴别诊断】

（一）诊断

惊厥的诊断，关键在于寻找病因。因此在进行急救的同时，应详细采集病史，观察临床表现并细致地进行体格检查。根据以下线索再选做必要的辅助检查，多可做出病因诊断。

1. 年龄 由于年龄不同发生惊厥原因也不同，故寻找病因要考虑年龄因素。

（1）新生儿期：惊厥多见于产伤、窒息、颅内出血、败血症、脑膜炎、破伤风和胆红素脑病等。

（2）婴幼儿期：惊厥多见于高热惊厥、中毒性脑病、颅内感染、手足搐搦症、婴儿痉挛症等。

（3）年长儿：多见于中毒性脑病、颅内感染、癫痫、中毒及高血压脑病等。

2. 季节 某些传染病的发生具有明显的季节性。冬春季应注意流行性脑脊髓膜炎及其他呼吸道传染病，夏秋季应多考虑乙型脑炎及肠道传染病如细菌性痢疾、伤寒等。冬末春初时易发生维生素D缺乏性手足搐搦症及一氧化碳中毒。白果、桃仁、苦杏仁中毒都具有一定季节性。

3. 病史 高热惊厥多为感染所致，应详细询问发病经过及主要症状与伴随症状，同时也须注意传染病接触史及当地的流行情况。个别非感染惊厥有时也可出现发热如癫痫持续状态、白果中毒等。无热惊厥大多为非感染性，结合伴随症状分析病因。

4. 体格检查 惊厥发作时，应进行紧急止惊，同时注意观察抽搐情况及重点查体。待惊厥停止后进行全面体检。注意观察神志、瞳孔大小、面色、呼吸、脉搏、肌张力，有无皮疹和瘀点。重点检查神经系统，注意有无定位体征、脑膜刺激征和病理反射征。

（二）鉴别诊断

1. 与某些传染病的鉴别 发热性惊厥多由上呼吸道感染、急性扁桃体炎、肺炎及传染病早期等急性感染性疾病引起。因此高热惊厥要与中毒性痢疾、流脑等传染病鉴别。

2. 与中毒性脑病鉴别 中毒性脑病是婴幼儿时期比较常见的一种中枢神经系统病变，其主要临床表现是在原发病的过程中，突然出现的中枢神经系统症状。原发病常为重症肺炎、中毒性细菌性痢疾、败血症、伤寒、白喉、百日咳等。发病机制不十分清楚，但可以肯定的是脑部病变而不是病原体直接侵入中枢神经系统所致。可能是由于毒素直接损害中枢神经系统或机体的变态反应所致。病理改变：脑实质有充血、水肿、广泛的小出血点。临床表现：常在原发病的基础上，出现急性脑损害如高热、头痛、呕吐、烦躁不安、意识障碍、惊厥、昏迷等症状，酷似脑炎。脑膜刺激征阳性，神经系统无定位症状。脑脊液检查除压力稍高，有时蛋白稍增高，无其他异常。轻者症状于24 h内消失，无后遗症；严重者抽搐频繁，昏迷可持续数日甚或数月，而发生去脑强直、角弓反张，呼吸不规则，甚至危及生命。幸存者常遗留智力减退、肢体强直性瘫痪、耳聋、失明等后遗症。

3. 与婴儿痉挛症鉴别 婴儿痉挛症是小儿癫痫全身性发作的一种特殊类型。病因复杂，部分病例可能是产伤、脑缺氧、苯丙酮尿症、各种颅内炎症以及先天性代谢或发育异常等所致。临床特点：①典型发作为头与躯干急骤前屈，上肢前伸，然后屈曲内收，下肢屈曲或偶伸直，伴短暂意识丧失。少数为突然点头样抽搐，或头向后仰，身体后曲呈角弓反张状；②每次抽搐持续 1～2 s，经数秒缓解，易反复抽搐，往往呈一连串发作；③常在入睡前或刚睡醒时发病，每日数次至数十次，甚至上百次，亦可数日 1 次，发作停止时往往喊叫一声；④多在 1 岁以内发病，3～7 月发病最多，随着年龄增长，发作逐渐减少；⑤多数病例伴有明显的智能迟缓，发育滞后；⑥脑电图示高峰节律失常，棘波、慢波混杂出现，波幅高；⑦用ACTH 或肾上腺皮质激素治疗，可控制或减轻发作，脑电图恢复正常。

4. 与低血糖症鉴别 是指由于某些原因，血中葡萄糖含量过低所致的临床表现。其临床特点：①病前多有吐泻、饥饿、疾病、感染等前驱症；②常在清晨早餐前发病，其表现为恶心呕吐、面色苍白、口渴多汗、疲乏、头晕、心悸、嗜睡甚至惊厥。较大儿童有饥饿感和上腹部不适。新生儿常为神志淡漠，发作性呼吸暂停，体温不升与惊厥等；③空腹血糖下降：婴儿与儿童＜2.04 mmol/L，足月新生儿≤1.53 mmol/L，未成熟儿≤1.02 mmol/L。但惊厥可使血糖上升，故血糖测定正常，并不能排除低血糖诊断；④给予 50％或 25％葡萄糖液 1～2 ml/kg，静脉注射，轻者口服糖水能控制症状，疗效迅速。严重低血糖可造成永久性脑损害，其结果为智力障碍及反复惊厥发作。

【急救与治疗】

1. 控制惊厥

（1）药物止惊：①地西泮：每次 0.2～0.3 mg/kg，最大剂量不超 10 mg，静脉注射，速度1 mg/min，用后 1～2 min 发生疗效。静脉注射有困难者，可按每次 0.5 mg/kg 保留灌肠，在直肠迅速吸收，通常在 4～10 min 发生疗效。应注意本药对呼吸、心跳有抑制作用。②水合氯醛：每次 30～40 mg/kg，配成 10％溶液，保留灌肠。③苯巴比妥钠：每次 5～8 mg/kg，肌内注射。④异戊巴比妥钠（阿米妥钠）每次 5 mg/kg，用 10％葡萄糖稀释成 1％溶液以1 ml/min 速度静脉注射，惊止即停注。

（2）针刺法：针刺人中、合谷、十宣、内关、涌泉等穴。

2. 一般处理 使患儿侧卧，解开衣领，清除口、鼻，咽喉分泌物和呕吐物，以防吸入窒息，保持呼吸道通畅。在上、下磨牙间安放牙垫，防止舌咬伤。严重者给氧，高热者物理降温。

3. 控制感染 感染性惊厥应选用抗生素。

4. 病因治疗 针对不同病因，给予相应治疗。

5. 惊厥持续状态的处理

（1）立即止惊（同上）。

（2）控制高热：给予物理降温（头部冰帽或冷敷），配合药物降温或人工冬眠。

（3）加强护理：密切观察患儿体温、呼吸、心率、血压、瞳孔大小和尿量。

（4）降低颅内压：抽搐持续＞2 h 多有脑水肿，应用脱水疗法以降低颅内压。

（5）维持水、电解质平衡：无严重体液丧失者按基础代谢补充液体，按 60～80 ml/(kg · d)，保持轻度脱水和低钠状态，以利控制脑水肿。

（6）神经营养剂与抗氧化剂治疗：应用维生素 A、E、C 与甘露醇等抗氧化剂可防治惊厥性脑损伤。可用维生素 B_1、B_6、B_{12}，脑复康等神经营养药物。

课堂互动

对本节案例的分析与讨论：

1. 本例发作时全身性抽搐、神志不清，伴咳嗽3天发热半天，考虑：急性上呼吸道感染引起的高热惊厥婴幼儿较为常见。

2. 急救：入院时高热，由于伴惊厥，应给予紧急物理降温，配合药物降温。给予头部、颈部、双侧腹股沟、双腋窝等处冰敷；以头部为降温的重点，每3～5 min换1次。可配合药物降温。应用青霉素G或氨苄青霉素静脉滴注抗感染，配合其他综合治疗。若有惊厥再发，给予止惊处理。

（新疆医科大学附属第二医院　董新玲）

第五节　呼吸困难

案　例

患者，男，32岁，建筑工人，外伤后出现呼吸困难1天。1天前于工作中从10 m高脚手架上摔下来，出现呼吸困难并进行性加重。由120急救车送来医院。当时神志清楚，面色苍白，痛苦面容，四肢凉，脉搏130次/分，血压60/30 mmHg，腹胀，有压痛，腹穿抽出血性液体。诊断腹部外伤、内脏破裂、失血性休克。急诊外科手术：术中发现脾破裂，行脾切除术，由于失血较多，术中输同型血2500 ml。术中经过顺利，术后血压逐渐回升。次日清晨，患者出现呼吸困难进行性加重。体格检查：口唇颜面发绀，呼吸频率45次/分，双肺闻及广泛湿啰音。辅助检查：血气分析pH 7.35，PaO_2 41 mmHg，$PaCO_2$ 28 mmHg，HCO_3^- 27 mmol/L，氧合指数＜200 mmHg，胸部X线片显示以肺门为中心双肺弥漫斑片状阴影。

请问：本例为脾破裂、失血性休克，经以手术为主抢救血压回升，却出现了呼吸困难，你考虑出现了什么情况?

呼吸困难是指主观感觉不能吸入足够的气体，呼吸费力，客观上有呼吸频率、节律与深度变化的临床症状。由于有客观上的异常，所以既是症状又是体征。由于“主观”因素受到生理、心理、社会环境多方面的影响，同样程度的呼吸困难个体感觉的差异却很大。剧烈运动时感到呼吸困难属于正常生理现象；而正常活动即出现呼吸困难、持续性呼吸困难、突发性呼吸困难等都属于急诊症状，严重者可危及生命。

【病因与发病机制】

（一）肺源性呼吸困难

1. 呼吸道疾病　常见的原因有喉部、气管、支气管的局限性异物、炎症、水肿、肿瘤，以及双侧广泛性狭窄或痉挛（如慢性支气管炎合并阻塞性肺气肿、支气管哮喘等）等。产生机制是这些原因引起呼吸道狭窄或阻塞，呼吸时气体进出肺发生障碍，导致肺泡通气量下降，引起机体缺氧和二氧化碳潴留，反射性引起呼吸加深加快而出现呼吸困难。昏迷患者一方面是由于意识丧失后肌张力下降而导致仰卧位时舌后坠，另一方面由于吸气时气道内呈负压，而将后坠的舌体或会厌吸附到咽后壁，两方面的共同作用结果导致咽喉部阻塞而引起呼吸困难。

2. 肺部疾病　常见的有各种肺炎、血行播散型肺结核、刺激性有害气体吸入性损害、各种肺水肿、重症肺栓塞、大叶肺不张、弥漫性肺间质纤维化、重症矽肺及急性呼吸窘迫综合征（ARDS）等。这些肺部疾病由于大片肺组织病变，阻碍了肺的通气和换气功能，引起机体缺氧，结果导致呼吸困难。

3. 胸廓胸壁疾病或胸膜疾病　常见的有胸廓外伤、多发性肋骨骨折、严重胸廓畸形、气胸、胸腔积液、广泛性胸膜增厚粘连等。胸廓胸壁疾病可限制呼吸运动功能而出现呼吸困难。

4. 呼吸肌功能障碍　常见的有急性炎症性脱髓鞘性多发性神经病（吉兰-巴雷综合征）、重症肌无力、重症低血钾症、膈神经麻痹以及腹腔内压力增高（如大量腹水、高度胃肠胀气、急性胃扩张、腹腔巨大肿瘤、晚期妊娠等）等。这些原因都可引起呼吸肌功能障碍，而出现呼吸运动减弱，导致肺的通气功能显著下降，而产生缺氧和二氧化碳潴留，结果引起呼吸困难。

（二）心源性呼吸困难

1. 左心衰竭　左心衰竭出现肺循环瘀血、肺水肿，引起氧气的弥散（肺换气）功能障碍，肺泡表面张力增加、肺泡扩张受限而妨碍肺的通气功能引起肺活量减少，结果导致机体缺氧而引起呼吸困难。此外，肺循环压力升高通过牵张感受器或直接刺激呼吸中枢引起呼吸困难。

2. 右心衰竭　右心衰竭出现体循环瘀血，由于右心房、上腔静脉压力、肺动脉高压等可刺激压力感受器兴奋，反射性兴奋呼吸中枢而引起呼吸困难。

3. 心包积液　心包积液时引起心脏舒张受限，肺循环和体循环血液回心障碍，导致肺循环和体循环均瘀血、压力升高，引起肺瘀血、心输出量锐减全身组织低灌注而引起呼吸困难。

4. 重症心律失常和休克都有一个共同特点：血流动力学障碍、心输出量锐减，全身组织缺血、缺氧，尤其心脑等重要器官缺血、缺氧，体内酸性代谢产物增加，均可刺激呼吸中枢兴奋而引起呼吸困难。

（三）中毒性呼吸困难

常见有机磷农药中毒、氨基甲酸酯类中毒、镇静催眠药中毒、阿片类中毒等外因性中毒和尿毒症、糖尿病酮症酸中毒、肾小管性酸中毒等内因性中毒。

1. 农药中毒　有机磷类与氨基甲酸酯类中毒通常一方面通过促使呼吸道分泌物增加，妨碍肺的通气和换气功能而引起缺氧与二氧化碳潴留；另一方面直接抑制呼吸中枢，导致间停呼吸或呼吸暂停等呼吸节律不规则。两方面均可引起呼吸困难。

2. 药物中毒　镇静催眠药中毒和阿片类中毒主要是直接抑制呼吸中枢而导致呼吸困难。

3. 内源性中毒　尿毒症、糖尿病酮症酸中毒、肾小管性酸中毒的共同特点是出现代谢性酸中毒，酸中毒可直接刺激呼吸中枢兴奋而引起呼吸困难。

（四）神经、精神性呼吸困难

1. 中枢神经系统疾病　如重症脑外伤、脑出血、颅内占位性病变、脑部的炎症或肿瘤等引起的颅内高压症可使脑供血减少，致使呼吸中枢缺血缺氧或病变直接引起呼吸中枢的损害，导致呼吸中枢功能受损而出现呼吸不规则的呼吸困难表现。此外，颅内高压症还可引起呼吸道分泌物分泌增加阻塞气道引起呼吸困难。

2. 精神性呼吸困难　常见于癔症。癔症是由于受精神创伤后或某种暗示后出现主动性呼吸增快，类似呼吸困难的表现，一般无缺氧。

（五）血源性呼吸困难

常见的有急性一氧化碳中毒、重度贫血、高铁血红蛋白血症和硫化血红蛋白血症等。

1. 中毒性血源性呼吸困难　急性一氧化碳中毒是通过与血红蛋白结合，使血红蛋白失去运氧功能，导致全身组织缺氧，尤其是心脑等重要器官缺氧而引起呼吸困难。高铁血红蛋白血症和硫化血红蛋白血症是由于运输血氧的工具血红蛋白出现数量和质量上改变，

2. 重度贫血　主要是数量上显著减少，可导致全身组织得不到足够的氧气而缺氧而出现呼吸困难。

【临床表现】

1. 肺源性呼吸困难　可分为以下三种类型：

（1）吸气性呼吸困难：主要表现吸气时显著困难，重者呼吸肌极度用力，吸气时呈“三凹征”，伴干咳及高调喘鸣音，多见于上呼吸道有机械性阻塞，如肿瘤、异物、水肿、白喉，喉痉挛或周围肿块压迫气管时。

（2）呼气性呼吸困难：呼气时费力，呼气时间延长，多伴哮鸣音。常见于支气管哮喘、慢性阻塞性肺疾病等。

（3）混合性呼吸困难：伴高热者常为肺部感染性疾病；伴胸痛者考虑肺癌、肺炎、肺梗死、自发性气胸、胸膜炎等；发作性呼吸困难有哮鸣时见于支气管哮喘或心源性哮喘；伴昏迷时为肺性脑病。

2. 心源性呼吸困难　临床特点为有心脏病史，呼吸困难在活动后或卧位时加重，肺底部有中小湿啰音，胸片心影异常，肺门及其附近充血或肺水肿征，可能伴心脏器质性杂音或心律失常。左心衰时可咳粉红色泡沫痰；右心衰时可见体循环淤血症；心包积液时可见心脏压塞等。

3. 中毒性疾病　有毒物接触史、药物过量史、急性感染性疾病或代谢性酸中毒等病史及中毒临床表现。

4. 血源性疾病　常有贫血或出血性临床表现，血液学检查易于发现，但应排除其他疾病引起的血液学变化。

5. 神经精神疾病　颅脑疾病严重时常损及呼吸中枢，呼吸变深而慢，可伴节律异常，如双吸气等。癔病患者常呼吸频数 60～100 次/分。伴口周、四肢麻木和手足抽搐，情绪变化及反复发作史，间歇期无任何器质性疾病。神经官能症患者自述呼吸困难，常在叹息后自感轻快，肺功能检查正常。

6. 伴随症状

（1）发作性呼吸困难伴有哮鸣音：见于心源性哮喘、支气管哮喘等。

（2）骤然发生的严重呼吸困难：见于急性喉头水肿、气管异物、大块肺栓塞、自发性气胸等。

（3）伴一侧胸痛：见于大叶性肺炎、急性渗出性胸膜炎、肺梗死、自发性气胸、急性心肌梗死等。

（4）伴发热：见于肺炎、肺脓肿、胸膜炎、急性心包炎、咽喉壁脓肿等。

（5）伴咳嗽、咳脓痰：见于慢性支气管炎、阻塞性肺气肿并发感染、化脓性肺炎、肺脓肿、支气管扩张症，后二者脓痰较多；伴大量浆液性泡沫样痰，见于急性左心衰和有机磷杀虫药中毒。

（6）伴昏迷：见于脑出血、脑膜炎、尿毒症、糖尿病酮症酸中毒、肺性脑病及急性中毒等。

【辅助检查】

1. 实验室检查　一般根据病情选择相关检查如血气分析、血常规、尿常规及肾功能检查等，以及药物浓度检查。

2. 特殊检查　可选择肺功能、支气管镜、胸部 X 线片、肺 CT、肺血管造影、心电图、心脏超声、颅脑 CT 等。

【诊断与鉴别诊断】

1. 诊断　注意询问呼吸困难的发生情况、特征和变化情况，加重或减轻的因素及伴随症状，结合详细病史和体格检查及辅助检查综合分析，判断呼吸困难的类型、严重程度及病因。

2. 鉴别诊断　注意心源性与肺源性呼吸困难鉴别，心源性呼吸困难的特点：

（1）有心脏病史，如冠心病、高血压及相应心电图和心脏超声表现。

（2）心功能不全的呼吸困难与活动有关，卧位加重坐位减轻。

（3）急性心功能不全发生急骤，有夜间阵发性呼吸困难和端坐呼吸。急性肺水肿者极度呼吸困难、发绀、两肺弥漫哮鸣音与湿啰音、咳粉红色泡沫痰等。

（4）强心、利尿后，症状能较快缓解。

（5）测定肺毛细血管楔压小于 10 mmHg 者可排除心源性呼吸困难。

【急救与治疗】

1. 病因治疗是关键　根据病因，选择相关治疗。如重症肺炎以抗感染为主；如为左心衰，给予强心、利尿、扩血管等治疗，选择的药物有利尿剂、ACEI、地高辛、β 受体阻滞剂。哮喘或 COPD 治疗的关键在于减轻气道炎症、控制感染、解痉、吸氧等。

2. 保持呼吸道通畅　紧急情况下可行环甲膜穿刺或切开，以解除气道梗阻，必要时气管切开等方法开放呼吸道；气管异物给予异物排除法；昏迷患者给予清理口咽部分泌物，吸引痰液使气道通畅，插入口咽通气管。

3. 氧疗　酌情给予鼻导管或鼻塞吸氧、面罩吸氧或气管插管机械通气给氧。

4. 综合治疗　呼吸困难者多为危重症，病情变化快，并发症多，因此，应采取综合治疗，注意并发症的防治。

课堂互动

对本节案例的分析与讨论：本例为外伤性脾破裂、失血性休克，虽经手术为主抢救血压回升，却出现了呼吸困难，考虑失血性休克并发急性呼吸窘迫综合征（即休克肺）。

（新疆医科大学附属第二医院　董新玲）

第六节　胸　　痛

案　　例

患者，女性，60岁，退休干部。于7年前曾有过1次心前区疼痛，持续约5 min，自行缓解，一直未治疗，此后未再发。3 h前无明显诱因下突然发生胸骨后上中段闷痛，疼痛无放射，伴气短、出汗及恶心，持续20 min后缓解，2 h前又出现上述症状，约30 min自行缓解。1 h前再次出现上述症状，疼痛加重并向左肩部放射，无法忍受并伴有剧烈的恶心、呕吐，呕出物为胃内容物，家人急送医院。查体：体温37.0℃，脉搏87次/分，呼吸15次/分，血压135/89 mmHg，神志清，平卧位，大汗，无颈静脉怒张，双肺听诊呼吸音清，心音低钝，心尖部可闻及2/6级收缩期杂音。全腹软，无压痛及反跳痛，肝脾未触及，双下肢无浮肿。

请问：本例心前区胸痛发作频繁，每次持续时间较长，且有疼痛持续时间逐渐延长，疼痛逐渐加重，你考虑患者出现了什么情况？

胸痛（chest pain）指各种原因引起胸部的疼痛。急性胸痛的临床表现各异，病情千变万化，危险性也存在着较大的区别，有时可能提示预后不良，比如急性冠状动脉综合征、主动脉夹层等高危疾病。而越是严重的疾病，其预后就越具有时间依赖性，即诊断越早，治疗越及时，预后越好。

【病因与发病机制】

（一）病因

1. 炎症

（1）胸壁的炎症：如皮炎、带状疱疹、肌炎、流行性胸痛、肋软骨炎、肋间神经炎、肩关节周围炎等。

（2）胸内脏器炎症：胸膜炎、肺炎、心包炎、食管炎等。

（3）腹腔器官炎症：如膈下脓肿、高位肝脓肿。

2. 缺血、缺氧　胸内器官缺血、缺氧如心绞痛、急性心肌梗死、肥厚梗阻型心肌病、严重主动脉瓣狭窄或关闭不全；急性肺栓塞、肺梗死等均可发生胸痛。

3. 机械性压迫、刺激和外伤　如主动脉夹层；胸腔内或纵隔原发性或继发性肿瘤的压迫；肥厚性脊椎炎时增生骨疣压迫脊神经后根；气管、食管内异物；气胸；胸壁软组织损伤、肋骨骨折、胸膜与肺损伤、肩胛骨骨折与胸骨损伤等，均可引起胸痛。

4. 化学刺激　腐蚀剂引起的食管炎；化学性和腐蚀性气体引起的气管、支气管炎及反流性食管炎等，均可引起胸痛。

5. 植物神经功能紊乱　过度换气综合征、心脏神经官能症及贲门痉挛等可引起胸痛。

6. 邻近器官的放射痛或牵涉痛　颈肋、前斜角肌病变引起的胸廓上口综合征有胸痛；肩关节及其周围病变伴有胸痛；膈下病变如肝炎、肝癌、阿米巴肝脓肿、胆道疾患、脾曲综合征、脾梗死等可引起下胸痛、上腹部痛并向肩背部放射。

（二）发病机制

组织脏器，尤其是皮肤，包含了大量各类痛觉感受器，对足量刺激引起疼痛反应。常见刺激因素有各种物理性、化学性、机械性、生物性以及缺血缺氧等损伤性刺激。这些刺激因素作用于组织器官后，导致组织细胞释放 H^+、K^+、组织胺、5-羟色胺、缓激肽等而引起疼痛。一般急性疼痛与 H^+、K^+、组织胺有关，慢性疼痛与缓激肽、5-羟色胺有关。

不同脏器对损伤性刺激的敏感性不一样，心肌、骨骼肌对缺血、缺氧、代谢产物 P 物质（属多肽类）、组织胺、缓激肽的敏感性高，易产生疼痛；而腔性器官对张力刺激的敏感性高，张力越高，疼痛越严重；下呼吸道对吸入的理化刺激物敏感。

体表损伤引起的胸痛：定位准确，疼痛明显。来源于内脏的痛觉往往难以定位，且疼痛弥散，如心肌缺血性疼痛，疼痛可以累及胸部、肩、颈、下颌和左上肢。内脏痛主要表现是不舒适和疼痛。起源于胸腔其他脏器的疼痛，有交叉重叠现象，导致诊断和鉴别诊断的困难，如来源于食管的疼痛对患者和医师来说都难与心绞痛相鉴别。

【临床表现】

1. 胸痛部位　胸壁及肩周疾病的疼痛常固定于病变部位。胸壁皮肤炎症时，患处皮肤出现红、肿、热、痛等改变。带状疱疹呈多数小水疱群，沿神经分布，不越过中线，有明显的痛感，受损皮肤有节段性感觉减退。流行性胸痛时可出现胸、腹部肌肉剧烈疼痛，可向肩部、颈部放射。肋软骨炎多侵犯第 1、2 肋软骨，患处隆起，疼痛明显，但皮肤多无红肿。心绞痛与急性心肌梗死的疼痛常位于胸骨后或心前区，且放射到左肩和左上臂内侧。食管疾患、膈疝、纵隔肿瘤的疼痛也位于胸骨后。主动脉夹层以胸骨后疼痛最为常见，其次为腹痛或腰痛，同时多伴有放射性疼痛。自发性气胸、急性肺炎、肺梗死常为患侧胸痛。胸膜炎所致的胸痛常在胸廓的下侧部或前部，即胸廓扩张度较大的部位疼痛明显。膈肌病变所致的胸痛常在肋缘及斜方肌处有放射痛。肝胆疾病或膈下脓肿可引起右下胸痛，侵犯膈肌中央时疼痛向右肩部放射，胆囊炎还有右肩或右肩胛外牵涉痛。

2. 胸痛性质　各种胸痛，从轻微的隐痛到剧烈的疼痛，程度不等，性质各异。肋间神经痛呈灼痛、刺痛或刀割样痛。肌痛呈酸胀痛。骨痛呈酸痛、锥痛。心绞痛和心肌梗死常呈压榨样痛，可伴有窒息感。主动脉夹层多为突发性、撕裂样剧痛。气胸或血气胸在发病初期有撕裂样痛。原发性肺癌和纵隔肿瘤可有胸部隐痛和闷痛。食管炎呈灼痛或灼热感。

3. 胸痛影响因素　胸壁及肩周疾病引起的疼痛在深呼吸、咳嗽、举臂时加重，局部有明显压痛，一般止痛药可使之减轻，在痛点作局部麻醉则缓解。脊神经后根疼痛发生于身体转动或弯曲时。心绞痛常在用力或精神紧张时诱发，呈阵发性，持续 3～5 min，停止活动或舌下含服硝酸甘油可在 1～2 min 内缓解；心肌梗死则常呈持续性剧痛，可持续数小时甚至数天，含服硝酸甘油无效。心脏神经官能症所致胸痛则常于安静时发生，运动后反而好转。胸膜炎、气胸所致胸痛常在深吸气及咳嗽时加重，屏气则疼痛减轻。食管疾病所致胸痛多在进食时发作或加重。过度换气综合征用纸袋当面罩重复呼吸后胸痛可缓解。肌痛常在肌肉收缩时加重。骨源性疼痛或肿瘤所致疼痛呈持续性。

4. 胸痛伴随症状　气管、支气管、胸膜疾病所致胸痛常伴有咳嗽。大叶性肺炎、自发性气胸、渗出性胸膜炎、过度换气综合征所致胸痛常伴有呼吸困难。肺炎所致胸痛常伴有发热。肺结核、肺梗死、原发性肺癌所致胸痛常伴有咯血。心绞痛、心肌梗死常发病于高血压、动脉硬化的基础上，下壁心肌梗死及腹部疾病常伴有恶心、呕吐、腹痛。食管疾病所致胸痛常伴有吞咽困难。主动脉夹层疼痛：有高血压同时有休克样症状如面色苍白、大汗淋漓、四肢发冷、头晕、恶心、呕吐等，甚至部分患者伴有强烈的恐惧感或濒死感。

5. 其他有关病史 急性纵隔炎常有颈部外伤、炎性病变或邻近脏器疾病史。急性食管炎有吞咽异物或腐蚀剂病史。青壮年胸痛多注意肌源性胸痛、肋软骨炎、胸膜炎、肺炎、肺结核等。中老年者则应多考虑心血管疾病、肿瘤侵及胸膜。神经痛、心脏神经官能症则以中青年女性多见。

【辅助检查】

1. 实验室检查 白细胞升高、红细胞沉降率增快、血清心肌酶增高、血尿肌红蛋白增高对判断急性心肌梗死有价值。血常规是例行的检查，白细胞计数及分类的变化对诊断炎症有帮助。痰的细菌学检查可以确定肺炎及肺结核的病原菌。

2. 细胞学检查 疑有肿瘤存在时，痰脱落细胞或纤维支气管镜刷取的标本找肿瘤细胞最有帮助；纤维支气管镜下取活检、淋巴结活检、胸膜穿刺活检、经皮肺穿刺，胸腔及心包穿刺液的细菌学及细胞学检查，对鉴别肿瘤与结核最有帮助。

3. 心电图、超声心动图检查 有助于心绞痛、急性心肌梗死、各种瓣膜病、心房肿瘤、肥厚性心肌病和心包积液的诊断。

4. B超检查 对肝脓肿、胸腔积液定位最有帮助。

5. 胸部X线检查 胸部X线片或胸部CT对肺炎、肺结核、肺梗死、肺癌、胸膜病变、气胸、纵隔旁、横膈周围及胸膜下病灶等具有重要诊断价值。加用增强剂可显示主动脉瘤、主动脉夹层和心室动脉瘤。

6. 磁共振检查（MRI） 能直接三维成像更有利于病变的显示和定位，对脊柱旁、心脏后和纵隔内软组织分辨率更高；MRI甚至可看到动脉硬化斑。

7. 心导管检查 选择性冠状动脉造影及其他心导管检查对诊断冠心病、先天性心血管病、心脏瓣膜病、心包疾病和心肌病等很有价值。

8. 放射性核素扫描 对肺梗死、肺内占位病变、心肌梗死或局限性室壁瘤的诊断有帮助。

9. 纤维支气管镜 有助于肺部疾病的病因和病理诊断。

10. 胸腔镜检查 对原因不明的胸腔积液和胸膜、肺、膈肌、纵隔、心包等部位疾病的诊断，顽固性气胸的病因及治疗，胸膜腔内取异物均具实用价值。

【诊断】 引起胸痛的病因众多，临床差别很大，在诊断胸痛时，必须详细询问胸痛的部位及放射、性质、时间、诱因和影响因素、伴随症状，结合体格检查、实验室和特殊器械检查，加以综合分析和判断。

首先区分一般性疾病与严重性疾病，其次区别胸痛起源于胸壁、胸腔内或腹腔内脏器病变。

1. 病史特点 在病史采集时应注意：①起病急缓，首发或再发；②胸痛的部位及放射、性质、持续时间；③诱发或加重因素，如体力活动、情绪、饱餐、寒冷、体位、深呼吸、咳嗽、打喷嚏；④缓解因素，如休息、特定体位、硝酸甘油、制酸剂；⑤伴随症状，如发热、心悸、气短、咳嗽、咳痰、咯血、恶心、呕吐；⑥既往发作史，如呼吸、循环及消化系统病史。根据临床症状特点可初步判断胸痛的来源。

2. 体格检查 胸壁疾患由视诊、触诊即可确定；而胸腔及腹腔内脏器病变则需详细体格检查，特别是心脏的视、触、叩、听诊，对先天性及风湿性心脏病瓣膜病的诊断往往起决定作用。腹部脏器疾患应有相应腹部体征。颈椎病、脊柱疾病、胸段脊髓压迫症均能引起胸痛，故不能忽视颈椎和胸段脊柱的检查。结合体征判断病变部位。

3. 结合相关辅助检查进行综合分析，以判断疾病的本质与病因。

【急救与治疗】

（一）病因治疗

胸痛的关键治疗是病因的治疗。

（二）综合治疗

1. 胸壁疾病

（1）胸壁外伤及感染：以清创、镇痛、抗感染为主。

（2）带状疱疹：以对症处理为主，局部以干燥、消炎为原则，使用抗病毒药物和镇痛剂减轻症状。

（3）流行性胸痛：适当给予镇痛药和镇静剂。

（4）颈椎间盘突出：分非手术疗法和手术疗法两种。

（5）肋软骨炎：对症治疗，全身或局部应用肾上腺皮质激素以减轻症状。

（6）肋骨骨折：可给予镇痛、制动治疗，保持呼吸道通畅。

2. 胸腔内疾病

（1）呼吸系统疾病：各种炎症在抗感染基础上，以对症处理为主，如止咳、祛痰、退热及解除支气管痉挛等；肺栓塞和肺梗死时，除吸氧、止痛、纠正休克和心力衰竭及舒张支气管等对症治疗外，特异性方法包括抗凝、溶栓和手术治疗；自发性气胸时排出气体，缓解气急，使肺复张，防止气胸复发。

（2）心血管系统疾病：心绞痛的治疗原则是改善冠状动脉供血，减轻心肌耗氧，舌下含服硝酸甘油。心肌梗死急性期的治疗原则是保护和维持心脏功能，挽救濒死的心肌，防止梗死扩大、缩小心肌缺血范围，及时处理各种并发症；心肌梗死后 12 h 内应积极进行血管再通治疗。急性心包炎以对原发病的病因治疗、解除心脏压塞和对症治疗为主。主动脉夹层的紧急治疗以镇静止痛、降血压和抑制心肌收缩力为主。

（3）纵隔疾病：急性纵隔炎以抗感染治疗为主；纵隔气肿首先治疗原发病，严重者排气减压；纵隔恶性淋巴瘤病灶局限时作放射治疗，病灶广泛时进行化学治疗；其他纵隔肿瘤应尽早手术，恶性肿瘤术后加用化疗。

（4）食管疾病：急性食管炎以抗感染治疗为主；食管癌以手术治疗为主，辅以放射及化学治疗。

（5）横膈疾病：膈疝及膈肌肿瘤予以手术治疗；膈下脓肿应积极抗感染治疗，脓肿较小时穿刺抽脓，脓肿较大时尽早手术引流。

3. 腹部脏器疾病所致的胸痛

（1）胆囊炎及胆石症：病情较重或已出现并发症时，应尽早手术治疗。

（2）急性胰腺炎：禁食，胃肠减压，抑制胰酶分泌，预防感染，维持水、电解质酸碱平衡，补充足够热能，必要时可考虑手术治疗。

（3）脾梗死：溶栓、抗凝治疗，必要时也可手术治疗。

课堂互动

对本节案例分析与讨论：本例心前区胸痛发作频繁，每次持续时间较长，且有疼痛持续时间逐渐延长（达 30 min 以上），疼痛逐渐加重，考虑：急性心肌梗死。

（新疆医科大学附属第二医院 董新玲）

第七节 咯 血

案 例

患者，女，25 岁，反复咳嗽 5 年，痰中带血 2 个月，消瘦。1 h 前突然咯血不止，一次咯血量为 350 ml，急诊入院。

请问：本例咯血是什么原因，目前有危险吗？

咯血（hemoptysis）指喉以下的呼吸道出血经咳嗽而出称为咯血。它是呼吸系统疾病的常见急症，咯血量从痰中带血至大咯血程度不等，大咯血时血液从口鼻涌出，易引起呼吸道阻塞窒息死亡。因此，大咯血是紧急抢救指征。

【病因与发病机制】

（一）病因

咯血原因较多，以呼吸系统疾病最多见，其他心血管疾病以及全身性疾病也可引起咯血。临床上最常见的是肺结核，占咯血的 60%～92.4%，其他依次为支气管扩张、支气管肺癌及二尖瓣狭窄等。

1. 呼吸系统疾病

（1）肺部疾病：咯血最常见于肺结核，其次为原发性支气管肺癌，可见于肺脓肿、肺炎、肺真菌病、肺吸虫病、转移性肺癌等。

（2）支气管疾病：常见于支气管扩张症、支气管肺癌，也可见于慢性支气管炎、支气管结石、支气管内膜结核、支气管内异物等。

2. 心血管疾病 常见的原因有风湿性心脏病二尖瓣狭窄、肺栓塞、左心衰竭；也可见于某些先天性心脏病如房间隔缺损、室间隔缺损、动脉导管未闭等。

3. 全身性疾病

（1）血液系统疾病：咯血可见于血小板减少性紫癜、弥散性血管内凝血、白血病、再生障碍性贫血、血友病等，也可见于抗凝药物使用不当。

（2）急性传染病：咯血常见的有钩端螺旋体病、流行性出血热，可见于肺型鼠疫等。

（3）其他疾病：如子宫内膜移位症、播散性红斑狼疮、肺出血-肾炎综合征、白塞病等。

（二）发病机制

1. 肺源性咯血 肺动脉压力低，仅为主动脉压力的 1/6，但肺血管丰富而容量大，约 97%的全身血液流经肺动脉进行气体交换。因而当肺动脉高压时，易引起肺内的出血。而支气管动脉来自体循环系统，而压力高。因而，破裂后可引起大量出血。咯血产生机制：肺血管通透性增加，肺部感染、结核、肺梗死以及支气管扩张、肿瘤等累及支气管黏膜或肺泡毛细血管，可使相应小血管通透性增加，而引起渗血，此时临床表现为痰中带血或小量咯血。当肺结核、肺癌、支气管结石、肺部感染等病变直接侵犯肺小血管，造成血管破溃或破裂，可引起咯血量增多。当病变造成肺小血管瘤（支气管扩张时多见）破裂，则可出现较大量的咯血，甚至大咯血而窒息。

2. 心源性咯血 风心病二尖瓣狭窄可造成肺静脉压力增高导致肺淤血，而引起咯血；室间隔缺损、房间隔缺损、动脉导管未闭等先天性心脏病引起左向右分流，增加右心房、右心室负荷，造成肺动脉压力增高而引起咯血。因为肺动脉与肺静脉压力增高均可导致肺毛细血管压力增高而渗血，甚至引起肺小血管破裂而出血，导致咯血。

3. 其他 凝血机制障碍如血小板减少性紫癜、血友病、弥漫性血管内凝血、白血病、再生障碍性贫血、抗凝药物应用不当，均可造成凝血机制障碍，引起全身出血倾向而导致咯血。

【临床表现】

（一）咯血表现与咯血量

1. 症状 咯血量小仅表现为痰中带血，常伴咳嗽、咯痰；咯血量增多，可出现咯出血块；咯血量特大可表现为口鼻涌血，常伴突然胸闷、喉头发痒、刺激性咳嗽、挣扎坐起、烦躁不安，自觉有腥味；咯血的颜色多为鲜红色血液，多呈流体状，也可呈血块状，而血块易阻塞呼吸道，若出现呼吸困难、发绀、大汗淋漓、意识不清等，提示窒息，而危及生命。

2. 咯血量 咯血量的界定目前尚无统一的标准。比较公认的判断：24 h 咯血量＜100 ml 为小量咯血；24 h 咯血量在 100～500 ml 为中等量咯血；24 h 咯血量＞500 ml 或一次咯血量＞100 ml 或无论咯血量多少，只要伴窒息均称为大咯血。大咯血多见于肺结核、支气管扩张等。

3. 体征 两肺可闻及散在、局限性干湿性啰音。并有原发病的体征，如风湿性心脏病二尖瓣狭窄出现心尖区舒张期隆隆样杂音，室间隔缺损可有胸骨左缘 3、4 肋间收缩期震颤和粗糙性收缩期吹风样杂音等。

（二）伴随症状

1. 伴发热 常见于结核、脓肿、肺部炎症等呼吸系统感染性疾病以及钩端螺旋体病、流行性出血热等传染病。若痰中带血很快转为铁锈色痰为肺炎链球菌肺炎，如咯砖红色胶冻样血痰多为克雷伯杆菌肺炎。

2. 伴胸痛 常见于肺梗死、肺炎与肺癌等。

3. 伴脓痰 常见于支气管扩张、肺脓肿等。

4. 伴皮肤、黏膜出血 常见于再生障碍性贫血、血小板减少性紫癜、白血病、弥散性血管内凝血、血友病等血液系统疾病，也可见于抗凝药物使用不当及流行性出血热等。

5. 伴杵状指 常见于支气管肺癌、支气管扩张、慢性肺脓肿等。

6. 伴黄疸 多见于钩端螺旋体病等。

7. 伴消瘦 多见于肺结核、支气管肺癌等。

【辅助检查】

1. 呼吸系统疾病 一般应根据具体病情选择做血常规、做痰细胞学检查、做痰革兰染色涂片找细菌、抗酸染色涂片找结核杆菌，痰细菌培养加药物敏感试验等（在做痰细菌学检查时注意要在应用抗生素之前留痰，注意防止痰污染，留痰前用消毒液嗽口）；可做红细胞沉降率检查，必要时做动脉血气分析、胸部X线、肺部CT、纤维支气管镜、支气管造影等检查。

2. 心血管疾病 根据病情选择做血常规、红细胞沉降率、ASO（抗“O”），心电图、心脏超声或彩超检查、心脏X线等检查。

3. 全身性疾病 根据病情选择作血常规、血小板、血细胞学形态学检查、尿常规、尿液分析、出凝血时间、凝血酶原时间、纤维蛋白原测定、3P试验、纤维蛋白降解产物（FDP），骨髓穿刺涂片检查，血清学检查及肝肾功能检查等。

【诊断与鉴别诊断】

1. 与呕血进行鉴别 见表2-2。

表2-2 咯血与呕血的鉴别要点

鉴别要点	咯血	呕血
病因	肺结核、支气管扩张、肺癌	消化性溃疡、急性或慢性胃炎
	心脏病、肺炎、肺脓肿等	肝硬化、胃癌、食管疾病等
出血前表现	咳嗽、胸闷、喉部痒感	上腹部不适、恶心、呕吐
出血方式	咯出	呕出
出血颜色	鲜红	暗红色、咖啡色，有时可呈鲜红色
出血中内容物	痰或泡沫	食物残渣或胃液
出血酸碱度	碱性	酸性
黑便	多无，如咽下血液较多时可有	常有，多呈柏油样便，出血量大，排出较快时可呈暗红色
止血后痰状态	血痰数天	无痰

2. 根据病史、主要症状特征、伴随症状、阳性体征与重要阴性体征和辅助检查结果，综合分析作出病因诊断，并作出咯血程度以及有无窒息的判断。

【急救与治疗】

（一）急救原则

保持呼吸道通畅，防治窒息，积极止血，病因治疗。

（二）救治措施

1. 中等量及大咯血救治

（1）一般治疗：密切观察生命体征的变化，尤其注意有无呼吸困难、发绀、意识障碍等窒息表现。让患者卧床休息，病变在一侧的宜患侧卧位，以免血液吸入健侧肺部；如两肺均受累应取半坐卧位。尽量减少搬动或运动，以免咯血加重。烦躁不安或有恐惧心理者可给予地西泮10mg肌内注射，注意保持环境安静，避免任何刺激。剧烈咳嗽者可止咳药，以防咯血加重，常用药：口服复方甘草合剂10ml，3次/日，或咳必清25mg，3次/日，无效者可给予可待因15mg口服；但老年体弱及病灶广泛者禁用安眠药和镇咳药，以免抑制咳嗽反射导致窒息。

（2）止血治疗：①垂体后叶素：该药能直接作用于血管平滑肌，引起肺小血管收缩，肺内血流量锐减，使肺循环压力降低，促进肺血管破裂处血凝块形成而止血。适用于肺小血管或小动脉瘤破裂出血所致的大咯血的急救。用法：垂体后叶素 5～10U 加入 10%葡萄糖 40 ml 中，缓慢（>10 min）静脉注射，然后将 15～20U 加入 10%葡萄糖 500 ml 中，缓慢静脉滴注维持。但高血压病、冠心病、妊娠患者禁用。该药止血效果好且迅速，如无禁忌证可首选。也可应用高渗氯化钠刺激机体释放内源性垂体后叶加压素止血：10%氯化钠 20 ml 静脉注射，1～2 次/天。②酚妥拉明：可扩张血管，降低肺循环阻力。用法：10～20 mg 加入 10%葡萄糖 250～500 ml 中缓慢静脉滴注，1 次/日。应注意：用时监测血压，并根据血压调节输入速度，以免产生低血压。③普鲁卡因：可扩张血管，降低肺循环阻力。用法：150～300 mg 加入 10%葡萄糖 40 ml 中静脉注射，1～2 次/日，也可与小剂量垂体后叶素交替使用，效果更好。但应注意：注射前必须做皮肤过敏试验，过敏者禁用。④鱼精蛋白：可与体内肝素结合，使肝素迅速丧失抗凝作用，并使组织中凝血活酶形成凝血酶，加速血凝块形成而止血。用法：50 mg 肌内注射，2～3 次/日，或 100 mg 加入 10%葡萄糖 40 ml 中缓慢静脉注射，2 次/日，连用 3 天。⑤止血芳酸或 6-氨基己酸：通过抑制纤维蛋白溶解而达到止血目的。用法：止血环酸 100～200 mg 加入 10%葡萄糖 40 ml 中静脉注射，2 次/日。也可用 6-氨基己酸 4～6 g 加入 5%葡萄糖 250 ml 中 30 min 滴完，维持量：1 g/h，一般持续 12～24 h。⑥其他止血药：止血敏 0.25～0.5 g 加入 10%葡萄糖 40 ml 静脉注射，3 次/日，或 1～4 g 加入 500 ml 液体中静脉滴注；立止血 1000 U 肌内注射或静脉注射，1～2 次/日；安络血 10 mg 或维生素 K_1 10 mg 肌内注射，2 次/日；也可应用三七片 3 片/次，3 次/日，口服；云南白药 0.5 克/次，3 次/日，口服等。⑦其他止血方法：有条件的医院可选择纤维支气管镜止血、支气管动脉栓塞术、人工气腹及手术治疗等方法止血。

（3）病因治疗：如支气管扩张往往有细菌感染，应联合应用有效抗生素治疗。如肺结核咯血，应抗结核治疗。风心病二尖瓣狭窄患者应配合抗感染、抗风湿、对症治疗等。

2. 小量咯血治疗　以对症治疗为主，配合休息、镇静、止咳，口服或肌内注射 1～2 种止血药物，方法同上，但不必使用垂体后叶加压素。也应密切观察病情变化，给予病因治疗。

3. 窒息救治

（1）窒息高危状态：①反复喷射性大咯血不止，短时间内不能将血全部咯出；②大咯血合并支气管狭窄或引流不畅；③沉睡中突然大咯血；④大咯血合并肺部广泛病变、心肺功能不全，咯血排出不畅；⑤患者体质虚弱、无力咳嗽或用镇静剂、镇咳药过量的大咯血；⑥大咯血患者精神过度紧张，血块刺激喉、支气管引起痉挛。

（2）窒息诊断依据：①患者突然胸闷、烦躁不安、端坐呼吸、大汗淋漓、咯血不畅等。②突然呼吸困难，喉部痰鸣音，口唇、甲床青紫，神志不清，大小便失禁。③咯血突然终止并出现吸气三凹征、目瞪口呆、呼吸减弱或停止。

（3）急救措施：①体位引流：采取头低脚高 45°的俯卧位，头偏向一侧，或头低胸高位，同时叩击患者背部，以促进积血迅速排出。将舌用纱布包住拉出，在上下牙之间放置压舌板或纱布卷，防止舌咬伤。②清除气道积血：在咽喉镜引导下气管插管，通过气管插管用吸引器吸出气管内积血，负压吸引时注意<15 秒/次，以免加重缺氧；必要时气管切开清除气道内血液。③及时高浓度吸氧，如呼吸停止立即进行人工呼吸。④专人监护，随时注意生命体征的变化；留置气管插管，以防再次窒息。⑤综合治疗：治疗酸中毒、呼吸衰竭与心力衰竭等并发症，预防感染等。

课 堂 互 动

本节案例讨论与分析：本例青年人起病缓慢，病程较长，有结核中毒症状，消瘦，咯血原因考虑为肺结核。由于目前咯血量大（判断为大咯血），故有引起窒息的危险。所以，本例目前有潜在的危险。

（怀化医学高等专科学校 蒲泉州）

第八节 呕血与便血

案 例

患者，男，35 岁，反复间歇性上腹痛 2 年，多为饥饿痛，进食后疼痛减轻，有嗳气，反酸。入院前 4 h 突然呕血 500 ml，为暗红色血块，继而解黑便 200 ml，呕血后上腹痛减轻。

请问：结合本例资料，你考虑出血病因是什么？

消化道出血经口腔呕吐而出称为呕血（hematemesis），经肛门排出称为便血（hematochezia）。消化道出血以屈氏韧带为界分上消化道出血与下消化道出血。呕血一般为上消化道出血的表现，而便血即可见于上消化道出血，也可见于下消化道出血。

【病因与发病机制】

1. 呕血 临床上常见的有消化性溃疡、急性胃黏膜病变、食管、胃底静脉曲张破裂出血及胃癌。

（1）食管疾病：可见于食管炎、食管黏膜撕裂症、食管癌等出血。

（2）胃及十二肠疾病：消化性溃疡出血是上消化道出血最常见的原因。其他见于急性胃黏膜病变、慢性胃炎、胃癌及胃黏膜脱垂症等出血。

（3）肝、胆、胰腺疾病：肝脏疾病中肝硬化所致食管、胃底静脉曲张破裂出血较为常见，其次见于胰头癌破入十二指肠、肝癌或肝脓肿破入胆道、胆石症等均可引起出血。

（4）血液系疾病：再生障碍性贫血、急性白血病及血小板减少性紫癜等出血。

（5）其他：如重症肺性脑病、重症尿毒症及某些传染病如流行性出血热、钩端螺旋体病等均可引起呕血。

2. 便血 便血可见于上述原因，还可见于下列疾病。

（1）小肠疾病：局限性肠炎、小肠肿瘤、小肠血管瘤、Meckel 憩室炎或急性出血性坏死性小肠炎等。

（2）结肠疾病：溃疡性结肠炎、结肠癌、结肠息肉等。

（3）直肠疾病：直肠损伤、直肠炎、直肠癌等。

（4）肛门疾病：痔、肛裂、肛瘘等。

（5）其他疾病：可见于急性细菌性痢疾、阿米巴痢疾、流行性出血热、重症肝炎、伤寒与副伤寒、钩端螺旋体病、钩虫病等急性传染病与寄生虫病。还可见于维生素C缺乏症和维生素K缺乏症。

【临床表现】

1. 呕血　见于上消化道出血，一般幽门以上的出血多为呕血与便血，而幽门以下的出血多为便血。当胃内积血达250 ml以上时即可呕血。呕血的颜色取决于出血量的多少、出血速度快慢及血液在胃内停留时间的长短。食管病变出血即呕出，其出血呈鲜红色；胃出血或其他部位出血进入胃再呕血者，多为棕褐色或咖啡色液体。若出血量大、速度快，未经胃酸充分混合即呕出，可为鲜红色或暗红色含血块；出血量少并在胃内停留时间较长，则血液内血红蛋白经胃酸作用，形成正铁血红蛋白，故呈咖啡色或黑褐色。

2. 便血　上消化道出血达到50 ml以上可呈黑便，多为柏油样，黏稠而发亮；如出血量大、速度快，血液在肠内停留时间短，可呈暗红色，可伴有呕血。下消化道出血多为暗红色，越靠近肛门的出血颜色越鲜红，如肛管、直肠出血时可为鲜红色；距离肛门越远越呈黑便，如空肠出血可呈黑便。

3. 失血反应　出血量＜400 ml多无失血反应；当＞400 ml（＞10％血液总量）可有头晕、乏力、眼花、耳鸣等症状；当短时间内失血量＞800～1000 ml（即＞20％～25％血液总量），则可出现面色苍白、四肢不温、口渴、心悸、脉搏细速、血压下降，突然起立时晕厥等失血性休克表现；当失血量＞1500 ml时，失血反应严重，表现烦躁不安、四肢湿冷、呼吸急促、脉搏细速、血压显著下降、尿少或无尿，甚者意识不清等严重休克表现，常危及生命。临床上一般认为短时间内失血量＞800～1000 ml并休克为消化道大出血。

4. 发热　大量出血后多有低热，一般不超过38.5℃，持续3～5天。

5. 氮质血症　大量血液进入肠道，其蛋白分解产物被吸收，导致血中尿素氮浓度升高称为肠源性氮质血症。

6. 血象变化　出血早期血象可无变化，出血2～4 h后，组织液回流入血管内，血液被稀释可出现失血性贫血。

【辅助检查】

1. 内镜检查　胃镜检查是目前明确呕血病因的首选方法，可在直视下顺序观察食管、胃、十二指肠，可判断出血部位、原因及出血程度，可以同时进行内镜止血治疗，还可做活检，以便做出病理诊断。下消化道出血可做直肠镜、纤维结肠镜在直视下顺序观察直肠、乙状结肠、结肠等，既可明确诊断，还可进行治疗。

2. X线钡餐检查　主要用于对胃镜检查有禁忌证者或胃镜检查出血原因未明、怀疑病变在十二指肠降段以下小肠者。呕血急性期不宜做钡餐检查，应在出血停止病情稳定数天后进行检查，气钡双重造影可提高检出率。钡灌肠检查对结肠的恶性肿瘤、息肉、憩室及溃疡性结肠炎等有一定的诊断价值。

3. B超检查　可检查肝、胆、胰、脾，有助于鉴别诊断。

4. 大便隐血试验　凡有便血者均需作大便隐血试验。若有消化道疾病，大便颜色无异常改变，而大便隐血试验阳性称为隐血，一般失血量＞5 ml，即可出现。

5. 其他检查　出血原因无法查明时可行选择性动脉造影、放射性核素锝^{99m}标记红细胞扫描、小肠镜检查等。

【诊断与鉴别诊断】

1. 判断上、下消化道出血 若为呕血提示上消化道出血，宜选择急诊胃镜检查以明确诊断。下消化道出血一般根据便血特点、伴随症状、相关病史与直肠指诊及腹部体征等综合分析加以确定。

2. 病因诊断 结合病史、临床症状特点、体征与相关检查包括胃镜、B超检查综合分析，进行病因诊断。如呕血伴慢性、周期性、节律性上腹痛史考虑消化性溃疡。若有服非甾体抗炎药物、酗酒史，或处于昏迷、烧伤等各种危重症等应激状态者，要考虑急性胃黏膜病变。若有病毒性肝炎、血吸虫病或慢性酒精中毒病史，出现肝掌、蜘蛛痣、门静脉高压的临床表现者，考虑食管胃底静脉曲张破裂。结合内镜检查确定诊断。

3. 估计失血量 根据失血反应，确定失血量多少。

4. 判断继续出血 过去有多次大出血史，本次出血量大，24 h 内反复大出血者；食管胃底静脉曲张破裂出血者；原有高血压或明显动脉硬化者，继续出血可能性较大。若有以下迹象可考虑继续出血或再出血：①呕血频繁，颜色较为鲜红；②周围循环衰竭的表现经积极补液、输血等治疗未见明显改善，或暂时好转又有恶化；③红细胞计数、血红蛋白浓度、血细胞比容继续下降，网织红细胞计数持续增多；④在充分补液，尿量足够的情况下，血尿素氮持续增高。

5. 鉴别诊断 呕血应与口、鼻、咽部出血及咯血相鉴别；呕血引起的休克应与其他原因引起的休克相鉴别。

【急救与治疗】

（一）急救原则

根据失血反应指导补充血容量，针对失血性休克，应快速补充血容量，尽快纠正休克。内科治疗无效的休克，应考虑急诊手术治疗。

（二）救治措施

1. 积极补充血容量 休克者立即建立两条静脉输液通道，必要时静脉切开。尽快配血、输血，在配血期间，可先输平衡液、生理盐水、葡萄糖氯化钠注射液、右旋糖酐或血浆代用品等。输全血即可补充血容量，又利于止血，还可改善细胞组织缺氧。输足量全血是改善急性周围循环衰竭的关键，紧急输血指征为：①体位改变出现晕厥，脉搏加快，血压下降；②收缩压＜90 mmHg；③血红蛋白＜70 g/L。输液、输血开始速度宜快，尽快使收缩压升至90～100 mmHg，尿量＞30 ml/h。应注意休克纠正后输液、输血速度过快或量过多，可引起急性肺水肿，尤其是老年人或有心脏病者易发生。必要时在中心静脉压指导下调节输液、输血量及速度。若食管胃底静脉破裂出血者还要提防因输血增加门静脉压力而诱发再出血。

2. 一般措施 休克患者绝对卧床休息，抬高下肢；保持呼吸道通畅，头偏向一侧，防止误吸；呼吸急促者吸氧；烦躁不安者给予镇静剂，肝硬化者禁用吗啡、巴比妥类，以免引起肝性脑病。活动性出血期间应禁食，食管胃底静脉曲张破裂出血者，应严格禁食 5～7 天。密切观察神志、脉搏、血压、呼吸的变化；记录呕血、黑便及尿量，休克患者应留置导尿，记录每小时尿量；定期复查血红蛋白浓度、红细胞计数、血细胞比容、网织红细胞及血尿素氮。

3. 止血

（1）食管胃底静脉曲张破裂大出血：患者出血量大，易再出血，死亡率高，应积极止血。止血措施：①血管加压素：可使内脏小血管收缩，减少门静脉血流量，降低门静脉及其侧枝循环的压力，从而达到止血效果。初始用 20 U 加入 5%葡萄糖液中静脉滴注，速度为 0.2 U/min，可逐渐增至 0.4 U/min；止血后渐减至 0.1 U/min。②奥曲肽：为生长抑素，能直接作用于内脏血管平滑肌，明显减少内脏血流量，降低门静脉压力，还能抑制胃酸分泌。止血效果优于血管加压素，且不良反应少见，但价格昂贵。首剂用 100 μg 静脉缓注，继以 25～50 μg/h 持续静脉滴注。③三腔二囊管气囊压迫止血：经鼻将三腔二囊管插入胃内，先抽出胃内积血，然后将胃囊充气肿胀，向外牵拉，压迫胃底曲张静脉；再注气入食管囊，压迫食管曲张静脉，外端用 1 kg 拉力持续牵引。置管后每隔 12 h 放气 1 次，休息半小时。如无出血，先口服液体石蜡 20 ml，再拔管。④内镜治疗：内镜直视下注射硬化剂（油酸乙醇胺、鱼肝油酸钠、乙氧硬化醇、无水乙醇等）至曲张静脉内，或同时使用皮圈套扎曲张静脉，可达到止血效果，还可防止再出血。并发症主要有局部溃疡、出血、穿孔、瘢痕狭窄等。⑤手术治疗：大出血经上述方法治疗无效时可选择分流术或断流术，但急症外科手术并发症多、死亡率高。

（2）非曲张静脉急性上消化道出血：即食管胃底静脉曲张破裂以外的上消化道出血，其中最常见的为消化性溃疡。消化性溃疡出血者约 80%不经特殊处理可自行止血，部分患者会继续出血或再出血。止血措施：①抑制胃酸分泌药：用质子泵抑制剂或 H_2 受体拮抗剂，能抑制胃酸分泌，提高胃内 pH，须使胃内 pH>6.0 才有利于血小板与血浆凝血功能发挥止血作用，促进溃疡愈合，利于凝血块形成。可用奥美拉唑 40 mg，静脉注射或滴注，每 12 h 一次；或西咪替丁 400 mg 或雷尼替丁 50 mg 或法莫替丁 20 mg 静脉滴注，每 6～8 h 一次。②立止血：可促使出血部位血小板聚集及凝血酶形成，缩短出血时间，减少出血量。一般用 1000～2000 U，静脉注射，2 次/日。若血小板、纤维蛋白明显降低，应补充后再用立止血。③局部用药：通过口服、胃管注入药物至出血局部而止血。如去甲肾上腺素 8 mg 加冷生理盐水 100 ml，分次口服或胃管注入，可使胃黏膜出血的小动脉收缩，但老年人不宜用，可致内脏血流量减少；凝血酶 2000～4000 U，加生理盐水 100 ml 口服，每 2～4 h 一次，口服后缓慢变换体位，使药物充分接触创面而止血；云南白药、三七粉等均可口服。④内镜治疗：内镜直视下对活动性出血或暴露血管的溃疡进行止血。可行局部注射法：常用 1∶10 000 肾上腺素 5～10 ml，注射于出血部位血管周围黏膜下，亦可用无水乙醇、1%乙氧硬化醇、5%鱼肝油酸钠作点状注射；注射量过多、过深可致穿孔。也可药物喷洒：通过塑料管将 8%去甲肾上腺素、5%孟氏液（碱式硫酸亚铁溶液）、凝血酶喷洒于出血处，使出血面周围血管收缩，促进血液凝固。激光照射：激光光凝使出血血管凝固而止血。还可用热探头凝固：高温使出血灶组织蛋白凝固而止血。或用高频电凝：使组织蛋白变性、血液凝固而止血；也可行微波凝固：使出血部位组织蛋白凝固而止血。⑤手术治疗：适应证为短期内即出现休克者，表明出血量大，出血来自大血管，难以止血；8 h 内输血 800 ml 配合抗休克，血压仍不稳定者，可能为持续大出血；有多次出血史者，近期又反复大出血者；大出血伴有幽门梗阻、急性穿孔或疑有恶变者；年龄超过 50 岁或伴有明显动脉硬化，经积极治疗 24 h 出血仍不止者；内镜发现有动脉活动性出血者。⑥介入治疗：消化道严重大出血无法进行内镜治疗，又不能耐受手术时，可采用选择性肠系膜动脉造影，找到出血灶后行血管栓塞治疗。

课堂互动

本节案例讨论与分析：本例资料反复上腹痛 2 年，多为饥饿痛，进食后疼痛缓解，伴嗳气、反酸，现出现呕血与黑便，呕血后上腹痛减轻，从病史提供的疼痛规律分析，考虑出血病因是消化性溃疡：十二指肠溃疡可能大。

（张掖医学高等专科学校 安吉军）

第九节 急腹症

案 例

患者，男，34 岁，突起上腹痛 3 h，伴恶心，呕吐，发病前有酗酒史，体格检查：血压 90/60 mmHg，腹平坦，上腹部偏左压痛、反跳痛，Cullen 征及 Grey-Turner 征阳性。

请问：本例以上腹痛起病，结合本例资料，你考虑患者患什么病?

急腹症（acute abdomen）是一类以急性腹痛为突出表现，需要早期诊断和及时治疗的腹部疾病。是临床常见的急诊。急腹症具有起病急、病情重、变化快、病因复杂的临床特点，一旦诊断延误，治疗方法不当，将会给患者带来严重危害甚至死亡。急腹症涉及内、外、妇、儿等各科，原发病变多位于腹部，但其他部位的疾病，如胸腔、神经系统和全身性疾病等，亦可引起。

【病因与发病机制】

（一）病因

1. 腹部病变

（1）炎症：常见于急性胃炎、急性肠炎、急性肝炎、急性胆囊炎、急性胰腺炎、急性阑尾炎、急性腹膜炎等。

（2）穿孔：常见于胃与十二指肠溃疡穿孔、胃癌穿孔、胆囊穿孔、急性阑尾炎穿孔及伤寒肠穿孔等。穿孔所致胃肠液、胆汁、胰液的外漏及内脏破裂出血等引起腹膜刺激或炎症，导致局限性、弥漫性、化学性和（或）细菌性腹膜炎等，均可引起急性腹痛。

（3）阻塞或扭转：常见于急性肠梗阻、胆道蛔虫症、胆结石、肾与输尿管结石、绞窄性疝、肠扭转、卵巢囊肿蒂扭转等，均可引起急性腹痛。

（4）破裂出血：常见于肝脾破裂、异位妊娠破裂等，均可引起急性腹痛。

（5）血管病变：常见于肠系膜动脉硬化及梗死、门静脉栓塞、脾梗死、肾梗死、腹主动脉瘤等，可引起急性腹痛。

（6）神经损伤：肿瘤生长直接累及感觉神经，可引起急性腹痛。

（7）腹壁的损伤或炎症可引起急性腹痛。

2. 腹外及邻近器官的病变

（1）胸腔病变：如肺炎引起的上腹部牵涉痛；冠状动脉供血不足常有胸骨后、剑突下痛并放射至左臂。

（2）盆腔病变：包括输尿管、膀胱、生殖器等疾病可引起急性腹痛。

（3）胸、腰椎病变：脊柱的屈曲度增加，脊柱的畸形可引起腹部疼痛，仔细检查常可发现局部压痛。

（4）新陈代谢紊乱与各种毒素的影响：糖尿病酮症酸中毒、尿毒症、化学毒物如砷、铅中毒均可引起腹痛。此外，卟啉病或一些过敏性疾病也可发生腹痛。

（5）神经或精神性疾病：包括器质性和功能性疾病两种。前者如脊髓结核、腹型癫痫、带状疱疹、末梢神经炎等均可表现为腹痛。后者包括肠运动功能失调或心理障碍引起的腹痛等，需与器质性者加以鉴别。

（二）发病机制

根据腹痛产生机制与特点可将腹痛分为三种基本类型

1. 内脏性腹痛　支配内脏器官的神经受刺激引起的腹痛。其特点：①疼痛性质：深部的钝痛、灼痛或抽缩感；②疼痛部位模糊，通常疼痛比较广泛或接近腹中线；③不伴有局部肌紧张和皮肤感觉过敏；④常伴有恶心、呕吐、出汗等其他自主神经系统兴奋症状。

2. 躯体性腹痛　又称“腹膜皮肤反射痛”，当腹膜壁层受到外来或内生性刺激（物理性、化学性及生物性刺激）后，可迅速产生疼痛。其特点：①壁层腹膜具有脊髓节段性神经分布的特点，故疼痛定位较准确；②疼痛程度剧烈而持续；③疼痛可出现于腹部一侧，可因咳嗽或变换体位而加重；④可伴有局部腹肌紧张、压痛和反跳痛，即为腹膜刺激症阳性，提示外科急腹症。

3. 牵涉痛（放射痛）　某内脏的病变引起与该内脏有一定距离的体表区域产生感觉过敏或疼痛。其特点：①多为锐痛，疼痛程度较剧烈；②疼痛部位明确，多位于一侧；③局部可有肌紧张或皮肤感觉过敏，但多无压痛、反跳痛。这种疼痛常具鉴别诊断意义，代表器官有炎症或器质性病变而非功能性。十二指肠、胆道、胰腺的牵涉痛在上腹部，胆绞痛还可放射至右肩及肩胛部，空肠、回肠、横结肠的牵涉痛局限于脐周，而降结肠、乙状结肠、直肠及膀胱、子宫的牵涉痛多位于下腹部，肾盂、输尿管病变疼痛放射至会阴部。由于迷走神经同时支配胸腔和腹腔脏器，而且支配胸腔脏器的交感神经分支与支配腹腔脏器的交感神经分支交织在一起。所以，胸腔疾病有时可以引起腹痛。

【临床表现】

1. 最先发生腹痛的部位可能是病变的原发部位。如胃、十二指肠溃疡穿孔开始在上腹部痛，当穿孔后消化液流向下腹，此时腹痛扩展至右下腹乃至全腹，易与阑尾炎穿孔相混。急性阑尾炎为转移性腹痛，开始在脐周或上腹部，为炎症刺激性内脏痛，当炎症波及浆膜或阑尾周围壁层腹膜时，则腹痛转移至右下腹部。

2. 腹痛最明显的部位，常是病变最严重的部位，如腹膜刺激征最明显之处，则常提示该处腹膜炎。持续性剧烈钝痛，患者为了减轻腹痛采用侧卧屈膝体位（强迫体位），咳嗽、深呼吸和大声说话均加重疼痛，提示急性腹膜炎。腹痛的牵涉部位也有助于鉴别诊断。

3. 持续性胀痛　常为脏层腹膜受扩张牵拉所致，多有压痛，如麻痹性肠梗阻、肝肿瘤等。

4. 阵发性绞痛　为空腔脏器平滑肌阵发性痉挛所致，常提示消化道、胆道或输尿管存在梗阻因素，如机械性肠梗性，胆道结石、蛔虫、狭窄或肿瘤、输尿管结石等。

5. 持续性疼痛阵发性加剧　多为梗阻与炎症并存，常见于绞窄性肠梗阻早期，胆道结石合并胆管炎，胆囊结石合并胆囊炎，输尿管结石合并感染等。

6. 腹部体征　应通过视、触、叩、听检查，收集体征。如皮肤与皮下有 Cullen 征及 Grey-Turner 征要考虑急性出血坏死性胰腺炎，触诊注意有无压痛、反跳痛与肌紧张及其范围与程度，叩诊注意肝浊音界、移动性浊音、肝胆与肾区叩击痛等，听诊注意肠鸣音与振水音检查等。

【辅助检查】

1. 实验室检查　包括血、尿、便常规，血电解质，肝肾功能，血、尿淀粉酶，动脉血气分析等。白细胞计数和分类有助于诊断炎症及其严重程度；血红蛋白下降可能有腹腔内出血；血小板进行性下降，应考虑有无合并 DIC，提示需进一步检查；尿中有大量红细胞提示泌尿系结石或肾损伤；血尿淀粉酶增高提示急性胰腺炎；严重水、电解质和酸碱平衡紊乱提示病情严重；血直接胆红素升高，伴转氨酶升高，提示胆道阻塞性黄疸；尿素氮，肌酐增高可能是原发病合并急性肾衰竭或尿毒症性腹膜炎。

2. 诊断性腹腔穿刺　当叩诊有移动性浊音而诊断不明确时，可行诊断性腹腔穿刺。一般选择脐与左侧髂前上棘连线中外 1/3 交点，穿刺液混浊或为脓液提示腹膜炎或腹腔脓肿，如有胃肠内容物（食物残渣、胆汁、粪汁等），提示消化道穿孔；不凝固血液多为实质脏器破裂，如外伤性肝、脾破裂，或肝癌自发性破裂，也可能穿刺到腹膜后血肿；淡红色血液提示绞窄性肠梗阻；如血、尿、腹水淀粉酶高多为出血坏死性胰腺炎。如穿刺抽出很快凝固之血液则可能穿刺到腹壁或内脏血管。注意在肠膨胀处不能穿刺，以免针刺入肠腔，一定要在叩浊之下行腹部穿刺。对严重腹胀，腹腔穿刺阴性，而又不能排除腹腔病变者，可行腹腔灌洗。如灌洗液红细胞$>100\times10^9/L$或白细胞$>0.5\times10^9/L$，或淀粉酶>100索氏单位，肉眼见到血液、胆汁、胃肠内容物，或找到细菌等，提示腹腔有炎症、出血或空腔脏器穿孔。

3. 影像学检查　包括腹部 X 线检查、B 超、CT、MRI 等。腹部 X 线片或透视发现膈下有游离气体，对诊断胃、十二指肠溃疡穿孔，以及小肠或肠憩室穿孔很有帮助。腹脂线及腰大肌影模糊或消失提示有腹膜炎。急性机械性肠梗阻表现为梗阻以上的肠管扩张、积气及多个气液平面；麻痹性肠梗阻为全肠道（包括结肠）扩张、积气，是全腹膜炎的特征之一；发现孤立性肠管扩张伴液气平面，应考虑闭袢性肠梗阻。怀疑肠套叠、肠扭转、结肠肿瘤，在无肠绞窄、腹膜炎的情况下可摄钡灌肠 X 线片。腹部 X 线片发现高密度钙化灶有助于肾、输尿管结石，胰管结石，小部分胆囊结石的诊断。B 超检查对肝、胆道、肾、输尿管、子宫、附件疾病以及腹腔有无腹水、脓肿有较大诊断价值。超声多普勒检查还有助于对腹主动脉瘤、动静脉瘘，动静脉血栓形成或栓塞，以及血管畸形等的诊断。CT、MRI 对肝、胆、胰、脾、肾、腹部占位病变及血管疾病的诊断更有价值。

【诊断与鉴别诊断】　急腹症的诊断首先根据病史与症状学特点考虑腹痛最可能的疾病，然后根据体格检查与辅助检查资料进行验证，而确定诊断。一般诊断与鉴别诊断思路从以下四个方面考虑。

1. 病史和症状分析　病史与症状分析是诊断急腹症的重要依据之一，在病因鉴别诊断上尤为重要。

(1) 年龄与性别：不同年龄疾病谱不同，有些疾病只发生在特定的年龄组，如胃肠道与胆道畸形多见于婴幼儿；肠道寄生虫病、肠系膜淋巴结炎、肠套叠多见于儿童；中老年人易患胆囊炎、胆囊结石、胃肠道肿瘤等；女性下腹痛须注意妇产科疾病，如痛经、异位妊娠破裂、黄体破裂、盆腔炎等。

（2）起病情况：包括腹痛发生时间，起病急缓，起病原因与诱因等。如发病时间很短而周身状况恶化或伴有休克，常提示内脏破裂出血或有严重的腹膜炎。腹痛发生的时间对考虑应采取何种诊断性措施亦有关，如病程在1～2h之内的急性胰腺炎往往血清淀粉酶并不升高，早期阑尾炎右下腹也可能不伴有明确的压痛和反跳痛，需再过一段时间重复检查才能诊断。有无发病诱因（如饮酒，或进油腻、生冷、不洁食物等），以及精神创伤等均须注意。

（3）腹痛的性质和程度：全面了解腹痛性质和程度，对诊断有重要参考价值。例如，绞痛常表示空腔脏器的梗阻，如肠梗阻、胆管结石等；胀痛常为器官包膜张力的增加、系膜的牵拉或肠管胀气扩张等所致。疼痛的程度多和病变的严重程度相一致，但由于患者对疼痛的反应和耐受性有很大的个体差异性，有时疼痛的程度也不完全反映病变的程度。

（4）腹痛的牵涉痛：一些疾病疼痛常放射至固定的区域，如胆道或膈下的疾患可引起右肩或肩胛区疼痛，阑尾的疼痛可从上腹部转移至右下腹等。

（5）呕吐情况：对疼痛与呕吐的关系要加以注意，腹痛发生在呕吐之前的多为器质性原因所引起。呕吐后腹痛减轻与否也有意义：呕吐后腹痛减轻，提示胃病，呕吐后上腹疼痛依旧无减轻，提示胆道、胰腺疾病。此外，呕吐的内容物（如胃酸、胆汁、肠液或粪质等）对判断梗阻的部位和原因都有重要意义。

（6）伴随症状：骤然发作的腹痛若伴有腹泻和脓血便常提示肠道感染；如腹痛无排便和排气要考虑肠梗阻。腹痛伴血便见于肠套叠、绞窄性肠梗阻、急性出血性坏死性小肠炎。腹痛伴有尿急、尿频、尿痛、尿血等，表明可能有泌尿系感染或结石。此外，腹痛是否伴有寒战、发热、黄疸、休克等。

（7）既往史：过去的病史可能有助于诊断。要了解过去有无类似发生，频度及规律，如慢性胃炎、消化性溃疡、胆绞痛等有反复发作史；既往患病和手术史、职业史等，都可能与现有疾病有一定关系，既往有腹部肿块，此次腹痛要考虑肿块破裂或扭转；既往有腹部手术史者要注意粘连性肠梗阻；长期铅接触史者注意铅中毒绞痛。

（8）其他：对育龄期妇女要问月经情况，有无停经及停经后再出血等。此外，应了解过去及本次发病用药治疗的反应等，可作为诊断和处理的参考。

2. 体征特点

（1）生命体征：观察体温、呼吸、脉搏、血压有无变化。

（2）腹膜刺激征：即有腹部压痛、反跳痛与腹肌紧张为腹膜刺激征阳性，提示外科急腹症；腹膜刺激征阴性的腹痛为内科急腹症。在处理方式上有很大差别。

（3）直肠、阴道检查：对于下腹痛，有排便异常者要作直肠指诊，有时可触到深部的压痛或直肠内、外的肿物。对已婚妇女疑有盆腔病变者应请妇科协助做妇科检查。

3. 诊断性腹腔穿刺或腹腔灌洗　对于腹膜炎、内出血、腹腔脓肿及某些腹部肿块可行诊断性腹腔穿刺。腹穿抽得不凝血提示腹腔内出血；胃肠道穿孔时为黄绿色混浊液体；胆汁样液多来自胆囊、胆道或十二指肠；洗肉水样液见于绞窄性肠梗阻、急性胰腺炎和肠系膜血管血栓形成和栓塞。诊断性腹腔灌洗对外伤性或非外伤性急腹症的早期诊断有很大价值，有下列情况之一即为阳性：①有胆汁或细菌存在；②呈血性或红细胞计数$>100\times10^9/L$；③白细胞计数$>0.5\times10^9/L$。

4. 影像学检查 结合X线检查、B超检查、内镜检查和CT、MRI及核素扫描等特殊检查进行综合分析。

【急救与治疗】

（一）初步急救

急腹症患者就诊时，切不可单纯强调诊断而耽误抢救治疗。许多患者存在危及生命的紧急情况，如创伤、出血、毒血症、缺氧、休克、水电解质及酸碱平衡紊乱等，必须先抢救再诊断，边治疗边诊断。若同一患者存在多种疾病，或者存在多发伤，应按轻重缓急进行处理。首先处理最能威胁患者生命的疾病，呼吸障碍如开放性气胸或张力性气胸，循环障碍如休克及腹内大出血等。若存在两种或多种情况，可以分两组医生同时进行处理。

（二）密切观察病情

密切观察有助于尽早作出诊断。观察过程中必须严格交接班，使动态观察得到保证而不致中断，同时给予对症支持治疗和护理。

对于下列情况，观察过程中应提高警惕：①特殊类型阑尾炎，如老、幼、孕或异位阑尾；②妇女嵌顿疝；③绞痛后尚可排气的肠梗阻，如不全性肠梗阻、高位肠梗阻、肠套叠等；④肝、脾自发性破裂或延迟性破裂；⑤无溃疡病史的消化道穿孔；⑥复合伤、闭合性腹部损伤；⑦病史不详者，如休克、昏迷者及小儿急腹症等。

观察期间，要禁食、禁用止痛剂。有时患者疼痛剧烈，可先试用阿托品等抗胆碱制剂，严禁使用哌替啶（度冷丁）等。若疑为粪便造成的肠梗阻，可试行低压灌肠；如疑为肿瘤、乙状结肠扭转等原因造成的低位肠梗阻可行钡剂灌肠检查；一般情况下禁止灌肠检查或治疗。

（三）综合治疗

急腹症的综合治疗遵循“五禁四抗”原则：五禁即禁食与水、禁用止痛剂、禁用热敷、禁止灌肠及使用泻剂、禁止活动；四抗即抗休克、抗感染、抗水电解质酸碱失衡及抗腹胀。尤其是急腹症未明确诊断之前，应严格遵循。

1. 禁食、输液、维持水电解质及酸碱平衡，补充每日所需的热量。
2. 积极抢救休克。
3. 有胃肠梗阻者应予胃肠减压。
4. 有感染表现者给予抗感染治疗。
5. 其他对症治疗。

（四）急诊剖腹探查术适应证

1. 突然剧烈腹痛持续数小时不见减轻，腹膜刺激征阳性，病情进行性加重者。
2. 腹膜刺激征明显而范围继续扩大，病因不明可剖腹探查。
3. 腹内脏器大出血，虽不清楚出血原因，但病情危重需探查者。

课堂互动

本节案例讨论与分析：本例以上腹痛起病，有酗酒史，腹部体征为胰腺部位压痛、反跳痛，Cullen征及Grey-Turner征阳性。考虑急性出血坏死性胰腺炎。

（张掖医学高等专科学校 安吉军）

第十节 急性腹泻

案 例

患儿，女，10个月。腹泻3天，每日10余次水样便，每次量较多，体重7.3kg，精神委靡，皮肤弹性极差，前囟及眼窝深度凹陷，四肢凉，血压偏低，口渴，尿量极少，血钠138mmol/L。

请问：本例腹泻危及生命的是什么？

各种原因引起的大便次数增多（>3次/天）、粪质性状改变称为腹泻（diarrhea）。腹泻病程<2个月者，称急性腹泻。>2个月者，称为慢性腹泻。急性腹泻起病急骤，每天排便可达10次以上，粪便量多而稀薄，排便时常伴腹鸣、腹痛或里急后重，严重者可引起脱水、电解质紊乱，甚至休克，可危及生命。

【病因与发病机制】

（一）病因

1. 急性肠道疾病

（1）细菌性食物中毒：多由于食物被金黄色葡萄球菌、蜡样芽胞杆菌、产气荚膜梭状芽胞杆菌、肉毒杆菌等污染，进食后发病，为细菌毒素所致，故多呈非炎症性水泻，且发病多有群体性。

（2）肠道感染：常见的病毒感染：如轮状病毒、诺沃克病毒、肠腺病毒感染，是小儿腹泻常见原因。细菌感染：如霍乱弧菌和产毒性大肠埃希菌可致小肠非炎症性水泻。沙门菌属、志贺菌属、弯曲杆菌属、小肠结肠炎耶尔森菌、侵入性大肠埃希菌、金黄色葡萄球菌、副溶血性弧菌、难辨性梭状芽胞菌可致脓血便性腹泻。寄生虫感染：梨形鞭毛虫、隐孢子虫感染可致小肠非炎症性水泻。溶组织肠阿米巴侵犯结肠时引起炎症、溃疡和脓血腹泻。

（3）非感染性疾病：消化不良、吸收不良综合征、肠易激综合征等。如喝牛奶后发生腹泻见于乳糖酶缺乏症所致的消化不良。胃肠道手术后发生腹泻，如倾倒综合征、盲袢综合征、短肠综合征等所致的消化吸收不良。

2. 急性中毒

（1）植物类中毒：如误食桐油、巴豆、毒蕈、白果及火麻仁等可引起腹泻。

（2）动物类中毒：如鱼胆中毒、河豚中毒等可引起腹泻。

（3）化学物质中毒：如砒霜中毒、有机磷农药中毒等可引起腹泻。

3. 药物性腹泻　潘泻叶、高渗性药物（如硫酸镁、甘露醇等）、氟尿嘧啶、利血平、拟胆碱药等，可引起腹泻。

4. 全身性疾病　如伤寒或副伤寒、败血症、钩端螺旋体病、过敏性紫癜、甲状腺危象等全身性疾病均可引起腹泻。

（二）发病机制

1. 渗出性腹泻　由于炎症、溃疡、肿瘤浸润等，使病变部位的血管、淋巴管、黏膜受损，局部血管通透性增加，蛋白质、体液渗出，黏液分泌增加，这些物质进入肠腔后可引起腹泻。常见于：①感染性因素：如痢疾、肠炎、急性出血坏死性肠炎、假膜性肠炎、肠结核、肠道菌群失调等；②非感染性：如溃疡性结肠炎、Crohn 病。

2. 渗透性腹泻 因溶于水的物质吸收障碍引起。如服用甘露醇、硫酸镁后，因不能吸收而导致肠腔内渗透压升高，影响肠道水分吸收而引起腹泻。

3. 分泌性腹泻 在小肠黏膜的隐窝处富有分泌细胞，致病因素作用于此种细胞，使其分泌大量的水分及电解质，而引起腹泻。常见于：①感染性因素：如霍乱、产毒性大肠埃希菌肠炎可引起腹泻；②非感染性因素：如胃泌素瘤、血管活性肠肽瘤、类癌综合征引起的腹泻。

4. 肠道运动功能紊乱 因肠蠕动过速使可在肠道吸收的物质不能充分吸收而排出体外。如甲状腺功能亢进症、肠易激综合征。

5. 短肠综合征 指因不同原因造成小肠吸收面积减少而引起以腹泻为主要表现的一组临床症候群。多由广泛性小肠切除所致，也可由小肠短路手术造成。由于具有功能的肠管过少，引起营养物质的吸收障碍而出现腹泻，长期腹泻可致营养障碍。

【临床表现】

（一）起病情况

突然起病的腹泻，以急性肠道感染与急性中毒多见。

（二）腹泻特征

1. 腹泻粪便呈水样便 多见于霍乱、副霍乱、病毒性肠炎。腹泻量大、次数多或腹泻不停、呕吐物或粪便呈米泔样，常伴休克者多为霍乱、副霍乱；而腹泻量不多、<10 次/天，无休克者，多为病毒性肠炎。

2. 腹泻粪便呈黏液血便、脓血便 腹泻每次量不少，>10 次/天，伴里急后重，多为急性细菌性痢疾；若腹泻次数<10 次/天，多为溃疡性结肠炎。若粪便呈暗红色或果酱样血便，腹泻次数不多，无里急后重者多见于阿米巴痢疾。若粪便呈暗红或鲜红色洗肉水样或糊样血便，伴休克者多为急性出血坏死性小肠炎。若粪便带黏液，无血便或脓血便，镜检无病理成分者多为肠易激综合征。

3. 腹泻与腹痛的关系 腹泻伴明显腹痛多为感染性腹泻。脐周腹痛伴腹泻提示小肠感染；下腹痛伴腹泻、里急后重提示结肠感染，多有便后腹痛缓解现象。但霍乱或副霍乱等感染引起的分泌性腹泻多无腹痛。

（三）伴随症状

1. 腹泻伴发热 多见于急性细菌性痢疾、伤寒或副伤寒、肠结核、Crohn 病、溃疡性结肠炎急性发作等。

2. 腹泻伴里急后重 多见于急性细菌性痢疾、直肠炎或直肠癌等。

3. 腹泻伴重度脱水 多见于霍乱或副霍乱、细菌性食物中毒、急性肠炎等，而合并休克者多为霍乱或副霍乱、急性出血坏死性小肠炎。

4. 腹泻伴皮疹 常见于败血症、过敏性紫癜、伤寒或副伤寒等疾病。

【辅助检查】

1. 粪便检查 包括粪常规、大便隐血和粪细菌培养、革兰染色涂片检查球菌与杆菌比例、抗酸染色找结核杆菌，镜检有无脂肪球、淀粉颗粒、肌肉纤维等。新鲜粪便检查是诊断急性腹泻病因的最重要方法。

2. 血液检查 做血常规，做钾、钠、氯、二氧化碳结合力、肝功能及肾功能如肌酐、尿素氮等。根据病情还可选择肥达反应、甲状腺功能检查等。

3. 根据病情选择相关的影像学检查如直肠镜、乙状结肠镜和活组织检查，X线钡餐、钡灌肠检查，B型超声，CT等检查。

【诊断与鉴别诊断】

（一）诊断

1. 首先确定有无传染病　根据患者流行病史、起病情况、腹泻特征及粪便特征确定有无传染病，若有霍乱、急性细菌性痢疾等传染病，应转肠道门诊隔离诊治。

2. 然后根据腹泻特征、粪便性状及伴随症状分析病因

（1）根据失水量进行判断：失水量＜500 ml，多为结肠病变；失水量＞1000 ml，多见于分泌性腹泻如大肠埃希菌食物中毒、金黄色葡萄球菌肠炎等；若失水量＞3000 ml，多见于霍乱、副霍乱等。

（2）粪便性状：①水样便：多见于肠毒性大肠埃希菌、金黄色葡萄球菌食物中毒及胃泌素瘤等疾病；②绿色水样便：多见于小儿产毒性大肠埃希菌肠炎；③米汤样便：见于霍乱、副霍乱；④蛋花汤样便：多见于轮状病毒性肠炎、假膜性肠炎等；⑤腥臭血水样便：见于急性出血性坏死性肠炎；⑥脓血便：见于痢疾、溃疡性结肠炎、结肠癌及血吸虫病等；⑦黏液便：见于肠易激综合征、结肠绒毛瘤；⑧白陶土样便并有泡沫：见于脂肪泻；⑨粪便有假膜：多见于长期使用广谱抗生素后肠道菌群失调引起的假膜性肠炎。

（3）伴随症状：①伴里急后重：示病变在直肠；②伴下腹痛：示病变在结肠；③伴脐周痛：示病变在小肠；④伴高热：多见于急性细菌性痢疾、急性出血性肠炎及伤寒等；⑤伴喘息：多见于类癌综合征、食物过敏；⑥伴明显体重下降：多见于甲状腺功能亢进症、吸收不良综合征、慢性胰腺疾病、胃肠道恶性肿瘤及各种原因引起的分泌性腹泻。

（二）鉴别诊断

1. 与假性腹泻鉴别　若因直肠受刺激可产生频繁的便意，如宫外孕破裂，有频繁便意，但粪便正常的情况称为假性腹泻，粪便常规检查多正常。

2. 与慢性腹泻鉴别　病程多＞2个月，年轻人多见于炎性病变：如肠结核、溃疡性结肠炎、Crohn病、慢性痢疾、慢性胰腺炎等；老年人应考虑缺血性结肠炎、肠肿瘤等。

【急救与治疗】

（一）急救原则

在病因治疗同时注意纠正休克及脱水、电解质与酸碱平衡紊乱；感染性腹泻忌用洛哌丁胺或地芬诺酯等强力止泻药。

（二）救治措施

1. 病因治疗

（1）感染性腹泻：应积极抗感染，以针对病原体或可能性最大病原体选择抗生素治疗。复方新诺明、氟哌酸、环丙沙星或氧氟沙星对细菌性痢疾、沙门菌或产毒性大肠埃希菌感染等有效；甲硝唑对阿米巴痢疾、梨形鞭毛虫感染有效。

（2）乳糖不耐受症和麦胶性乳糜泻所致的腹泻：应在饮食中分别剔除乳糖或麦胶类成分。

（3）高渗性腹泻：停食或停用造成高渗的食物或药物。

（4）分泌性腹泻：易致严重脱水和电解质丢失，除治疗病因，应积极由静脉补充平衡盐液和葡萄糖液抗休克，纠正脱水。

（5）胆盐重吸收障碍引起的结肠腹泻可用考来烯胺吸附胆汁酸而止泻。治疗胆汁酸缺乏

所致的脂肪泻，可用中链脂肪代替日常食用的长链脂肪，因前者不需经结合胆盐水解和微胶粒形成等过程而直接经门静脉系统吸收。

2. 对症治疗 凡病因不明者，尽管经对症治疗后症状已有好转，绝不可放松或取消应有的检查步骤，对尚未排除恶性疾病的病例尤其如此。

（1）静脉输液，纠正脱水、电解质与酸碱平衡紊乱。

（2）解痉止痛剂：可选用阿托品、山莨菪碱等药。

（3）改善肠道菌群药：如培菲康可调节肠道功能。

（4）止泻药：常用的有洛哌胺、复方苯乙哌啶、蒙脱石粉剂、鞣酸蛋白、次碳酸铋等。

课堂互动

本节案例讨论与分析：本例腹泻危及生命的是腹泻引起的并发症：重度等渗性脱水合并低血容量性休克。因患者有精神委靡，皮肤弹性极差，前囟及眼窝深度凹陷，四肢凉，血压偏低，口渴，尿量极少等相关体征。因此，必须尽快纠正脱水、抗休克治疗。

小结

1. 学习的重点：发热、昏迷、晕厥、惊厥、呼吸困难、咯血、胸痛、呕血与便血、急腹症与急性腹泻等症状的诊断、救治原则与方法。

2. 学习的难点：这些症状的病因、发病机制、临床表现与诊断思路。

思考题

一、名词解释

1. 发热 2. 超高热 3. 昏迷 4. 晕厥 5. 惊厥 6. 急性上消化道大出血 7. 外科急腹症 8. 急性腹泻

二、填空题

1. 迅速将体温降至______℃是治疗超高热危象的关键。

2. 呼吸困难的病因主要是____________和____________疾病。

3. 呼吸系统疾病引起的呼吸困难包括：①________________；②________________；③________________；④________________；⑤______________。

4. 肺源性呼吸困难类型为____________、____________、____________。

5. 发作性呼吸困难伴有哮鸣音者，见于____________、____________。

6. 呼吸困难伴昏迷，可见于____________、____________、____________、____________、____________、____________等。

7. 某患者胸骨后压窄性疼痛，发作时间 5 min，休息或含服硝酸甘油可缓解，提示该患者为____________。

8. 某患者胸部发现成簇水泡沿一肋间分布，并有剧烈灼样胸痛，提示____________。

三、选择题

1. 下列引起意识障碍的疾病，其中哪项属颅内感染（ ）

A. 高血压脑病　B. 脑梗死　C. 脑血栓形成
D. 脑型疟疾　E. 癫痫

2. 意识障碍伴瞳孔散大可见于（ ）

A. 颠茄类中毒　B. 吗啡类中毒　C. 巴比妥类中毒
D. 有机磷农药中毒　E. 毒蕈类中毒

3. 意识障碍伴瞳孔缩小可见于（ ）

A. 颠茄类中毒　B. 有机磷农药中毒　C. 酒精中毒
D. 氰化物中毒　E. 癫痫

4. 中度昏迷与深昏迷最有价值的鉴别是（ ）

A. 各种刺激无反应　B. 不能唤醒　C. 无自主运动
D. 深浅反射均消失　E. 大小便失禁

5. 下列可伴有抽搐的晕厥为（ ）

A. 脑源性晕厥　B. 心源性晕厥　C. 单纯性晕厥
D. 高原性晕厥　E. 体位性低血压性晕厥

6. 可引起晕厥的血管性疾病包括（ ）

A. 动脉粥样硬化　B. 偏头痛　C. 短暂性脑缺血发作
D. 慢性铅中毒脑病　E. 高血压脑病

7. 最严重的意识障碍为（ ）

A. 晕厥　B. 嗜睡　C. 意识模糊
D. 昏迷　E. 谵妄

8. 下列哪项不属于意识障碍（ ）

A. 嗜睡　B. 谵妄　C. 精神委靡
D. 昏睡　E. 昏迷

9. 下列关于意识状态的概念，哪项是错误的（ ）

A. 意识状态是大脑功能活动的综合表现，即对环境的知觉状态
B. 凡能影响大脑功能活动的疾病均可引起程度不等的意识改变
C. 根据意识障碍的程度，简要分为嗜唾、意识模糊、谵妄、昏睡、昏迷
D. 临床上检查意识状态的方法一般多用视诊来判断
E. 正常人意识清晰，定向力正常，反应敏锐精确，思维和情感活动正常

10. 下列哪项是引起胸痛的胸壁疾病（ ）

A. 肺癌　B. 肋间神经炎　C. 自发性气胸
D. 胸膜肿瘤　E. 胸膜炎

11. 下列哪项不属于疼痛的性质（ ）

A. 刺痛　B. 刀割样痛　C. 烧灼痛
D. 绞痛　E. 牵涉痛

12. 下列引起胸痛的原因，其中哪项不是胸壁疾病（ ）

A. 胸膜肿瘤　B. 肋间神经炎　C. 肋间骨折
D. 非化脓性软骨炎　E. 带状疱疹

13. 有关意识障碍的伴随症状分析，以下错误的是（　　）
A. 发热后有意识障碍可见于重症感染性疾病
B. 伴呼吸缓慢可见于吗啡、巴比妥类、有机磷杀虫药等中毒
C. 伴瞳孔散大可见于吗啡类、巴比妥类、有机磷杀虫药等中毒
D. 伴偏瘫可见于脑出血、脑梗死或颅内占位性病变等
E. 先昏迷后发热多见于中枢性发热
14. 询问胸痛患者中，以下考虑不妥的是（　　）
A. 40 岁以上应注意有无心绞痛、心肌梗死与肺癌
B. 青壮年胸痛应考虑有无结核性胸膜炎、自发性气胸、心肌炎、心肌病等
C. 患者剧烈胸痛呈休克状并伴低血压，要考虑有无夹层动脉瘤
D. 患者剧烈胸痛并伴有呼吸困难与发绀，要考虑有无肺梗死
E. 患者剧烈而持久性心前区疼痛，要考虑急性心肌梗死
15. 区分呼吸困难的性质，以下错误的是（　　）
A. 吸气性呼吸困难为吸气时间长且费力，有明显的三凹症
B. 呼气性呼吸困难为呼气时间长且费力，常伴有哮喘
C. 中枢神经性呼吸困难是因中枢神经系统病变而影响呼吸中枢
D. 精神性呼吸困难常见于癔病，常因二氧化碳过度排出而发生呼吸性酸中毒
E. 混合性呼吸困难于活动后加重，休息后减轻提示心源性呼吸困难
16. 对呕血患者估计出血量，以下不确切的是（　　）
A. 轻度出血的出血量 400～800 ml，占全身总血量 10%～15%
B. 中度出血的出血量约 800～1000 ml，占全身总血量 20%～25%
C. 重度出血的出血量＞1500 ml，占全身总血量 30%
D. 大便隐血试验阳性，提示出血量＞5 ml
E. 黑便提示出血＞50 ml
17. 观察咯血的颜色和性状来确定病变的性质时，以下不妥的是（　　）
A. 粉红色泡沫痰见于左心衰
B. 铁锈色痰见于大叶性肺炎
C. 砖红色胶冻样痰见于肺炎杆菌肺炎
D. 黏稠暗红色血痰见于肺梗死
E. 脓血痰提示肺结核
18. 有关评估咯血的量，以下错误的是（　　）
A. 小量咯血少于 90 ml/d
B. 中等量咯血 100～500 ml/d
C. 大量咯血超过 500 ml/d
D. 大量咯血为一次咯血量超过 50 ml
E. 无论咯血量多少只要有窒息的咯血均为大量咯血
19. 有关腹痛伴随症状的分析，以下不对的是（　　）
A. 伴有发热寒战者多为腹腔炎症所致
B. 伴有黄疸者可能与肝、胆、胰疾病有关
C. 伴有呕吐，呕吐物中有粪臭多为肠梗阻

D. 伴休克可确定为腹腔脏器破裂
E. 腰痛伴血尿提示泌尿系结石

20. 抽搐的伴随症状分析，不妥的是（　　）
A. 伴发热，多见于急性感染
B. 伴血压增高，可见于高血压病、肾炎等
C. 伴脑膜刺激征，可见于脑膜炎、脑膜脑炎、蛛网膜下腔出血等
D. 伴瞳孔缩小、意识丧失，可见于癫痫大发作
E. 伴晕厥、心率显著减慢，多见于阿-斯综合征

21. 深昏迷时最重要的体征是（　　）
A. 瞳孔反射消失　B. 压眶反射迟钝　C. 病理反射阴性
D. 角膜反射减弱　E. 吞咽反射亢进

22. 根据 GCS 昏迷分级法，多少分以下为昏迷（　　）
A. 3　B. 5　C. 6
D. 8　E. 9

23. 超高热患者的降温目标是使肛温降至多少度（　　）
A. 37℃　B. 37.5℃　C. 38℃
D. 38.5℃　E. 39℃

24. 下列哪种表现不是咯血常见的并发症（　　）
A. 肺水肿　B. 失血性休克　C. 肺不张和窒息
D. 结核病灶播散　E. 肺部感染

25. 大咯血时最危急的并发症（　　）
A. 失血性休克　B. 病原菌大量播散　C. 肺不张
D. 继发肺部感染　E. 窒息

26. 急性上消化道出血最常见的原因是（　　）
A. 胆道出血　B. 过敏性紫癜　C. 消化道癌
D. 消化性溃疡　E. 贲门黏膜撕裂综合征

27. 食管胃底静脉曲张破裂出血，宜用哪种止血方法（　　）
A. 口服去甲肾上腺素　B. 口服凝血酶　C. 肌内注射立止血
D. 静脉滴注西米替丁　E. 应用三腔二囊管压迫止血

28. 急性胃黏膜病变患者胃内 pH 在下列哪项时有助于止血（　　）
A. <3.0　B. >3.0　C. >6.0
D. <6.0　E. <5.0

29. 急性上消化道出血伴有冠心病患者禁用下列哪种药物（　　）
A. 生长素　B. 西咪替丁　C. 奥美拉唑
D. 垂体后叶素　E. 硝酸甘油

30. 某患者，先有剧烈呕吐，吐出物为食物，后发生呕血，最可能的诊断是（　　）
A. 消化性溃疡　B. 肝硬化　C. 胃癌
D. 食管贲门撕裂综合征　E. 胆道出血

四、简答题

1. 昏迷程度是如何分级？

2. 请描述稳定型心绞痛的临床特点。

3. 急腹症的综合治疗应遵循什么原则？

五、案例分析

1. 女性，50岁，溃疡病史10余年，近日来胃痛明显。今日中午饱餐后突感右上腹剧痛，数分钟后蔓延至全腹，呕吐两次，为胃内容物。查体：体温37.8℃，脉搏100次/分，呼吸26次/分，血压105/70 mmHg，被动体位，腹式呼吸消失，全腹肌紧张，有明显压痛、反跳痛，移动性浊音（+），肝浊音界缩小，腹部X线片示膈下有少量游离气体。请回答下列问题：

（1）本例发热类型是什么？

（2）发热程度是什么？

（3）发热原因可能是什么？

（4）疾病可能是：（　　）

A. 胆囊穿孔　　B. 急性胰腺炎　　C. 消化性溃疡并穿孔

D. 自发性腹膜炎　　E. 肝自发性破裂

（5）本例需要退热吗？为什么？

2. 患者，女，63岁，因多饮、多尿20余年，昏迷1天于1998年5月10日入院。该患20余年前开始口渴、多饮、多尿，诊断为糖尿病，一直坚持服用“消渴丸”等口服降糖药治疗，并坚持控制饮食。尿糖一直波动在（±）～（++++）。半个月前由于感冒，发展为肺内感染，同时自觉糖尿病加重，口渴明显，全身疲乏无力。自行加大降糖药剂量，消渴丸每次10粒，每天3次，仍无明显好转。查空腹血糖为15.1 mmol/L，尿糖（++++）。近三天咳嗽加重，并且体温升高达39℃，伴食欲减退、恶心、呕吐，经抗感染治疗发烧略好转。昨日下午开始出现意识障碍、幻觉，今晨昏迷。急诊入院。体格检查：体温37.8℃，脉搏112次/分，呼吸30次/分，血压98/64 mmHg。神志不清，压眶反射存在。呼吸急促，无烂苹果味，查体不合作。全身皮肤及黏膜干燥，弹性差，无黄染。扁桃体Ⅰ度肿大，无脓性分泌物。颈软，甲状腺未触及，无血管杂音。双肺呼吸音粗，左肺中下野可听到中小水泡音，无哮鸣音，右肺未听到干湿性啰音。心界正常，心率112次/分，心律规整，心音纯，无病理性杂音。全腹略凹陷，无压痛及反跳痛，肝脾未触及。双肾区无叩击痛。双下肢无水肿。双上肢拍击样粗大震颤，生理反射略亢进，病理反射阴性。请回答下列问题：根据患者上述特点，应重点考虑什么病？

3. 男性，23岁，因骑车行进中被汽车撞倒，右颞部着地半小时，到急诊就诊，患者摔倒后曾有约5 min的昏迷，清醒后，自觉头痛，恶心。体检：BP 139/80 mmHg，P80次/分，一般情况可，神经系统检查未见阳性体征。头颅平片示：右额颞线形骨折。遂将患者急诊留观。在随后2小时中，患者头疼逐渐加重，伴呕吐，烦躁不安，进而出现意识障碍。体检：T 38℃，P60次/分，R18次/分，BP 160/100 mmHg，浅昏迷，左侧瞳孔3 mm，对光反射存在，右侧瞳孔4 mm，对光反应迟钝。左鼻唇沟浅，左侧Babinski征阳性。请回答：

（1）该患者的考虑什么病？

（2）拟进一步做何检查确诊？

（3）治疗原则是什么？

4. 女性，5岁半，发热伴腹泻一天，2 h前发作惊厥一次。一天前开始发热39℃，微感咽痛，不咳嗽，无吐泻，查WBC19.3×10^9/L，认为上呼吸道感染，静脉滴注青霉素及氨苄青霉素等，体温不退，发病 20 h 左右开始腹泻，约 20～30 min 大便一次，量少，黄色黏液便，有脓血，呕吐 1 次胃内容物。查大便常规，见白细胞 10～15/HP，红细胞 0～1/HP，口服头孢拉啶、庆大霉素及补液盐，服药后病情无好转。入院前 2 h 突然惊厥一次，表现为双目上翻，四肢强直、抖动，口周青紫、意识丧失，持续 15 min 左右，经针刺人中，肌内注射鲁米那钠（量不详）缓解，止抽后一直昏迷，医务室已给予 5%糖盐 500 ml、庆大霉素 8 万 U，5%碳酸氢钠 40 ml，转入院。入院时，碳酸氢钠尚未滴完，抽搐前尿量不少，抽搐后未见排尿。发病前无不洁饮食史，既往无高热惊厥史。查体：T38℃，P160 次/分，R22 次/分，Bp80/50 mmHg，体重 18kg。急性病容，面色略灰，昏睡，神志不清，压眶有反应，不能应答。口腔黏膜光滑，咽微充血，四肢末端发凉、发绀。心率 160 次/分，律齐，心音尚有力，双肺呼吸音清，腹平软，肝脾未触及，肠鸣音活跃。膝腱、跟腱反射未引出，颈无抵抗，克氏征（－），布氏征（－），双侧巴宾斯基征（＋）。辅助检查：血 Hb：109 g/L，WBC：23.4×10^9/L，中性杆状 8%，中性分叶 70%，淋巴 22%，plt：110×10^9/L，大便常规：黄色黏液便，WBC：30～40/HP，RBC：3～8/HP。请回答：

（1）该患者考虑什么病？

（2）应与哪些疾病鉴别？

（3）治疗原则是什么？

（张掖医学高等专科学校　安吉军　怀化医学高等专科学校　蒲泉州）

第三章 常用急救技术

学习目标

1. 掌握异物排除法、氧疗、简易呼吸器应用、洗胃术和胸腔穿刺术等方法。

2. 熟悉气管插管、气管切开、环甲膜穿刺与切开术、机械通气、动静脉穿刺插管术的适应证与胸腔闭式引流术等方法。

第一节 通 气 术

一、气道异物排除法

气道异物多见于儿童，也可见于成人。气道异物可造成气管或主支气管不完全性或完全性阻塞，出现呼吸困难甚至窒息，而危及生命。必须立即排除异物，才能挽救患者生命。

应用人工手法将进入气道的异物排除体外的方法称为气道异物排除法。主要适用于气道异物所致的不完全性阻塞或完全阻塞。临床上根据气道阻塞程度应用不同的异物排除法。

（一）气道异物不完全性阻塞

1. 发病机制　异物较小，进入气道后可随呼吸上下移动，造成不完全性阻塞。

2. 临床表现　显著的呛咳或刺激性咳嗽，有“吸气三凹征”的吸气性呼吸困难表现，伴喘鸣息，患者意识清醒，能说话。

3. 诊断依据　有异物接触史，有明显的呛咳，吸气性呼吸困难，伴喘鸣音，神志清醒，能说话。

4. 急救方法　成人叩背法，儿童倒立拍背法。

（二）气道异物完全性阻塞

1. 发病机制　异物较大，进入气道可造成完全阻塞。

2. 临床表现　患者立刻出现极度吸气性呼吸困难，挣扎不安，面色苍白，口唇发绀，不能说话、呼吸与咳嗽，小儿不能哭出声音，成人往往用手抓颈前部，很快出现意识不清，甚至意识丧失。

3. 诊断依据　有异物接触史，极度呼吸困难，口唇发绀，不能说话、咳嗽与呼吸，儿童不能哭出声，成人手抓颈前部，意识障碍。

4. 急救方法　腹部冲击法或胸部冲击法。

（三）异物排除法

1. 成人叩背法　主要用于各种原因引起的成人气道不完全性阻塞。手法：嘱患者站立，上半身前倾，急救者一手托住患者胸骨，使患者呈头低胸高位，然后以掌根部叩击患者肩胛间区，使气道异物排除。

2. 儿童倒立拍背法　主要用于各种原因引起的儿童气道不完全阻塞。手法：对于婴幼儿，可立即倒提其双腿，头向下，同时轻拍其背部，可使异物排出。较大儿童，可令其趴在急救者的膝盖上，头面朝下，叩击背部，以排除异物。

3. 腹部冲击法 1974 年美国医生海曼发明的海氏手法（Heimlich 法）是一种简便有效的解除气道异物阻塞的急救方法。海氏手法又叫做“腹部冲击法”。其原理是在上腹部猛击，以增加腹内压、抬高隔肌而使胸内压和肺内压升高，将阻塞气道的异物排出。为了清除气道内的异物，必要时多次重复操作。

（1）立位或坐位腹部冲击法（图 3-1）：适用于神志清醒的患者。手法：急救者站在患者的背后，用双臂围抱患者的腰部。一只手握拳，拳头的拇指一侧位于腹前上腹部，另一只手抓住拳头（儿童只用双手的两指），置于剑突与脐之中点的位置，突然向上兼向内快速冲击上腹部（儿童冲出力度酌减）；重复冲击，直到异物从气道排出。

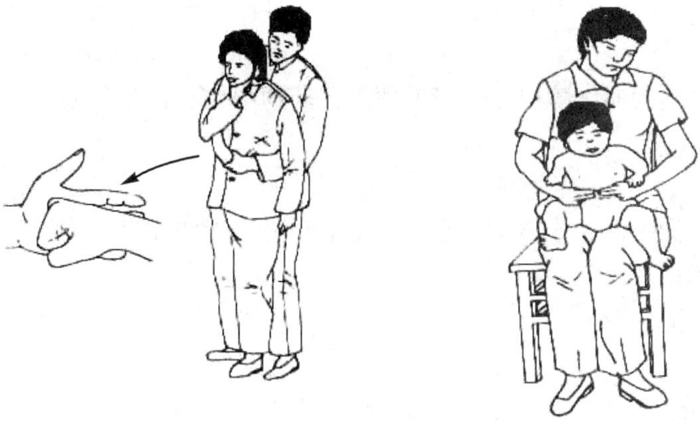

图 3-1 立位或坐位腹部冲击法

（2）卧位腹部冲击法（图 3-2）：适用于神志已丧失或救助者因手臂短而围不住清醒患者的腰时。手法：让患者仰卧位，面朝上，救助者骑跨在患者的大腿部，一只手的掌根部置于患者的上腹部正中，另一只手直接放在前一只手背上（儿童只用双手的两指）；向前兼向下快速冲出（儿童冲出力度酌减），直至异物排出。

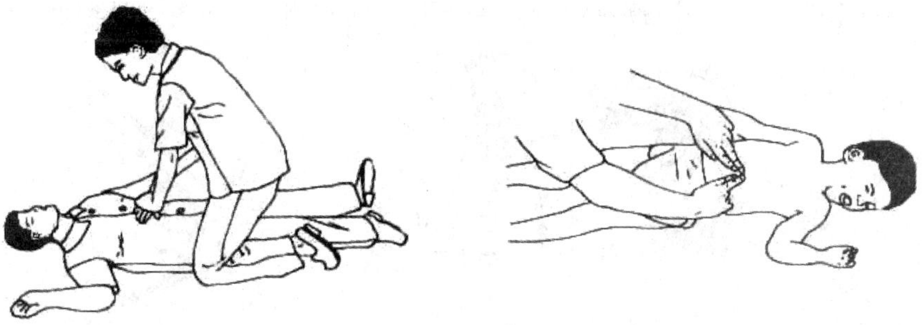

图 3-2 卧位腹部冲击法

4. 胸部冲击法 此法适用于不方便使用腹部冲击法进行急救的气道异物阻塞患者，例如妊娠后期、明显肥胖的患者。

（1）立位或坐位胸部冲击法：适用于神志尚清醒者。手法：急救者站在患者后方，双臂由腋下抱胸；一只手握拳并将拇指侧置于患者胸骨正中部，注意避开剑突肋骨缘；另一只手抓住拳头，向后冲击，直到把异物排出。

(2) 卧位胸部冲击法：适用于神志不清者。手法：患者仰卧位，急救者贴近患者侧面跪下；手掌根部置于胸骨中段；注意：每一次冲击应慢而有节奏地进行，以保证将气道内的异物排出。

二、气管插管术

气管插管术（endotracheal intubation，EI）是指将特制的气管导管插入气管内，以保持呼吸道通畅的建立人工气道的方法。是医院内保持呼吸道通畅最常用方法。

（一）适应证

1. 心搏呼吸骤停。

2. 呼吸衰竭。

3. 呼吸肌麻痹。

4. 各种原因引起的通气障碍如呼吸道梗阻、药物中毒、误吸等原因引起的气道阻塞等，以手法通畅气道无效者。

（二）禁忌证

1. 喉头水肿、喉头血肿或声门狭窄；严重上呼吸道创伤或阻塞致气管插管无法通过。

2. 气管黏膜下血肿。

3. 主动脉瘤压迫气管。

4. 颈椎骨折。

（三）术前准备

准备麻醉咽喉镜，带气囊气管插管导管及其衔接管、导向管芯、牙垫、导管润滑剂、导管装置、给氧装置、插管钳、20 ml 注射器、喷雾器、2%利多卡因与3%麻黄素等械器与药品。

（四）操作步骤

1. 若采用经口明视插管术（图 3-3），令患者仰卧位，清除口腔内假牙、血块及分泌物等异物后，头部充分后仰，使口、咽、喉三点呈一直线。

2. 若清醒者，用2%利多卡因作咽喉部局部喷雾麻醉。左手持咽喉镜，右手将患者上、下齿分开，将喉镜叶片沿口腔右颊侧置入，将舌体推向左侧，即可见到悬雍垂，然后沿舌插

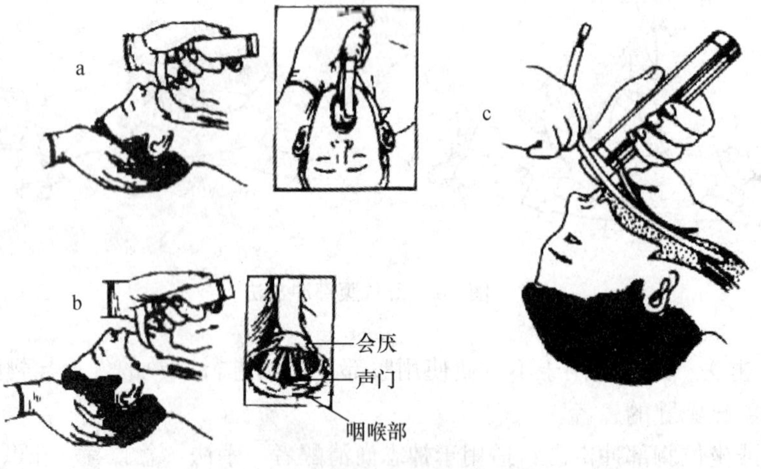

图 3-3 经口腔明视气管内插管法

入，当触及到会厌软骨便向上提起（不得以牙齿当支点），并挑起会厌，充分暴露声门。

3. 右手持气管导管，对准声门，插入 3～5 cm（气囊越过声门即可），立即拔出管芯，向导管气囊内注入空气 5～10 ml。

4. 连接简易呼吸器，挤压呼吸器气囊，并听诊双肺均有呼吸音，立即退出喉镜，放入牙垫，用胶布将气管导管与牙垫固定。亦可连接呼吸机及氧气。

（五）常见并发症

1. 插管损伤　常见的有牙齿松动或脱落、黏膜出血等。

2. 插管引起的神经反射　常见的有呛咳、喉痉挛、支气管痉挛、血压升高或心律失常，甚至心搏骤停。

3. 继发感染　常见的有喉炎、呼吸道感染等。

（六）注意事项

1. 插管前要选择好合适口径与长度的气管导管，一般儿童使用儿童气管导管，14～17 岁选择内径 7.5～8.5 mm 导管，≥18 岁选择内径 9.0～9.5 mm 导管。

2. 气管导管插入深度：一般为鼻尖到耳垂外加成人 4～5 cm，儿童 2～3 cm。若插入过深，易进入右侧主支气管，而造成左侧肺不张，听诊左侧呼吸音消失；插入过浅易脱落或导管气囊压迫声门引起喉头水肿。

3. 插管时动作要轻柔，避免损伤气道；操作要准确而迅速，不要动作缓慢而导致缺氧时间过长而引起反射性心搏骤停或呼吸骤停。

4. 注意吸入气体的湿化，以防止气道内分泌物稠后结痂而影响呼吸道通畅；气管导管内如有分泌物应及时吸出，吸痰应无菌操作，每次吸痰时间应＜15 s，吸痰前后可适当增加吸氧浓度。

5. 气管导管气囊采用低容量充气，气囊充气＜5 ml，气囊的压力一定要保持在＜25 cmH_2O。导管留置期间注意定时放气与充气，以免受压时间过久引起缺血性损伤，一般每2 h放气 1 次，休息 15 min 再充气。留置气管导管一般＜72 h。

6. 连接简易呼吸气囊成人通气量每次 500～600 ml，使用呼吸机每次 8～15 ml/kg，控制通气时的呼吸机通气频率 12～16 次/分。

7. 心肺脑复苏术中通过气管内给药方法应将肾上腺素、阿托品等药物稀释至 10 ml，用导尿管或一次性输液器塑料管连接注射器，将其远端通过气管导管送至气管分叉处（体表投影即胸骨角处）注入，然后加压呼吸，以促使药物在肺内扩散、吸收。

三、气管切开术

气管切开术也是一种建立人工气道的有效方法，是抢救需要较长时间保持呼吸道通畅的危重患者的重要手段。因此，临床医师必须熟悉其适应证与禁忌证，以掌握抢救时机，及时挽救患者生命。

（一）适应证

1. 喉阻塞　如喉部炎症、水肿、血肿、肿瘤、外伤、异物等引起的严重喉阻塞，呼吸困难较明显，又不能气管插管，应及时行气管切开术。喉邻近组织的病变，使咽腔、喉腔变窄发生呼吸困难者，根据具体情况亦可考虑气管切开术。

2. 下呼吸道分泌物潴留　由各种原因引起的下呼吸道分泌物潴留，为了吸痰，保持气道通畅，可考虑气管切开，如重度颅脑损伤、呼吸道烧伤、严重胸部外伤、颅脑肿瘤、昏迷、神经系统病变如吉兰-巴雷综合征及呼吸肌疲劳或无力等。上述疾病时，由于咳嗽反射消失或因疼痛而不愿咳嗽，分泌物潴留于下呼吸道，妨碍肺泡气体交换，使血氧含量降低，二氧化碳浓度增高，气管切开后，吸净分泌物，改善了肺泡气体交换。同时，术后吸入的空气不再经过咽、喉部，减少了呼吸道死腔，改善了肺部气体交换，也有利于肺功能的恢复。此外，气管切开后也为使用人工辅助器提供了方便。

3. 预防性气管切开　对于某些口腔、鼻咽、颌面、咽、喉部大手术，为了进行全麻，防止血液流入下呼吸道，保持术后呼吸道通畅，可施行气管切开（目前由于气管插管术的广泛应用，预防性气管切开已较以前减少）。有些破伤风患者容易发生喉痉挛，也需考虑预防性气管切开，以防发生窒息。

4. 取气管异物　气管异物经内镜下钳取未成功，估计再取有窒息危险，或无施行气管镜检查设备和技术者，可经气管切开途径取出异物。

5. 颈部外伤伴有咽喉或气管、颈段食管损伤者　对于损伤后立即出现呼吸困难者，应及时施行气管切开；无明显呼吸困难者，应严密观察，仔细检查，做好气管切开手术的一切准备。一旦需要即行气管切开。

（二）相对禁忌证

1. 颈部有炎症或感染。

2. 有出血倾向。

（三）术前准备

1. 备好手术器械，如手术刀、剪刀、甲状腺拉钩、止血钳、镊子、吸引器、局部麻醉药、纱布、手套等。

2. 备好气管套管，套管大小按年龄选用。

3. 备好氧气、气管导管、麻醉喉镜及抢救药品。对于小儿，特别是婴幼儿，术前先行气管插管或置入气管镜，待呼吸困难缓解后，再作气管切开，更为安全。

（四）手术步骤

1. 体位　一般取仰卧位，肩下垫一小枕，头后仰，使气管接近皮肤，暴露明显，以利于手术，助手坐于头侧，以固定头部，保持正中位。常规消毒皮肤，铺无菌巾。

2. 麻醉　采用局麻。沿颈前正中上自甲状软骨下缘至胸骨上窝，以1%～2%利多卡因浸润麻醉，对于昏迷，危重或窒息患者，若患者已无知觉也可不予麻醉。

3. 切口　多采用直切口，自甲状软骨下缘至接近胸骨上窝处，沿颈前正中线切开皮肤和皮下组织。

4. 分离气管前组织　用血管钳沿中线分离胸骨舌骨肌及胸骨甲状肌，暴露甲状腺峡部，若峡部过宽，可在其下缘稍加分离，用小钩将峡部向上牵引，必要时也可将峡部夹持切断缝扎，以便暴露气管。分离过程中，两个拉钩用力应均匀，使手术野始终保持在中线，并经常以手指探查环状软骨及气管是否保持在正中位置。

5. 切开气管　确定气管后，一般于第2～4气管环处，用尖刀片自下向上挑开2个气管环（切开第4～5环者为低位气管切开术），刀尖勿插入过深，以免刺伤气管后壁和食管前壁，引起气管食管瘘。

6. 插入气管套管　以弯钳或气管切口扩张器，撑开气管切口，插入大小适合，带有管芯的气管套管，插入外管后，立即取出管芯，放入内管，吸净分泌物，并检查有无出血。

7. 创口处理　气管套管上的带子系于颈部，打成死结以牢固固定。切口一般不予缝合，以免引起皮下气肿。最后用一块开口纱布垫于伤口与套管之间。

（五）术后处理

1. 常规准备　床边应备有氧气、吸引器、气管切开器械、导尿管及急救药品，以及另一副同号气管套管。

2. 保持套管通畅　应经常吸痰，每日定时清洗内管，煮沸消毒数次。术后一周内不宜更换外管，以免因气管前软组织尚未形成窦道，使插管困难而造成意外。

3. 保持下呼吸道通畅　室内保持适当温度（22℃）和湿度（相对湿度90%以上），可用地上泼水、蒸汽吸入，定时通过气管套管滴入少许生理盐水，0.05%糜蛋白酶等，以保持气道湿化，稀释痰液，便于咳出，防止痰痂形成。

4. 防止伤口感染　由于痰液污染，术后伤口易于感染，故至少每日换药一次。如已发生感染，可酌情给予抗生素。

5. 防止外管脱出　脱管的原因多见于套管缚带太松，或为活结易解开；套管太短或颈部粗肿；气管切口太低；皮下气肿及剧烈咳嗽、挣扎等。如脱管，应立刻重新插入套管。

6. 拔管　待喉阻塞解除或下呼吸道分泌物消失，全身情况好转后，即可考虑拔管。拔管前先堵管1～2天，如患者在活动、睡眠时无呼吸困难，可在上午时间拔管。创口一般不必缝合，只需用蝶形胶布拉拢创缘，数天可自行愈合。长期带管者，由于切开部位上皮长入瘘孔内与气管黏膜愈合，形成瘘道，故应行瘘孔修补术。

（六）并发症处理

1. 皮下气肿　是术后最常见的并发症，其发生的原因有气管前软组织分离过多，气管切口外短内长或皮肤切口缝合过紧，剧烈咳嗽等。自气管套管周围逸出的气体可沿切口进入皮下组织间隙，沿皮下组织蔓延，气肿可达头面、胸腹，但一般多局限于颈部。皮下气肿一般在24 h内停止发展，大多数于数日后可自行吸收，不需作特殊处理。

2. 气胸及纵隔气肿　在暴露气管时，向下分离过多、过深，损伤胸膜后，可引起气胸。右侧胸膜顶位置较高，儿童尤甚，故损伤机会较左侧多。轻者无明显症状，严重者可引起呼吸困难。如发现患者气管切开后，呼吸困难缓解或消失，而不久再次出现呼吸困难时，则应考虑气胸，X线拍片可确诊。此时应行胸膜腔穿刺，抽出气体。严重者可行闭式引流术。手术中过多分离气管前筋膜，气体沿气管前筋膜进入纵隔，可形成纵隔气肿。对纵隔积气较多者，可于胸骨上方沿气管前壁向下分离，使空气向上逸出。

3. 出血　原发性出血较常见，多因损伤颈前静脉、动脉、甲状腺等，术中止血不彻底或血管结扎线头脱落。术后少量出血，可在套管周围填入碘附纱条，压迫止血。若出血较多，立即打开伤口，结扎出血点。继发性出血较少见，其原因为气管切口过低，套管下端过分向前弯曲磨损无名动脉、静脉，引起大出血。当有大出血时，立即换上带气囊的套管或麻醉导管，其囊充气，以保持呼吸道通畅，同时采取积极的抢救措施。

4. 拔管困难　手术时，若切开部位过高，损伤环状软骨，术后可引起声门下狭窄。气管切口太小，置入气管套管时将管壁压入气管；术后感染，肉芽组织增生均可造成气管狭窄，造成拔管困难。此外，插入的气管套管型号偏大，亦不能顺利拔管。有个别带管时间较长的患者，害怕拔管后出现呼吸困难，当堵管时可能自觉呼吸不畅，应逐步更换小号套管，最后堵管无呼吸困难时再行拔管。对拔管困难者，应认真分析原因，行X线、CT、直达喉镜、气管镜或纤维气管镜检查，根据不同原因，酌情处理。

5. 气管食管瘘　少见。在喉源性呼吸困难时，由于气管内呈负压状态，气管后壁及食管前壁向气管腔内突出，切开气管前壁时可损伤到后壁。较小的、时间不长的瘘孔，有时可自行愈合，瘘口较大或时间较长，上皮已长入瘘口者，只能手术修补。

四、环甲膜穿刺术与切开术

（一）适应证

急性喉阻塞，尤其是声门区阻塞，严重呼吸困难，现场急救无条件实施气管插管或来不及建立人工气道。

（二）禁忌证

有出血倾向者，<3 岁的婴幼儿慎做环甲膜穿刺。

（三）术前准备

准备 16G 粗针头，2%利多卡因及局麻用注射器。手术器械、纱布、手套及消毒用品等。

（四）环甲膜穿刺术

1. 患者取仰卧位，去掉枕头，肩部垫起，头部后仰。

2. 找准穿刺位置（图 3-4） 在环状软骨与甲状软骨之间正中处可触到一凹陷，即环甲膜，此处仅为一层薄膜，与呼吸道相通，为穿刺位置。

3. 局部常规消毒后，以 2%利多卡因作局部浸润麻醉。

4. 术者左手手指消毒后，以食、中指固定环甲膜两侧，右手持注射器从环甲膜垂直刺入，当针头刺入环甲膜后，即可感到阻力突然消失，并能抽出空气，患者可出现咳嗽反射，提示穿刺针已经进入气管腔。

5. 注射器固定于垂直位置可注入少量表面麻醉剂。然后再根据穿刺目的进行其他操作，如注入药物或换 15～18G 大针头刺入，以解除气道阻塞造成的通气障碍等。

6. 如发生皮下气肿或少量出血予以对症治疗。

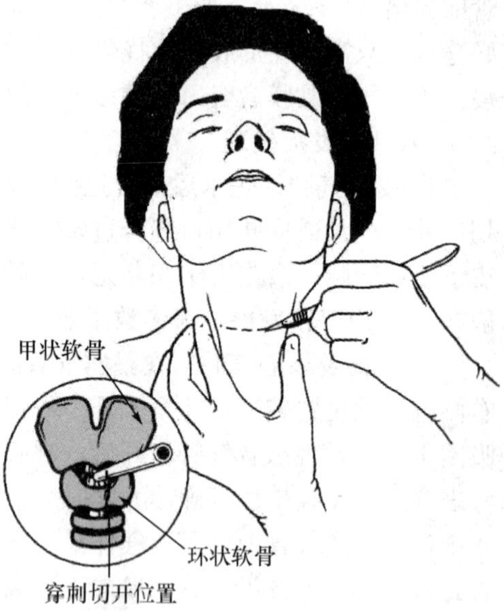

图 3-4 环甲膜穿刺与切开

（五）环甲膜切开术

对于病情危急，需立即抢救者，可先行环甲膜切开手术，待呼吸困难缓解后，再作常规气管切开术。

1. 于甲状软骨和环状软骨间作一长 2～4 cm 的横行皮肤切口（图 3-4），于接近环状软骨处切开环甲膜，以弯血管钳扩大切口，插入气管套管、橡胶管或塑料管，并妥善固定。

2. 手术时应避免损伤环状软骨，以免术后引起喉狭窄。

3. 环甲膜切开术只是应急手术，插管时间应<48 h；若病情需要最好在 2 天内改为气管切开术。

4. 常见并发症 可引起喉水肿，声带损伤及声门狭窄等。

（张掖医学高等专科学校 安吉军 怀化医学高等专科学校 蒲泉州）

第二节 氧 疗

氧是人体新陈代谢所必需的物质。缺氧会导致血液和组织不能充分氧合而发生无氧代谢和乳酸蓄积，引起代谢性酸中毒和其他代谢异常，最终发生器官功能障碍，甚至死亡。轻度缺氧可仅出现呼吸频率增快，对重要器官无明显影响；中度低氧血症常伴有烦躁不安、心动过速和皮肤、黏膜发绀；严重低氧血症可引起意识丧失、心动过缓和呼吸停止。

氧疗是通过提高吸入气体中氧分压、氧浓度来增高血氧分压和血氧饱和度，以纠正缺氧的治疗手段，是缓解呼吸困难与低氧血症的有效措施，也是治疗呼吸衰竭的重要方法。

一、氧疗的目的

氧疗目的是缓解缺氧症状，纠正低氧血症，改善与缺氧代偿有关的心肺作功。

二、氧疗的原则

与药物一样，氧也具有有害的生物学作用。氧疗原则是以最小供氧量获取预期治疗效果。患者不吸氧也能维持适当动脉氧合时应停止氧疗。测定脉搏血氧饱和度（SpO_2）是指导氧疗的重要方法。$SpO_2 \geqslant 95\%$可排除低氧血症；$<90\%$时，提示缺氧，应增加氧流量或吸入氧浓度。

三、氧疗的适应证

1. 呼吸衰竭　是最常见的氧疗适应证。

（1）Ⅰ型呼吸衰竭：由哮喘、肺炎、肺水肿、肺栓塞及急性呼吸窘迫综合征等所致。

（2）Ⅱ型呼吸衰竭：如大气道、小气道阻塞，胸部损伤、药物过量或中枢神经系统病变抑制呼吸中枢、神经—肌肉疾病等使肺泡通气减少所致，常有二氧化碳潴留。

2. 心搏骤停　心搏骤停时氧运输和肺泡通气突然中断，发生急性缺氧。

3. 循环衰竭　见于休克、心力衰竭和严重心律失常等，常可引起广泛组织低灌注，导致全身缺血、缺氧。急性心肌梗死、脑卒中时全身血流灌注尚可，但局部血流灌注减少，导致局部组织缺血、缺氧、代谢性酸中毒和组织坏死。

4. 严重贫血　失血、红细胞破坏或红细胞生成减少引起严重贫血时，血红蛋白浓度降低，血液携氧能力下降。

5. 解剖分流　先天性心脏病和创伤可导致异常解剖分流。先天性心脏病是引起解剖分流的最常见原因。解剖分流有两型：①右向左分流：血液从静脉侧流向动脉侧，未氧合的静脉血与充分氧合的动脉血混合，使动脉血氧含量和 PaO_2 降低。②左向右分流：血流从动脉侧流向静脉侧，很少影响 PaO_2，但大量左向右分流会增加心脏作功，导致心力衰竭。

6. 代谢需要及耗氧量增加　烧伤、多发伤、手术后和严重感染时患者处于高分解代谢状态，氧消耗增加而缺氧。

7. 氧运输或利用障碍　如一氧化碳中毒引起碳氧血红蛋白血症或各种原因引起的高铁血红蛋白血症，改变血红蛋白性质，使其携氧能力减弱甚至丧失，而导致氧运输障碍，组织细胞得不到氧气而缺氧。这类患者氧疗有一定疗效。而用氧障碍：如氰化物破坏线粒体氧化酶系统，中断生物氧化过程，导致细胞用氧障碍，产生细胞窒息，多很快死亡。

8. 高原病 高原环境中大气压降低，氧分压也相应降低，吸入空气中的氧难以达到机体需要而缺氧。

四、氧疗装置和方法

1. 氧疗装置 氧疗装置应满足下列要求：①能控制吸入氧浓度；②预防二氧化碳过度蓄积；③尽可能减小呼吸阻力；④节约用氧；⑤能供患者长期使用，且患者能够耐受。氧疗装置有鼻导管、鼻塞、面罩、呼吸机、围帐及高压氧舱等。常用的有鼻导管、鼻塞与面罩。

（1）鼻导管或鼻塞吸氧：主要优点是患者能自由进食、饮水、咳嗽和谈话，缺点为氧浓度不恒定，易受患者呼吸影响，氧流量＞7 L/min 对局部黏膜刺激性较大，往往使患者不能耐受。适用于慢性阻塞性肺病合并呼吸衰竭的吸氧。

（2）面罩吸氧：常用面罩有简单面罩、部分重复呼吸面罩、无重复呼吸面罩和 Venturi 面罩等。面罩吸氧的共同特点：吸氧浓度相对稳定，可按需调节吸氧浓度，对呼吸道的刺激性小。因此，可给予高浓度的吸氧。缺点为易影响患者进食、咳嗽与说话。Venturi 面罩适用于吸入氧浓度低于 35％的患者。

2. 有自主呼吸患者的给氧方法 常用的有下列 5 类，即低流量供氧系统、附储袋面罩系统、高流量供氧系统、围帐式氧疗系统和高压氧疗系统。

（1）低流量供氧系统：正常成人吸气流量大于 15 L/min。经典低流量系统释放的氧流量小于或等于 15 L/min。低流量系统释放的氧被空气所稀释，稀释量取决于供氧流量与患者吸气流量差，任何改变患者吸气流量的因素均可改变吸入氧浓度，故又称非控制型氧释放系统。常用低流量供氧装置有鼻塞、鼻导管、简单面罩和气管造口罩。

（2）附储袋面罩系统：由面罩和容量为 1L 的附储袋组成。通过调节氧流量，使附储袋一直处于膨胀状态，保证患者不过多呼吸氧气。附储袋面罩有部分重复呼吸面罩和无重复呼吸面罩两种。

（3）高流量供氧系统：释放氧流量大于或等于 15 L/min，能供给患者全部的吸入气体，不受呼吸方式的影响，能保证精确、恒定的吸入氧浓度，又称控制型氧释放系统。常用高流量供氧装置有 Venturi 面罩、空气稀释喷雾面罩。该系统供气总流量可高达 60～100 L/min，适用于呼吸频率快、吸气流量高的患者。

（4）围帐式氧疗系统：围帐式氧疗系统是一种最古老的氧疗装置，患者包围在控制性氧气环境中。围帐式氧疗系统有以下几种类型：①塑料头帽：又称头罩，是婴儿控制性氧疗的最好方法，便于护理。氧气流经加热-空气混合喷雾器或带有加热、湿化装置的空气混合系统后进入头罩内。供氧流量大于或等于 7 L/min 时，能防止二氧化碳潴留。供氧流量为 10～15 L/min 时，能维持稳定的吸入氧较高浓度。维持头罩内适宜的温度和湿度对于早产儿尤为重要，常根据婴儿年龄和体重调节头罩内温度。②氧帐：能提供可控制的温度、湿度环境，可用于成人或儿童控制性氧疗。大型氧帐供氧流量为 12～15 L/min 时，吸入氧浓度为 40％～50％，不发生二氧化碳潴留。小型氧帐供氧流量为 8～10 L/min，可达到同样的吸入氧浓度。氧帐主要缺点是经常开关导致帐内氧气浓度波动较大，不能提供恒定的吸入氧浓度。③早产儿保育器：为一透明塑料暖箱，在供给氧气同时能提供适宜的环境温度。加热湿化器直接与保育器、氧流量计连接。空气过滤器将最大吸入氧浓度控制在 40％，以降低引起视网膜纤维化的危险。吸入氧浓度超过 30％时，最好应用带氧气头罩的保育器。

（5）高压氧疗系统：高压氧舱为能提供1个大气压以上压力的密闭容器。有两种类型：单人舱：通常用100%氧加压。多人舱：用空气加压，通过塑料头帽或密闭的航空面罩向患者供氧。将患者置于高于一个大气压的环境里吸入100%的氧治疗疾病的过程叫高压氧治疗。其作用机制：高气压有利于气体溶解在血液中（治疗减压病）；高压氧有收缩血管作用有利于消除脑水肿等水肿；高压氧具有抗感染与增强免疫力作用；高压氧可清除进入体内的有害气体如一氧化碳、氮气等；高压氧可增加组织内的氧含量（如脑组织等）。因此，高压氧适应证有急性一氧化碳中毒及中毒后迟发脑病；其他有毒气体急性中毒（硫化氢、光气、二氧化氮、氨气、氢气、甲烷、沼气、液化石油气、二氧化碳等）；氰化物、亚硝酸盐、苯、苯胺、汽油等有毒物质、药物急性中毒；高原病；急性减压病；急性气体栓塞症；气性坏疽及其他厌氧菌或需氧菌与厌氧菌混合感染（气性坏疽、放线菌病等）；颅脑、脊髓及周围神经损伤；急性缺血性脑血管病；心肺复苏后脑功能恢复（脑复苏）；窒息缺氧（烟熏、溺水、缢颈、电击、麻醉意外等）；动脉栓塞症（脑、肾、肠系膜、视网膜等动脉）；动脉吻合术后，断端供血不良；断肢再植、植皮术后，断肢、皮瓣生长不良；新生儿窒息；突发性聋；慢性牙周病；急性眼底供血障碍等。

3. 无自主呼吸患者给氧装置　无自主呼吸患者应气管插管或气管切开，连接呼吸机进行机械控制通气性氧疗。

五、临床应用

1. 轻度低氧血症　可鼻导管吸入1～2 L/min氧；或简单面罩吸入4 L/min氧。

2. 中、重度低氧血症　应用高流量系统或无重复呼吸面罩给氧，开始的吸入氧浓度大于或等于60%。以后根据生理学参数调整吸入氧浓度，维持PaO_2＞60 mmHg或SaO_2＞90%。

3. 急性组织缺氧　心搏骤停复苏、严重创伤、休克、一氧化碳或氰化物中毒时，通过高流量供氧系统或无重复呼吸面罩给纯氧。严重一氧化碳或氰化物中毒需行高压氧治疗。

4. Ⅰ型呼吸衰竭　治疗目标是使PaO_2≥60 mmHg。开始时选用鼻导管和简单面罩给氧，根据SpO_2或动脉血气结果调整给氧流量在4～15 L/min。鼻导管给氧流量达4～5 L/min时应给予湿化。发生极度呼吸困难时，可应用Venturi面罩增加氧浓度。胸部X线检查证实有弥漫性肺部浸润，利尿药不能迅速改善症状者，有进行性呼吸困难、顽固性低氧血症者应考虑ARDS，需行呼气末正压通气（PEEP）。

5. Ⅱ型呼吸衰竭

（1）慢性阻塞性肺疾病合并Ⅱ型呼吸衰竭：氧疗目标是保证适当动脉氧合又不抑制通气。常用鼻导管吸氧，吸氧流量为1～2 L/min。治疗期间应行动脉血气监测，维持PaO_2在50～60 mmHg或SaO_2在85%～90%。重症患者可行机械辅助通气治疗。禁用高浓度吸氧，若吸入高浓度氧可抑制呼吸而引起通气不足，加重缺氧与二氧化碳潴留。

（2）非慢性阻塞性肺疾病Ⅱ型呼吸衰竭：对呼吸中枢抑制、神经-肌肉病变和胸廓畸形引起的通气障碍，可通过简单面罩提供较高氧浓度进行氧疗。发生明显呼吸困难时，再行机械辅助通气。

6. 支气管哮喘　支气管哮喘患者应用支气管扩张药前PaO_2≤55 mmHg时，应接受鼻导管或Venturi面罩氧疗。

7. 急性心肌梗死　中等量氧疗有助于缩小梗死面积。急性心肌梗死最有效的氧疗剂量和时间尚未确定。推荐用Venturi面罩，吸入氧浓度为40%，持续到心肌梗死后第4～5天。恢复期患者可选择鼻导管或简单面罩吸氧。

8. 丛集性头痛　应用无重复呼吸面罩吸入高浓度的氧能有效缓解头痛。

9. 长期低流量氧疗　慢性肺源性心脏病、弥漫性间质性肺病和心力衰竭患者出现下列情况时应给予持续低流量氧疗：①$PaO_2 \leqslant 55$ mmHg；②$PaO_2 \leqslant 60$ mmHg，合并外周水肿、血细胞比容≥55%或心电图上出现肺型P波。每天氧疗15 h以上，持续治疗2个月。开始通过鼻导管给予最低氧流量，维持静息状态下PaO_2在60～80 mmHg。运动或睡眠期间，可以1 L/min的速度吸氧，以适当增加氧流量。

六、氧疗的并发症

氧疗常见的并发症有氧中毒、二氧化碳麻醉、吸入性肺不张、鼻和呼吸道黏膜干燥、气压伤外，尚有抑制支气管纤毛功能和白细胞功能，改变肺泡表面活性物质产生及其活性等。

七、氧疗注意事项

缺氧是一种潜在的致命性因素。氧疗是缓解低氧血症的一种暂时性措施，不能替代原发病治疗。氧疗期间应密切观察病情，预防和处理并发症。

1. 维持呼吸道通畅　及时清除气道分泌物，维持气道通畅。用负压吸引器抽吸气管插管内过多的分泌物，每次抽吸前后吸入纯氧，呼吸3～5次。鼻导管供氧流量超过4 L/min时应给予湿化。应用人工气道者，需用空气稀释喷雾器对所供氧气进行湿化，在37℃时保持相对湿度为100%，以利痰液稀释和排出。吸入温暖、湿化的气体能降低气道阻力，能防止支气管收缩诱发的哮喘。

2. 严格控制吸氧浓度　急性低氧血症患者进行氧疗时，为避免发生氧中毒，应根据动脉血气测定结果，尽可能将吸入氧浓度控制在较低适宜范围，维持PaO_2在60～80 mmHg。如果必须给予高的吸氧浓度，应尽可能缩短给氧时间：一般吸纯氧（100%）应小于8 h，吸氧浓度>60%应小于24 h。高压氧治疗前应做氧过敏试验，阳性者禁止高压氧治疗。高压氧治疗时应严格控制不同压力下的吸氧时间。

3. 防止皮肤损伤　使用面罩给氧时，每2～3 h摘掉面罩数秒钟使面部皮肤干燥，防止其受压破损和溃疡形成。婴幼儿面罩氧疗时尤应注意局部皮肤护理。

4. 预防感染　注意环境清洁，气管内抽吸时应严格无菌操作。湿化器、鼻导管和面罩，每24 h更换或消毒1次。

5. 高压氧治疗的注意事项

（1）进舱前准备：在患者进舱前应对氧舱进行系统检查，包括控制开关、各种阀门、仪表和舱门密闭性、供气源或供氧源压力，检查各种管道是否通畅、有无气体泄露，检查舱内电源、照明和通讯对讲系统是否正常，急救药品和器材是否准备妥当，供氧面罩是否完好。

（2）安全检查及指导：严格掌握适应证，杜绝禁忌证。进舱前对患者进行安全检查，并做好解释和宣传工作，消除紧张情绪。严禁火种和易燃、易爆物品入舱。患者进舱时应穿着全棉服装。详细向患者介绍舱内通讯设备的使用方法，便于在高压氧治疗过程中及时指导治疗和处理不良反应。了解患者耳咽管的开放情况，指导患者掌握开放咽鼓管的方法，在鼻塞者进舱前给予1%麻黄素溶液滴鼻，避免发生各种并发症。

（3）加压过程中：对昏迷患者加压时可上抬下颌，协助其开放咽鼓管。观察患者面部表情，注意有无耳、鼻出血。对原有肺功能障碍或呼吸浅表者，严密观察呼吸频率和幅度。在加压过程中，随着氧分压升高，外周血管收缩可引起血压升高。对原有高血压者，应了解有无头痛、头晕等症状，严密监测血压。

（4）稳压过程中：如发现患者烦躁不安、颜面及口唇肌肉抽搐、出冷汗或突然出现干咳、气急、头晕、眼花、恶心、无力时应考虑氧中毒，应立即摘掉吸氧面罩，呼吸空气。

（5）减压过程中：嘱患者自由呼吸，不要屏气，以免造成严重肺气压伤。开放患者身上的各种引流管道，气管内导管气囊在减压前打开。在舱内静脉输液时，应使用开放式输液吊瓶，注意调整输液速度和莫非管液平面，防止气栓症的发生。

（张掖医学高等专科学校　安吉军）

第三节　呼吸支持

当患者出现各种原因引起的呼吸功能障碍、严重呼吸衰竭、昏迷而有胃内容物反流者以及呼吸骤停者均应及时给予呼吸支持。常用方法有人工呼吸（口对口人工呼吸、口对鼻人工呼吸、口对口鼻人工呼吸等）、简易呼吸器人工通气和机械呼吸。本节重点介绍简易呼吸器人工通气和机械呼吸。

一、简易呼吸器人工通气

凡便于携往现场施行人工呼吸的呼吸器称为简易呼吸器，或称便携式人工呼吸器。各种便携式呼吸器中，以面罩—呼吸囊人工呼吸器使用最为广泛。

（一）简易呼吸器的结构与基本原理

1. 装置与性能　简易呼吸器具有结构简单（图 3-5），不需用电动装置，操作迅速方便，易于携带，可随意调节，通气效果好等优点。主要由弹性呼吸囊、呼吸活瓣、面罩或气管插管接口和氧气接口等组成。呼吸囊内有弹性材料，于未加压时能使呼吸囊自动膨起，并吸入新的空气以备下次挤压之用。

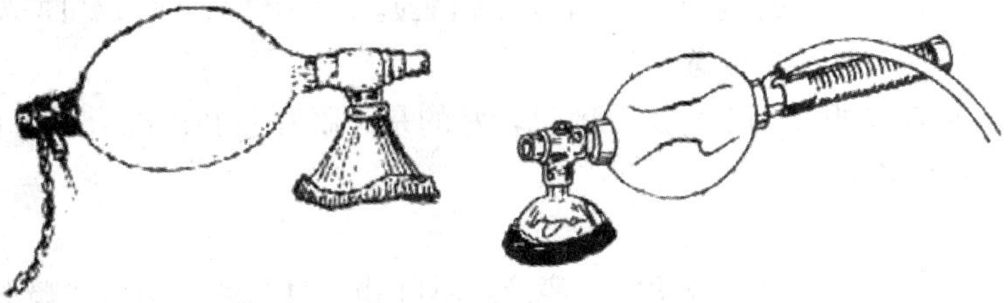

图 3-5　简易呼吸器

2. 辅助装置　氧气、流量表、氧气连接管。

3. 基本原理　氧气进入球形气囊和储气袋或蛇形管，人工指压气囊打开前方活瓣，将氧气压入与患者口鼻贴紧的面罩内或气管导管内，进行人工通气。

（二）操作程序

1. 适应证

（1）急性呼吸衰竭时出现呼吸停止或呼吸微弱经积极治疗后无改善，肺通气量明显不足者。

（2）慢性重症呼吸衰竭，经各种治疗无改善或有肺性脑病者。

（3）其他：心肺复苏、各种大型手术时、呼吸机使用前或停用呼吸机时。

2. 禁忌证　中等以上活动性咯血、心肌梗死、气胸及大量胸腔积液等。

3. 操作步骤

（1）连接面罩或气管插管导管、呼吸囊及氧气，调节氧气流量 5～10 L/min（供氧浓度为 40%～60%）使储气袋充盈。

（2）开放气道，清除上呼吸道分泌物和呕吐物，松解患者衣领等，操作者立于患者头侧，使患者头后仰，托起下颌。已经气管插管者无需开放气道。

（3）将面罩罩住患者口鼻，按紧不漏气，挤压呼吸囊，挤压呼吸囊即可将气体吹入患者肺内，患者被动呼出的气体受到呼吸活瓣的限制而不会进入呼吸囊内，可经活瓣通向大气。挤压与放松时间比为 1∶2，送气量约为每次 500～1000 ml，频率为 16～20/min。若气管插管或气管切开患者使用简易呼吸器，应先将痰液吸净，然后挤压呼吸囊进行人工通气。

二、机械通气

机械通气从过去仅作为肺通气功能的支持治疗开始，经过多年来医学理论的发展及呼吸机技术的进步，现已经成为涉及气体交换、呼吸做功、肺损伤治疗、胸腔内器官压力及容积环境、循环功能等多方面产生影响的重要干预措施，并通过提高氧输送、肺保护、改善内环境等途径成为治疗多器官功能不全综合征的重要治疗手段。机械通气可以根据是否建立人工气道分为有创机械通气或无创机械通气。

（一）机械通气的目的

机械通气可纠正急性呼吸性酸中毒、低氧血症，缓解呼吸肌疲劳，防止肺不张，为使用镇静和肌松剂保驾，稳定胸壁。

（二）无创机械通气

呼吸机与患者的连接无需建立人工气道的机械通气称为无创机械通气。常用的有面罩机械通气、负压通气、胸壁振荡机械通气与体外膈肌起搏等类型，而口鼻面罩机械通气最常用。这里重点介绍口鼻面罩机械通气。

1. 适应证　任何呼吸衰竭都可用，效果较好的是睡眠呼吸暂停综合征、慢阻肺/哮喘呼吸衰竭以及心源性肺水肿。

2. 禁忌证

（1）绝对禁忌证：无自主呼吸功能、痰液或呕吐物窒息与颜面损伤或畸形。

（2）相对禁忌证：昏迷、上消化道出血、严重胃肠胀气、大量漏气、血流动力学紊乱、需要很高通气压力及烦躁不安不能耐受者。

3. 呼吸机的选择　口鼻面罩机械通气对呼吸机的要求：同步性能好、触发灵敏度高、吸/呼气转换灵敏，且具有漏气补偿作用。一般慢阻肺/哮喘呼吸衰竭与睡眠呼吸暂停综合征选择双水平气道正压（BiPAP）呼吸机，而急性呼吸窘迫综合征（ARDS）与肺间质纤维化呼吸衰竭者宜选择具有 BiPAP 模式的呼吸机。

4. 通气模式 有持续气道正压（CPAP）通气与双水平气道正压（BiPAP）通气两种，一般选择 BiPAP 通气模式。

5. 操作程序

（1）对患者的要求：患者清醒能合作、血流动力学稳定、气道通畅、面部无创伤且能耐受口鼻面罩与无呼吸过快或过慢。

（2）与呼吸机连接：先调试呼吸机，再连接管道，面罩与氧气连接、面罩与患者连接、面罩与管道连接。

（3）呼吸机参数调节：初始参数呼气末气道正压（EPAP）调为 0～4 cmH_2O，吸气末气道正压（IPAP）调为 8～10 cmH_2O，氧导管接于面罩，氧流量调到 4 L/min。然后观察患者呼吸情况，监测 SaO_2 或 SpO_2，若患者仍感呼吸窘迫，应调 IPAP 至患者感觉到舒适的水平，应使 SaO_2 或 SpO_2 稳定＞90%。注意观察疗效，有无漏气，对咳嗽、咳痰的影响，观察有无人机对抗与胃肠胀气等并发症。

（三）有创机械通气

呼吸机与患者的连接须建立在人工气道（气管插管或气管切开）基础上的机械通气称为有创机械通气。

1. 机械通气适应证与禁忌证

（1）适应证：可用于某些可能会发生呼吸衰竭的危重症，以预防呼吸衰竭发生为目的称为预防性机械通气；用于已经发生的呼吸衰竭与呼吸停止称为治疗性机械通气。①预防性机械通气：常用于休克伴严重呼吸困难、呼吸＜10 次/分的吉兰-巴雷综合征、严重慢阻肺做胸腹部手术者、误吸、手术后严重败血症或严重感染等。②治疗性机械通气：常用极度呼吸困难或呼吸停止、急性呼吸窘迫综合征、心肺复苏后、连枷胸或膈肌破裂以及多器官功能不全综合征等。

（2）禁忌证：有时须权衡利弊，决定是否使用呼吸机。如在出现致命性通气和氧合障碍时，应在积极处理原发病（如尽快行胸腔闭式引流，积极补充血容量等）的同时，不失时机地应用机械通气，以避免患者因为严重二氧化碳潴留和低氧血症而死亡。因此，机械通气无绝对禁忌证，只有相对禁忌证。相对禁忌证：①气胸及纵隔气肿未行引流者；②肺大疱和肺囊肿；③低血容量性休克未补充血容量者；④严重肺出血；⑤气管-食管瘘。

2. 呼吸机分类 呼吸机可根据吸气向呼气的切换方式不同分为定容型呼吸机和定压型呼吸机。

（1）定容型通气：呼吸机以预设通气容量来管理通气，即呼吸机送气达预设容量后停止送气，依靠肺、胸廓的弹性回缩力被动呼气。

（2）定压型通气：以气道压力来管理通气，当吸气达预设压力水平时，吸气停止，转换为呼气。故定压性通气时，气道压力是设定的独立参数，而通气容量（和流速）是辅助参数。

3. 呼吸机连接 一般通过人工气道与患者连接。人工气道是将导管直接插入或经上呼吸道插入气管所建立的气体通道。临床上常用的人工气道是气管插管和气管切开导管。并连接足够压力的氧气与减压阀及相关管道。

4. 机械通气模式

（1）控制通气（CMV）：呼吸机完全代替患者的自主呼吸，呼吸频率、潮气量、吸呼比、吸气流速完全由呼吸机控制，呼吸机提供全部的呼吸功。适用于严重呼吸抑制或伴呼吸停止的患者，如麻醉、中枢神经系统功能障碍、神经肌肉疾病、药物过量等情况。

（2）辅助通气（AMV）：依靠患者的自主吸气流量触发，以开启呼吸机吸气活瓣实现通气。当存在自主呼吸时，气道内压力轻微降低或少量气流即触发呼吸机，按预设的潮气量（定容）或吸气压力（定压）将气体输送给患者，呼吸功由患者和呼吸机共同完成。适用于呼吸中枢驱动稳定的患者，患者的自主呼吸易与呼吸机同步，通气时可减少或避免应用镇静剂，保留自主呼吸可避免呼吸肌萎缩，有利于改善机械通气对血流动力学的不利影响，有利于撤机。

（3）常用通气模式：①辅助/控制通气（AMV/CMV）：AMV/CMV 是辅助通气和控制通气两种通气模式的结合，当患者自主呼吸频率低于预置频率或无力使气道压力降低或无力产生气流触发呼吸机送气时，呼吸机即以预置的潮气量及通气频率进行正压通气。AMV/CMV 为 ICU 患者机械通气的常用模式，可提供与自主呼吸基本同步的通气，当患者不能触发呼吸机时，也可确保最小的指令每分钟通气量，以保证自主呼吸不稳定患者的通气安全。②同步间歇指令通气（SIMV）：SIMV 是自主呼吸与控制通气相结合的呼吸模式，在触发窗内患者可触发和自主呼吸同步的指令正压通气，在两次指令通气周期之间允许患者自主呼吸，指令呼吸可以以预设容量或预设压力的形式来进行，可有效避免人机对抗。一般用于呼吸机撤离之时。③压力支持通气（PSV）：PSV 属于部分通气支持模式，是患者触发、压力目标、流量切换的一种机械通气模式，即患者触发通气并控制呼吸频率及潮气量，当气道压力达预设的压力支持水平，且吸气流速降低至低于阈值水平时，由吸气相切换到呼气相。一般可用于呼吸机撤离之前，以判断有无撤机指征。④呼气末正压通气（PEEP）：即在呼气末保持气道压力高于大气压称为 PEEP。PEEP 对肺功能的影响：可增加功能残气量，使萎陷肺泡再度膨胀，可改善肺的通气；促进氧气在肺泡的弥散，改善肺的氧合功能，而提高 PaO_2；可改善肺的顺应性；减少死腔通气；可使肺血管外水分重新分布，以利于肺的弥散功能。因此，PEEP 主要用于 ARDS。⑤高频振荡通气：高频振荡通气是目前所有高频通气中频率最高的一种，可达 15～17 Hz。由于频率高，每次潮气量接近或小于解剖死腔。其主动的呼气原理（即呼气时系统呈负压，将气体抽吸出体外）保证了二氧化碳的排出，侧支气流供应使气体可以充分湿化。它通过提高肺容积、减少吸呼相的压差、降低肺泡压（仅为常规正压通气的 1/5～1/15）、避免高浓度吸氧等，改善氧合及减少肺损伤，是目前先进的高频通气技术，主要用于 ARDS 患者，具有与常规通气的疗效和安全性相同一种呼吸支持手段，早期应用效果较好。

5. 呼吸机参数调节

（1）潮气量：一般选择 8～10 ml/kg。

（2）选择 AMV/CMV 通气模式，呼吸机呼吸频率一般比自主呼吸频率小 4 次/分。若为 ARDS 应选择 PEEP 通气模式，一般 PEEP 选择 5～18 cmH_2O。

（3）每分通气量：一般选择 100～130 ml/min，若二氧化碳潴留增多，应增加每分通气量。

（4）吸氧浓度（FiO_2）：根据呼吸衰竭的特点选择 FiO_2，ARDS、I 型呼吸衰竭、非慢阻肺型Ⅱ型呼吸衰竭，短期内可给予 $FiO_2>60\%$，但不宜>24 h，以免氧中毒；应动态监测动脉血气分析，根据缺氧改善情况逐步调低 FiO_2，一般选择 FiO_2 40%～50%。而 COPD 呼吸衰竭给予 $FiO_2<30\%$。

（5）吸呼时比（I∶E）：一般情况下选择 1∶1.5～2，ARDS 选 1.5～2∶1，COPD 选

1∶3～4，限制性通气障碍选1∶1。

6. 机械通气监测

（1）临床观察：自主呼吸是否恢复、自主呼吸频率与机械通气频率、呼吸困难与发绀有无减轻、意识是否恢复等，同时注意血压、脉搏、尿量等情况变化。

（2）观察呼吸机运转情况是否正常。

（3）监测动脉血气分析，根据病情变化与血气结果随时调节呼吸机参数。

（4）观察呼吸道是否通畅，注意做好呼吸道湿化，防止痰液干燥结痂，有湿化装置的呼吸机一般能保持较好的气道湿化状态；若无湿化装置，则应通过吸入蒸汽、雾化，也可直接滴注无菌生理盐水，湿化液每天200～300 ml，可使痰液稀薄易于咳出。注意有无人机对抗，若有人机对抗，则应调整机械通气模式。注意观察有无通气不足、过度通气、低血压、呼吸道阻塞、肺部感染及氧中毒等并发症。

7. 机械通气的并发症及处理

（1）人工气道相关的并发症：①导管易位：插管过深或固定不佳，均可使导管进入支气管。因右主支气管与气管所成角度较小，插管过深进入右主支气管，可造成左侧肺不张及同侧气胸。插管后应立即听诊双肺，如一侧肺呼吸减弱并叩浊提示肺不张，呼吸音减低伴叩诊呈鼓音提示气胸。发现气胸应立刻处理，同时拍摄X线片确认导管位置。②气道损伤：困难插管和急诊插管容易损伤声门和声带，长期气管插管可以导致声带功能异常，气道松弛。注意插管时动作轻柔，准确，留管时间尽可能缩短可减少类似并发症的发生。气囊充气过多、压力太高，压迫气管，气管黏膜缺血坏死，形成溃疡，可造成出血。应使用低压高容量气囊，避免充气压力过高，有条件者监测气囊压力。③人工气道梗阻：人工气道梗阻是人工气道最为严重的并发症，常威胁患者生命。导致气道梗阻的常见原因有导管扭曲，气囊疝出而嵌顿导管远端开口，痰栓或异物阻塞管道，管道坍陷，管道远端开口嵌顿于气管侧壁或支气管。一旦发生气道梗阻，应迅速调整人工气道位置，抽出气囊气体，试验性插入吸痰管。如气道梗阻仍不缓解，则应立即拔除气管插管或气管切开管，然后重新建立人工气道。④气道出血：人工气道的患者出现气道出血，特别是大量鲜红色血液从气道涌出时，往往威胁患者生命，需要紧急处理。气道出血的常见原因为气道抽吸损伤、气道腐蚀等。一旦出现气道出血，应针对原因，及时处理。⑤气管切开的早期并发症：指气管切开一般24 h内出现的并发症。主要包括出血、气胸、空气栓塞、皮下气肿和纵隔气肿。后期并发症：指气管切开24～48 h后出现的并发症，发生率高达40%。主要包括：切口感染、气管切开后期出血、气道梗阻、吞咽困难、气管食管瘘、气管软化等。

（2）机械通气相关的并发症：①呼吸机相关肺损伤：呼吸机相关肺损伤指机械通气对正常肺组织的损伤或使已损伤的肺组织损伤加重。呼吸机相关肺损伤包括气压伤、容积伤、萎陷伤和生物伤。气压伤是由于气道压力过高导致肺泡破裂。临床可出现肺间质气肿、皮下气肿、纵隔气肿、心包积气、气胸等，一旦发生张力性气胸，可危及患者生命，必须立即排气处理。容积伤是指过大的吸气末容积对肺泡上皮和血管内皮的损伤，临床表现为气压伤和高通透性肺水肿。萎陷伤是指肺泡周期性开放和塌陷产生的剪切力引起的肺损伤。生物伤即以上机械及生物因素使肺泡上皮和血管内皮损伤，激活炎症反应导致的肺损伤，其对呼吸机相关肺损伤的发展和预后产生重要影响。为了避免和减少呼吸机相关肺损伤的发生，机械通气应避免高潮气量和高平台压，吸气末平台压不超过30～35 cmH_2O，以避免气压伤、容积伤，同时设定合适呼气末正压，以预防萎陷伤。②呼吸机相关肺炎：呼吸机相关肺炎是指机械通气 48 h 后发生的院内获得性肺炎。气管内插管或气管切开导致声门的关闭功能丧失，机械通气患者胃肠内容物反流误吸是发生院内获得性肺炎的主要原因。一旦发生，会明显延长住院时间，显著增加病死率。③氧中毒：氧中毒即长时间的吸入高浓度氧导致的肺损伤，当患者病情严重必须吸高浓度氧时，应避免长时间吸入。④呼吸机相关的膈肌功能不全：大约 1%～5%的机械通气患者存在脱机困难。脱机困难的原因很多，其中呼吸肌的无力和疲劳是重要的原因之一。

（3）机械通气的肺外并发症：①低血压与休克：机械通气使胸腔内压升高，导致静脉回流减少，心脏前负荷降低，其综合效应是心排出量降低，血压降低，严重者出现休克。血管容量相对不足或对前负荷较依赖的患者尤为突出。在机械通气开始时，增加 PEEP 水平或延长吸气时间时出现血压降低，快速输液或通过调整通气模式降低胸腔内压，多能使低血压改善。另外，机械通气导致肺血管阻力增加、肺动脉压力升高、右室压力升高，影响右心室功能。同时，由于左心室充盈不足，导致室间隔左偏，又损害左心室功能。②心律失常：机械通气期间，可发生多种类型心律失常，其中以室性和房性期前收缩多见。发生原因与低血压休克、缺氧、酸中毒、碱中毒、电解质紊乱及烦燥等因素有关。出现心律失常，应积极寻找原因，抗心律失常治疗。③肾功能不全：机械通气引起患者胸腔内压力升高，静脉回流减少，导致抗利尿激素释放增加，导致机体水钠潴留；同时机械通气导致静脉回流减少，使心脏前负荷降低，导致心排出量降低，使肾血流灌注减少，可能导致肾功能不全。鉴于机械通气对肾的影响，对于肾功能不全的患者或肾灌注已明显减少的患者，实施机械通气时，应注意机械通气对肾的影响，避免肾功能的恶化。④消化系统功能紊乱：机械通气患者常出现腹胀，卧床、应用镇静剂肌松剂等原因可引起肠道蠕动降低和便秘，咽喉部刺激和腹胀可引起呕吐，肠道缺血和应激等因素可导致消化道溃疡和出血。另外，PEEP 的应用可导致肝血液回流障碍和胆汁排泄障碍，可出现高胆红素血症和转氨酶轻度升高。⑤精神障碍：极为常见，表现为紧张、焦虑、恐惧，主要与睡眠差、疼痛、恐惧、交流困难有关，也与对呼吸机治疗的恐惧、对治疗的无知及呼吸道管理造成的强烈刺激有关。因此，对于精神障碍紧张的机械通气患者，应作耐心细致的说明工作，必要时，可应用镇静剂和抗焦虑药物。

（4）镇静及肌松剂相关的并发症：当机械通气患者不耐受气管插管、人机对抗或自主呼吸影响氧合时，常应用镇静剂。但镇静剂的应用可导致血管扩张和心排出量降低，导致血压降低、心率加快。镇静不足不能达到镇静目的，镇静过度抑制了咳嗽反射，使气道分泌物易发生潴留而导致肺不张和肺部感染。因此，在使用镇静剂的镇静方案时，应对镇静效果进行评价。机械通气患者一般不推荐使用肌松剂。肌松剂完全抑制患者运动，抑制了咳嗽反射，容易引起分泌物潴留，导致或加重肺部感染。部分肌松剂可引起组织胺释放，诱发或加重支气管哮喘，因此，对哮喘患者应选择组织胺释放较弱的肌松剂。应用肌松剂时，患者必须处于充分的镇静状态，禁止单用肌松剂。应用肌松剂的患者，通气完全依赖呼吸机，一旦发生呼吸机管道与气管插管脱出或呼吸机故障，患者将处于完全无通气的“窒息”状态，将威胁患者生命。

（张掖医学高等专科学校 安吉军 怀化医学高等专科学校 蒲泉州）

第四节 动、静脉穿刺置管术

动、静脉穿刺置管术是临床急症工作中一种常用的技术性操作，既可用于疾病诊断，又可用于治疗。

一、静脉穿刺置管术

（一）适应证

1. 外周皮下浅静脉穿刺困难，急需建立静脉通路。
2. 急救采血，快速静脉输液、输血等。
3. 需经静脉插管作心导管检查以及静脉造影。
4. 需经静脉插管测定中心静脉压。
5. 行胃肠外营养。

（二）禁忌证

1. 出血倾向。
2. 穿刺部位感染。

（三）术前准备

准备深静脉穿刺插管包、中心静脉导管、穿刺套管针、扩张管、清洁治疗盘、生理盐水、5 ml 注射器与针头、2%利多卡因、消毒用品、纱布等。

（四）操作方法

1. 锁骨下静脉穿刺置管术

（1）体位与穿刺点定位：患者仰卧，头低 15°～30°，两肩胛间垫一薄枕，使两肩后垂，面部转向对侧，一般从右侧穿刺，于锁骨中、内 1/3 交界处的锁骨下 1 cm 处作为穿刺点。

（2）穿刺：先检查中心静脉导管是否完好，并用生理盐水冲洗，排气后备用。常规消毒皮肤，铺无菌孔巾，用 2%利多卡因作局部浸润麻醉后，将连接在注射器上的 14～16G 穿刺针刺入皮肤，针头与胸壁平面呈 15°角朝向同侧胸锁关节后上方进针，于锁骨与第 1 肋骨的间隙内走行，边抽吸边推进，一般刺入 3～4 cm 即可达到静脉。进入静脉时有落空感，回抽有血，再进针 0.5～1 cm，取下注射器，注意用拇指按住针尾孔，以免发生空气栓塞。

（3）置管：将导引钢丝从针孔插入约 10～12 cm，退回针头，将扩张针头套入导引钢丝扩张针道后拔出，再将导管顺导引钢丝插入锁骨下静脉（右侧约进入 15 cm，左侧约12 cm），退出导引钢丝，即置管成功。或将硅胶导管经针头直接置入锁骨下静脉 12～15 cm。将导管接上输液管，开始输液，并将导管用 1～2 号丝线缝合固定于皮肤上，盖无菌敷料包扎固定。并用胶布将体外段导管固定于胸壁皮肤上。如要测中心静脉压，须将导管顶端插至上腔静脉或右心房，外接测压装置。

2. 颈内静脉穿刺术

（1）体位与穿刺点：患者平卧位，两肩胛间垫一小枕，使颈部过低，面部转向对侧。穿刺点一般选在胸锁乳突肌的锁骨头与胸骨头的夹角顶端，穿刺针与冠状面呈 30°，向同侧胸锁关节下后方进针。也可选在胸锁乳突肌后缘中点向胸骨切迹进针。

（2）穿刺与置管：步骤同锁骨下静脉穿刺置管术。

3. 股静脉穿刺术

（1）体位与穿刺点：患者仰卧位，穿刺侧大腿平伸，稍外旋外展。消毒皮肤后，在腹股沟韧带内 1/3 处下方 2 横指，股动脉搏动内侧作为穿刺点。

（2）穿刺：单纯采血时可用连接普通针头的注射器斜向脐部进针，边进针边抽吸，如抽得血液，表示进入股静脉，再进针 0.5 cm 即可采血。

（3）置管：如需要穿刺置管，可在局麻下先用尖刀在穿刺点作皮肤切口，穿针斜刺入静脉后，拔出针芯，插入导引钢丝至下腔静脉，退出针头，顺导引钢丝插入导管至所需部位，拔除导引钢丝后即置管成功。

（五）注意事项

1. 严格无菌操作，每周更换敷料 3～4 次，防止感染。疑有导管源性感染，应做导管头细菌培养。

2. 避免反复多次穿刺，以免形成血肿。

3. 如误入动脉（有压力较高的鲜红色血液喷涌）应立即拔除针头，局部紧压数分钟。

4. 导管或硅胶管固定要可靠，防止脱出或随血流进入体内。

5. 导管与输液管之间应接上肝素帽；每天经常以肝素生理盐水 5～10 ml 冲洗导管，防止管内形成血栓。

二、动脉穿刺置管术

（一）适应证

1. 需采动脉血检验者，如血气分析。

2. 用于抢救严重休克患者时经动脉快速输血、输液，以迅速增加有效循环血量者。

3. 作特殊检查，如选择性动脉造影或心导管检查。

4. 危重患者如重症休克或大手术后患者做有创血压监测。

5. 作为特殊治疗，如经股动脉插管向病灶灌注抗癌药或栓塞剂，为止血而进行的动脉栓塞术、动脉扩张术、动脉血栓剥脱术等。

（二）禁忌证

1. 出血倾向。

2. 穿刺部位感染。

（三）术前准备

动脉穿刺插管包、穿刺套管针、无菌注射器与针头、三通开关及相关导管、动脉测压仪，以及特殊检查与特殊治疗用品，无菌手套、纱布、肝素注射液、2%利多卡因及消毒用品等。

（四）操作方法

1. 确定穿刺部位 常用股动脉、肱动脉与桡动脉等部位穿刺，一般首选左侧股动脉或桡动脉穿刺置管。

2. 股动脉穿刺置管术

（1）患者体位与穿刺点：患者仰卧，穿刺侧下肢稍外展外旋。在腹股沟韧带内 1/3 处下方 2～3 cm 处，即股动脉搏动最明显处作为穿刺点。

（2）穿刺：常规消毒皮肤，局部浸润麻醉。用左手食指、中指固定股动脉，将穿刺针与股动脉呈 40°～45°角逆血流方向刺入，拔出针芯，即有鲜血喷出。再缓缓进入 0.3～0.5 cm，以防脱出，即可进行采血。

（3）置管：需置管，则应用引导钢丝进行置管，并间断注入肝素生理盐水，以保持导管通畅。如需动脉测血压，连接动脉测压仪进行测压；如需特殊检查与治疗，多在电视监视下，将导管送至主动脉、心脏或需造影或需行栓塞术的动脉或病灶处，然后注入造影剂、栓塞剂或抗癌药物。

（五）注意事项

1. 严格无菌操作，以防感染。

2. 穿刺点应选择动脉搏动最明显处；细心操作，切勿将导丝或导管折断，术中严密观察全身反应和足背动脉搏动情况。

3. 置管时间一般＜4 天，以防导管源性感染。置管期间用肝素持续冲洗，保证导管通畅，避免局部血栓形成和远端栓塞。

4. 拔针或拔导管后，用力压迫 5～10 min，其压力以局部不出现血肿，又能触到足背动脉搏动为准。

（张掖医学高等专科学校　安吉军）

第五节　洗胃术

洗胃术是指将含一定成分的液体灌入胃内，混合胃内容物后再抽出，如此反复直至抽出液澄清。它是抢救自服毒物中毒的关键方法。

一、适应证

1. 自服毒物或其他有害物质。
2. 幽门梗阻伴有明显胃潴留扩张。
3. 某些手术或检查前的准备。

二、禁忌证

1. 吞服强酸、强碱等腐蚀性药物者，切忌洗胃，以免造成穿孔。
2. 食管静脉曲张、食管狭窄或阻塞。
3. 胸主动脉瘤、重度心功能不全者。

三、术前准备

开口器、药碗、听诊器、洗胃管、洗胃机、镊子、舌钳、纱布、压舌板、注射器、弯盘、治疗巾、塑料桶、石蜡油、一次性纸垫以及洗胃液等。常用洗胃液：①原因不明的急性中毒：宜用温开水（37～38℃）或生理盐水溶液。②有机磷农药等中毒：宜用 2%碳酸氢钠（敌百虫中毒忌用）或 1∶5000 高锰酸钾（马拉硫磷、对硫磷、内吸磷与乐果等忌用）。③镇静催眠药、阿片类、氰化物、生物碱、砒霜、毒鼠强以及无机磷宜选 1∶5000 高锰酸钾溶液。④阿托品类、洋金花、乌头碱、发芽马铃薯及毒蕈中毒宜用 2%鞣酸。⑤氟乙酰胺中毒宜选用石灰水上清液。

四、操作方法

1. 催吐法洗胃 适用于神志清醒尚能合作的患者。

方法：是先让患者快速口服 300 ml 洗胃液，然后可用压舌板压迫舌根部或刺激咽喉部引起呕吐，使患者吐出胃内液体。如此反复进行，直至呕吐液与洗胃液的颜色、澄清度相同为止。

2. 胃管洗胃法

插胃管：神志清醒的患者取坐位，如患者不能坐起或昏迷则取左侧卧位，头部稍低，保持口低于咽喉部以防止胃液进入气管。将涂有石蜡油的胃管由口或鼻腔插入，同时嘱患者作吞咽动作；如患者昏迷可用开口器撬开口腔，用弯钳将胃管缓缓送入。进管 45～55 cm（也可以是从前发际到剑突的距离），可先经胃管试抽吸，如能抽出胃内容物则证实胃管已进入胃内，也可通过胃管注气 10 ml 在胃部听到气过水声，或将胃管外端置于水中无气体逸出，均证实胃管在胃内。然后，根据设备条件采用下面任一方法洗胃。

（1）漏斗式胃管洗胃法：胃管（带有漏斗）插入胃内后固定于口角，然后将胃管漏斗端高过头部 30～50 cm，由漏斗部灌入洗胃液 300 ml，当漏斗内尚余少量液体时，将漏斗部迅速放至低于胃水平，利用虹吸作用将胃内液体吸出。反复进行，直至排出液与洗胃液的颜色、澄清度相同为止。

（2）注射器抽吸洗胃法：适用于重度衰竭或休克的患者。用注射器注入洗胃液 300 ml，再抽吸。反复进行，直至排出液与洗胃液的颜色、澄清度相同为止。

（3）电动洗胃机洗胃法：将插入胃的胃管外端与电动洗胃机相连接，打开洗胃机开关，使洗胃液注入胃内，停止 3～5 min 后再开动转换开关将胃内液体抽出到另一瓶内，每次灌入液量 300 ml 左右，不宜过多，以避免毒物进入肠内。反复进行，直至排出液与洗胃液的颜色、澄清度相同为止。

五、注意事项

1. 对急性中毒者，应先催吐后洗胃，以减少中毒物的吸收，以及防止食物残渣堵塞洗胃管。插胃管时，动作要轻快，切勿损伤食管黏膜，遇患者呛咳，应立即拔管，休息片刻后再插，以免误入气管。

2. 当中毒物质不明时，洗胃液可用温开水或等渗盐水，待毒物性质明确后，再采用相应的洗胃液。

3. 吞服强酸或强碱等腐蚀性药物，禁忌洗胃，以免造成穿孔。可迅速给予对抗剂，如牛奶、豆浆、蛋清液（用生鸡蛋清加水至 200 ml）、米汤等以保护食管与胃黏膜。

4. 给幽门梗阻患者洗胃时，应记录胃内滞留量，以了解梗阻情况，供临床输液参考，同时洗胃宜在饭后 4～6 h 或空腹进行。

5. 患者出现腹痛、血性引流液时，则停止洗胃，可通过胃管注入止血剂。孕妇不宜采用电动洗胃机洗胃。

6. 洗胃时，应注意观察病情，保持呼吸道通畅，注意观察洗出液的性质、颜色、气味和数量。

7. 重度衰竭或休克的患者应取侧卧位，宜采用注射器抽吸洗胃法和漏斗式胃管洗胃法，并避免发生吸入性肺炎或胃内容物反流引起窒息。

8. 插入胃管后应尽可能抽出胃内容物送检，抽不出时，用温开水或0.9%氯化钠溶液灌入，然后再抽出送捡。

9. 洗胃液温度尽可能保持在37～38℃（冰水洗胃止血除外），抽出量应等于灌入量。

10. 首次灌入量不宜太多，以免将胃内毒物驱入肠道。

11. 电动洗胃机洗胃时抽吸负压不宜过大，以免损伤胃黏膜。

（张掖医学高等专科学校　安吉军）

第六节　胸腔穿刺术与胸腔闭式引流术

一、胸腔穿刺术

胸腔穿刺术是临床常用急救技术，主要用于抽取胸腔积液、胸腔积气，减轻压迫症状；确定胸腔积液的性质；向胸腔内注射药物，以提高疗效。

（一）适应证

1. 胸腔积液性质不明，需明确诊断者。
2. 气胸、液气胸、血胸、胸腔积液及脓胸需穿刺引流者。
3. 胸腔内需注入药物者。

（二）禁忌证

1. 出血倾向。
2. 严重肺气肿。

（三）术前准备

胸腔穿刺包、无菌手套、纱布、胶布、2%利多卡因及消毒用品。

（四）操作方法

1. 体位与穿刺点　气胸或以气为主的液气胸，应取半卧位，于患侧锁骨中线第2肋间作为穿刺点；血胸、胸腔积液或脓胸可取反坐椅位，于肩胛线第10肋上缘或腋后线第8肋间上缘作为穿刺点。

2. 穿刺　常规局部皮肤消毒，戴手套、铺无菌孔巾，用注射器抽取麻醉药，于穿刺点逐层麻醉至胸膜，术者左手示、中指固定穿刺处皮肤，右手持夹闭有胶皮管的胸穿针，垂直刺入，落空感出现后胶皮管即有液体流出，表明已经进入胸腔，再用50 ml注射器抽吸，每次抽毕用血管钳夹住胶皮管，防止空气进入，如此反复进行，边抽边记量。抽吸完毕，拔出穿刺针，按压针孔，重新消毒，敷盖无菌纱布，用胶布固定。

（五）注意事项

1. 嘱患者在穿刺过程中勿咳嗽或深吸气，防止刺伤肺引起医源性气胸。

2. 掌握好抽液量，以诊断为目的者，抽出50～100 ml即可；以减压为目的者，第1次抽吸量应<600 ml，以后每次应<1000 ml，以免纵隔移位过快引起休克。若胸腔内全是气体，抽气量一般以抽吸至患者感到舒适为度。

3. 每次穿刺均应记录抽液量并送胸水常规检验或作细菌和细胞学检查。

二、胸腔闭式引流术

胸腔闭式引流术是指经胸壁放置引流管将胸腔内的积气、积液排出体外，以促进肺复张和恢复。其末端连接水封瓶，引流管要求：排气管直径 3～5 mm，排液管直径 10 mm，均为不易塌陷的橡胶管或塑料管。

（一）适应证

1. 创伤性气胸（如张力性气胸与开放性气胸等）、血胸经穿刺抽吸无效者。

2. 胸内手术切开胸膜腔者。

3. 急、慢性脓胸，脓液黏稠，穿刺抽脓无效者。

（二）术前准备

胸腔闭式引流包、胸腔引流管、闭式引流瓶或负压引流装置等胸腔闭式引流装置、手术器械、麻醉药、消毒用品、无菌手套等。

（三）操作方法

1. 引流位置：插管前应作胸部 X 线检查与 B 超检查，明确胸腔积气、积液程度，确定引流位置。胸腔排气选患侧锁骨中线第 2 肋间，排液在腋中、后线之间第 6、7 肋间切口。

2. 切开置管：常规消毒皮肤，戴手套，铺无菌孔巾，局部麻醉，切开皮肤，用止血钳分开肋间肌，沿肋骨上缘进入胸膜腔；用另一把止血钳将剪有侧孔的引流管经切口插入胸膜腔 4～5 cm，引流管外接闭式引流装置。判断引流管放置合适后，缝合切口。

（四）注意事项

1. 严格无菌操作，防止发生感染。

2. 术后取半卧位，接引流管的瓶内管必须插在水面以下 3～4 cm。

3. 随时观察引流是否通畅，要经常检查、挤压引流管，保持其通畅。每日记引流量，更换瓶内液体，更换时要夹闭引流管，避免气体进入胸腔。

4. 引流 24 h 后，如水封瓶管水柱停止波动，且不再有气体或液体排出，经胸部 X 线检查肺膨胀良好者，宜先夹闭管 8～24 h，情况良好，可拔除引流管，外敷纱布，并用胶布固定。

小结

1. 学习重点：异物排除法、氧疗、气管插管术、环甲膜穿刺与切开术、简易呼吸器人工呼吸、机械通气、洗胃术与胸腔穿刺术。

2. 学习难点：气管插管术、气管切开术、机械通气、深静脉穿刺置管术及胸腔闭式引流。

思考题

一、名词解释

1. 气管插管　2. 高压氧治疗　3. 简易呼吸器　4. 有创机械通气　5. 无创机械通气

二、填空题

1. 气管插管时，暴露声门的第 1 个标志是________，第 2 个标志是________。

2. 气管插管的插入深度为鼻尖到耳垂外加成人为________cm，小儿为________cm。
3. 气管插管留置时间超过__________小时病情仍不改善，应考虑行气管切开术。
4. 环甲膜穿刺的体表部位是__________。
5. 静脉穿刺置管术的禁忌证是________和________。

三、选择题

1. 以下哪个是气管插管的适应证（　　）
   A. 对于没有呼吸的患者，使用面罩给氧不起作用时
   B. 严重胸痛的患者，呼吸每分钟少于 20 次
   C. 出现室性期前收缩
   D. 对一个有反应且有足够喉头反射动作的患者，提供气道保护装置
   E. 下呼吸道分泌物潴留所致呼吸困难者
2. 下列哪项不是气管内插管的并发症（　　）
   A. 喉头水肿　B. 肺不张　C. 苏醒延迟
   D. 心律失常　E. 肺部感染
3. 在作气管内插管抽吸分泌物时，下列哪项是错误的（　　）
   A. 每次不应超过 30 s
   B. 操作前应先给予 100%的氧气，并增加患者的通气频率
   C. 可能会使患者的颅内压增加
   D. 抽吸的压力为－80～－120 mmHg
   E. 吸痰后再吸入 100%的氧气 1 min
4. 气管内插管气囊压力过高、充气时间过长，可能易导致（　　）
   A. 气管插管滑脱　B. 气道漏气　C. 气道黏膜溃疡坏死
   D. 气道阻塞　E. 咳嗽反射
5. 关于环甲膜切开术的说法，错误的是（　　）
   A. 切开方向是横切口
   B. 切口部位是喉结下方 2～3 cm
   C. 切口部位应接近环状软骨的下缘
   D. 只是应急手术，最好在 2 天内改为气管切开术
   E. 可能引起喉水肿，声带损伤及声门狭窄等后遗症
6. ARDS 患者应选择的呼吸模式是（　　）
   A. 间歇正压通气　B. 持续正压通气　C. 呼气末正压通气
   D. 间歇正负压呼吸　E. 吸气末正压呼吸
7. 机械通气患者出现气胸时，最合理的处理措施是（　　）
   A. 胸腔穿刺抽气　B. 胸腔闭式引流　C. 胸壁皮下切开引流
   D. 胸骨上窝皮下切开引流　E. 停止机械通气治疗
8. 机械通气中氧浓度在 60%以上仍不能维持氧分压达 60 mmHg 时应使用（　　）
   A. CPAP　B. PEEP　C. IPPV
   D. PSV　E. IRV
9. 机械通气患者每次吸痰时间以多少为宜（　　）
   A. 10 s　B. 15 s　C. 20 s

D. 30 s　　E. 60 s

10. 机械通气时如无自动湿化装置，则每天需从人工气道中滴入湿化液的量为（　　）
A. 100～200 ml　　B. 200～300 ml　　C. 300～400 ml
D. 400～500 ml　　E. 500～600 ml

11. 下列哪项不是考虑停止机械通气的指标之一（　　）
A. 原发病因已去除　　B. 患者咳嗽反射良好　　C. 吸入氧浓度小于 40%
D. 血气分析结果正常　　E. 3 天内未出现呼吸机报警

12. 使用呼吸机的禁忌证有（　　）
A. 休克　　B. 神经-肌肉病　　C. 心力衰竭
D. ARDS　　E. 支气管胸膜瘘

13. 下列关于闭式胸膜腔引流术的叙述中，错误的是（　　）
A. 患者宜取平卧位
B. 如胸膜腔内为气体，选在锁骨中线第 2 肋间前胸膜腔上引流为宜
C. 如胸膜腔内为液体，选在腋中线和腋后线之间的第 6～8 肋间插管引流
D. 为保持管腔通畅，要经常挤压引流管
E. 拔管时，待患者深吸气后屏气，再迅速拔除引流管

14. COPD 并发慢性呼吸衰竭患者，PaO_2 40 mmHg，$PaCO_2$ 80 mmHg，行机械通气后，下列哪项处理是错误的（　　）
A. 吸氧浓度加至 20%～30%，缓慢纠正缺氧
B. 大潮气量、高流量通气，使 PaO_2 尽快降至正常
C. 加强气道湿化及吸痰
D. 人机对抗较剧烈时可使用吗啡
E. 定时监测血气情况

四、简答题

1. 行气管插管术，怎样证实导管是否准确插入气管？
2. 简述气管内插管的并发症和注意事项。
3. 简述气管切开患者护理的注意事项。
4. 简述锁骨下静脉穿刺插管的方法。
5. 简述呼吸机的撤离条件。
6. 胸腔穿刺术的操作应注意哪些事项？

（张掖医学高等专科学校　安吉军）

第四章　院前急救

学习目标

1. 掌握院前急救原则与现场急救方法。
2. 熟悉院前急救重要性及院前急救的特点。
3. 了解院前急救系统运行模式。

院前急救（pre-hospital emergency medical care）是指人们突发病、突发伤或急性中毒等在被送至医院抢救之前由目击者及急救人员实施的初步急救和救命的救护活动，包括现场急救、安全转运与途中救护。它是急诊医疗服务体系的首要环节，主要任务是救命和降低致残率。

第一节　概　述

一、院前急救的重要性

当今世界工业的发展，二氧化碳排放过多，温室效应的加重使得自然灾害日益增多，如台风、海啸、洪灾等，加上我国地广人多、交通拥挤，地理复杂，气候多变，人们营养过剩与活动减少，老龄化社会的到来等诸多因素，导致我国自然灾害多发、交通事故频发、危重疾患增多，需要院前急救的突发病与创伤与日剧增。但诸多危重症须在最佳抢救时间（也叫黄金时间）内获得及时有效的急救，伤病员才能赢得生存的机会。而各种危重症的最佳抢救时间各不相同，如窒息<3 min，心搏骤停<4～5 min，严重交通事故<25 min，急性心肌梗死数小时内等。若在黄金时间内得不到及时有效的抢救，患者就会失去最佳抢救时机，可导致生存率下降、死亡率增加，致残率升高。有资料显示，心搏骤停<5 min 开始抢救，存活率 37%，而>5 min 才开始心肺复苏，存活率<20%。2/3 的严重交通事故死亡是由于最初 25 min 内得不到及时有效的现场急救；近 50%的急性心肌梗死患者死亡是由于最初数小时得不到及时有效的院前急救。

二、院前急救的任务

1. 日常呼救的院前急救　日常呼救是院前急救的主要任务。根据呼救地点可分为家庭现场急救与野外现场急救；根据伤病员危重程度可分为三类：第一类为短时间内有生命危险的危重症，如猝死、窒息、大出血、急性心肌梗死、淹溺、触电以及严重创伤等。第二类为病情紧急但短期内尚无生命危险的患者，如急腹症、骨折、支气管哮喘发作等。第三类普通伤病员，无生命危险。

2. 灾害事故的院前急救　如突发地震、洪灾、台风、海啸、火灾、泥石流、大型交通事故、空难等，有大量人员伤亡，危重症较多，而现场急救条件恶劣，需要公安、交通、消防等部门联动，即120需与110、122、119联动，而且需要大量急救人员参与和大量救灾物质。因此，必须要在救灾指挥部统一指挥下进行院前急救。

3. 其他特殊任务 如参与各种大型集会、体育比赛活动等特殊院前急救。

三、院前急救特点及人员素质要求

1. 突发性，反应须迅速 由于需要院前急救的伤病员，发病突然，如突发病、突发伤或突发自然灾害等，往往伤病员事先毫无准备，急救人员接受呼救也很突然。因此，参与院前急救的人员，必须随时待命，要有较强的应急能力，做到召之即来、来之能战。

2. 危重性，技术需过硬 由于多数呼救的伤病员多为危重症，如心搏骤停、淹溺、中暑、触电、急性脑血管疾病及严重创伤等，需要急救人员具有抢救各种危重症的能力，才能战之能胜。

3. 复杂性，一专需多能 每天需要院前急救的伤病员疾病谱较广，包含内科、外科、妇产科、儿科、传染科及五官科等临床各科患者，因此急救医师必须掌握临床各科的急症知识与医疗技能。

4. 紧迫性，处理需果断 院前急救现场往往危重患者比例高，针对每个伤病员的急救时间短暂，一般不超过半小时，因此，需要有快速果断的处置能力。

5. 独立性，处置需自主 因为院前急救每辆救护车多只有1个医师，在急救危重症时不可能像医院里那样，可及时请上级医师指导或与同级医师讨论，必须完全独立进行抢救工作。

6. 艰苦性，体力需充沛 由于院前急救随车人员多为3人（医师、护士各一名，司机一名），既要携带急救箱、心电图机及单架等急救药械，又要在抢救后参与搬运伤病员，转运途中还要不断观察病情，每一环节均需付出一定体力。因此，急救人员不仅要有较好的脑力，还要有充沛的体力。

7. 社会性，技术需普及 意外伤害或突发疾病往往发生在院外或野外，目击者能否及时呼救是一件生死攸关的事情。《2005年国际心肺复苏指南》就提到“在头几分钟内，患者的生命掌握在目击者手里”。由此可见，院前急救需要全社会参与。广泛宣传急救电话“120”，须在急救中心或分中心定期或不定期举办社会大众的急救意识及初级急救知识与技术普及培训班，这些知识也需从初中生普及。

8. 艰难性，治疗需对症 现场急救的环境条件大多较差，又有较多的围观者，不可能有X线、CT检查、B超等检查设备及手术器械等治疗条件，大多难以对因治疗，只能以对症治疗为主，为后续抢救赢得机会。

9. 风险性，安全需保证 院前急救的风险来自两个方面：环境风险与人为风险。环境风险如灾害现场随时有危险发生，人为风险如精神患者行为失控，随时有可能伤及急救人员。因此，急救人员到达现场后应立即评估环境风险与人为风险，只有排除风险，保证了患者与急救人员的安全后才能进行院前急救。

由于院前急救有以上特点，因此，急救人员需具备反应迅速、一专多能、技术过硬、独立处置能力强、处事果断及体力充沛等素质。

四、院前急救原则

1. 先排险后施救 急救人员到达现场后，首先应先评估现场环境危险性，排除危险因素后再行施救。如某气体中毒事件，若气源尚未关闭，应先关闭气源，再行施救；触电事故，若电线仍未与患者分离，应切断或关闭电源，或用绝缘物挑开电线，再行施救。若现场环境还有危险，应脱离危险区后再行施救。首先应保证施救者与伤病员的安全。

2. 先救命后治伤或病　针对危重症，急救人员应快速对其危重程度作出评估，当生命体征不稳定时，应先救命，待生命体征平稳后，再治创伤或疾病。

3. 先重伤后轻伤　面对大批伤员，而现场人力、物力又有限，应根据分检与评估情况，先处理重伤，后处理轻伤。

4. 先抢救后运送　针对危重症，应先抢救，待初步处理后生命危险降到最低时，才考虑在严密监护下运送至医院进一步抢救。

5. 急救与呼救并重　当现场人员较多时，抢救与呼救应该同时进行，以便尽快得到外援；若现场只有一人时，则应先急救后呼救。

6. 转运与急救结合　指伤病员在转运至医院途中，急救人员应密切观察患者病情变化，若有危及生命的情况，应随时停车抢救，以使伤病员及时安全转运到医院。

五、院前急救模式

在我国，各地大城市的院前急救模式有所不同。有以下几种类型：

1. 纯院前急救型　以上海、杭州为代表，有独立的院前急救网络系统（急救中心、分中心与急救站），不设医院，经过院前急救后，就近转送医院诊治。由市卫生局进行管理。

2. 院前兼院内急救型　以北京、沈阳为代表，急救中心除了有完整的院前急救系统外，还设置一定数量的病床，还可进行院内急救。但于2003年“传染性非典”流行后，北京市取消了急救中心的院内治疗，也改为纯院前急救。

3. 院前急救指挥型　以广州、天津为代表，仅有市急救指挥系统，无急救中心与急救站，把院前急救任务根据就近原则分派到各区的中心医院急诊科院前急救组。

4. 院前急救依托型　以重庆、成都为代表，急救中心的院前急救与院内急救依托于某大医院。其特点是投资少，对院前急救处理能力较强。

5. 院前急救联动型　以青岛为代表，建立了完整的三级急救网络系统（急救中心、分中心与急救站），而且急救电话120与110、119及122进行联动，互通信息，整合资源，有效地提高了院前急救的抢救效率。

6. 院前急救三合一型　以香港为代表，院前急救采用与消防、司警统一的通讯网络，其电话为“999”。日常院前急救由消防署负责，消防署从就近的救护站派出救护车赶赴现场急救，然后把患者送入医院。当遇重大事故，还会有志愿团体：医疗辅助队、救伤队等参加抢救，能较好地完成院前急救任务。

第二节　院前急救系统

一个健全而完善的院前急救系统应具备以下条件：①灵敏可靠的通讯系统（即120电话系统）与指挥系统；②急救半径合理、分布合理的急救网络系统如急救中心与急救站；③培训足够数量与水平的院前急救人员；④具有性能良好、安全而高效的转运工具如救护车、救护船、水上快艇或直升飞机等；⑤必备的急救仪器、设备、器械与药品。

一、急救通讯系统与指挥系统

急救通讯系统指用于院前急救的通讯设备系统，急救通讯尽量做到现代化，有条件的急救中心配备卫星地面定位系统。急救电话要统一，要有足够数量的接听电话，便于伤病员呼救。还可充分利用各种有线或无线通讯器材进行联络、调节与指挥。急救通讯系统人员必须执行 24 h 坐班制，必须能及时收集、储存呼救信息与急救资料，并且要求反应迅速而敏捷。急诊指挥系统一般与急救通讯系统紧密联系在一起，往往在一起办公。指挥系统人员必须具备较强的沟通能力、判断能力、组织能力与指挥能力，能及时果断地作出正确的决策。特大灾害事故，由于人员伤亡较多，一般由省级卫生厅、医药总公司及省军区后勤部卫生部组成救灾医疗防疫工作领导小组，下设救灾医疗防疫指挥部，负责组织与指挥医疗救护、疾病防疫、社会救援及后勤保障。

二、院前急救网络系统

健全的院前急救网络系统应当是三级急救网络系统，即急救中心、急救分中心与急救站。配备灵敏可靠的通讯系统，指挥系统设置于急救中心内。各地应当根据当地实际情况设置院前急救网络系统与选择急救模式。在城市，应当设立一个急救中心、数个分中心，无数个急救站，急救站的设置应当考虑：急救半径为 3～5 km，急救反应时间 5～10 min，最佳反应时间为 3～5 min。根据当地实际情况决定急救网络系统单独设置或设立于各级医院急诊科内。在农村，急救中心、分中心与急救站可考虑分别设置于县、镇及乡各级医院内；适当投入，也可节省人力、物力，方便伤病员急救与转运。

急救中心的功能是组织、指挥与协调整个急救网络系统，急救分中心应当在急救中心的统一领导下协助工作。急救中心与分中心应负责院前急救人员上岗前培训，还应负责民众初级急救知识与技术普及培训；急救站负责具体的院前急救。

三、急救人员

急救人员是院前急救的主要力量。大多以各级医院急诊科（室）的急诊医师与护士为主体，经正规急救技术培训人员（急救技术员）也可参与。目前我国各地院前急救人员组成略有不同，有医师、护士、驾驶员、担架员这四类人员的不同组合。大多数为医师、护士与驾驶员的组合。医师和护士均接受过正规医学院校学习，有系统的医学专业基础理论知识与技能。而驾驶员和担架员未经过医学院校学习，有的甚至还未经过上岗培训。因此，院前急救人员培训也是急救中心或分中心的重要任务之一。

院前急救培训可分初级班与高级班两种培训。急救医师应当参加高级培训班，其内容为基本生命支持（basis life support，BLS）及高级生命支持（advanced life support，ALS），护士、驾驶员与担架员应当参加初级培训班，其内容为基本生命支持。各种培训均要有正规的院前急救培训教材，应包含理论知识与操作技术两方面内容。

1. 初级培训班　培训内容应包括理论知识：初级人体解剖、生理与病理知识，基础生命支持理论知识，现场外伤急救四项技术等理论知识。操作技术：吸氧、负压吸引、气道异物排出法、开放气道、口对口人工呼吸、胸外按压、电击除颤、外伤急救现场止血、包扎、固定、搬运，心电图机或心电监护、除颤器的导联连结等。经培训且考试合格者可授予“院前急救技术员合格证书”。

2. 高级培训班 培训内容包括理论知识：系统的人体解剖学、生理学、病理学、药理学、急诊医学、内科学、外科学、妇产科学、儿科学、五官科学、精神科学、传染科学、医学心理学等各临床课程知识，若为正规医学院校学习毕业生可以省略；还包括高级生命支持理论知识、院前急救医疗规范、现场检伤分诊等。操作技术：包括气管异物处理、气管插管、吸氧、负压吸引、简易呼吸器使用和呼吸机应用、开放气道、口对口人工呼吸、胸外按压、电击除颤，外伤现场止血、包扎、固定、搬运，环甲膜穿刺、胸腔穿刺与胸腔闭式引流、开通静脉通道、各种注射、自动及非自动除颤、起搏、心电图机应用及心电图图形识别、催吐、接生等。经培训且考试合格者可授予《院前急救医师合格证书》。

院前急救人员应当经过正规的院前急救上岗前培训，并经考核合格，发给相应合格证书。要求院前急救人员都要持证上岗。一般院前急救医师应当具备《执业医师证书》或《助理执业医师证书（农村）》与《院前急救医师合格证书》方可上岗；院前急救护士应当具备《执业护士证书》与《院前急救技术员合格证书》才可上岗；驾驶员和担架员也须获得《院前急救技术员合格证书》方可上岗。

四、急救转运系统的物质装备

院前急救网络系统应当根据当地情况配备一定数量的装备齐全和完好的运输工具，如现代救护车、救护船或直升飞机等，即相当于配备了一个“流动急诊室”。条件较差的地方，至少配备足够数量的专业救护车。救护车上的配备，可根据当地条件考虑配备以下用品：普通或折叠式担架与运送保护用品，急救箱，能监护呼吸、脉搏、心率、血压及脉搏血氧饱和度的多功能监护仪，抢救设备：简易呼吸器、吸引器、开口器、冰袋、除颤仪，氧气袋或小氧气瓶及给氧用品如鼻塞、鼻导管或面罩等，止血、包扎、固定用品：如止血带、绷带、三角巾、纱布、敷料、夹板等，急救用的救生带、安全帽、救生器具、患者标记卡片等，手术器械如手术刀、剪刀、止血钳、缝针与线等，消毒用品如碘酒、酒精、红汞、过氧化氢溶液、消毒棉球、棉签等，以及常用诊断用品如心电图仪、血压计、体温表、听诊器与手电筒等。急救箱内配备一定数量的常用药品，常用药物应包括治疗心搏骤停、心律失常、变态反应、高热、高血压、低血压、常见中毒、抽搐与惊厥、精神异常等药物。

第三节 现场急救与转运

一、现场急救

1. 现场安全性评估 无论现场是家庭、野外，还是灾害事故现场，急救人员到达现场后首要任务是对现场环境安全性进行快速评估。因为只有在保证了急救人员与伤病员的安全情况下，抢救才有价值。

2. 病情或伤情判断

（1）危重症判断：无论何种急救现场，首先要进行的是快速判断有无危重症。一般通过对意识、气道、呼吸、脉搏检查进行判断：①意识：首先检查意识是否清醒，针对成人呼唤患者姓名或轻拍患者肩部，观察患者能否睁眼、说话；针对婴幼儿用手轻拍足跟或掐捏合谷穴，观察有无哭泣。若都无反应，说明意识丧失，即为危重症。②气道：主要检查气道是否通畅，如患者虽有反应，但有呼吸困难、不能说话或咳嗽，说明存在气道阻塞，示危重症。

应立即检查，迅速通畅气道。③呼吸：首先检查有无呼吸，检查者将自己面颊部靠近患者口鼻，一听（有无鼻息-呼吸音）二看（看胸廓有无起伏）三感觉（面颊部感觉有无气流感），若都有，说明有自主呼吸，此时，应进一步检查呼吸频率、节律与深度，注意有无呼吸困难、吸气三凹征、发绀。若无呼吸、呼吸＜10 次/分，或＞30 次/分、明显的节律紊乱、有呼吸困难、吸气三凹征、发绀均提示危重症。④脉搏：主要检查动脉脉率与脉律，检查桡动脉、股动脉、颈动脉，若三处均触不到脉搏，提示血压分别低于 75 mmHg、70 mmHg、60 mmHg，示低血压、休克；若脉率＞180 次/分或＜40 次/分，脉律极不规则，均提示危重症。

（2）检伤与分类：针对大型事故、各种灾害现场，伤员多，伤情复杂，及时的检伤与分类，以便明确优先抢救对象，有利于降低死亡率、降低致残率。检伤与分类的原则：边检伤、边分类、边抢救，三者同时并举。①检伤：在完成了危重症快速判断后，即可开始进行检伤。检伤要尽量少移动或不移动患者身体。通过全身系统性检查与受伤局部重点检查相结合的方法进行。全身检查分别对头部、颈部、胸部、腹部、骨盆、脊柱与四肢进行检查。②分类：根据检伤结果作出分类。一般根据患者伤情分成危、重、轻与死亡四类，用卡片进行标记，危、重、轻与死亡分别用红色、黄色、绿色与黑色作出标记，以便分类抢救。伤情分类标准：危：一般指有生命危险的损伤，如窒息、心搏骤停、呼吸道阻塞、张力性或开放性气胸，休克、大出血、肝脾破裂及有意识障碍的脑外伤等。重：各种长骨骨折、眼与耳损伤、无意识障碍的颅脑外伤等。轻：如软组织挫伤，擦伤，各种短骨骨折等。死亡指心搏骤停或呼吸停止 30 min 以上，或经心肺复苏 30 min 以上抢救无效者。

3. 急救场地　一般选择安全、宽敞场地，用帐篷构建临时急救场地，按照急救需要进行分区（图 4-1）。分红卡、黄卡、绿卡与黑卡区四区，红卡区集中优先抢救的危重症，黄卡区集中无生命危险的重症患者，轻症集中到绿卡区，黑卡区存放死亡患者。

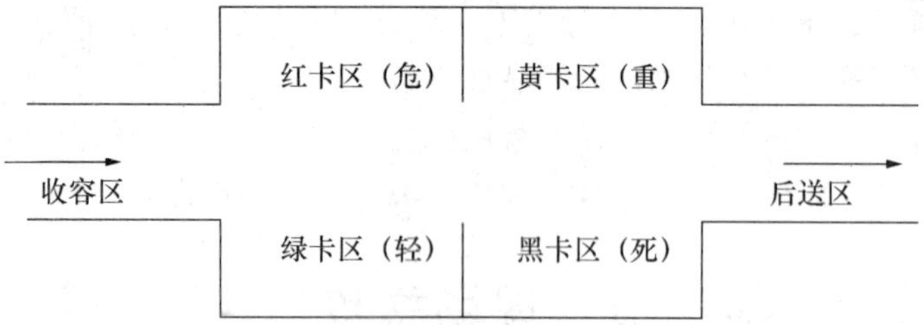

图 4-1　临时现场急救场地分区示意图

4. 现场急救

（1）现场急救要点：①抢救顺序：先危，后重，最后轻。死亡者无须抢救与治疗。②保持呼吸道通畅：若有气道阻塞，首先清理呼吸道、开放气道、负压吸引清除气道分泌物，若无效，可行气道异物排除法（见第三章第一节）。③维持呼吸功能：无呼吸，行口对口人工呼吸，或行面罩球囊人工通气；发绀、呼吸困难或呼吸较弱，给予吸氧；张力性气胸应立即排气治疗。④维持循环功能：心搏骤停，立即心肺复苏；休克者给予扩容快速补充血容量、抗休克；大出血，行指压法或止血带止血法止血，配合抗休克治疗；严重心律失常根据心电图改变选择相应药物，必要时电复律治疗。急性左心衰竭给予强心、利尿、扩血管，限制输液速度。⑤其他病情，根据伤情作出对症处理：如止血、包扎、固定、搬运，输氧、输液及对症治疗。对疑有脊柱损伤者应制动，以免造成脊髓损伤。

(2) 现场急救注意事项：①大型事故、灾害事故等现场急救必须分秒必争，抢救、检伤均需迅速果断，每个伤病员的急救一般要求 10 min 左右完成。②抢救体位：无意识、无呼吸、无心跳者，宜将患者置于仰卧位（即复苏体位），并置于硬质地板或木板上；意识丧失，但有呼吸与心跳者，宜将患者置于侧卧位（即恢复体位），以防止误吸引起窒息；若意识、呼吸与心跳均存在者，应根据受伤、病变部位不同，采取不同的体位，如咯血者宜向患侧卧位，以防止血液流入健侧；腹痛者，可屈双膝于腹前，以放松腹肌；足扭伤导致肿胀与发紫者宜抬高患肢，以利于血液回流；毒蛇咬伤肢体宜放低，以减慢毒汁的回流与扩散。③危重者的检伤，应及时除去患者衣、裤、鞋和头盔等。一般脱上衣，应先健侧后患侧；紧急时可用剪刀直接剪开衣袖，以赢得时间、减少意外伤害。脱长裤应将患者平卧，解开腰带与纽扣，从腰部将长裤推至髋下，保持双下肢平直，将长裤平拉下脱出，只有确认下肢无骨折，才可屈曲或抬高小腿拉下长裤。脱鞋袜：托起并固定踝部，解开鞋带，向下再向前顺足方向脱下鞋袜。脱头盔：用力将头盔的边向外侧扳开，再将头盔向后上方托起即可脱去头盔。④脊椎损伤患者搬运注意整体搬运、平起平放，以避免脊髓损伤。⑤分流：危重伤经现场抢救后、生命体征稍趋稳定即可分流至附近有条件的医院，重度伤经现场初步处理后即可分流到附近有条件的医院，轻伤经初步处理后分流到暂住点或住处，也可分流到社区医院或乡镇卫生院。死亡者做好善后与遗体处理。

二、院前转运

院前转运是对已经做了初步急救的伤病员在急救人员的监护下运用专业的运输工作转至医院的过程。包括搬运与运输。快速、安全的转运可使伤病员尽快得到进一步救治，对提高抢救成功率、降低死亡率与致残率有重要意义。

1. 运输工具　根据运输工具的不同，可分为陆地转运、水路转运、空中转运。陆地转运最常见，最常用的转运工具是专业救护车，也有用担架转运，担架转运较平稳舒适，不受道路、地形限制，但速度太慢，人力消耗大，只适合短途转运或救护车未能到达的地方，因此，它是专业救护车的辅助工具，一般救护车均需配备。一般忌用非专业运输车辆进行院前转运，因为，使用非专业车辆容易造成伤病员死亡或致残。水路转运多用救护船，也有用轮船、汽艇。空中转运多用直升飞机，速度快，效率高，但高空飞行，会对肺部疾病、开放性气胸、脑脊液外漏、气管切开、腹部手术后伤等病员不利。

2. 转运对象　若为灾害急救现场，有大批伤员需要转运时，优先转运有生命危险或容易致残的重症患者称为紧急转运。紧急转运的对象如下：

(1) 优先转运 1 h 内可能有生命危险的伤病员：①急性心功能障碍或休克；②急性呼吸功能障碍或开放性气胸及张力性气胸；③多发伤或严重复合伤；④严重内出血，如肝、脾、肾破裂等；⑤伴昏迷的脑外伤；⑥严重胸部外伤；⑦严重颈部或上颌部损伤；⑧大面积烧伤。

(2) 可在数小时后实施手术或抢救的重症病例：①肠损伤性破裂；②严重闭合性损伤；③不伴昏迷的脑外伤；④开放性骨、关节损伤；⑤眼外伤。

3. 运输途中的监护与急救

(1) 连续监测生命体征：主要监测呼吸、脉搏、血压、体温与意识。呼吸注意呼吸频率、节律与深度的变化，若呼吸＜10 次/分，或＞25 次/分，呼吸节律不规则，应立即停车检查，并作出相应处置；若桡动脉触不到，示低血压、休克，应立即停车处理，出现脉搏极不规则，示心律失常，需要作心电图。若为发热患者，定时检查体温，高热与超高热均需急诊处置。意识障碍加重，应立即查明原因，做出处理。

（2）多功能监护仪监护：可连续监测血压、呼吸、脉搏与心率、心电图、脉搏血氧饱和度（SpO_2）。动态了解患者生命体征变化及病情变化，若出现明显异常，应立即停车查明原因，作出相应处理。心电图示波可随时判断心律失常类型，作出相应处理。SpO_2 正常参考值：成人＞95％，新生儿＞91％，若低于90％应查明原因，作出处理。

（3）转运注意事项：①担架转运途中，伤病员应头部在后，下肢在前，便于观察病情。②转运时，一般患者取平卧位；若为颅脑损伤、昏迷患者则应垫高头部、头偏向一侧；胸部创伤有呼吸困难者应取半卧位；恶心、呕吐者应取侧卧位。脊椎损伤者，应保持脊柱轴线稳定，将身体固定于硬板床或硬板担架上，以防止途中颠簸损伤脊髓，颈椎创伤应用颈托保护颈椎。③飞机空运时，一般伤员宜横放。休克患者宜头朝向机尾，以免飞行中引起脑缺血。重症患者注意保温和湿化呼吸道。颅脑创伤伴颅内高压时应在骨片摘除减压后才能空运。腹部外伤伴腹胀者应行胃肠减压后才能空运。气管插管的气囊注气量要较地面少，因高空低压会使气囊膨胀可造成气管黏膜缺血性坏死。④转运途中注意保持各种管道在位与通畅，注意加强生命支持性措施。

小结

1. 学习重点：院前急救原则，现场急救安全性评估、危重症判断、检伤与分析与现场急救要点。

2. 学习难点：现场急救方法。

思考题

一、名词解释

1. 院前急救　2. 院前转运

二、填空题

1. 现场评估危重病情，包括对________、________、________、________等几方面进行评估。

2. 在检伤与分类中必须采取________、________、________并举的原则。

3. 根据现场伤员出现的症状和体征可将其分为__________、__________、__________和________四类，分别用________、________、________、________不同颜色标上分类。

4. 现场救护要点____________________、__________________、________________、________________、________________。

5. 伤员分流应______________________________、______________________________、______________________________、______________________________。

三、选择题

1. 院前急救是指（　　）

A. 急危重患者的现场救护

B. 专业救护人员到来之前的抢救

C. 急、危、重症伤病员进入医院前的医疗救护
D. 途中救护
E. 现场自救、互救
2. 关于伤员的转送，下列哪项错误（　　）
A. 对昏迷患者应将头偏向一侧
B. 生命体征尚不稳定的患者应暂缓汽车长途转送
C. 途中严密观察病情
D. 遇有导管脱出应立即插入
E. 途中不能中断抢救
3. 目前我国院前急救主要的组织形式及特点，下列哪项描述错误（　　）
A. 广州模式为指挥型
B. 重庆模式为依托型
C. 上海模式为消防附属型
D. 北京模式为独力型
E. 香港模式为与消防、司警统一的通讯网络型
4. 院前急救原则中，下列哪项做法不妥（　　）
A. 先施救后排险、先重伤后轻伤
B. 急救与呼救并重
C. 紧密衔接、前后一致
D. 先施救后运送、转送与监护急救相结合
E. 转运与监护急救相结合
5. 大批伤员中，对于大出血的患者应用何种颜色进行标记（　　）
A. 黄色　　B. 绿色　　C. 棕色
D. 红色　　E. 黑色
6. 现场急救区的划分，后送区主要接受的是（　　）
A. 所有伤病员
B. 有红色、黄色标志的危重患者
C. 能行走、病情较轻的患者
D. 死亡患者
E. 需就地抢救的患者
7. 现场对危重患者进行病情评估时，如果桡动脉触摸不清，则说明收缩压（　　）
A. <80 mmHg　　B. <75 mmHg　　C. <60 mmHg
D. <50 mmHg　　E. <40 mmHg
8. 疑有颈椎或脊椎骨折患者在搬运时，下列哪项错误（　　）
A. 尽可能用颈托固定颈部
B. 搬运时应固定头部避免摇摆
C. 可用海绵垫抬动
D. 保持脊椎的轴线稳定
E. 将患者固定在硬板担架上搬运
9. 关于患者的转运，下列错误的是（　　）

A. 病情不稳定者，应暂缓汽车长途转送
B. 担架在行进途中伤员应头部在后，下肢在前
C. 脊椎受伤者，应保持脊椎轴线稳定
D. 腹胀者去除胃肠减压术后再空运
E. 途中要加强生命支持性措施

10. 现场救护体位摆放以下哪项不妥（　　）
A. 无意识、无呼吸、无心跳者，应将其置于仰卧位
B. 神志不清有呼吸和循环者，应将其置于恢复体位即侧卧位
C. 咯血者，向患侧卧位，以防血流入健侧支气管和肺内
D. 如被毒蛇咬伤下肢时，要使患肢提高，以减慢毒汁的扩散
E. 对于心功能不全者，宜取坐位或半坐位

11. 对急危重症进行现场快速评估判断以下哪项不对（　　）
A. 对婴儿轻拍面颊观察其有否出现哭泣等反应来判断意识
B. 通过一看、二听、三感觉方法来判断患者自主呼吸是否存在
C. 触摸桡动脉脉搏了解患者脉率、脉律及动脉搏动是否存在
D. 如神志清醒肢体不能活动要警惕脊髓损伤，注意制动保护
E. 重点检查有无呼吸功能障碍、循环障碍与大出血

12. 转运伤员时，下列哪项做法不妥（　　）
A. 在转运途中严密观察伤员的病情变化，出现异常要及时处理
B. 护送带有输液管、气管插管及引流管的伤员，必须保持管道在位与通畅
C. 休克患者在空中转运中应将头部朝向机头
D. 担架转运时，应将伤员的头部在后，下肢在前
E. 脊髓损伤注意用木板整体搬运

13. 如遇一创伤患者同时存在以下情况，首先要处理哪项（　　）
A. 伤口渗血　　B. 内脏脱出　　C. 骨折
D. 窒息　　E. 开放性损伤

14. 下列患者中优先处理的是（　　）
A. 前臂骨折　　B. 开放性气胸　　C. 头皮挫伤
D. 尿道损伤　　E. 肩关节脱位

15. 伤病员分流时，下列做法哪项错误（　　）
A. 轻度损伤者经一般处理后可分流到住处或暂住点，或到社区卫生站点
B. 中度损伤者经对症应急处理后可分流到附近有条件的医院
C. 重度损伤者立即分流到附近有条件的医院
D. 死亡者做好善后与遗体处理
E. 严重创伤须经现场急救，生命体征平稳的再分流

16. 有关不同的转运工具转运特点，下列描述不妥的是（　　）
A. 担架转运较舒适平稳，一般不受道路、地形限制，但速度慢、人力消耗大
B. 汽车转运速度快，受气候条件影响小，但在不平的路面上行驶颠簸较严重
C. 轮船、汽艇转运平稳，但遇风浪颠簸厉害，极易引起晕船
D. 飞机转运速度快、效率高，适用于转运患任何疾病的患者

E. 以上不一定都对

17. 有关伤员转运，以下哪项不妥（　　）

A. 担架转运时，伤员头部应朝后

B. 飞机转运休克患者，头部应朝机尾

C. 空中转运气管插管患者应将气囊量适当增加

D. 昏迷患者应将头偏向一侧

E. 根据不同的运输工具和伤情摆好伤员体位

四、简答题

1. 院前急救原则有哪些？
2. 院前急救任务有哪些？
3. 院前急救有何特点？
4. 院前急救人员的专业培训包括哪些？
5. 现场检伤与分类的原则是什么？

（怀化医学高等专科学校　蒲泉州　怀化医学高等专科学校附属怀化第五医院　杨　番）

第五章　心肺脑复苏

学习目标

1. 掌握心搏骤停的诊断、基本生命支持、脑复苏。

2. 熟悉心搏骤停的病因；熟悉生存链及流程图；熟悉高级生命支持的内容；熟悉复苏后生命支持。

第一节　心搏呼吸骤停与猝死

心搏呼吸骤停是指由于各种原因所导致意想不到的心脏射血功能的突然终止和（或）自主呼吸突然停止。通常由于患者的病因不同而导致患者心搏呼吸骤停的的首发类型不一，部分患者可能首先表现为心搏骤停（sudden cardiac arrest，SCA），部分患者可能首先表现为呼吸骤停（sudden respiratory arrest，SRA），部分患者可能由于各种疾病导致心跳呼吸均突然停止，此三种情况若不能及时实施正确的心肺复苏术，患者均将发生不可逆性的生物学死亡。

根据美国和加拿大疾控中心的数据显示心搏骤停（SCA）是目前引起心搏呼吸骤停的最主要的原因。

猝死（sudden death）指看似健康的人或病情经治疗已稳定或正在好转的患者，突然发生意外的非创伤性死亡。其临床表现为心搏呼吸骤停。世界卫生组织（WHO）将猝死界定为症状发生 6 h 内的突然意外死亡，但目前大多数学者倾向于将猝死的时间限定在发病 1 h 内。临床上以心脏性猝死多见，心脏性猝死（sudden cardiac death，SCD）指由心脏原因引起的症状发作 1 h 以内，以突然意识丧失为特征的意外死亡。

【病因与发病机制】

（一）病因

心搏呼吸骤停的病因很多，可分为两类。

1. 心源性疾病　以冠心病最常见，其他可见于急性暴发性心肌炎、心肌病、瓣膜性心脏病等。

2. 非心源性疾病　常见的有窒息、张力性气胸、创伤、大出血、休克、中毒、电击伤、溺水、重症哮喘、急性肺栓塞、急性暴发性胰腺炎、严重酸中毒、严重高血钾症或低血钾症、严重低温冻伤、严重低血糖症、手术与麻醉意外等。

心搏呼吸骤停的原因可归纳为 6 个“H”和 6 个“T”（表 5-1）。

（二）发病机制

1. 心脏电生理严重紊乱　最常见的是心脏严重病变导致电生理严重紊乱、严重缺血缺氧或严重代谢紊乱等引起致命性心律失常如心室扑动、心室纤颤、无脉性室性心动过速等。

表 5-1 心搏呼吸骤停的原因

原因	疾病或致病因素
低血容量（hypovolemia）	低血容量性、分布性、心源性、梗阻性休克
低氧（hypoxia）	呼吸系统疾病、神经肌肉疾病、ARDS、窒息
酸中毒（acidosis）	各种严重的呼吸性酸中毒和代谢性酸中毒
高/低血钾（hyper/hypokalemia）	急性高钾血症、低钾血症、低镁血症
低体温（hypothermia）	严重冻伤
低血糖（hypoglycemia）	严重低血糖症
创伤（trauma）	重度颅脑损伤、多发伤、复合伤
中毒（poisoning）	药物中毒、毒品中毒、农药中毒、气体中毒
心脏压塞（tamponade）	大量心包积液、主动脉夹层破入心包
张力性气胸（tension pneumothorax）	胸部外伤、机械通气、自发性气胸
冠状动脉栓塞（coronary thrombosis）	急性冠脉综合征、致命性心律失常
肺栓塞（pumolnary thrombosis）	大面积肺动脉栓塞

2. 严重缺氧、缺血、中毒或严重代谢紊乱引起呼吸骤停，也可发生心电静止或心搏骤等。

3. 各种原因引起严重心排血量减少，如急性心脏压塞、张力性气胸、急性肺栓塞、急性心肌梗死或心脏大血管破裂等，心排血量锐减，可出现无脉电活动（即心电机械分离）。

【临床表现】

（一）临床表现

心搏呼吸骤停的临床过程按照自然病程常常分为骤停前期、发病期、骤停期和生物学死亡期。

1. 骤停前期　许多患者在出现心搏骤停前数小时、数天甚至数周内可出现前驱症状，比如冠心病患者可能会出现胸痛的频率和程度加重，有些患者出现心律失常的次数增多，心肌病、瓣膜病等心脏病患者会出现胸闷、气短、呼吸困难进行性加重的表现。而呼吸骤停患者在发病前往往有肺部感染加重、痰液阻塞、烦躁、神经肌肉疾病进行性加重等表现。一个严重创伤的患者在心搏呼吸骤停前往往会有血压下降、呼吸节律的改变，甚至出现意识障碍。此类症状大多无任何特异性，据统计，约半数心搏呼吸骤停的患者在发病前数小时至一月内曾有过就诊经历。因此，在此期，医生应尽可能识别心搏呼吸骤停的高危人群，给予必要的警示和指导，控制危险因素，积极治疗原发病，以避免发生心搏呼吸骤停。

2. 发病期　往往出现在患者出现症状到心搏呼吸骤停的一段时间，时间较短暂，多在数小时以内，甚至<1h，其临床表现往往不具备典型特征，常常表现为急性呼吸衰竭和血流动力学不稳定，也可能表现为中枢神经系统的严重损害。若无预兆的突然发生，则强烈提示为心源性疾病，其主要心电活动是心室率的突然增快和室性期前收缩的恶化升级。

3. 心搏呼吸骤停期　临床上会见到三种心搏呼吸骤停的临床表现，一种是心搏骤停在前，自主呼吸呈终末叹气样呼吸，随后出现呼吸停止，此时若给予胸外心脏按压、电除颤、适当的人工通气，患者可能很快就复苏过来；另一种是呼吸骤停在前，随后心搏停止，多见于窒息、气道阻塞或呼吸肌无力所致。此时若及早发现并给予开放气道和有效的人工通气，患者心搏就不会停止，会大大的增加抢救成功的机率；第三种是心搏呼吸停止。前两种骤停的临床表现若不能及时得到有效的救治，在短短几分钟内会很快发展为心搏呼吸停止。

心搏呼吸骤停临床表现包括：①突然意识丧失；②大动脉（颈动脉、股动脉）搏动消失；③自主呼吸停止；④面色及皮肤黏膜发绀；⑤双侧瞳孔散大；⑥短阵性全身性抽搐。

心搏呼吸骤停，标志进入临床死亡期。在此期若及时有效地心肺复苏，患者有可能出现可逆性改变，甚至可以挽救生命。

4. 生物学死亡期　如果在心搏骤停后4～6 min未经过积极有效的心肺复苏，患者脑细胞可出现不可逆损害。若再得不到有效抢救，整个神经系统及全身各器官系统的新陈代谢相继停止，而发生不可逆变化，标志着进入生物学死亡。

（二）心电图表现

心搏呼吸骤停的心电图表现常见以下三种。

1. 心室扑动或心室纤颤　是一种致命性心律失常，一般心室扑动为心室纤颤的前奏，出现的时间短暂，很快变为心室纤颤。多由高危性室性期前收缩、持续性室性心动过速或尖端扭转型室性心动过速转变而来。冠心病所致心搏骤停多为心室纤颤。心室纤颤也是院外心搏骤停的常见类型。

2. 全心停搏或心室停搏　心电图呈直线为全心停搏或仅见心房波（P波）为心室停搏，都没有心室泵血，可由心室纤颤转变而来，常见于心搏骤停3～5 min或更长的时间，复苏成功率极低。

3. 无脉电活动（即心电-机械分离）：常见于某些心血管疾病如急性心肌梗死、心脏破裂、心脏压塞、张力性气胸、急性肺栓塞等，也可在心搏骤停复苏过程中可出现，复苏成功率较低。

【诊断】

（一）诊断依据

心搏呼吸骤停是最危急的危重症，能给予我们用于诊断的时间并不多，一般要求5～10 s内做出诊断。因此，诊断要求既能抓住疾病的本质，又要简明扼要。因此，心搏呼吸骤停的诊断依据如下：

1. 心搏骤停诊断依据

（1）意识突然丧失；

（2）颈动脉搏动消失。

2. 呼吸骤停诊断依据

（1）大动脉搏动存在；

（2）呼吸极不规则，呈双吸气呼吸、叹息样呼吸或呼吸停止。

3. 心搏呼吸骤停诊断依据

（1）意识突然丧失；

（2）颈动脉搏动消失；

（3）呼吸极不规则，呈双吸气呼吸、叹息样呼吸或呼吸停止。

（二）诊断注意事项

1. 在判断患者是否为心搏呼吸骤停时，应尽可能的节省时间，最好不要超过10 s。

2. 不应等待心电图检查再作诊断。

3. 不应因测量血压和进行心电监护而耽误心肺复苏。

4. 对呼吸骤停的患者，应尽早进行有效的人工通气，不应待心搏骤停再行心肺复苏。

5. 对心搏骤停而仍有间断叹气样呼吸患者，应尽早的实施胸外心脏按压，保持胸外心脏按压的持续性。

【抢救与治疗】 当患者一旦发生心搏呼吸骤停，无论其是在院外还是在院内，均应进行积极的心肺复苏（cardio-pulmonary resuscitation，CPR），积极的高质量的心肺复苏是抢救患者生命的有效保证。

心肺复苏同时注意脑功能的复苏称为心肺脑复苏（cardio-pulmonary cerebral resuscitation，CPCR）。目前临床上在抢救心搏呼吸骤停患者的所采取的心肺脑复苏均已按照根据美国心脏病学会颁布的《2005年心肺复苏（CPR）和心血管急救（ECC）指南》进行操作与实践。CPCR主要包含基本生命支持（basic life support，BLS）、高级生命支持（advanced life support，ALS）、复苏后生命支持（post-resuscitation support）以及脑复苏（cerebral resuscitation）。而新版《心肺复苏指南》即将面世，重点将在心肺复苏的优先次序、低温治疗，以及复苏后管理三个方面有所改进。

以下三节将全面阐述CPCR的各项内容。

第二节 基本生命支持

一、基本生命支持内容和“生存链”

基本生命支持（BLS）包括识别突发心搏骤停或气道异物阻塞、心肺复苏术以及除颤。BLS主要用于发病的现场，目击者和旁观者在BLS的生存链中也起到至关重要的作用。

美国心脏病协会早在1992年就提出了“生存链”用来提高心搏呼吸骤停复苏成功率。“生存链”指以第一目击者、急救调度、急救服务人员、急救医生与护士作为急救团队，共同为抢救生命进行的有序工作。其主要内容包括（图5-1）：①目击者早期识别危重症和启动急诊医疗服务系统（EMS）；②目击者的早期心肺复苏；③目击者行早期电除颤即使用社区或家庭备用的自动体外除颤仪（automated external defibrillator，AED）进行电除颤；④早期高级生命支持（由专业人员实施）。如此环环相扣，患者就多一线生存希望。

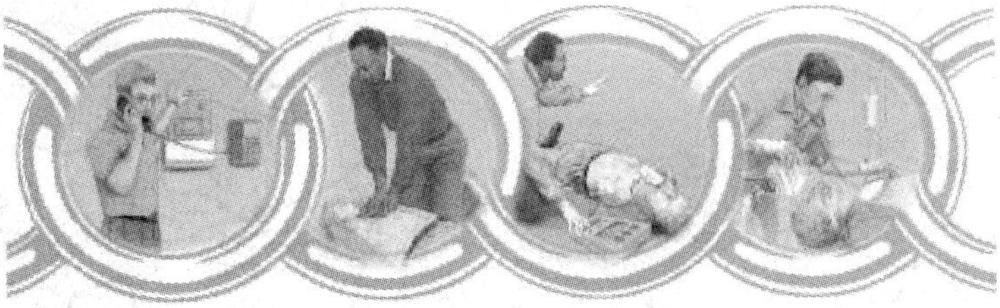

图5-1 BLS的“生存链”

二、成人基本生命支持

成人基本生命支持（adult basic life support，ABLS）的顺序由一系列的评估和行动构成，它的核心内容主要包含A（assessment airway）气道：评估患者和开放气道；B（breathing）呼吸：人工呼吸；C（circulation）循环：人工循环；D（defibrillation）除颤：电除颤四个方面内容。每一个环节在ABLS的流程中均起到重要的作用。

（一）评估现场安全性与检查患者的反应

当患者突然倒地时，第一个发现的人为目击者。由于，突然倒地多见于心搏呼吸骤停，且此危重症变化快、死亡率高，因而，目击者如能施救，患者存活率就会提高。因而，目击者有责任实施心肺复苏。目击者实施急救就成了急救者。急救者首先应观察现场的安全性，一旦确定现场是安全的，就应立即检查患者的反应，拍其肩膀并高声问道："你怎么了?"。无反应，再检查瞳孔大小，掐人中穴，仍无反应，即可呼救。

（二）呼救、启动 EMS

1. 如果一人单独发现无反应的患者，立即向周围呼喊："快来人啊，救命啊!"一边嘱旁观者"快打 120 电话"，即启动 EMS，目击者一边对患者进行 CPR，如果需要，尽可能找到可利用的除颤仪对患者进行除颤。

2. 如果现场有两个施救者，那么一人立即开始进行 CPR，另一人启动 EMS 和找除颤仪。

3. 对由于溺水、呼吸骤停进行急救时，首先进行 5 个周期的 CPR，然后再启动 EMS。

4. 启动 EMS 时注意：求救时应正确说明发病的具体地点、时间、受害者的人数和病情。

（三）开放气道和检查呼吸

在进行 CPR 之前，首先将患者置于复苏体位：仰卧于硬地板或硬板床上，四肢伸直，双上肢置于躯干两旁，必要时可在患者背部垫一硬板。如患者不呈仰卧位而需要翻转身体时，应沿身体纵轴平行翻转，尽量不使患者身体扭曲，同时注意颈部有无损伤与骨折，若有，则应量找 3 人行整体搬动放置复苏体位，以免颈髓损伤危及生命。

1. 开放气道（open the airway） 非专业人员进行开放气道时，无论患者是否有外伤，均推荐使用仰头抬颏法（图 5-2），不用抬颌法。专业人员进行开放气道时，如果患者无头部或颈部的外伤，也用仰头抬颏法；如果患者有颈部的损伤，建议使用托颌法（图 5-3），但应避免颈部过伸或移动。

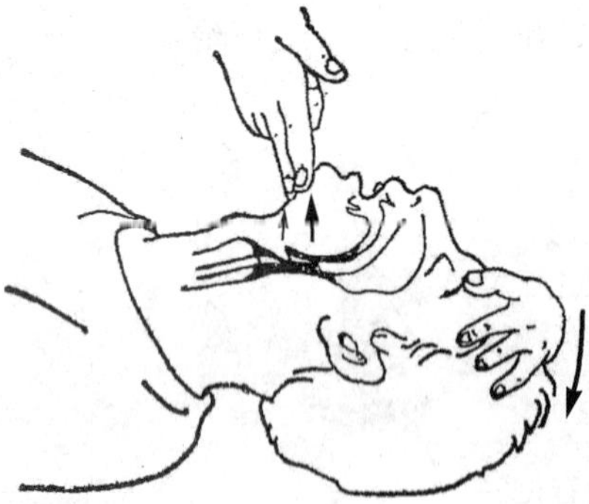

图 5-2 仰头抬颏法

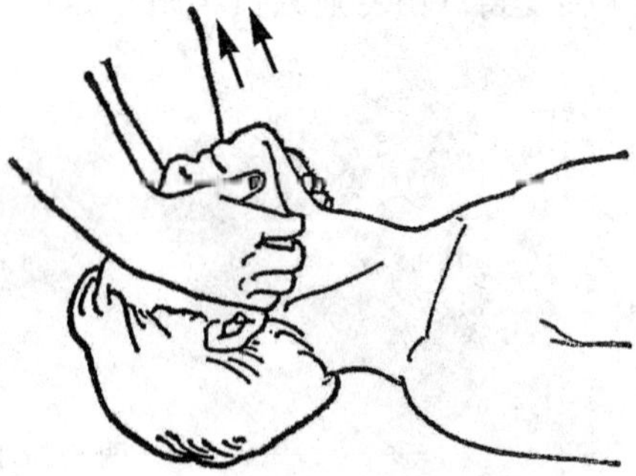

图 5-3 托颌法

仰头抬颏法：急救者应位于患者的一侧进行操作，一只手的掌根部置于患者额部向下压，另一只手的拇指和食指捏住患者下颏向上抬，使头部尽可能的后仰，然后拇指进行开口以达到开放气道的目的。

托颌法：急救者应位于患者的头位，用双手的四指抓住患者下颌骨尽可能上抬，使头部后仰，然后用拇指进行开口。对于颈椎损伤的患者，应首先用颈椎固定带进行固定。

无论哪一种开放气道的方法，目的是保持呼吸道通畅，需注意：①尽可能保持口轴、咽轴和喉轴为一条直线；②在实施开放气道之前，务必将口腔内的分泌物、假牙、异物等清理干净；③动作应轻柔，避免暴力，尤其对头部和颈部受伤的患者。

2. 检查呼吸（图 5-4）　在保持气道开放的前提下，施救者将耳部贴近患者的口鼻部，面部朝向患者的胸部，用眼睛观察患者的胸廓有无起伏，耳朵听患者有无气流呼出的声音，面部去感觉有无气流呼出的感觉，以判断患者有无呼吸。判断呼吸时注意事项：①检查呼吸的时间应<10 s；②如果在施救过程中，施救者无法明确患者是否仍然存在呼吸，请给予两次人工呼吸；③非专业人员如果不会或不愿意做人工口对口呼吸，请立刻开始胸外心脏按压。

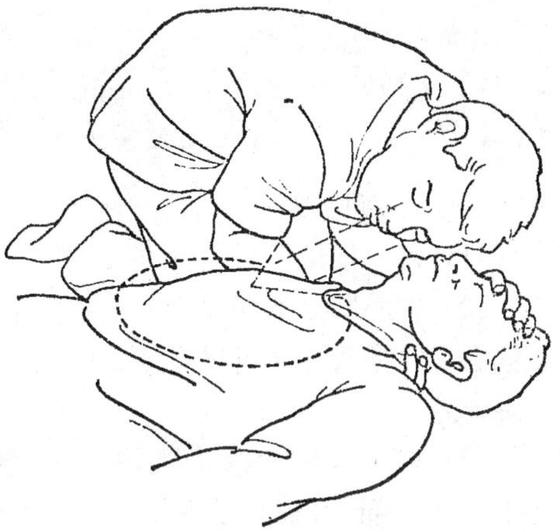

图 5-4　判断呼吸

（四）人工呼吸（artificial breathing）

心肺复苏中人工呼吸的目的是维持患者有效的氧合。

1. 人工呼吸方法　包括口对口人工呼吸、口对鼻人工呼吸、口对口鼻人工呼吸、口对导管（如气管插管、气管切开导管等）及球囊面罩人工呼吸。

（1）口对口人工呼吸：在保证开放气道的前提下，急救者用按压于前额的手的食指和拇指捏住患者的鼻翼，用口将患者的口完全包住，形成密封状，进行吹气。

（2）口对鼻人工呼吸：如果无法进行口对口人工呼吸，则推荐使用口对鼻人工通气。施救者应用托于下颏的手将患者的口闭合，用口完全包住患者鼻孔进行吹气。

（3）口对口鼻人工呼吸：主要用于儿童。在保持开放气道条件下，急救者用口包住患儿口鼻吹气。

（4）口对导管人工呼吸：当患者带有气管插管、气管切开导管，可直接对导管吹气；若有带导管的面罩，可将面罩罩于患者口鼻，通过面罩上带的导管进行吹气。

（5）球囊面罩人工呼吸：由两名经过培训的救助者来实施球囊面罩人工呼吸是最有效的。一人通过托颌法进行开放气道，扣紧面罩，同时另一人挤压球囊（1～2 L），注意同时观察患者有无胸廓的起伏。在临床工作中，球囊面罩通气应是每一位医务人员熟练掌握的临床技能，每一位医师几乎都有可能碰到心搏呼吸骤停的情况，掌握此项技能，一方面可以避免医务人员和患者之间的交叉感染，另一方面可以提供患者有效的通气，为后来的气管插管赢取更多的时间和机会。在实施球囊面罩通气应当注意：①面罩尽可能和面颊贴紧、密闭；②挤压呼吸囊一定要有胸廓隆起，若无隆起说明气体不进入呼吸道，即此种人工呼吸无效，应尽快改用其他方法；③如用 1 L 的成人球囊，建议每次挤压球囊的 2/3 以上（约 700～1000 ml），如用 2 L 的成人球囊，建议每次挤压球囊的 1/3～1/2 即可满足患者的胸廓起伏；④在挤压球囊的过程中，应注意挤压时快，放松时慢。尽可能符合吸呼比 1∶1.5～2；⑤如患者心搏停止，有自主呼吸，挤压尽可能与患者的呼吸同步；⑥如没有氧源的情况下，可将储氧袋卸下；⑦如氧源充足，尽可能保证供氧流量为 10～12 L/min，最低不能<10 L/min。

指点迷津

在临床工作中，有相当一部分患者首先出现呼吸衰竭或呼吸停止，此时，患者心搏尚存，可采用球囊面罩通气保持患者的通气功能，等待专业人员或有经验的医师进行气管插管。

2. 人工呼吸要点

(1) 每周期给予缓慢吹气 2 次，每次>1 s，以使患者胸廓起伏为标准。

(2) 在心肺复苏期间，人工呼吸的潮气量在 700～1000 ml 即可满足人体基本需要。若原插有气管插管，通过气管插管的人工呼吸潮气量 500～600 ml 即可（因减少了上呼吸道的生理死腔）。

(3) 如果未建立人工气道，人工呼吸：成人 10～12 次/分，<8 岁 15 次/分，婴儿 20 次/分。若已经建立了人工气道，人工呼吸为 8～10 次/分。

3. 人工呼吸的注意事项：①始终保持呼吸道的通畅；②避免大潮气量用力快速人工呼吸；③需要注意的是对于有自主循环的患者，人工呼吸维持在 10～12 次/分，大致每 5～6 s 给予一次人工通气，约 2 min 重新检查脉搏。

（五）检查大动脉搏动

在心肺复苏中，往往没有时间允许我们去听患者的心音，此时大都选择检查患者颈动脉和股动脉的搏动来判断患者是否有脉搏。颈动脉暴露充分，是检查脉搏的首选部位。一般>1 岁包括成人检查颈动脉，<1 岁者可检查肱动脉。而非专业人士检查颈动脉容易出错，因此，他们无须检查颈动脉，只凭患者无反应、不动、无呼吸或微弱呼吸作出心搏是否骤停的判断。

在检查颈动脉搏动时，急救者首先将食指或中指置于喉结上（骨性标志），然后向左或向右划移 2～3 cm 进行判断。检查时间<10 s。

（六）胸外按压

1. 心前区捶击　在进行胸外心脏按压之前，一旦肯定心搏骤停，可立即进行心前区捶击。可通过机械-电转换而产生低能电流（5～15WS），可起到终止心室纤颤、无脉性室性心动过速等异位节律的作用，但对心室停搏或全心停搏无效。也不具有胸外心脏按压那样的推动血流的作用。故心前区捶击只作 1～2 次，不花太多时间，以免影响心肺复苏。方法：急救者右手握空心拳，在距离 20 cm 处以小鱼际肌朝向胸骨下段捶击 1～2 次，力度中等，然后观察心电图，无效立即实行胸外心脏按压。注意：①捶击不可反复进行；②捶击用力不可过猛；③婴幼儿禁用。

2. 胸外按压　在心肺复苏中，我们是通过胸外按压来建立起患者的人工循环的，人工循环是否能满足患者的机体需要主要取决于是否得到有效的胸外按压。有效的胸外按压能够产生大约 60～80 mmHg 的收缩压，即按压出现颈动脉搏动（另一人触颈动脉），尽管胸外按压所产生的血流量很少，但对于脑和心脏等重要器官基本功能的维持至关重要。尤其对于某些心室纤颤（细颤）患者，在电击前进行胸外按压非常必要。在心肺复苏的过程当中，起到了决定性作用。这里主要介绍闭式胸外按压术。

(1) 胸外按压的部位：胸外按压的部位选择胸骨中下 1/3 段作为按压部位。根据《2005

年国际心肺复苏指南》推荐选择乳头连线和胸骨的交界处，但在临床工作当中，对年轻人，此种定位方法不会出现偏差，但如果碰到老年乳房下垂女性或者本身有胸廓疾病的患者，此种定位方法可能会出现较大的偏差。故推荐快速胸部定位法（图 5-5）：将一手的食指和中指并拢沿着患者肋弓（骨性标志）向上划移，至剑突后，中指的下缘对着肋骨胸骨交点下缘，食指的上缘即胸外按压部位。

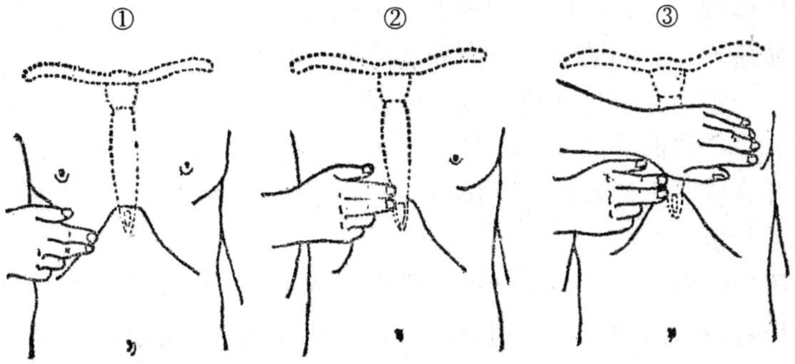

图 5-5　确定心脏按压位置

（2）胸外按压的操作方法（图 5-6）：①患者处于仰卧位，平躺在硬板床或者硬地面上，施救者在患者一侧；②选好胸外按压的部位后，一手的掌根部置于按压部位，另一只手与其重叠，十指交叉抬起。手掌根在按压的过程当中，不能离开胸壁；＞3 岁儿童单手按压；＜3 岁婴幼儿用双手指或拇指按压；③双手臂绷直，身体前倾，与患者身体平面垂直；④以髋关节为支点，以上身的力量垂直向下按压；⑤按压的深度，以产生颈动脉搏动为度，一般成人按压深度为 4～5 cm，1～8 岁为 2.5～4.0 cm，＜1 岁为 1.5～2.5 cm；⑥按压的频率为 100 次/分；⑦胸外按压和人工呼吸的比例为 30∶2（成人不分单人和双人都是 30∶2，而儿童、婴幼儿单人施救为 30∶2，双人施救则为 15∶2）。

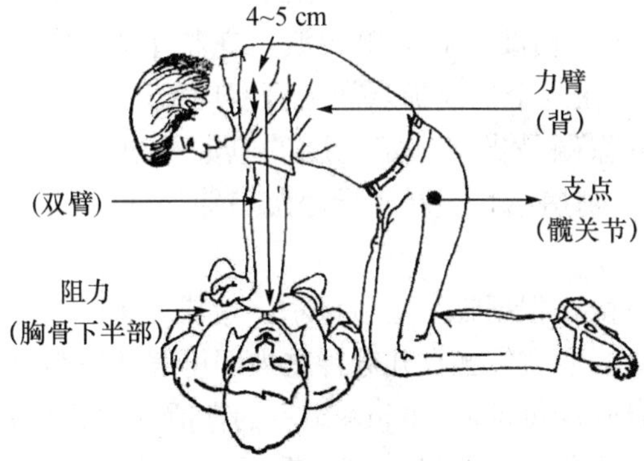

图 5-6　胸外心脏按压

（3）胸外按压操作过程中的要点：在胸外按压过程当中，掌握了操作方法，但操作过程中需要记住“有效、平稳、规律、不间断”的要点。①有效：按压时一定要有颈动脉搏动，否则无效；②平稳：是指按压用力要均匀，不能时快时慢，按压深度保持一致。另外在按压过程中，每次按压在释放时是否能够保持胸壁完全回复是很重要的，胸壁未完全回复就预示着患者回心血量的不足，会导致下次按压过程中的搏出量减少；③规律：是指在按压过程中按压与放松时间相等；④不间断：指按压的不间断性，在《2005年国际心肺复苏指南》中被提到了很高的地位，尽可能地保证胸外按压的不间断性是CPR成功的重要因素之一。根据《2005年国际心肺复苏指南》，建议当2人以上的施救者进行CPR时，应交替做CPR轮换操作，以免按压者疲劳使按压的质量和频率降低，轮换时要求动作要快，最好<5 s，减少中断按压的时间。

（4）胸外按压过程的常见错误：①双手交叉式按压。②冲击式按压，当施救者进行冲击式按压时，很容易造成患者的肋骨骨折而导致其他的并发症发生。③双臂未绷直，以双上肢的力量进行下压，一方面会容易造成施救者的疲劳，另一方面可能达不到胸外按压的效果。④胸壁未完全释放，导致循环的血量不足。⑤按压过程中，掌根离开胸壁和十指贴于胸壁进行按压。掌根离开胸壁，会导致按压部位可能出现偏差而导致错误的按压；十指贴于胸壁进行按压易造成肋骨骨折。

（5）胸外按压的并发症：①肋骨骨折，是胸外按压的最常见的并发症，往往见于按压手法的不正确或者患者较为消瘦，按压用力过猛等因素造成。②心脏破裂或心包破裂，较大的外力导致患者胸廓的骨折有可能损伤患者的心脏和造成心包的破裂。③气胸和纵隔气肿，也是较常见的并发症，往往发生于肋骨骨折之后。

目前，随着胸外按压技术的研究进展，对于胸外按压的技术也越趋于成熟，同时产生了很多较为新的胸外按压的方法，其中包括高频率胸外心脏按压、插入式腹部按压、胸腹联合按压等按压技术。

（七）电除颤

电除颤（defibrillation）的历史要追溯到18世纪，当时人们应用一个莱顿瓶产生直流电进行电击。1775年，Abildgard将一只鸡电死，重复电击后这只鸡又复活了，20世纪50年代中期，经胸除颤被首次应用于临床，Zoll发明了交流电除颤。几年以后，Lown在一些重要领域对Zoll的除颤仪进行了改进，发明了直流电除颤器。除颤器包括两个部分：①决定是否需要对患者进行除颤的机械装置；②快速电击的装置。发出的电击叫做波形。临床上最常用的两种波形是单相波和双相波。对于单相波，在整个电击过程中每个电极板的极性不变。对于双向波，除颤电流在两个电极板之间进行双向流动。

1. 电除颤的概念　电除颤是指将一定强度的电流通过心脏，使全部心肌在瞬间除极，然后由心脏自律性最高点（窦房结）重新主导心脏节律而恢复正常心律的方法。

2. 适应证

（1）心室扑动与心室纤颤：根据临床资料显示，造成心搏骤停最常见类型就是心室纤颤，如果不进行积极有效的处理，心室纤颤在几分钟之内即可表现为心搏停搏。电除颤是针对心室纤颤最有效的治疗措施。且除颤每延迟1 min，患者的存活率即下降7%～10%。但心室纤颤根据颤动波振幅大小分为粗颤与细颤，颤动波平均振幅>0.5mV为粗颤，<0.5mV为细颤。粗颤电击除颤效果好，而细颤则多无效。因此，只有心室扑动与粗颤型心室纤颤才是立即除颤的指征。细颤需要继续CPR、静脉注射肾上腺素，待细颤转为粗颤，再行除颤。

（2）无脉性室速：室性心动过速的频率极快，伴有血流动力学障碍或心室完全丧失射血功能。部分患者可很快发展为心室纤颤。

3. 电除颤的操作步骤

（1）物品准备：检查除颤仪是否运行良好，暴露患者的胸部，清除异物，确保环境安全，避开氧源。

（2）开启电源。

（3）确定除颤仪处于非同步状态。

（4）选择能量：对于不同的除颤仪选择不同的能量，根据《2005 国际心肺复苏指南》的推荐，对于单相波除颤仪首选能量为 360J，对于双相波除颤仪首选能量为 150～200J；儿童为 2J/kg。

（5）电极板涂导电胶并放置于正确的位置；一般进行心肺复苏时，患者处于仰卧位，正常解剖关系的情况下，将电极板的一块至于右侧锁骨下区域，另一块电极板至于心尖区域。

（6）充电。

（7）确定患者与周围的人无接触，周围的人与病床无接触，避免电击伤。

（8）双手同时按电扭：放电除颤。

4. 电除颤注意事项　①在电除颤的过程中，务必确定患者与旁人无任何接触，注意施救者脚下有无水，以免电击伤。②注意使患者胸壁保持清洁干燥。③确定除颤仪的机型和除颤时的非同步状态。④除颤 1 次后立即进行 5 组 CPR，确保胸外按压的不间断性。

（八）判断复苏效果

通常经过 5 组 CPR，大约 2 min，需要判断复苏效果，评估患者的状况，如果仍然不成功，需要再次进行心肺复苏，过 5 个周期再重新判断。复苏成功主要从以下个方面进行判断，但最主要的是自主循环功能恢复。现场心肺复苏的抢救成功的标准如下：

（1）患者的心跳恢复，颈动脉搏动有力。

（2）患者的自主呼吸恢复。

（3）患者的面色由发绀变为红润。

（4）患者的瞳孔由散大变为缩小。

（5）神志障碍减轻。复苏越早神志恢复越快，相反，复苏越晚神志恢复越慢。

第三节　高级生命支持

高级生命支持（ALS）是在进行基础生命支持的基础上，通常是由专业人员到达现场或将患者转运至医院后进行的进一步支持生命的医疗措施。其主要包括对患者气道的管理、进行高级心血管的管理、心肺复苏过程中的监护以及静脉给予药物治疗等几个方面。ALS 也是在心肺复苏“生存链”中重要的一个环节，提倡的也是早期进行，越早进行，对患者预后也就愈好。

一、气道控制和通气支持

（一）气道控制

当急救人员到达现场或进医院开始进行 ALS 时，面对一个无意识的心肺复苏者，应采取积极措施对气道进行通气，目的是为了保证患者的氧合和促进二氧化碳排出体外。

需要指出的是，在心肺复苏过程中，由心室纤颤所造成的心搏骤停，在最初几分钟，胸外按压比人工通气更为重要，不要为了建立人工气道而忽视了胸外按压。而对溺水或药物过量等疾病所引起的呼吸骤停患者，胸外按压和有效的人工通气同等重要，因为此类患者在心搏停止之前即存在严重的低氧血症。此时需要积极的进行高级的呼吸支持。

常用的高级的气道支持除前面讲述的球囊面罩通气法以外，目前较为常用的是建立高级人工气道。常用的方法包括气管插管术、喉罩通气方法（laryngeal mask airway，LMA）、食管气道联合插管术（esophageal-tracheal combitube，ETC）。

1. 气管内插管术　可以保证气道开放，便于吸痰，输送高浓度的氧，提供备选的药物途径，输送已经稳定的潮气量，避免误吸。在心肺复苏过程当中，插管的时间应尽可能的缩短，应在插管前做好困难气道评估，若碰到困难气道，则不应因气管插管而中断胸外按压。

2. 喉罩通气方法（LMA）　是一种新型的通气方法，与面罩通气的方法相比，喉罩气道提供了一种更为安全和可靠的通气方式。具有操作简单、快速、方便、易懂、易学的特点。这种通气支持，对于困难气道的患者可以采用。若经过 3～5 次气管内插管未成功者均可采用 LMA。

3. 食管气道联合插管术（ETC）　可以隔离气道，减少误吸的风险以及提供可靠的通气，此与气管内插管有着相同的优点，其另一大优点是此项技术便于培训易于掌握。对于困难气道的患者，在心肺复苏过程中的急救时的气道管理是可以接受的。其缺点是无法保证气道的畅通。

（二）通气支持

所有进行高级生命支持的患者在建立高级人工气道之后，均应进行积极的通气支持，如应用机械通气。条件差时可以采用简易呼吸气囊进行人工挤压通气。确保 PaO_2＞60 mmHg。

二、心肺复苏过程中的监测

到目前为止，尚缺乏有效的临床标准去评估 CPR 的有效性。下面介绍几种判断指标对心肺复苏的判断尚有一定的效果。目前仅用于试验研究。

（一）血流动力学监测指标

1. 冠状动脉灌注压（coronary perfusion pressure，CPP）　是指主动脉舒张压和右房舒张压之差。在心肺复苏过程中，CPP 和心脏的血流有密切的关系，临床和试验研究均证实，当 CPP≥15 mmHg 时，预示着自主循环的恢复。由于 CPP 是一种有创监测，目前很少应用于 ICU 以外的临床环境。

2. 脉搏　每次胸外按压能触及患者的颈动脉搏动提示按压有效，若不按压时也能触及颈动脉搏动提示心搏已恢复。

（二）呼吸功能监测指标

1. 动脉血气分析　在心搏骤停期间，进行动脉血气监测虽然并不能反映组织缺氧、高碳酸血症和组织性酸中毒的严重性，但在心跳恢复后的血气监测则有价值，其目的是通过观察动脉血气分析的变化及时发现某些潜在的危险因素和调整某些治疗措施。心跳恢复的第一个 24 h，应每 4～6 h 监测一次血气分析。

2. 监测呼吸末二氧化碳分压（end-tidal CO_2，$ETCO_2$）　$ETCO_2$ 是在心肺复苏的过程中一种安全有效的心输出量无创监测指标，同时在气管插管的患者，也可以预示患者自主循环恢复。根据大样本的临床实验证实，当 $ETCO_2$＜10 mmHg，往往提示预后不良。所以，在心肺复苏患者中，进行持续性或间断性监测 $ETCO_2$ 为气管插管患者提供了保证。

三、心肺复苏过程中的药物治疗

在心肺复苏的 ALS 中，药物的使用也是一个非常关键的环节，在心肺复苏过程中起到了重要的作用，能促进脑部和心脏的血流供应。目前可使用的药物较多，本章节主要介绍几种常用药物与用法。

1. 肾上腺素 肾上腺素是一种 α 肾上腺素受体的激动剂，适用于所有的心搏呼吸骤停的类型。心肺复苏中可增加冠状动脉和脑的灌注压，能够促进机体自主循环的恢复，但现在其合理的剂量仍不确定，目前推荐的剂量是 1 mg，每 3～5 min 经过静脉或经骨髓途径注射，在急诊抢救过程当中，经骨髓途径往往很难快速建立，首选经静脉途径注射。

2. 阿托品 是一种抗胆碱能类药物，具有减少胆碱能神经分泌的作用，主要用于迷走神经兴奋所致的窦房阻滞、房室阻滞等缓慢性心律失常。心搏骤停时的推荐剂量为 1 mg 静脉注射，每 3～5 min 一次，总量应＜3 mg。

3. 胺碘酮 是Ⅲ类抗心律失常药物，主要适用于心搏呼吸骤停中心室纤颤和其他药物治疗无效的室上性心动过速或室性心动过速，尤其是伴心力衰竭的快速性心律失常，推荐使用剂量是首次剂量为 300 mg 静脉注射，必要时再次给予 150 mg。

4. 多巴胺 在心肺复苏中，多巴胺主要用于治疗低血压，尤其是有症状的心动过缓或自主循环恢复后的低血压，是作为心肺复苏后治疗低血压的首选药物。其既能作用于心脏的 β 受体，也能作用于血管的 α 受体，通常使用剂量是 10～20 μg/(kg · min)，具体需要根据患者当时的血压调整，在这里需要指出，我们需要维持患者的血压水平应基于患者的平时血压，而不能以教科书中标准进行简单套用。需要个体化的进行调整。

5. 碳酸氢钠 主要适用于在心搏呼吸骤停前已存在代谢性酸中毒、高钾血症、三环类抗抑郁药中毒的患者和心肺复苏时间较长的患者，不作为心肺复苏初始的一线用药。维持酸碱平衡可以改善脑功能和心脏功能的恢复，因此纠正代谢性酸中毒，降低组织中的二氧化碳和乳酸的含量可以改善组织灌注和通气，心脏停搏后出现酸中毒只要维持足够的通气和再灌注就可以缓解，不必补充碱，如恢复了冠状动脉和脑的灌注，仍旧存在酸中毒，可以静脉滴注碳酸氢钠治疗。其初始剂量为 1 mmol/kg，使用时应注意查患者的血气分析并及时调整用量，以防止出现医源性碱中毒。

四、脑复苏

脑复苏（cerebral resuscitation，CR）是指心搏呼吸骤停后缺氧缺血性脑损害的防治。是心肺脑复苏（CPCR）的一个不可忽视的内容。决定着心肺复苏后患者的生存质量和预后。

1970 年，Peter Safar 第一次提出了脑复苏的概念，引起了广泛的关注，且越来越受到专家和学者的重视，均注意到神经细胞在心搏骤停 4～6 min 后会出现不可逆性的损害，而导致脑细胞的死亡。尽管近些年心肺复苏的技术得到突飞猛进的发展，心肺复苏的成功率不断提高，但神经系统的复苏始终是医学上难以解决的一大难题，很多患者由于脑复苏的不成功而导致生存质量下降。

（一）脑的正常生理和脑缺血缺氧的病理生理机制

1. 脑的正常生理 正常情况下，平均动脉压在较大范围内，脑的自我调节功能使脑血流保证在 50 ml/100 g，尽管脑灌注压不断变化，脑血流也可以维持正常，在安静状态下，脑血流约为 750 ml/min。同时，脑组织的代谢水平很高，虽然占体重的 2%左右，但却消耗机体 20%的氧和 25%的葡萄糖。

2. 脑缺血缺氧的病理生理

（1）当心搏骤停，心脏射血功能完全丧失，造成脑血流的完全或严重中断是造成脑部缺血缺氧损害的直接因素。当平均动脉压＜50～60 mmHg 时，脑血流即开始下降，平均动脉压越低，脑血流下降越明显，脑血流的减少导致脑细胞的能量代谢障碍而触发一系列的级联反应，最终导致脑细胞损害，甚至死亡。此期持续大约 2～12 h，是脑缺血缺氧性损伤的最重要阶段。

（2）再灌注性损伤：当心肺复苏成功，脑部血流逐步恢复后，又会造成再灌注性损伤，其中，细胞内 Ca^{2+} 超载和自由基损伤仍然是脑缺血缺氧的重要机制，其中还包括再灌注后释放一氧化氮（NO）增加，释放兴奋性氨基酸、蛋白激酶和基因激活等多种可能的机制导致脑部缺血缺氧进一步加重。此期大约持续 48～72 h，会出现易损神经元的严重的结构损伤。

（3）脑水肿：脑缺血性水肿是由细胞肿胀和血管源性水肿引起。尽管心脏停搏恢复后颅内压保持正常，但在缺血细胞性水肿中由于 ATP 缺乏液体由细胞外进入细胞内，电解质的转移发生较早，导致细胞性水肿，血管源性水肿在缺血再灌注中可能稍后才发生。若脑水肿不治疗，结果会导致颅内压增高，颅内压升高又会导致脑组织压缩，脑灌注压降低、脑血流灌注受损，而引起脑损伤。

（4）脑细胞的凋亡和坏死：在脑复苏过程当中，脑细胞可能由于脑缺血缺氧的各种机制导致脑细胞的凋亡和坏死，最终导致神经功能的不可逆性损害。

（二）脑复苏方法

脑复苏是一项综合性治疗，从心肺复苏一开始即应开始脑复苏，要积极采取心肺复苏的手段保证自主循环的恢复，以保证患者脑组织灌注压，减少脑缺血时间，减少脑无血流或低血流的现象。同时在高级生命支持和复苏后生命支持阶段，也应该进行积极的脑复苏。因此，脑复苏应贯穿整个心肺脑复苏全过程。

1. 维持有效的脑灌注压　一般要求复苏后收缩压应＞100 mmHg，以保证脑组织足够的血液供应。

2. 维持较稳定的动脉血氧分压　采取有效的人工通气，以确保 PaO_2＞60 mmHg，以保证脑组织足够的血氧供应。

3. 亚低温治疗　亚低温被认为是抑制脑代谢活动的有效方法，可以保存 ATP，增加葡萄糖的利用，减少细胞内 Ca^{2+} 超载、自由基、一氧化氮（NO）、兴奋性氨基酸的释放，降低颅内压，降低氧耗等。

低温分为轻度低温 33～35℃、中度低温 28～32℃、深度低温 17～27℃、超深度低温≤16℃；其中轻度和中度低温（28～35℃）统称为亚低温。

2003 年国际复苏学联络委员会（ILCOR）声明：院外心搏呼吸骤停或初始心律为心室纤颤的意识丧失成人应给予 32～34℃的低温治疗 12～24 h。亚低温持续时间依患者情况而定，一般主张亚低温治疗 2～5 天，直至患者听觉恢复为止。

4. 控制脑水肿　缺血缺氧性脑水肿多在心搏呼吸停止后数小时发生，在 48～72 h 达到高峰，心肺复苏后脑水肿的持续时间较长。一般首选 20％甘露醇为控制脑水肿、降低颅内压。也可用甘油果糖注射液，配合使用糖皮质激素治疗。

5. 其他药物治疗　可使用清除氧自由基的药物如依达拉奉、大剂量维生素 C 等；钙离子拮抗剂如尼莫地平；以及其他维持脑细胞活性药物如辅酶 A、细胞色素 C、多种维生素、ATP 及脑活素等。

6. 高压氧治疗　高压氧治疗目前对于全脑缺血缺氧性损害的疗效是确切的。但对于脑复苏尚无大规模循证证据，如有条件的高压氧舱内实施脑复苏，有可能取得好的效果。

（三）脑复苏预后

按照 Glassgow-Pitsburg 评分标准，将心肺复苏后患者脑复苏转归分为 5 级：1 级：脑和机体的功能均良好；2 级：轻度脑和机体功能残疾；3 级：中度脑和机体功能残疾；4 级：持续性植物状态；5 级：脑死亡。

脑复苏的预后，由于临床表现呈多样化，又没有特定的标准进行评估，故主要介绍持续性植物状态和脑死亡。

持续性植物状态：目前全世界没有统一的诊断标准，但多数认为具备以下特点超过 1 月可称为持续性植物状态：①丘脑下部和脑干的功能基本保存，有自主呼吸和血压；②无意识活动，认知功能丧失，不能执行指令；③有睡眠-觉醒周期；能自动睁眼和刺激下睁眼；有无目的性的眼球跟踪运动。

脑死亡：目前较为公认的世界卫生组织（WHO）的诊断标准为：①呈深昏迷状态，对外界刺激无任何反应；②无反射活动（包括浅反射和深反射）；③无自主呼吸；④脑电图长时间呈静息状态。

第四节　复苏后生命支持

经过基础生命支持（BLS）和高级生命支持（ALS）之后，往往心肺复苏的患者均需转入重症监护室进一步实施复苏后的生命支持，它是高级生命支持的一种延续，主要是改善恢复自主循环后的血流动力学和多个脏器功能状态，促进病情恢复，降低病死率。

一、复苏后生命支持的治疗目标

1. 确保心肺功能的稳定和各个系统与脏器的灌注，尤其是脑血流灌注。
2. 将心肺复苏后的患者由院外或普通病房转入重症监护室进一步治疗，防止并发症。
3. 尽可能找到导致心搏呼吸骤停的原因。
4. 控制危险因素，预防再次发生心搏呼吸骤停。
5. 提供长期的有关提高生存率和神经功能恢复的治疗。

复苏后生命支持期间，在自主循环恢复以后，患者的病死率仍很高，所以应该确保：①血流动力学、呼吸功能和中枢神经功能的支持；②寻找和治疗猝死的可逆性病因，通过 6 个“H”和 6 个“T”寻找原因；③监测体温并使体温保持正常，同时注意保持患者内环境与代谢的稳定。

二、器官功能的评估和支持

当自主循环功能恢复以后，通常患者仍然保持昏迷或有轻度的意识，此时进行血流动力学、呼吸系统和中枢神经系统的支持非常重要。

（一）血液动力学的评估和支持

血流动力学不稳定主要的原因是由于心律、心率、动脉血压和动脉灌注不足。

1. 复苏后应对患者进行心电图、血电解质、心肌坏死标记物、凝血功能检查，尤其应在自主循环恢复的 24 h 内对患者进行心脏超声检查。

2. 准确的血流动力学监测非常必要。包括监测尿量、无创血压、有创血压、中心静脉压，对于持续休克的患者可以采用更为先进的监测技术如漂浮导管监测、热稀释法监测血流动力学。

3. 根据患者血流动力学监测，可以给予容量复苏或应用血管活性药物，以保证患者血流动力学的稳定。

（二）呼吸功能的评估和支持

如自主呼吸微弱或消失，需要给予高浓度氧气，甚至需要机械通气治疗。

1. 对于复苏后进行气管插管的患者，均应在第一时间拍胸片以确认气管插管的深度，以及评估患者肺部的情况。

2. 应将血气分析列为常规性检查。一方面评估患者内环境状况，另一方面可以根据血气的变化调节呼吸机参数。

3. 应保持“允许性的高碳酸血症”。目前已经证实的是持续低的二氧化碳分压会使脑血流下降，产生颅内高压，加重脑缺血。所以，将二氧化碳分压保持正常或稍高的水平是理想的状态。

4. 以减少躁动引起耗氧量增加，需要对躁动的患者进行充分镇静，必要时可使用神经肌肉肌松剂。

5. 对长期需要进行机械通气的患者，要注意预治肺部感染。因为，临床上常见患者急性脑部缺血缺氧期过后，肺部感染是最常见的并发症和致死原因。

（三）中枢神经功能的评估和支持

心肺脑复苏的主要目标是使患者恢复大脑的健康和完好的功能。所以复苏后，患者中枢神经系统的恢复直接关系到患者预后，应积极进行监测和治疗。

1. 维持患者平均动脉压，以保证患者的脑灌注压。

2. 控制抽搐和高热，因为复苏后往往由于脑部的缺血缺氧而导致患者抽搐和高热的发生，会增加脑部耗氧量，应及时有效地控制抽搐和高热。

三、积极防治并发症

1. 血糖的控制　心搏呼吸骤停患者多有血糖增高，有的有糖尿病基础。有资料显示：高血糖与神经功能降低有强烈的相关性。将血糖控制在＜8.3 mmol/L，有利于脑功能的恢复。

2. 脓毒症　脓毒症是自主循环功能恢复后的致命并发症，其发生与多器官缺血损伤和微循环障碍相关。如病情进展至严重的脓毒症或脓毒性休克阶段，其病死率急剧升高。降低病死率的关键在于脓毒症的早期识别、早期治疗：如保护性通气策略、保护内皮细胞功能、早期使用有效抗生素等。

3. 营养不良　是复苏后患者中晚期多见的并发症，多由早期未进行合理的营养治疗而造成。在复苏的血流动力学不稳定期间，不建议给予积极的营养支持，待患者血液动力学稳定后，应给予积极的肠内和肠外联合营养支持，如果肠道功能允许，尽快转为完全的肠内营养。

4. 注意观察有无其他脏器和系统的功能不全，并加以防治。

5. 预后因素　目前发现5个临床征象强烈预示死亡或神经功能预后很差。于自主循环恢复24 h后检查患者，当患者具备5项预测指标中的4项时，提示预后很差：①24 h无角膜反射；②24 h无瞳孔反射；③24 h对疼痛的刺激无躲避反应；④24 h无运动反应；⑤72 h无运动反应。

小结

1. 学习重点：心搏呼吸骤停的诊断、基本生命支持及脑复苏。
2. 学习难点：脑复苏、心搏呼吸骤停的高级生命支持及复苏后生命支持。

思考题

一、名词解释

1. 心脏性猝死　2. 心搏呼吸骤停　3. 心肺脑复苏　4. 脑复苏

二、填空题

1. 心搏呼吸骤停时的心电图表现分为__________、__________、__________三种。

2. 成人基本生命支持中A代表__________、B代表__________、C代表__________、D代表__________。

3. 当未建立人工气道时，成人人工呼吸频率为________次/分。当已经建立人工气道时，人工呼吸频率为__________次/分。

4. 电除颤时，单相波电除颤仪首选的能量为____J；双相波电除颤仪首选的能量为____J。

5. 成人胸外按压时，深度为______，频率为______。

三、选择题

1. 心肺复苏中，胸外按压和人工呼吸的比值为（　　）
   A. 15∶2　B. 15∶1　C. 30∶2
   D. 5∶1　E. 30∶1

2. 成人心肺复苏中，人工呼吸的潮气量为（　　）能满足机体基本需要
   A. 300～400 ml　B. 500～600 ml　C. 700～1000 ml
   D. 800～1200 ml　E. 900～1500 ml

3. 冠状动脉灌注压大于（　　）mmHg，提示自主循环恢复
   A. 5　B. 10　C. 15
   D. 18　E. 25

4. 亚低温是指（　　）
   A. 33～35℃　B. 28～32℃　C. 17～27℃
   D. ≤16℃　E. 28～35℃

5. 导致心搏骤停病因，在心血管疾病中以下哪种占首位（　　）
   A. 肥厚型心肌病　B. 二尖瓣脱垂　C. 病毒性心肌炎
   D. 休克　E. 冠状动脉粥样硬化性心脏病

6. 心搏骤停的主要诊断标准下列正确的是（　　）
   A. 突发意识丧失，伴呼吸停止
   B. 突发意识丧失，伴大动脉搏动消失
   C. 突发呼吸停止，瞳孔散大
   D. 突发意识丧失，面色苍白

E. 发绀

7. 根据心脏活动情况及心电图表现，以下哪项不属于心搏骤停的表现（　　）

A. 心室纤颤　　B. 心房颤动　　C. 心室停搏

D. 心电机械分离　　E. 全心停搏

8. 当一个人突然晕倒在地，以下哪项做法不妥（　　）

A. 必须快速判断现场是否安全

B. 采取“轻拍重喊”判断患者是否有意识

C. 患者的头部或颈部有明确外伤或有可疑外伤，决不能摇其头部

D. 一旦患者神志不清，应尽快搬动患者并送至医院

E. 置于硬地板上复苏

9. 当人晕倒在地呈俯卧或侧卧时，应将其翻转成仰卧位，以下步骤哪项不对（　　）

A. 救护者位于患者一侧，先将患者的双上肢放置于身体两侧

B. 将患者远离救护者侧的小腿放在近端小腿上，两腿交叉

C. 一手托住患者头后颈部，另一手托住患者远离救护者侧的腋下或胯部

D. 使患者头、颈、肩、躯干呈一整体向救护者翻转并将双上肢放在身体两侧

E. 翻转时动作轻柔

10. 有关开放呼吸道，以下哪项错误（　　）

A. 开放呼吸道以保障呼吸道通畅是心肺脑复苏的关键

B. 无颈椎损伤患者，可用压额抬颏法

C. 下颌推前法适用于已存在或疑有颈椎损伤的患者

D. 疑有颈部损伤的患者可用仰头抬颈法

E. 也可使用托颌法

11. 有关人工呼吸，以下哪项说法错误（　　）

A. 对成人口对口吹气每次时间应持续 2 s，以确保患者胸廓起伏

B. 口对鼻人工呼吸法适用于无法经口进行人工呼吸的患者

C. 对怀疑传染患者一定要取到阻隔装置方可进行吹气，以防传染

D. 每次吹气时间约占呼吸周期的 1/3 为宜

E. 每次吹气 700～1000 ml

12. 有关胸外叩击，以下描述错误的是（　　）

A. 针对突发性、非创伤性的心搏骤停患者

B. 要在目击现场即实施

C. 部位在胸骨中、下 1/3 交界处

D. 扣击不可用力过猛

E. 手握空心拳，距胸壁 30 cm 左右高度下捶 2 次以上

13. 胸外按压的正确部位是（　　）

A. 胸骨中、上 1/3 交界处　　B. 胸骨上部

C. 胸骨角　　D. 胸骨中、下 1/3 交界处

E. 剑突

14. 有关胸外按压，下列哪项错误（　　）

A. 按压部位胸骨中、下 1/3 交界处

B. 按压时手掌手指要紧贴患者胸壁
C. 按压深度 4～5 cm，频率 100 次/分
D. 按/松比为 1∶1
E. 新生儿按压 120 次/分

15. 有关心电除颤，下列哪项错误（　　）
A. 为心搏骤停患者除颤应选“同步”模式
B. 除颤越早越易成功
C. 单向除颤能量最高不超过 360 J
D. 电击时，任何人不得接触患者和床
E. 双向除颤能量选择 200 J

16. 脑缺氧耐受阈为（　　）
A. 5～10 s　　B. 5～10 min　　C. 4～6 min
D. 4～6 s　　E. 30 s

17. 关于非同步直流电除颤，不正确的是（　　）
A. 首次能量选用 250 J
B. 最大的除颤能量为 360 J
C. 急性心肌缺血引起的心室纤颤，除颤易于成功
D. 如心室纤颤为细颤，可给予肾上腺素，使之变为粗颤再行电除颤
E. 对除颤无反应的患者，可考虑应用溴苄胺

18. 胸外电除颤时，两电极板应分别置于（　　）
A. 胸骨右缘锁骨下方，胸骨左缘第 2 肋间
B. 胸骨右缘第二肋间，胸骨左缘第 3 肋间
C. 胸骨右缘锁骨下方，左侧乳头外下方
D. 胸骨右缘第 3 肋间，心尖区
E. 心脏前、后

19. 抢救心搏骤停患者进行院内复苏时，静脉首选用药是（　　）
A. 阿托品　　B. 肾上腺素　　C. 去甲肾上腺素
D. 异丙肾上腺素　　E. 多巴胺

20. 人工呼吸的方法，下列哪项是错误的（　　）
A. 首先必须通畅气道
B. 吹气时不要按压胸廓
C. 吹气时捏紧患者鼻孔
D. 首次吹气 2 次
E. 吹气频率成人 8～10 次/分

21. 胸外心脏按压术哪项是错误的（　　）
A. 下压比向上放松的时间长一倍
B. 按压部位在胸骨中、下 1/3 交界处
C. 按压部位的定位先确定胸骨下切迹
D. 按压频率为 100/min
E. 按压与放松时，重叠的掌根不能离开胸骨定位点

22. 关于胸外按压术哪项是错误的（　　）
A. 单人复苏 30∶2　B. 双人复苏 30∶2　C. 按压深度成人 4～5 cm
D. 按压应平稳不能间断　E. 按压部位在胸骨下
23. 判断患者有无脉搏下列哪项是正确的（　　）
A. 同时触摸双侧颈动脉
B. 颈动脉触摸时，不要用力过大
C. 检查时间不得短于 10 s
D. 不能触摸股动脉
E. 颈动脉搏动点在胸锁乳突肌外缘
24. 简易人工呼吸器 1 次可挤压入肺的空气量为（　　）
A. 100～200 ml　B. 300～600 ml　C. 700～1000 ml
D. 1200～1500 ml　E. 1800～2000 ml
25. 心搏骤停时的心电活动 2/3 是（　　）
A. 心室纤颤　B. 心房颤动　C. 心电机械分离
D. 室上性心动过速　E. 室性心动过速
26. 患者心肺复苏后，脑复苏的主要措施是（　　）
A. 维持有效的循环　B. 确保呼吸道通畅　C. 降温和脱水疗法
D. 加强基础护理　E. 治疗原发疾病
27. 成人胸外心脏按压的操作，下列哪项是错误的（　　）
A. 患者仰卧背部垫板
B. 急救者用手掌根部按压
C. 按压部位在患者心尖区
D. 使胸骨下半段及其相邻的软骨下降 4～5 cm
E. 按压要有节律，每分钟 100 次
28. 简单而迅速地确定心搏骤停的指标是（　　）
A. 呼吸停止
B. 血压下降
C. 瞳孔散大
D. 意识消失，无大动脉搏动
E. 呼之不应
29. 判断口对口人工呼吸法是否有效，首先观察（　　）
A. 口唇发绀是否改善　B. 瞳孔是否缩小　C. 吹气时阻力大小
D. 看到患者胸廓升起　E. 剑突下隆起
30. 张某，6 岁，在公园玩耍时不慎溺水窒息，急救的首要步骤是（　　）
A. 加压给氧　B. 挤压简易呼吸器　C. 清除呼吸道异物
D. 肌内注射呼吸兴奋剂　E. 口对口人工呼吸
31. 患儿曹某，家中进食中突发吸气性呼吸困难伴刺激性干咳，最可能的原因是（　　）
A. 哮喘发作　B. 自发性气胸　C. 气管异物
D. 肺水肿　E. 心力衰竭

四、简答题

1. 简述心搏呼吸骤停原因中的 6 个“H”和 6 个“T”。
2. 简述心搏呼吸骤停的诊断标准。
3. 简述胸外按压的操作要点。
4. 简述持续性植物状态和脑死亡的诊断要点。
5. 简述基本生命支持具体步骤。

（新疆医科大学附属第一医院　彭　鹏）

第六章　危重症监护

学习目标

1. 掌握血流动力学、呼吸功能监测、肝肾功能监测、脑功能监测、腹腔内压监测和胃内Phi监测等监测技术。

2. 熟悉重症监护室的收治对象；凝血功能监测及营养状态监测与评价；ICU收治流程与处理原则，监护内容与监护级别。

3. 了解重症监护病房的类型和设置。

第一节　重症监护病房

一、重症监护病房

危重症医学是研究危重患者抢救与监护的一门医学专科，它是急诊医学的重要组织部分。重症监护病房（ICU）作为危重病医学专科的临床基地，是由训练有素的医护人员，运用先进监护设备和急救措施对各种危重症进行全面、系统的监护与治疗的单元。它是医院危重患者和某些手术后高危患者的集中管理单位，也是急诊医疗服务系统的重要组成部分。其患者来自临床各科，也来自急诊科。因此，ICU是医院临床各科室与急诊科的坚强后盾。只要患者的生命体征不稳定、有生命危险就应该送入ICU进行监护治疗。危重症医学的特征决定了ICU对危重患者处理方式：在连续、动态和定量监护的同时，对患者进行积极治疗。处理上既要做到快速而连续，又要准确、精细和全面，以最大限度挽救患者的生命。ICU为危重症患者原发病的治疗创造了条件与机会，使一些原本难以治疗的疾病或难以进行的手术取得成功成为可能。ICU作为一个独立的医疗单元，目前已经成为现代化医院的重要标志。

随着危重病医学的发展，各个专科也成立了相应的重症监护病房。如外科监护病房（surgery intensive care unit，SICU），冠心病监护病房（coronary intensive care unit，CCU），呼吸监护病房（respiratory intensive care unit，RICU），急诊重症监护室（EICU），以及综合性监护病房（MICU）。

二、重症监护病房的设置

重症监护病房作为独立的医疗护理单元，内有监护病床、护士站、供应站、各种监护仪器、治疗仪器和信息中心。监护病床的设置：EICU一般为医院总床位数的1%，MICU一般应>1%，具体设置根据医院危重患者平均数量与医院条件进行设置，有的可达医院总床位数的10%。每个床位应有18～23 m^2 的床旁空间。此外还需要有2～3倍的额外空间安排监护设备和生命支持系统，以支持ICU的运作。人员配备：一般按床位数配备医师与护士，医师：1∶1.5～2，护士：1∶3～3.5。医师护士均需轮流值班。

ICU 装备：①基本固定设备：每个床位均应配置中心供氧、压缩空气和高、低压中心吸引装置，微量输液泵和注射泵。可移动的装备包括呼吸机（包括无创伤呼吸机）、湿化器、心电监测器、心肺复苏装备车，车上备有喉镜、气管插管、各种接头、心室纤颤除颤器、体外起搏器、手动呼吸囊以及急救药品等，还应有呼吸功能监测仪（可监测肺功能的各种参数，如潮气量、肺活量、肺顺应性及吸入和呼出气体量等）、心律及体温监测器、心输出量测定仪和多道血流动力学监测器（可监测中心静脉压、平均动脉压、收缩压、舒张压、肺动脉楔压、左房压等）以及血气分析仪和纤维支气管镜等。②特殊设备：可根据专科 ICU 特点，配置特殊设备。如对急性心肌梗死伴有心源性休克者，或心脏外科术后伴有心功不全者，当药物治疗无效时，均应尽早行主动脉内球囊反搏术，或应用左心辅助循环装置进行辅助循环。RICU 及新生儿加强监护病房可备有体外模式肺氧合装置，有条件时可配备一氧化氮吸入治疗的装置以治疗急性呼吸衰竭。在危重肾病加强监护病房应备有腹膜透析、血液透析和床旁血液净化装置等设备。

ICU 的监护系统：①床旁监护仪：床旁监护仪可直接测量和监视生命指征。常监测的项目有心电图、血压、自主呼吸功能、呼吸机参数、脉搏血氧饱和度（SpO_2）、呼吸末二氧化碳分压、体温以及血流动力学等各项参数，并能对所测得的信号进行一定分析和处理，如显示心率、血压趋势图等数据的图形或波形。②中心监护仪：设有中心站的 ICU，中心监护仪显示各床旁监护仪送来的波形和数字信号，如心电图、呼吸和血压等。当监测的参数超过预置的范围时，可发出中心报警信号。③记录器：记录器记录监护仪（床旁和中心监护仪）所监测的各种波形，既可以手动记录，也可以自动记录，并打印出所需资料。

三、重症监护病房收治对象

ICU 着重监护患者的生命功能，并维持生命的稳定性，收治有生还希望的患者，不收治传染病、精神病和需要长期治疗的慢性患者，尤其是急诊重症监护室（EICU），因涉及多个学科，交叉学科，收治对象更应以急性起病为特点的危重病患者，多以可逆性患者为主。其中包括：

1. 心肺复苏术后的患者　即 CPR 后需要复苏后生命支持的患者。

2. 多器官功能障碍综合征　多器官功能障碍综合征由于各种原因导致多器官的功能不全，往往有急性、序贯性损伤和可逆性损伤的特点，需要 ICU 积极的生命支持和监护。

3. 休克　无论是低血容量性休克、分布性休克、心源性休克、梗阻性休克均需要 ICU 积极的监护和治疗。

4. 呼吸衰竭　无论是急性呼衰、慢性呼衰急性发作、神经肌肉疾病所致的呼衰，均需要 ICU 呼吸监护和通气支持。

5. 致命性的心血管疾病　包括急性心肌梗死，致命性心律失常、急性左心衰竭、肺动脉栓塞、主动脉夹层等，均需要 ICU 积极的血液动力学监护。

6. 单一脏器的急性功能衰竭：包括急性肝功能衰竭、急性肾衰竭及急性的凝血功能障碍等。均需 ICU 的监护与治疗。

7. 急性中毒　各种由于化学性或神经性毒物所造成的重度中毒，如重度的有机磷农药中毒，重度的镇静安眠药中毒、百草枯中毒、毒蛇咬伤等，均需 ICU 的监护与治疗。

8. 严重的创伤　随着目前创伤的发病率不断发生，越来越多的多发伤、联合伤等严重创伤的患者均应进行有效的生命监护与治疗。

9. 大手术后 实施全麻的患者，行移植术后、心脏手术后、大面积烧伤患者等均需要进行生命监护。

10. 致命性症状，诊断不清的患者 如昏迷、胸痛、大咯血、上消化道出血、呼吸困难等诊断不清需要进行生命监护和支持的患者。

11. 其他 包括各种代谢危象；糖尿病酮症酸中毒，糖尿病高渗性昏迷，严重的水、电解质、酸碱平衡紊乱、严重的营养不良等其他合并症。

总之，对于进入重症监护病房的患者应是危及生命的疾病或者是可能危及生命需要进行多系统管理的患者，其中包括血流动力学管理、呼吸功能管理、体液和代谢的管理、肝肾功能的管理、神经系统的管理等诸多方面。

第二节 危重症监护

对进入重症监护病房的危重症进行监护，关键是动态观察患者变化，其目的主要任务是：①对患者病情危重度评估；②连续监测关键参数的变化，即动态观察；③判断患者预后；④提供治疗依据和及时治疗；⑤判断疗效及药物不良反应。

一、ICU 收治流程与处理原则

1. 收治流程 MICU 收治的主要对象来自临床各科住院危重患者，少数来自急诊科危重患者。各科拟转入 ICU 患者时，应当由患者所在科室主管医师提出书面会诊申请或电话申请（紧急时），经 ICU 医师会诊，ICU 医师认为有收治适应证，即可转入 ICU。当患者转到 ICU 后，医师通过对患者的病情评估后，常规下病危通知书，并向患者家属交代病情及可能的预后，以取得理解与配合。

2. 处理原则 患者进入 ICU 后，医护合作对患者进行连续的生命体征监测与各系统器官功能监测，以及相关的治疗。ICU 医师对患者的治疗负主要责任。遇到专科危重患者，对于原发病的治疗：ICU 医师要听取专科医师的意见，并更多地把原发病处理交给专科医师，而 ICU 医师主要负责解决威胁患者生命的主要问题与全身器官功能的监测与功能支持。因此，各专科医师有责任、有义务经常巡视由其专科转入 ICU 的患者，并随时向 ICU 医师提出自己的治疗意见与建议，而 ICU 医师要充分听取专科医师的意见，及时修改与调整诊疗方案。经 ICU 救治后患者稳定后，由 ICU 医师通知相关专科接回患者。任何科室均不得以任何理由拒绝。因为 ICU 床位有限，如压床患者多，势必导致该进 ICU 危重患者失去机会。

二、监护内容与监护级别

1. 监护内容 根据患者病情特点选择各项生命指征与脏器功能监测指标，如心源性休克，应选择心电图、无创血压与有创动脉血压、心率、心律、中心静脉压、肺毛细血管楔压、心排血量、呼吸频率、动脉血气分析、脉搏血气饱和度、尿量、肝肾功能等。监护项目的选择要有针对性，既不能过多，也不能太少。过多易造成患者资金浪费，太少易贻误病情。

2. 监护级别 根据患者病情危重程度决定监护级别。一般将监护级别分三级，危险性大者宜选择一级监护。各级监护的内容如下。

（1）一级监护：①连续监测心电图、监测无创血压与有创血压，每 2 h 监测一次中心静脉压和（或）肺毛细血管楔压，每 8 h 监测一次心排血量。②每小时监测呼吸频率，每 4 h 监测一次动脉血气，连续监测 SpO_2。若用呼吸机应监视潮气量、肺活量、吸入氧浓度与气管内压力等。③监测每小时尿量与尿比重，每 4 h 总结一次体液出入平衡状态。④每 12 h 检查血糖、电解质，每天检查血常规、血肌酐与尿素氮。胸部 X 线根据病情需要做。⑤每 4 h 测体温。

（2）二级监护：①连续监测心电图，每 1～2 h 测无创血压，每 2～4 h 测中心静脉压。②每小时测呼吸频率，每 8 h 测动脉血气，若用呼吸机应监视潮气量、肺活量、吸入氧浓度与气管内压力等。③每 2 h 测尿量与尿比重，每 8 h 总结一次体液出入平衡状态。④每天检查：血常规、尿常规、血糖、电解质、肌酐与尿素氮，胸部 X 线检查根据需要选择。⑤每 8 h测体温。

（3）三级监护：①连续监测心电图，每 1～2 h 测无创血压。②每 1～2 h 测呼吸频率，每天测动脉血气。③每小时测尿量与尿比重，每 24 h 总结一次体液出入平衡状态。④每天检查：血常规、尿常规、血糖、电解质，必要时检查肝肾功能与胸部 X 线。⑤每 8 h 测体温。

以上监护级别应灵活掌握，如病情发生变化，监护级别应随时调整。还需结合病情特征增加或减少监护项目。

第三节 监护技术

一、心血管功能监护

（一）血流动力学监测

1. 心率　危重患者监护中，心率虽是一般监测项目，但却很重要。需要注意的是，在动态观察心率时，需排除由于交感兴奋或迷走兴奋引起的增快和减慢。

（1）监测平均动脉压需要监测心率

平均动脉压（MAP）＝心输出量（CO）×外周阻力（SVR）＝每搏输出量（CI）×心率（HR）×外周阻力（SVR）

（2）计算休克指数需要监测心率

休克指数＝心率/收缩压。当患者休克指数＜0.5 时患者无休克，为 0.5～1 时可能存在休克，＞1 时肯定存在休克，＞2.0 时严重休克。

（3）当患者心率在短期内（数分钟至数小时）升至 150 次/分或者降至 50 次/分时，提示患者预后不良，需进行积极干预治疗。一个危重病患者的心率骤降往往预示着患者即将出现心搏骤停。

2. 动脉血压　动脉血压是组织器官灌注的重要决定因素，低血压会导致组织的灌注不足，患者组织器官灌注是否足够取决于平均动脉压。血压监测，根据监测途径的不同，可分为无创动脉血压和有创动脉血压监测。

（1）无创动脉血压：临床上常使用血压监护仪或者手动测量，属于间断的测量动脉血压。这种测量方法是测量瞬间血压，对于血压波动较大者有可能导致较大的动脉血压误差，即将原本血压高的患者测为低血压，也可能将血压低的患者测为高血压。因此，不适用于血流动力学不稳定的患者。

造成动脉血压误差的原因主要跟无创血压的测量袖带有关。袖带长度应该是测量部位胳膊周长的2倍，宽度应该是测量部位胳膊周长的40%。袖带的宽度对无创血压的精确性影响较大，袖带过窄可能导致出现血压高估现象，袖带过宽可能导致低估血压的现象。其次，造成患者动脉血压误差的原因还与患者的体位有关，若患者测血压时处于侧卧位，则可能出现血压高估或低估的现象。

监测无创动脉血压并发症：①尺神经受损；②肢体的浮肿；③长期压迫出现瘀点和瘀斑；④局部皮肤损伤。所以在监测无创血压时，应定期松解袖带以免发生并发症。

（2）有创动脉血压：是通过动脉穿刺、置管后，连接压力传感器后进行测量的动脉血压称为有创动脉血压。穿刺的部位有桡动脉、足背动脉、肱动脉、股动脉等，常以桡动脉为首选。一般连续监测血压，并可监视动脉波形，正常的动脉波形可以反映收缩压、舒张压、脉压和平均动脉压的水平，若出现波幅低的圆钝波、低平波提示低血压休克；若波幅过高的高尖波提示血压过高，见于高血压或主动脉瓣关闭不全等。与无创血压监测相比，有创血压监测更准确。有创血压监测偶可出现误差，主要由于动脉血压与传感器的位置有关，当传感器高于躯体时动脉血压值变低，当传感器低于躯体时动脉血压值变高。因此，传感器的位置应置于心脏水平。

适应证：血流动力学不稳定者。此法虽能准确测定血压，但具有创伤性，且易发生与穿刺有关的并发症：如穿刺部位的出血、血肿和血栓形成等，因此，临床上应从严掌握适应证，通常用于低血压持续较久的休克与各种大型手术。相对禁忌证：①Allen试验阳性者禁行同侧桡动脉的穿刺；②局部感染应避免穿刺或更换测压部位。

无论采用无创血压监测，还是有创血压监测，均应注意：①在监测无创血压和有创血压的同时，首先要观察对比两者之间的差值；②动脉血压是否能满足组织器官灌注压取决于该患者平时的血压水平；③对于任何收缩压＜90 mmHg的患者，我们均需要将其视为危重患者，密切观察病情变化。

指点迷津

收缩压＜90 mmHg或平均动脉压＜70 mmHg，提示病情危重，应警惕。

课堂互动

问题：一位患者平日的血压为160/100 mmHg，急诊入院当时测量血压时为110/60 mmHg，他的血压正常吗？

分析：本例血压虽处于正常范围，但我们在判断血压是否正常时，不能仅仅局限于患者血压值是否正常，还要参考患者平时的血压，现在脉搏是否有力，有无心率快、全身皮肤花斑以及肢体末端冰冷等综合考虑。本例仅提供血压值，无其他资料，但与平日血压比较，收缩压下降50 mmHg，应考虑休克可能性大。

3. 中心静脉压 中心静脉压（central venous pressure，CVP）是测定位于胸腔内的上、下腔静脉或右心房的压力，是衡量右心排出回心血量能力（即右心室功能）的指标。

（1）适应证：①各类休克；②各类大中型手术；③右心功能不全；④脱水、失血与血容量不足；⑤大量静脉输血或输液。

（2）中心静脉压（CVP）的测定：主要是通过中心静脉穿刺、置管的途径来实现。常用锁骨下静脉、颈内静脉或股静脉穿刺、置管，将中心静脉压导管尖端置于上腔静脉与右心房的交界处。穿刺置管成功后，连接压力换能器，可通过心电监护进行测量。其正常值为5～12 cmH_2O。

（3）CVP的临床意义：①CVP是监测静脉回流和心脏充盈是否匹配的良好指标。它是反映患者血容量的重要指标，当CVP降低（<5 cmH_2O）时提示有效血容量不足。CVP增高的影响因素很多，其中包括肺动脉高压、三尖瓣反流、右室顺应性下降、正压机械通气等因素。②CVP能反映静脉血液回流与心脏搏出量之间的关系。因为CVP主要反映右室舒张末压，若CVP>15～20 cmH_2O提示右心室功能不全。同时CVP也可以间接反映肺静脉压、左心房压力以及左心室功能的改变，因此，CVP>15～20 cmH_2O，应结合临床症状与体征分析考虑左心室功能不全。③对液体复苏的患者，CVP可以指导进行容量负荷试验。CVP值受到诸多因素的影响，在监测CVP同时应监测动脉血压，可以更加准确地反映血流动力学情况。

4. 肺动脉压监测 肺动脉压监测是通过中心静脉穿刺、置管，在X线或B超引导下将漂浮导管通过右心房、右心室、肺动脉瓣口送到肺动脉直至肺动脉嵌顿位进行测压，可测CVP、右心房压（RAP）、肺动脉压（PAP）、肺动脉楔压（PAWP）与肺毛细血管楔压（PCWP）等，同时可测量连续心排血量（CCO）、混合静脉血氧饱和度（SvO_2）、每搏量（SV）、右心室舒张末容量（RVEDV）与右心室收缩末容量（RVESV）等。由于人体的PAWP、PCWP与左室舒张末压（LVEDP）几乎相等，故而临床上常用PAWP来间接监测左心室功能。正常参考值：PAWP为5～12 mmHg；如<5 mmHg，提示血容量不足；如>15 mmHg提示肺循环阻力升高，此时即使CVP正常，也应限制输液量与输液速度，以防止肺水肿发生。若>25 mmHg常见于左心衰竭、肺水肿等。漂浮导管是由Jeremy Swan和William Ganz等人设计并引入临床应用，所以称之为Swan-Ganz导管。

（1）适应证：①左心功能不全［EF<40%或CI<2.0 L/(min·m^2)］；②心源性、低血容量感染性休克或多脏器功能衰竭；③严重缺血性心脏病；④近期心肌梗死或不稳定心绞痛；⑤严重休克（心源性休克、感染性休克和严重创伤性休克）；⑥大量失血或体液改变；⑦低心排血量综合征；⑧心脏大血管手术估计伴大出血或大量体液丧失；⑨右心衰、肺动脉高压、严重腹水和慢性阻塞性肺疾患；⑩血流动力学不稳定需用强心药。

（2）绝对禁忌证：指肺动脉导管（PAC）操作困难，或可能发生严重并发症，甚至引起死亡的情况。①三尖瓣狭窄或肺动脉瓣狭窄：PAC不能通过三尖瓣或肺动脉瓣狭窄的瓣膜，即使偶尔通过狭窄部位，可致血流阻碍加重而危及生命。②右心房或右心室内肿块（肿瘤或血栓形成）：插管时不慎，可致肿块脱落而引起肺栓塞。③法洛四联症：右心室流出道十分敏感，当PAC通过肺动脉时，常可诱发右心室漏斗部痉挛使发绀加重而危及生命。

（3）肺动脉漂浮导管所能监测的血流动力学参数：通过Swan-Ganz导管可获得血流动力学参数主要包括三个方面：压力参数（包括右房压、肺动脉压、肺动脉嵌顿压）、流量参数（如 CCO）和氧代谢方面的参数（如 SvO_2）。以这些参数为基础，结合临床常规检查，通过计算可以获得更多的相关参数。混合静脉血氧饱和度（SvO_2）是反映组织氧摄取情况的指标，可以评估心输出量、动脉血氧饱和度、血红蛋白和机体氧耗的变化。混合静脉血氧饱和度（SvO_2）若出现下降，则提示有组织缺氧。

（4）常见并发症：①心律失常：一般以室性期前收缩多见，发生率约为 10%，当导管插入右心室后若出现持续性心律失常，将导管退回至右心房，心律失常即可消失。②气囊破裂：导管多次使用、留置时间过长或频繁的过量充气，就会导致气囊破裂。③血栓形成和栓塞：导管周围血栓形成，可阻塞静脉。若出现上肢水肿，颈部疼痛或颈静脉怒张，提示深静脉血栓形成。若血栓脱落还可引起肺栓塞。④导管扭曲、打结、折断：多因导管多次使用或导管本身质量问题所致。⑤肺动脉破裂和出血：多见于肺动脉高压和血管病变患者。临床表现可以出现大量咯血。⑥感染：多见局部穿刺点或切口处，常见原因为无菌操作不当。

5. 脉搏波形轮廓心排血量监测　随着心输出量监测技术的发展，设备的完善，心输出量监测的用途愈发广泛。临床上常用超声多普勒设备测量升主动脉血量，以此来计算心输出量。但其缺乏持续监测心输出量的可能。随着监测技术的不断进步，微创心排血量监测方法越来越受到临床重视，如脉搏波形轮廓心排血量监测（PiCCO）。

（1）概念：PiCCO 是持续监测脉搏曲线而对心排血量、心脏前负荷和血管外肺水进行监测的监护方法。PiCCO 技术由经肺热稀释技术和动脉脉搏轮廓分析技术组成。可更有效地监测血流动力学和容量治疗状况，使大多数患者不必使用肺动脉导管。

（2）原理：PiCCO 技术通过中心静脉内注射指示剂后，用动脉导管尖端的热敏电阻测量温度下降的变化曲线，整合计算脉搏曲线下面积的积分值使用 Stewart-Hamilton 公式而获得心输出量。

（3）方法：①进行中心静脉置管；②放置 Pulsiocath 动脉导管；③将 Pulsiocath 动脉导管与温度稀释结合动脉搏动、曲线分析心排血量模块相连；④做 3 次经肺温度稀释法测量对脉搏曲线心排血量测量作校正，然后根据脉搏曲线变化持续监测。

（4）优点：操作简便，可持续测定心输出量（CO），可评价前负荷及对扩容的反应，可评价血管外肺水情况。

（5）临床意义：①监测心泵功能，心排血量是由前负荷、后负荷、心肌收缩力、每搏量和心率决定，如前负荷降低，后负荷增加，心肌收缩力减弱，则每搏输出量减少，如心动过速或过缓以及心律失常均可引起心排血量的减少。②监测血流动力学参数。③可监测氧供需平衡状况。

6. 其他血流动力学监测指标

（1）体温和皮温：患者的体温和皮温往往预示着患者的血流动力学状态是否良好，当患者血流动力学不稳定时，往往患者的体温或皮温失去正常反应。当患者血流动力学稳定后，体温才会出现正常反应，如体温在血流动力学纠正后出现骤然上升，往往预示着患者有严重感染的存在。肢体末梢的温度往往可以反映肢体灌注情况，在危重患者监测时，需定时检查患者肢体末梢温度与颜色，若出现肢体末梢发凉、发绀，往往提示组织灌注不足。

（2）尿量：尿量也是血流动力学监测中的重要指标，往往反映肾灌注水平。当患者全身有效循环血量不足时，尿量也会突然减少，甚至无尿。当患者平均动脉压＜60 mmHg，就会造成肾灌注不足，肾血流量明显减少而出现尿量减少。

指点迷津

1. 当患者尿量<0.5 ml/(kg·h)，提示肾灌注不良，病情危重。

2. 若尿量突然减少，如第 1 h 尿量为 100～150 ml，第 2 h 为 30 ml，需要检查导尿管有无阻塞。

3. 当处于少尿或无尿状态时，排除尿路梗阻因素，首先应行液体复苏试验，以判断患者血容量，若血容量不足则需补充血容量。

（二）心电监护

可以显示单个导联或多个导联的心脏节律，对于判断致命性心律失常，如心室扑动、心室纤颤、室性心动过速、电-机械分离、房室传导阻滞等具有重要的临床意义；亦可以对某些心律失常具有良好的预警作用，如室性期前收缩、低钾性 U 波等；其次可以对 ST 段改变 T 波的改变有着较好的监测意义。

二、呼吸功能监测

（一）呼吸频率、呼吸幅度及节律

1. 呼吸频率　呼吸频率是评价危重病的一个较好的敏感指标，也是临床床旁观察的基本指标。当呼吸频率>24 次/分或<12 次/分，提示呼吸增快或减慢。若>30 次/分，提示心功能或肺功能不全；若<8 次/分时，有可能发生呼吸骤停。在临床上，一个呼吸频率很快的患者突然出现呼吸频率减慢，要警惕即将出现呼吸停止。

2. 呼吸幅度和节律　严重的呼吸幅度和节律的变化，如浅而速呼吸要比相同潮气量的深而慢的呼吸效率差，表明患者呼吸的代偿功能严重不足，深而大的呼吸提示代谢性酸中毒。若哮喘患者呼吸频率增快转变为深而慢的呼吸，甚至出现反常呼吸，提示呼吸肌疲劳。

此外，还应注意神志，皮肤黏膜有无发绀，心率和血压有无增快的现象。

在床旁监测中，若碰到以下情况需要紧急处理：①呼吸频率>25 次/分或<8 次/分；②呼吸频率与心率进行性增快，发绀明显加重；③躁动不安，意识模糊或昏迷；④不能连续讲完半句话。

（二）脉搏血氧饱和度

1. 概念　脉搏血氧饱和度（SpO_2）监测是无创性监测方法。是通过监测动脉搏动毛细血管床的光吸收度的改变，利用其差异估计患者末梢血氧饱和度。在急诊抢救和重症监护的过程中，该技术应用广泛。

2. 正常参考值　SpO_2>95%。SpO_2<90%，在排除干扰因素后提示机体缺氧。

3. 影响脉搏血氧饱和度的因素　①低血压或局部末梢灌注不足：低血压或四肢远端的灌注不足，引起甲缘局部动脉搏动异常，影响监测部位的血流，影响计算血氧饱和度的搏动曲线和吸收光密度，此时脉搏血氧饱和度会出现误差，尤其是严重缺氧时，动脉血氧饱和度（SaO_2）<75%时，误差较大，与动脉血气测量值相差 5%～12%。②异常的血红蛋白：当存在碳氧血红蛋白和高铁血红蛋白时，脉搏血氧饱和度检测仪不能准确地测量血红蛋白的含量，只能显示总血红蛋白和去氧血红蛋白的差值，此时，脉搏血氧饱和度可能正常或稍低，

往往不能正确反映机体的情况。③外来光线、皮温降低或指甲颜色异常均可导致脉搏血氧饱和度的异常。

4. 监测注意事项 ①当脉搏血氧饱和度小于 90%，应引起警惕。②脉搏血氧饱和度正常，并不能说明患者无缺氧，往往机体存在组织缺氧的时候，会表现为意识障碍、呼吸加快、心率增快、尿量减少、肢端发绀及血乳酸增加等。所以脉搏血氧饱和度应结合临床表现综合判断。

（三）血气分析

动脉血气分析是重症监护领域被广泛应用的监测内容，几乎所有的危重病患者均可引起内环境的变化，尤其是酸碱平衡的紊乱。而动脉血气分析是判断酸碱失衡的重要方法与依据，因此，危重患者监测动脉血气分析尤为重要。其除了能够判断患者的酸碱平衡紊乱，而且随着技术的进步，血气分析还可以监测如氧合指数、肺泡-动脉氧分压差、血乳酸等机体内环境的重要指标，为临床治疗危重病患者和判断患者的预后提供较为重要的依据。

1. 用于酸碱平衡失调的判断

（1）原发疾病所导致的单纯酸碱平衡紊乱的判断见表 6-1。

表 6-1 单纯酸碱平衡紊乱的判断

血气参数	小于正常值（意义）	正常值	大于正常值（意义）
pH	酸中毒	7.35～7.45	碱中毒
$PaCO_2$	呼吸性碱中毒	35～45 mmHg	呼吸性酸中毒
HCO_3^-	代谢性酸中毒	21～27 mmol/L	代谢性碱中毒

（2）但对于双重或多重酸碱平衡失调，需要参考 $PaCO_2$ 与 HCO_3^- 哪个是原发性变化，哪个是继发性变化（一般变化数值最大者为原发性变化，小的为继发性变化即代偿性变化），结合代偿计算公式和更多的指标，如剩余碱、阴离子间隙（AG）等进行综合分析判断。

指 点 迷 津

在临床工作当中，需要警惕下列情况：

1. 机体能够耐受的最低 pH 为 6.90，最高 pH 为 7.70。当机体的 pH 低于 7.20 或超过 7.60 时均需作出急诊处理。

2. 当重症哮喘患者呼吸频率较快，而 $PaCO_2 \geqslant 50$ mmHg，提示病情危重。

2. 用于机体氧合的判断 动脉血气分析指标能确切反映患者氧合情况，对判断缺氧程度有重要意义。

（1）动脉氧分压（PaO_2）：是指动脉血浆中物理溶解的氧分子产生的压力。是反映机体氧合状态的重要指标。正常参考值为 90～100 mmHg，其正常值随着年龄增加而下降，故老年人为 80～100 mmHg。轻度缺氧：PaO_2 为 60～90 mmHg，中度缺氧：PaO_2 为 40～60 mmHg，重度缺氧：PaO_2 为 20～40 mmHg。

（2）动脉血氧饱和度（SaO_2）：正常值为 95%～100%。其较脉搏血氧饱和度（SpO_2）更能精确反映患者氧合状态。与氧分压有着明显的相关性。

(3) 氧合指数 (PaO_2/FiO_2)：是监测患者肺换气功能的重要指标，对急性呼吸窘迫综合征 (ARDS) 的判断有着重要临床意义。当 $PaO_2/FiO_2<300$，提示急性肺损伤；<200 提示 ARDS。

(4) 肺泡动脉氧分压差 ($P_{(A-a)}O_2$) 是能够反映患者肺泡氧弥散入血的压力差，若 $P_{(A-a)}O_2$ 降低说明患者的氧气交换功能存在障碍。

(四) 床旁胸部 X 线监测

由于 X 线设备的发展和不断更新，床旁胸部 X 线检查越来越多地应用于临床监测，床旁 X 线可以了解胸内病变的性质、部位及严重程度。还可以对肺、纵隔、气管情况进行了解。如胸内有无占位病变、有无气道梗阻和移位以及是否压迫了重要器官等。因此，对于气管插管后或中心静脉置管术患者应将胸部 X 线检查列为常规检查，以了解气管插管的位置和中心静脉置管导管尖的位置。

(五) 肺功能监测

能够在床边测定的指标最适于对危重患者的监测。患者现有肺功能状态及能否承受某种治疗的判断，应结合病史、物理检查、胸部 X 线片及血气分析等综合分析。结合临床易得的观察指标如平卧时的呼吸状态，患者口唇、指甲、趾指端的色泽等，作肺容量测定、肺通气功能测定，再综合分析，使其更全面的反映肺功能情况。

1. 潮气量　平静呼吸时，一次吸入或呼出的气量。正常人为 500 ml 左右。临床可通过床边呼吸机进行监测。当潮气量 <5 ml/kg，为接受机械通气的适应证。

2. 每分钟通气量　由潮气量与呼吸频率的乘积获得，正常成人男性为 6.6 L，女性为 5 L，若 >10 L 为通气过度，<3 L 为通气不足。

3. 每分钟肺泡通气量　为有效通气量，等于潮气量减去无效腔量后再乘以呼吸频率。肺泡通气量不足可致缺氧及二氧化碳潴留、呼吸性酸中毒，通气量过大引起呼吸性碱中毒。解剖或生理死腔的增大，皆可引起肺泡通气量降低。

4. 功能残气量　平静呼吸后肺内所含气量，正常男性约为 2300 ml，女性约为 1580 ml，功能残气量在生理上起着稳定肺泡气体分压的缓冲作用，减少了呼吸间歇对肺泡内气体交换的影响，即防止了每次吸气后新鲜空气进入肺泡所引起的肺泡气体浓度的过大变化。当功能残气量减少时，使呼气末部分肺泡发生萎缩，流经肺泡的血液就会因无肺泡通气而失去交换的机会，产生分流。功能残气量减少，见于肺纤维化、肺水肿患者，而由于某种原因造成呼气阻力增大时，由于呼气流速减慢，待气体未全呼出，下一次吸气又重新开始，而使功能残气量增加。这是产生慢性阻塞性肺气肿的机制，故肺气肿患者功能残气量增加。

5. 时间肺活量　深吸气后作一次快速呼气，计算最初 3 s 内的呼气量，求出每秒呼出量占肺活量的百分比。正常值：第 1 秒占肺活量的 83%，第 2 秒占 94%，第 3 秒占 97%。时间肺活量减低表示有阻塞性通气障碍。提前完成（如 2 秒内呼完），表示有限制性通气障碍。

6. 通气储备百分比　最大通气量减去每分钟静息通气量后与最大通气量的百分比。正常值为 93%，愈低，通气功能愈差；降至 60%，通气功能严重损害，接近气急阈。

7. 气速指数　最大通气量实际数占预计值的百分数与肺活量实际数占预计值的百分数之比。正常值为 1，气速指数大于 1，示限制性通气障碍，小于 1 示阻塞性通气障碍。

8. 最大呼气中期流速　测验与意义同时间肺活量，但更为敏感，对考核阻塞性通气障碍有一定价值。正常值为 2～4 L/s，时间 <0.5 s。

9. 弥散功能试验　采用一氧化碳弥散功能测定法。正常参考值为 29.5 ml/(mmHg・min)，弥散功能减低容易引起缺氧。凡影响肺泡功能呼吸面积和肺毛细血管面积的各种疾病，皆可致弥散功能障碍。

10. 吸气力　即患者在吸气时对抗完全阻塞气道 20 s 的条件下所发生的低于大气压的最大气压。正常值为−7.35～−9.8kPa（−75～−100 cmH_2O），吸气力下降，表示肺顺应性下降或呼吸肌功能减退。

（六）呼吸力学的监测

呼吸力学的监测主要是通过具有呼吸监测的设备来监测气道阻力、肺的顺应性、时间常数等。

三、脑功能监测

脑为机体的重要器官，其结构和功能十分复杂，它与全身各系统、各脏器、各部位密切相关。目前认为脑功能完全丧失，并持续一定时间无可挽救时即可诊断脑死亡。许多国家法律确定了脑死亡作为人类死亡的标志，因此，脑功能监测具有重要意义，尤其对昏迷患者更为重要。

（一）神经系统检查

1. 高级神经活动状态　主要检查意识状态、精神状态与语言功能状态。意识状态：注意是否清醒、嗜睡、昏睡、昏迷等。精神状态：注意智能、思维、判断、情感等方面有无变化。语言：注意有无失语、失读、失写等。

2. 其他神经系统检查　如检查 12 对脑神经；检查肌张力，注意有无肌萎缩、瘫痪、抽搐、震颤等；注意有无疼痛感觉；检查神经反射，注意检查生理反射与病理反射，检查脑膜刺激征等。

通过上述检查可了解大脑和脑干的功能状态，以及脑功能障碍的部位、性质和程度，颅内外疾病对脑功能的影响。

（二）颅内压监测

脑处于骨性颅腔内，脑组织、脑脊液和颅内血管容量三者构成颅内压。三者任何一项体积增加，均可导致颅内压增高，超过一定限度可影响脑循环和脑功能。

监测方法有很多，大致分两类，开放测压法和闭合测压法。正常成人平卧位颅内压为 70～200 mmH_2O，＞200 mmH_2O 提示颅内压升高，若＞500 mmH_2O 提示预后差。有条件的医院可用颅压监护仪连续监护颅内压；无条件医院，可通过临床症状观察法，如有无脑膜刺激征、头痛、呕吐、球结膜水肿、视盘水肿等可间接了解颅内压增高的程度。

（三）昏迷指数测定

临床上采用国际通用的 Glasgow 昏迷评分表，简称昏迷指数法。它将刺激颅脑疾病或损伤患者的睁眼反应、语言行为反应及运动反应分别列表记分，以其总分判断病情的严重性（表 2-1）。

指点迷津

Glasgow 评分＜12 分，提示病情危重，应密切关注患者意识状态。

四、肾功能的监测

肾的主要功能是维持机体水、电解质和酸碱平衡，保持人体内环境的相对稳定。急性危重患者常见少尿和急性肾衰竭（acute renal failure，ARF），绝大多数情况下肾损害继发于其他原发性疾病，故常与其他器官系统功能障碍或衰竭并存。ARF 的发生率相当高，在住院患者中可达 5%，在 ICU 患者中则高达 30%左右。ARF 多在住院期间发生，如能及早诊断和恰当治疗，多数病例能够完全康复。肾功能监测的主要指征是少尿和肾功能障碍。监测内容包括肾小球滤过功能、肾小管功能和肾血流量等。

（一）肾小球滤过功能监测

1. 血肌酐测定　血肌酐（serum creatinine，Scr）检查是反映肾小球滤过功能的常用指标。血肌酐由外源性和内源性肌酐组成。研究证实，只有当肾小球滤过率下降到正常 1/3 以上时，血肌醉才明显上升，所以血肌酐并非是反映肾小球滤过功能的敏感指标，只有在肾功能完全失代偿时，血肌酐值才升高。正常参考值为 88.4～176.8 μmol/L。

2. 血尿素氮测定　血尿素氮（blood urea nitrogen，BUN）也是反映肾小球滤过功能的常用指标。尿素氮是人体蛋白质代谢的终产物，尿素的生成量取决于饮食中蛋白质的摄入量、组织蛋白质的分解代谢及肝功能的情况。一般情况下，肾小球滤过率降至正常的 1/2 以上时，血尿素氮才会升高，故血尿素氮的测定也不是反映肾小球滤过功能的敏感指标。正常参考值为 3.2～7.1 mmol /L，若超过 8.9 mmol/L 即可诊断为氮质血症。影响血尿素氮的因素很多，如感染、高热、脱水、消化道出血、进食高蛋白饮食等均可使血尿素氮水平升高，因此必须认真分析、鉴别导致血尿素氮升高的原因。

3. 血尿素氮/肌酐比值　肾功能正常时尿素氮/肌酐比值通常为 10。发生氮质血症时，若尿素氮/肌酐比值增高，说明此氮质血症是由肾前性因素引起（即各种原因引起的肾血流量下降）；若尿素氮/肌酐比值下降，多为肾的实质性疾病所致。这一比值有助于鉴别氮质血症的原因。

4. 肾小球滤过率　单位时间内（分）经肾小球滤过的血浆量称为肾小球滤过率（glomerular filtration rate，GFR）。当某种存在于血中的溶质只能从肾小球滤过，而在肾小管中不被重吸收，也不被排泌时，该溶质的血浆清除率即为 GFR 。GFR 是反映肾小球滤过功能的客观指标。临床常用内生肌酐清除率来判断肾小球滤过功能。正常成人参考值：80～100 ml/min，＜80 ml/min 提示肾小球滤过功能减退，51～70 ml/min 提示肾小球滤过功能轻度损害，31～50 ml/min 为中度损害，≤30 ml/min 为重度损害。测量方法为 24 h 法与 4 h 法。

（1）24 h 法：要求患者低蛋白饮食 3 天，蛋白质＜40 g/d，禁肉食，第 4 天早晨 8 点把尿排尽，然后收集 24 h 尿液，并加甲苯 4～5 ml 防腐，于第 4 天任何时候采取自凝血 5～7 ml，与 24 h 尿同时送检，作尿与血肌酐检查，准确记录 24 h 尿量，然后计算：24 h 内生肌酐清除率＝尿肌酐（mg/L）×24 h 尿量/血肌酐（mg/L）。

（2）4 h 法：于试验当天早晨收集 4 h 尿液，并采血，测定尿与血肌酐，计算每分钟尿量，然后计算：肌酐清除率＝尿肌酐（mg/dl）/血肌酐（mg/dl）×每分钟尿量。

5. 血 β_2 微球蛋白测定　β_2 微球蛋白是体内有核细胞包括淋巴细胞、血小板、多形核白细胞等产生的一种小分子球蛋白，分子量为 11800，广泛存在于血浆、尿、脑脊液、唾液及初乳中。正常人血中的 β_2 微球蛋白浓度很低，平均约为 15 mg/L。当肾小球滤过功能下降时，血中 β_2 微球蛋白水平升高，故可作为反映肾小球滤过功能的良好指标之一。但当体内有炎症或肿瘤时，血 β_2 微球蛋白也可升高，应注意鉴别。

6. 蛋白质负荷试验　是反映肾储备功能的指标。蛋白质负荷后，如肌酐清除率升高不明显，提示肾储备功能减退。

（二）肾小管功能监测

1. 尿量　正常成人 24 h 尿量为 1000～2000 ml，尿量的多少除与水的摄入量和非肾途径排出量有关外，主要受肾功能的影响，是肾功能监测最常用的重要指标。尿量＜400 ml/24 h 或＜17 ml/h 者称为少尿，尿量＜100 ml/24 h 称为无尿。

2. 尿比重　正常人尿比重为 1.015～1.025，最高与最低尿比重之差应大于 0.009，而且至少有一次尿比重应大于 1.020。如果尿比重持续在 1.010 左右，称为尿比重固定。

3. 尿渗透压和渗透溶质清除率测定尿渗透压，也称尿渗量，是反映肾浓缩稀释功能的常用指标，指单位容积尿液中溶质分子的总颗粒数，以 mOsm/L 为单位。正常成人尿渗透压为 600～1000 mOsm/L，平均为 800 mOsm/L，高于血浆渗透压，尿渗透压/血浆渗透压比值为 3～4.5∶1。

4. 血二氧化碳结合力监测　血中碳酸氢根的浓度是以温度为 0℃、大气压为 101 kPa（760 mmHg）时，每 100 ml 血浆中碳酸氢根所含二氧化碳的毫升数，通常用二氧化碳结合力（carbon dioxide combining power，CO_2CP）表示。当肾功能损害时，肾小管排泌氢离子和吸收钠离子功能发生障碍，血中碳酸氢钠浓度降低，体内酸性代谢产物潴留而形成酸中毒。正常血浆 CO_2CP 为 22～31 mmol/L（50～70Vol%）。

（三）肾血流量的监测

肾血流量或肾血浆流量是指单位时间内流经肾的血量或血浆量。监测肾血流量有助于了解肾的灌注情况，但由于测定程序繁杂或需要侵入性操作，临床应用受到一定限制。

五、肝功能监测

（一）肝酶谱异常

1. 丙氨酸氨基转移酶（ALT）与门冬氨酸氨基转移酶（AST）　ALT 与 AST 主要分布在肝细胞内。正常参考值：ALT 为 0～40 U，AST 为 0～40 U。如果肝细胞坏死，ALT 和 AST 就会升高。其升高的程度与肝细胞受损的程度相一致，因此是目前最常用的肝功能指标。这两种酶在肝细胞内的分布是不同的。ALT 主要分布在肝细胞浆，AST 主要分布在肝细胞浆和肝细胞的线粒体中。因此，不同类型肝炎患者的 ALT 和 AST 升高的程度及其 AST/ALT 的比值是不一样的。急性肝炎和慢性肝炎（轻型），虽有肝细胞的损伤，肝细胞的线粒体仍保持完整，故释放入血的只有存在于肝细胞浆内的 ALT，所以，主要表现为 ALT 的升高，则 AST/ALT 的比值＜1。重型肝炎和慢性肝炎（中、重型），肝细胞的线粒体也遭到了严重的破坏，AST 从线粒体和胞浆内释出，因而表现出 AST/ALT≥1。肝硬化和肝癌患者，肝细胞的破坏程度更加严重，线粒体也受到了严重的破坏，因此，AST 升高明显，AST/ALT＞1，甚至＞2。酒精性肝病的患者，AST 的活性也常常大于 ALT。

2. 碱性磷酸酶（ALP）和 γ-谷氨酰转肽酶（GGT 或 γ-GT）　ALP 和 GGT 是诊断胆道系统疾病时常用的指标。淤胆型肝炎和肝外梗阻时这些酶明显升高。GGT 在体内分布很广，血清中的 GGT 主要来自肝，因此具有较强的特异性。肝胆系统疾病时，此酶升高。当肝炎恢复期时，ALT 和 AST 已经恢复正常后，γ-谷氨酰转肽酶仍未降到正常。因此，目前常以此酶作为患者是否可恢复正常工作的标志。

（二）白蛋白/球蛋白（A/G）

白蛋白是在肝制造的，当肝功能受损时，白蛋白产生减少，其降低程度与肝炎的严重程度相平行。慢性肝炎和重型肝炎及肝硬化患者血清白蛋白浓度常降低。血清白蛋白的正常值为 35～50 g/L，球蛋白为 20～30 g/L，A/G 比值为 1.3～2.5。

（三）胆红素代谢指标

总胆红素（TB）和直接胆红素（DB） 总胆红素的正常值为 1.71～17.1 μmol/L（1～10 mg/L），直接胆红素的正常值为 1.71～7 μmol/L（1～4 mg/L）。

急性肝炎时，若血清总胆红素（TB）＞513 μmol/L（30 mg/dl）；ALT 和 AST＞2000 U/L 提示重症肝炎；但有时 TB 持续升高，而 ALT、AST 急剧降低，要怀疑病情恶化，在排除胆汁淤积性黄疸后，考虑为重症肝炎大量肝细胞坏死所致。这种现象称为“胆酶分离”，多为肝坏死的征兆。

六、胃肠道功能监测

（一）腹腔内压的监测

很多年来，临床医生注意到许多危重症出现腹胀后容易死亡。近十年来这个问题已经引起了医学界的重视和深入研究。研究发现：正常人腹腔内压力为负值至 6.5 mmHg；当腹腔内压力升高持续＞12 mmHg，称为腹腔内高压（intra-abdominal hypertension，IAH），可引起几乎所有脏器功能障碍。腹内压持续＞20 mmHg 伴单个或多个器官功能衰竭称为腹腔间隔室综合征（abdominal compartment syndrome，ACS）。可引起腹腔内高压的疾病较多，常见的有：严重腹部创伤或非腹部外伤、骨盆骨折引起腹膜后血肿、腹腔积血、腹腔内大手术、急性胰腺炎、腹腔内感染（腹膜炎、腹腔脓肿）、酸中毒（pH＜7.2），脓毒症、肠梗阻、肝硬化腹水、机械通气或呼气末正压通气的使用、长期低血压休克、腹主动脉瘤破裂、严重烧伤、腹部切口密闭过紧或腹部外科包扎过紧等。因此，以上危重症只要出现腹胀者，就应当作腹腔内压的监测。

测量方法：可通过腹腔镜直接测量，但由于腹腔镜是一种有创检查，某些患者不肯接受。所以目前常用间接测压法：膀胱内测压法，也可行胃内测量法。最常用膀胱内测量法。原理：当膀胱内容量＜100 ml 时，膀胱仅作为一个被动储存库，可以传递腹腔内压力而不附加任何一点来自其自身肌肉的压力。操作方法：是在膀胱内置入一根 Foley 导管，排空膀胱内尿液，注入 50～100 ml 生理盐水，通过导管与压力换能器相连。在患者完全平卧位，消除腹肌收缩影响的情况下，以腋中线为零点，取呼气末的数值，单位为毫米汞柱。

（二）胃肠黏膜内 pH 监测

当循环不稳定（如低血压休克）时，胃肠道灌注不足性损害发生最早而恢复最晚，甚至全身血流动力学指标恢复后，胃肠道仍然处于缺血、缺氧状态，这种现象称为“隐型代偿性休克”。故胃肠黏膜缺血、缺氧性损害存在最久，而胃肠黏膜缺血、缺氧性损害易发生肠黏膜屏障功能障碍，进而造成细菌或内毒素移位，易诱发多器官功能不全综合征（MODS）。而监测胃肠道黏膜内 pH（pHi）是评估胃肠黏膜缺血、缺氧性损害的重要手段。可通过胃管进行监测。其方法：患者经鼻插入胃管吸尽胃内容物后，向胃内注入 30 ml 生理盐水，夹闭胃管，定时抽取胃液弃去前 10 ml 留取后 2 ml，所得标本立即用 ABL-300 血气分析仪测定胃肠道二氧化碳分压（PCO_2），同时经动脉采血测定 HCO_3^- 浓度。根据下列公式计算 pHi：pHi＝6.1＋

Lg（$HCO_3^-/PCO_2 \times K \times 0.03$）（$K$ 为校正系数 60 min 时 $K=1.13$）]。胃管法测定 pHi 不仅简单方便经济实用，而且测定结果准确可靠。正常范围内为 7.35～7.45，<7.35 可作为全身低灌注的早期和灵敏指标；胃黏膜 pH 持续低下是死亡风险高的重要预警指标。

七、凝血系统功能监测

凝血试验包括凝血酶原时间（PT）、活化部分凝血活酶时间（APTT）、凝血酶时间（TT）、纤维蛋白原（FIB）、激活全血凝固时间（ACT）、血小板计数（PLT）等。

1. 常规监测内容　危重患者及手术前常规检测：作 PT、APTT、TT、FIB 四项检验。

2. 口服抗凝药时，应监测 PT。

3. 肝素治疗时，应监控 APTT、TT。

4. 溶栓治疗时，应监控 PT、APTT、FIB。

5. 针对严重创伤、重症感染、感染性休克、脓毒症、重症肝炎、血小板减少性紫癜、血友病、休克晚期以及其他易引起出血倾向、DIC 等危重症，应每天监测 PT、APTT、PLT，如出现了出血倾向，还应监测鱼精蛋白副凝试验（3P 试验）与纤维蛋白降解产物（FDP）等。

八、营养状态的评定与监测

准确地评价患者的营养状态是营养支持的前提，也是监测营养支持效果的有效方法。以往作为营养不良的临床指标如体重下降、肢体水肿、消瘦、腹水、舟状腹等只是粗略的估计，缺乏较细致的参数和统一的评定标准。因此，需要有客观的临床指标与实验室检测标准以判断患者的营养状况。

（一）营养不良的诊断

根据全面营养评定的结果，可以了解患者是否存在营养不良，并判断营养不良的类型。营养不良主要分为三类：①蛋白质营养不良；②蛋白质-能量营养不良；③混合型营养不良。

1. 蛋白质营养不良　营养良好的患者患严重疾病时，因应激状态下的分解代谢和营养素的摄取不足，导致血清清蛋白、转铁蛋白降低，细胞免疫与总淋巴细胞计数也降低，而人体测量的数值（体重/身高、肱三头肌皮肤褶折厚度、上臂肌围）正常，临床上易忽视，只有通过内脏蛋白与免疫功能的测定才能诊断。

2. 蛋白质-能量营养不良　患者由于蛋白质-能量摄入不足而逐渐消耗肌组织与皮下脂肪，是临床上易于诊断的一种营养不良。表现为体重下降，人体测量数值及肌酐身高指数均较低，但血清蛋白可维持在正常范围。

3. 混合型营养不良　患者由于长期营养不良而表现有上述两种营养不良的某些特征，是一种非常严重、危及生命的营养不良。骨骼肌与内脏蛋白质均有下降，内源性脂肪与蛋白质储备空虚，多种器官功能受损，感染与并发症的发生率明显增高。

（二）临床监测指标

1. 身高与体重　身高是较恒定的参数，可用以估算营养需要量；体重可直接评定营养状态。有些患者因内稳态失衡而有水、钠潴留或失水，因此体重的改变并不能准确地反映患者营养状况的变化。

2. 机体脂肪储存　脂肪组织是机体储存能量的主要组织，可通过测量肱三头肌处皮肤褶折厚度来估算。测量时，患者站立，右臂自然下垂，或患者卧床，右前臂横置于胸部。应采用同一位置反复测量。取尺骨鹰嘴至肩峰的中点，测者以两指紧捏受试点后侧的皮肤与皮下脂肪向外拉，使脂肪与肌分开，以卡尺测量褶折的厚度（mm），卡尺的压力为0.098 kPa，卡尺应固定接触皮肤 3 s 后再读数，为准确起见，宜取三次测量的平均值。正常参考值：男性为 8.3 mm，女性为 15.3 mm。较正常减少 35%～40%为重度营养不良，减少25%～34%为中度营养不良，减少 24%以下为轻度营养不良。我国尚无群体调查的理想值，可采用患者治疗前后数值进行对比。

3. 机体肌储存　可测量上臂肌周径来判断。测定部位与上述肱三头肌皮肤褶折相同，以软尺先测定臂围径。上臂肌围（cm）＝上臂围径（cm）－肱三头肌皮肤褶折厚度（cm）×3.14。

（三）实验室监测

1. 内脏蛋白质状况　这是主要的营养监测指标之一，半衰期短的蛋白质能在营养支持的短期内发生改变，而半衰期长的蛋白质代表着体内较恒定的蛋白质情况。临床常用的有清蛋白、转铁蛋白、前清蛋白、纤维连接蛋白。清蛋白测定沿用已久，是临床最常应用的指标。但其周转率很慢，半衰期为 21 天；除蛋白质和能量摄人的因素外，其他因素（特别是肝功能）也明显影响其合成速度。因此，清蛋白不是一项能迅速反映机体蛋白质状况的高度特异指标。

转铁蛋白具有半衰期较短（8 天），细胞外储存量仅 4 mg 的特点，被认为是反映蛋白质量较敏感的指标，但由于转铁蛋白的代谢复杂，影响因素较多，所以其在临床上应用有限。纤维连接蛋白系 α_2 糖蛋白，对免疫抗体甚为重要，在饥饿、严重创伤及肿瘤患者中均有下降。其半衰期为 2 天，可作为短期营养支持的监测指标。

近年来，前清蛋白在临床营养中的价值日益受到重视。其具有半衰期短、特异性高的特点，与患者的营养状态及预后明显相关，可以作为判断患者营养状态的可靠指标。

2. 免疫功能测定　免疫功能不全是内脏蛋白质不足的另一指标，蛋白质营养不良常伴有机体防御功能障碍，可通过总淋巴细胞计数与延迟型皮肤过敏试验来测定：①周围血液总淋巴细胞计数，营养不良时下降；②延迟型皮肤过敏试验，以结核菌素纯制蛋白衍生物、链激酶/链道酶、流行性腮腺炎病毒素或白色念珠菌提取液和植物血凝素等作为抗原注入皮内进行试验，观察其反应。

3. 氮平衡测定　蛋白质是决定机体存活的关键因素，故大多数营养评定方法都集中于与蛋白质有关的项目。但是，任何单项生化指标都很难确认或定量地判断营养不良，亦很难在补充营养时监测营养状态的变化。氮平衡是监测营养支持效果的有效方法，可动态反映蛋白质和能量平衡，也可用于了解机体代谢的情况，如氮平衡为零，表明机体蛋白的损耗与修复处于动态平衡。在正常饮食的情况下，氮排出量＝尿中尿素氮＋4 g，这 4 g 包括经皮肤丢失 0.5 g，经粪便丢失 1～1.5 g，尿中未测定的蛋白分解终产物为 2 g。氮平衡可以用凯氏定氮的方法测定，其计算公式为：氮平衡＝氮摄入量［静脉输入氮量或口服蛋白质（g）/6.25］－氮排出量（尿中尿素氮＋3 g）。食物中的蛋白质每 6.25 g 含 1 g 氮。在营养支持的患者，粪便中氮量仅 0.5 g。

4. 尿 3-甲基组氨酸的测定　肌肉含有各种甲基化氨基酸，因而可将其作为肌分解的指标。3-甲基组氨酸由体内组氨酸甲基化生成，主要存在于肌动蛋白和肌球蛋白中，是肌原纤维蛋白的分解产物，不再参与蛋白质的合成而接近 100%经尿排出。因此，尿中 3-甲基组氨酸的排出量增加说明肌蛋白质处于分解状态，既能表示因能量不足蛋白质分解，也提示患者处于应激状态。当应激状况减轻，或机体已进入合成代谢，尿中3-甲基组氨酸的量将减少，故该指标可作为营养监测的有效指标，也可作为监测应激程度的敏感指标。

小结

1. 学习重点：血流动力学、呼吸功能监测、肝肾功能监测、脑功能监测、腹腔内压监测和胃内pHi监测等监测技术。

2. 学习难点：血流动力学、呼吸功能监测、胃肠道功能监测及营养状态监测与评价。

思考题

一、名词解释

1. 有创动脉血压 2. 中心静脉压 3. 肾小球滤过率 4. 腹腔内高压 5. 腹腔间隔室综合征

二、填空题

1. 动脉血压的平均值称为__________，约等于舒张压加__________脉压。

2. 有创动脉血压监测时通常选用__________、__________、__________和__________进行插管。

3. 中心静脉压监测的主要并发症：__________、__________、__________。

4. 动脉血气分析的正常值分别为：动脉血氧分压__________，动脉血二氧化碳分压__________。

5. 肺毛细血管楔压（PCWP）是反映血容量及左心室充盈压最敏感指标，应维持在__________。

6. 中心静脉压是指右心房和胸腔内大静脉的压力。CVP的正常值是________ cmH_2O，是反映__________和__________的常用指标。

三、选择题

1. 关于心率的临床意义，下面叙述正确的是（ ）
   A. 心输出量的主要决定因素是心率
   B. 心率的快慢对心输出量的影响较小
   C. 心率越快，说明心肌耗氧量越小
   D. 心率的骤升、骤降均须注意，严防致命性心律失常和心搏骤停的发生
   E. 心率越快，说明患者休克的程度越严重

2. 中心静脉压（CVP）监测主要反映（ ）
   A. 左心房和右心房的压力
   B. 胸腔动、静脉压力
   C. 右心房和胸腔上、下腔静脉的压力
   D. 腹腔内动、静脉压力
   E. 右心房的压力

3. 在动脉血压的监测过程中，关于动脉血压的监测正确的是（ ）

A. 血压只要低于 90/60 mmHg，说明患者存在休克
B. 在动脉血压监测过程当中，需要排除因迷走兴奋所造成的血压增高
C. 在患者就诊过程中，能够接受的低血压取决于诊断标准
D. 凡能影响心输出量和血管外周阻力的因素都能影响动脉血压
E. 动脉血压的监测只有无创监测一种方法

4. 关于呼吸频率的监测中需要警惕的情况说法正确的是（　　）
A. 呼吸频率＞30/min（或＜8/min）
B. 不能连续讲完半句话
C. 躁动，意识模糊或昏迷
D. 发绀或 SpO_2＜90％
E. 以上都是

5. 内生肌酐清除率正常的是（　　）
A. 51～70 ml/min　B. 31～50 ml/min　C. 64～80 ml/min
D. 80～120 ml/min　E. 30 ml/min 以下

6. ICU 收治病种不包括（　　）
A. 恶性肿瘤晚期患者
B. 急性中毒、毒蛇咬伤者
C. 多器官功能衰竭或各种休克
D. 大面积烧伤者
E. 淹溺

7. ICU 护士总数与病床数之比为（　　）
A. 4∶1　B. 1～1.5∶1　C. 2～2.5∶1
D. 3～4∶1　E. 1∶1

8. ICU 患者最常见的感染部位是（　　）
A. 泌尿系感染　B. 消化道感染　C. 呼吸道感染
D. 血液感染　E. 皮肤

9. 中心静脉穿刺时，若患者无任何相对禁忌证，临床一般首选穿刺位置是（　　）
A. 右侧锁骨下静脉　B. 肘正中静脉　C. 股静脉
D. 右侧颈内静脉　E. 颈外静脉

10. 气囊漂浮导管适用于（　　）
A. 心源性肺水肿的患者　B. 休克的患者　C. 心肌梗死的患者
D. 急性肾衰竭的患者　E. 烧伤

11. CVP 主要反映（　　）
A. 右心室充盈压
B. 静脉内壁压及静脉内血容量
C. 肺静脉毛细血管压
D. 静脉外壁压
E. 左心室充盈压

12. 动脉血二氧化碳分压正常值（　　）
A. 15～25 mmHg　B. 25～35 mmHg　C. 35～45 mmHg

D. 45～55 mmHg E. ＞50 mmHg

13. ICU 病房的温度应保持在（ ）

A. 16～20℃ B. 18～22℃ C. 20～25℃

D. 25～28℃ E. 26～30℃

14. ICU 病房的相对湿度应保持在（ ）

A. 20%～30% B. 80%～90% C. 50%～80%

D. 20%～40% E. 40%～60%

15. 血气分析测定结果为 $PaCO_2$ 降低，同时伴 HCO_3^- 升高，可诊断为（ ）

A. 呼吸性酸中毒 B. 代谢性酸中毒 C. 代谢性碱中毒

D. 呼吸性碱中毒 E. 呼吸性碱中毒合并代谢性碱中毒

16. 下列那项检查，主要反映肾小球滤过功能（ ）

A. 酚红排泄试验 B. 尿液常规检查 C. 尿浓缩稀释试验

D. 内生肌酐清除率检查 E. 血尿素氮

17. 正常尿比重为（ ）

A. 1.010～1.020 B. 1.015～1.025 C. 1.020～1.030

D. 1.025～1.035 E. 1.005～1.050

18. 肾血流灌注不足时，每小时尿量一般少于（ ）

A. 10 ml B. 30 ml C. 50 ml

D. 70 ml E. 100 ml

19. 下面哪些指标与肾功能监护关系不密切（ ）

A. 血尿素氮 B. 血胆红素 C. 血肌酐

D. 尿量 E. 尿蛋白定量分析

20. 关于无创血压监测，下列不正确的是（ ）

A. 无创伤性，重复性好

B. 自动测压，省时省力，易掌握

C. 能间接判断是否有心律失常

D. 自动检测血压袖带的大小，测量平均动脉压准确

E. 可引起肢体神经缺血、麻木等并发症

21. 通过心率监测，不能辅助判断的指标是（ ）

A. 心排血量 B. 休克指数 C. 心肌耗氧量

D. 心脏指数 E. 血压变化

22. 肺的有效通气量是指（ ）

A. 肺活量 B. 每分肺泡通气量 C. 时间肺活量

D. 肺通气量 E. 潮气量

23. 脉搏血氧饱和度的正常值是（ ）

A. 60%～70% B. 80%～90% C. 90%～100%

D. 96%～100% E. 86%～100%

24. 标准碳酸氢盐小于实际碳酸氢盐（SB＜AB）可能有（ ）

A. 代谢性酸中毒 B. 呼吸性酸中毒 C. 呼吸性碱中毒

D. 混合性碱中毒 E. 高阴离子间隙代谢性酸中毒

25. 能直接反映血浆碱储备过多或不足的指标是（　　）

A. AB　　B. SB　　C. BE

D. BB　　E. $PaCO_2$

26. 某女，45 岁，慢性支气管炎病史 20 余年，计划于次日行胆总管切开取石术，做好术前准备。因心脏病发作，出现心力衰竭，而入外科 ICU，做了如下处理，哪项不必要进行（　　）

A. 连续测血压　　B. 血氧饱和度监测　　C. 心电示波监测

D. 中心静脉压监测　　E. 肢体活动功能监测

27. 某男，51 岁，主因车祸致胸腹联合伤，呼吸 38 次/分，心率 123 次/分，血压 75/46 mmHg，需快速补液并监测 CVP，在置入中心静脉时，不可能出现的并发症是（　　）

A. 心律失常　　B. 肺及胸膜损伤　　C. 相伴行的动脉损伤

D. 神经损伤　　E. 感染

28. 某男，47 岁，主因车祸致胸腹联合伤，呼吸 36/min，心率 113/min，血压 80/46 mmHg，需快速补液并监测 CVP，选择静脉时，首选静脉位置是（　　）

A. 右侧锁骨下静脉　　B. 右侧颈内静脉　　C. 右侧股静脉

D. 经贵要静脉行 PICC　　E. 无相对禁忌证，都可以选择

29. 某女，45 岁，在抢救休克治疗中，测得 CVP 为 5 cmH_2O，血压为 85/46 mmHg，每小时尿量为 15 ml，则该患者（　　）

A. 有效循环血容量不足，需快速、充分补液以纠正休克

B. 心肌收缩无力，血容量不足，应适当补液，注意心功能的改善

C. 心、肾功能不全，限制补液

D. 血容量不足，容量血管扩张

E. 容量血管收缩，血容量相对不足

30. 某女，42 岁，严重肾盂肾炎患者，血气分析测定结果：pH 7.32，$PaCO_2$ 30 mmHg，HCO_3^- 15 mmol/L，应诊断为（　　）

A. 代谢性酸中毒　　B. 代谢性碱中毒　　C. 呼吸性酸中毒

D. 呼吸性碱中毒　　E. 混合性碱中毒

31. 某男，47 岁，幽门梗阻患者发生反复呕吐，血气分析结果为：pH 7.5，$PaCO_2$ 50 mmHg，HCO_3^- 36 mmol/L，最可能的酸碱平衡紊乱类型是（　　）

A. 代谢性酸中毒　　B. 代谢性碱中毒　　C. 呼吸性酸中毒

D. 呼吸性碱中毒　　E. 混合性碱中毒

32. 某男，35 岁，肾衰竭，血气分析可见：pH 7.28，$PaCO_2$ 28 mmHg，HCO_3^- 17 mmol/L，最可能的酸碱平衡紊乱类型是（　　）

A. 代谢性酸中毒　　B. 呼吸性酸中毒　　C. 代谢性碱中毒

D. 呼吸性碱中毒　　E. 以上都不是

33. 某男，39 岁，心肺复苏术后一直深昏迷，血压 95/55 mmaHg，心率 123 次/分，体温 39.7℃左右，使用降温毯降温，下列叙述错误的是（　　）

A. 测量鼻咽温度时，将体温计插到鼻咽部或鼻腔顶部测得脑部温度

B. 将测温探头放置于食管的下 1/3，测得中心温度

C. 测量直肠温度，能迅速、及时反映中心温度
D. 将温度计插到耳鼓膜测温，反映脑部血流温度
E. 平均皮温反映末梢循环状态

四、简答题

1. 监测肺动脉楔压的临床意义是什么？
2. 中心静脉压监测的适应证有哪些？
3. 中心静脉压监测的临床意义是什么？
4. 简述监测血流动力学时所用的无创监测指标有哪些。

（新疆医科大学附属第一医院 彭 鹏 怀化医学高等专科学校 蒲泉州）

第七章 休 克

学习目标

1. 掌握休克的分类、病因、临床表现及救治原则与方法。
2. 熟悉各型休克的发病机制、诊断思路和救治要点。

案 例

某女，29岁，因车祸头部及肢体多处创伤，并伴有大量出血（估计1200 ml），经清创手术及输血（500 ml）、输液（生理盐水1000 ml）处理后血压一直不能恢复，处于半昏迷状态，采用人工呼吸、心电监护，同时用2 mg去甲肾上腺素静脉缓慢滴注，最高浓度达8 mg。最终因抢救无效而死亡。

请问：①该患者为何种伤情？②为什么会死亡？③你认为该患者处理措施合理吗？

第一节 概 述

休克（shock）是由各种原因引起的急性有效循环血量不足，导致全身各组织器官血流灌注严重不足而缺血、缺氧，各重要器官代谢紊乱、功能严重障碍的全身性临床综合征。休克的主要临床表现有血压降低、脉搏细速、面色苍白、尿量减少、皮肤湿冷、静脉塌陷、表情淡漠、反应迟钝，意识障碍，甚至昏迷。如不及时抢救，病情常迅速恶化，组织器官发生不可逆性损害而危及生命。

【休克分类】 休克的分类，目前尚未统一。常依据休克始动环节、发病机制、血流动力学等进行分类，也可根据休克早期治疗措施来分类。

（一）根据休克始动环节分类

可分为低血容量性休克、心源性休克与血管源性休克。

（二）根据发病机制分类

可分为低血容量性休克、心源性休克、分布性休克（血流分布异常如过敏性休克、药物性休克、神经源性休克与感染性休克等）和阻塞性休克（血流通路阻塞如肺栓塞、张力性气胸与急性心包压塞等）。

（三）根据血流动力学分类

可将休克分类低排高阻性休克（冷休克）与高排低阻性休克（暖休克）。

（四）根据休克早期治疗措施来分类

这里重点介绍2006年Rosen's Emergency Medicine提出的根据休克早期治疗措施来分

类（实用性较强）的分类方法。

1. 需要早期补充血容量

（1）失血性休克：如创伤性失血、胃肠道失血与肝脾破裂失血等。

（2）失液性休克：如胃肠道丢失，脱水不显性液体丢失，炎症性第三腔隙液体潴留等。

2. 需要输入正性肌力药物提高泵功能或逆转泵功能不全

（1）心肌缺血：如冠状动脉血栓，缺氧性动脉低血压等。

（2）心肌疾病：急性心肌炎，慢性心肌病（缺血性、糖尿病性、浸润性、内分泌性或先天性）。

（3）心律失常：心房颤动伴快速心室率，室性心动过速，室上性心动过速。

（4）脓毒性休克。

（5）负性肌力药物过量：β受体阻滞剂或钙通道阻滞剂过量。

（6）心脏结构损伤：创伤（连枷二尖瓣），室间隔破裂，乳头肌断裂等。

3. 需要容量与升压药支持

（1）高血流动力学脓毒症（早期）。

（2）过敏性休克。

（3）神经源性休克。

（4）药物过量　如镇静剂、吩噻嗪类等。

4. 需要立即缓解心排出量梗阻的疾病

（1）肺栓塞。

（2）心脏压塞。

（3）气胸。

（4）瓣膜功能障碍：如急性人工瓣摸血栓，严重主动脉瓣狭窄。

（5）新生儿先天性心脏缺陷。

（6）严重特发性主动脉狭窄。

5. 需要特殊解毒药的细胞中毒

（1）一氧化碳中毒。

（2）高铁血红蛋白血症。

（3）硫化氢中毒。

（4）氰化物中毒。

【病因】

1. 失血或失液性休克　各种疾病与创伤引起的大量失血（内出血或外出血），机体急性失血约达总血量的20%即可发生休克。大面积烧伤，肠梗阻，各种原因引起的剧烈吐泻等导致大量体液的丢失，使血容量急剧减少，也可引起休克。

2. 创伤性休克　各种严重的创伤，如骨折、挤压伤、火器伤等，特别是伴有一定量出血的创伤易引起休克。

3. 脓毒症休克即感染性休克　见于各种致病微生物，如细菌、病毒等引起的严重感染。最常见的是细菌感染，过去以革兰阴性菌感染最多见，但近年来革兰阳性细菌感染有增多的趋势。值得注意的是约有1/3脓毒症休克找不到病原菌。

4. 心源性休克　大面积急性心肌梗死、重症急性心肌炎、严重的心律失常、心包压塞等均可引起休克。

5. 过敏性休克 具有过敏体质的人，对某些药物（如青霉素G）、血清制剂（如破伤风抗毒素）等过敏，可发生过敏性休克。

6. 神经源性休克 见于高位脊髓麻醉或脊髓损伤、剧烈疼痛等引起的休克。

7. 内分泌性休克 某些内分泌疾病如甲状腺危象、肾上腺危象、腺垂体功能低下及嗜铬细胞瘤等可引起内分泌性休克。

8. 其他 如缺氧性休克、急性肺栓塞所致休克、张力性气胸与开放性气胸引起的休克等。

【病理生理】 休克由于病因不同，在病理生理方面有很大区别，但也有其共同的生理变化特点。这些特点为：微循环障碍、代谢改变、重要脏器继发性损害等。

1. 微循环障碍 根据血液动力学和微循环障碍的变化规律，一般可将休克过程分为三期，即微循环缺血期、微循环淤血期和微循环衰竭期，又分别称为休克初期、休克中期和休克晚期。

（1）微循环缺血期（休克初期）：此期微循环变化特点是微动脉、后微动脉、毛细血管前括约肌痉挛性收缩，大量真毛细血管关闭和微静脉收缩。因而微循环处于缺血状态，导致组织细胞代谢紊乱。此期微循环变化对机体有一定的代偿意义，保证了心、脑等重要脏器的血液供应，使回心血量增加，心输出量增多，以维持动脉血压。此期是抢救休克的良好时机，但此期为时较短，常因血压正常而贻误诊治，致使休克过程继续发展进入微循环淤血期。

（2）微循环淤血期（休克中期）：由于休克初期未得到及时合理防治，使微循环持续性缺血，进而发展为微循环血管扩张淤血，表现为外周血管总阻力降低，动脉血压明显下降，病情进一步加重。由于微循环内血液淤滞，血管通透性增强，血浆外渗，有效循环血量减少，血压明显下降，心、脑供血不足，使休克进一步恶化。

（3）微循环衰竭期（休克晚期）：由于严重的淤血，缺氧和酸中毒使微血管高度麻痹、扩张，并使其对活性物质失去反应，同时血管内皮受损。高度淤血使血流更加缓慢，血小板和红细胞易于聚集。这些改变均有利于启动凝血过程而发生弥散性血管内溶血（DIC）。DIC一旦发生，休克病情将进一步恶化，表现为广泛性微血管阻塞、继发性纤溶亢进而引起出血和微血管内溶血等，使回心血量显著减少，血压持续性下降；可溶性纤维蛋白多聚体及其裂解产物等可封闭单核巨噬细胞系统，使来自肠内的内毒素不能被充分清除，内毒素又会加重微循环血管损害。严重缺氧和酸中毒可使细胞内的溶酶体膜破裂，释出的溶酶体酶可造成细胞损伤，引起全身各重要器官代谢紊乱和功能严重障碍，致使休克进入难治阶段，故此期又称为休克难治期或不可逆期。应该指出，并非所有休克患者都会发生DIC，DIC只是休克转为难治的重要因素之一。

不是所有休克都依次经历上述三期变化。一般说低血容量性休克、心源性休克和部分感染性休克可从微循环缺血期开始，而过敏性休克多从淤血期开始，严重烧伤性休克，可能一开始即出现微循环衰竭期表现。在临床工作中即要掌握和运用休克发生发展的共同规律，又要具体分析各型休克患者的变化特点，做到积极抢救，合理治疗。

2. 代谢变化 休克时，微循环严重障碍引起组织缺氧，细胞有氧氧化障碍，乳酸生成增多，能量物质三磷酸腺苷（ATP）生成减少，细胞膜Na-K-ATP酶活性降低，导致细胞水肿和高钾血症，蛋白与酶的合成受到抑制，使细胞不能维持正常功能和结构。休克早期可因儿茶酚胺、胰高血糖素和肾上腺皮质激素的增多而使血糖增高；休克晚期又因糖原耗竭和糖异生作用的减弱使血糖降低。此外组胺、激肽、前列腺素、内啡肽、肿瘤坏死因子等体液因子在休克的发展中发挥不同的致病作用。

3. 重要器官损害　休克持续超过 10 h，即可发生内脏器官的不可逆损害，尤其是心、脑、肾、肺等重要器官的功能衰竭，成为休克难治的重要因素。肺的变化最为显著，肺泡上皮细胞受损，引起肺表面活性物质分泌减少，肺泡萎陷而致肺不张，引起肺通气与换气功能障碍，造成低氧血症，出现呼吸困难，这种由于休克引起的急性肺功能障碍称为休克肺，病情进一步加重可引起急性呼吸窘迫综合征（ARDS），ARDS 是休克死亡的最常见并发症，占休克死亡人数的 1/3。休克开始时心排血量减少，血压下降，冠状动脉灌注量减少，心肌缺氧受损，心肌收缩力减弱，易引起心力衰竭；由于持续性低血压及体内儿茶酚胺增加，肾小球前微动脉痉挛，肾血流量显著减少，易引起急性肾衰竭。休克晚期常出现两个或两个以上的器官同时或相继发生功能衰竭，即多器官功能衰竭，多器官功能衰竭是休克死亡的重要原因。

【临床表现】 临床分期：可分为休克早期、休克期和休克晚期。

1. 休克早期（休克代偿期）　休克刚开始时，人体对血容量减少有一定的代偿能力，这时中枢神经系统的反应是兴奋性提高，患者神志清醒，精神紧张、兴奋或烦躁不安。血容量减少的症状还不是很明显，患者开始出现皮肤苍白、四肢发冷、心跳呼吸加快、尿量减少等症状。在休克早期，如能及时诊断与治疗，休克很快就会好转，若不能及时有效治疗，休克会进一步加重，进入休克中期。

2. 休克中期（休克进展期）　此期常表现为患者烦躁不安，意识不清，呼吸表浅，四肢温度进一步降低，心音低钝，脉搏细速而弱，收缩压低于 90 mmHg，脉压小于 20 mmHg，皮肤湿冷，少尿或无尿；如原有高热患者体温骤降，大汗，血压骤降，意识由清晰转为模糊，亦提示休克进入中期。此时临床给于紧急的循环功能支持，迅速恢复组织灌注和维持器官功能，患者有恢复的可能。

3. 休克晚期（休克难治期）　休克发展的晚期阶段，不可逆性期。主要临床表现为 DIC 和多器官功能衰竭。前者引起皮肤、黏膜和内脏出血，以消化道出血和血尿较常见，肾上腺出血可致急性肾上腺皮质功能衰竭，胰腺出血可致急性胰腺炎。还可发生急性心力衰竭、呼吸衰竭、肝功能障碍和肾衰竭等，而出现相应症状及体征。

【休克的监测】

（一）一般监测

有效的监测可以对休克患者的病情和治疗反应做出正确、及时的评估和判断，以利于指导和调整治疗计划，改善患者的预后。一般监测包括皮温与色泽、心率、血压、尿量和精神状态等指标。然而，这些指标在休克早期阶段往往无明显的变化。皮温下降、皮肤苍白、皮下静脉塌陷的严重度取决于休克的严重程度。

1. 精神状态　是脑组织血流灌注状况的反映。如患者神志清楚，对外界的刺激能正常反应，说明患者循环血量已基本足够；相反若患者表情淡漠，烦躁不安，嗜睡、谵妄或昏迷，提示脑血流灌注不足而发生了脑功能障碍。

2. 皮肤温度、色泽　是体表灌注情况的标志。如患者的四肢温暖，皮肤干燥，轻压指甲或口唇时，局部暂时缺血呈苍白，松压后色泽迅速转为正常，表明末梢循环已恢复、休克好转；反之则说明休克情况仍存在。

3. 心率　心率加快通常是休克的早期表现之一，心率＞100 次/分，提示休克可能。但心率不是判断失血量多少的可靠指标，年轻患者可以很容易地通过血管收缩来代偿中等量的失血，仅表现为轻度心率增快。

4. 血压 血压＜90 mmHg 提示休克，但血压并不是反映休克最敏感的指标。如休克早期心排出量已有明显下降时，血压的下降常滞后约 40 min；当心排出量尚未完全恢复时，血压则已趋正常。因此，在判断病情时，还应兼顾其他的参数进行综合分析。如休克指数，休克指数＝心率/收缩压，若休克指数为 0.5～0.7，提示无休克，当＞1.0 提示休克，＞2.0 提示严重休克。对心率与血压变化强调动态监测，应定时测量，前后比较分析。在休克治疗中，维持稳定的血压十分重要。

5. 尿量 是反映肾血流灌注情况的有效指标，少尿通常是早期休克和休克复苏不完全的表现。对疑有休克或已确诊者，应观察每小时尿量，一般留置导尿管监测尿量。尿量＜25 ml/h、比重增加者表明仍存在肾血管收缩和供血量不足；血压正常但尿量仍少且比重偏低者，提示急性肾衰竭。当尿量＞30 m/h 提示休克已纠正。此外，创伤危重患者复苏时使用高渗溶液者可能产生明显的利尿作用；涉及垂体后叶的颅脑损伤可出现多尿现象；尿路损伤可引起少尿与无尿。判断病情时应予注意。

（二）特殊监测

1. 有创血流动力学监测 有创动脉血压测压较为可靠，可保证连续观察血压和即时变化。中心静脉压（CVP）和肺毛细血管楔压（PAWP）监测有助于指导已知或怀疑存在心功能不全的休克患者的液体治疗，防止输液过多导致肺水肿。

2. 氧代谢监测 休克氧代谢障碍的概念是对休克认识的重大进展，改变了对休克的评估方式，同时使休克的治疗由以往单纯注重血流动力学指标调整转向兼顾氧代谢状态的调控。脉搏氧饱和度（SpO_2）主要反映氧合状态，可在一定程度上代表组织灌注状态。动脉血气分析可明确氧代谢状态，可鉴别体液酸碱紊乱性质，以指导纠正酸碱失衡，调节呼吸机参数。碱缺失与血乳酸浓度测定是判断休克组织灌注较好的指标。

3. 动脉血乳酸监测 动脉血乳酸浓度是反映组织缺氧的高度敏感的指标之一，动脉血乳酸增高常较其他休克征象出现早。持续动态的动脉血乳酸以及乳酸清除率监测对休克的早期诊断、判定组织缺氧情况、指导液体复苏及预后评估具有重要意义。

4. 凝血功能监测 在休克早期即进行凝血功能的监测，对选择适当的容量复苏方案及液体种类有重要的临床意义。常规凝血功能监测包括血小板计数、凝血酶原时间（PT）、活化部分凝血活酶时间（APTT）和 D-二聚体。

5. 血常规监测 动态观察红细胞计数、血红蛋白及红细胞压积的数值变化，可了解血液有无浓缩或稀释，对低血容量休克的诊断和判断是否存在继续失血有参考价值。有研究表明，红细胞压积在 4 h 内下降 10％提示有活动性出血。

6. 电解质监测与肾功能监测 对了解病情变化和指导治疗十分必要。

7. DIC 的检测 对有出血倾向者，应测定其血小板的数量和质量、凝血因子的消耗程度及反映纤溶活性的多项指标。

【诊断】 休克的诊断关键是早期发现、早期诊断。如果等待血压下降才诊断休克，会增加抢救难度。

1. 早期诊断 如有引起休克的原因，又有交感神经-肾上腺功能亢进征象时，即应考虑休克早期的可能。休克早期诊断要点包括：①血压升高而脉压减少（＜20 mmHg）；②心率增快；③口渴；④皮肤潮湿、黏膜苍白、肢端发凉；⑤体表静脉萎陷；⑥尿量减少（25～

30 ml/L）。

2. 诊断标准 休克诊断标准：①有发生休克的病因；②意识异常；③脉搏快超过100次/分，细或不能触及；④四肢湿冷，胸骨部位皮肤指压阳性（压后再充盈时>2 s），皮肤花纹，黏膜苍白或发绀，尿量<0.5 ml/(kg·h）或无尿；⑤收缩压<90 mmHg；⑥脉压<20 mmHg；⑦原有高血压者收缩压较原有水平下降30%以上。凡符合①，以及②③④中的二项，和⑤⑥⑦中的一项者，诊断即可成立。

3. 休克严重程度的临床估计 见表7-1。

表7-1 休克严重程度的临床估计

临床表现	轻度休克	中度休克	重度休克
神志与表情	清醒稍激动	烦躁	淡漠，模糊或昏迷
唇颊肤色	正常或苍白	苍白	灰暗，微发绀
毛细胞血管充盈时间	稍长	较长	显著延长
四肢浅静脉	轻度收缩	下肢显著萎陷	全身浅静脉萎陷如条索
脉搏（次/分）	<100	100～120	>120或摸不清
肢端温度	稍冷	肢端厥冷	厥冷到膝肘
收缩压（mmHg）	>90，稍高或正常	80～60	<60或测不出
脉压（mmHg）	20～30	10～20	<10或测不清
尿量（ml/h）	<30	<20	0
丢失血容量占全身总量（%）	±20%	±35%	>45%

4. 病因诊断 详询病史（伤因、病因）经过，抓紧时间作全面查体，重症休克一边治疗一边观察病情和查体。在前后对比中总是可以找出休克的病因。做好连续性的病情观察与记录。例如腹、胸腔的内出血，骨盆骨折致腹膜后软组织内血肿、包膜下脾破裂，手术后继发性出血等应特别警惕其延迟发生休克。

【急救与治疗】 治疗目的在于改善全身组织的血流灌注，恢复及维护脏器功能及机体代谢，而不在单纯提高血压。因为血压只反映心排血量和血管壁顺应性的关系，而不能反映组织血流灌注的情况。措施应及时、恰当，争取在短时间内（1～4 h）改善循环障碍，纠正休克，避免不可逆的脏器损害。

（一）救治原则

1. 病因治疗 尽早除去病因，对及时中止休克的恶性循环非常重要。

2. 抗休克治疗 吸氧、监护，容量复苏，纠正酸中毒，血管活性药物使用等。

3. 其他治疗 疼痛处理，应用激素、纳洛酮等。

4. 防治并发症 如ARDS、急性肾衰竭、DIC等。

（二）救治措施

1. 一般紧急处理

（1）休克体位：让患者取头低脚高位，不用枕头，腿部提高30°，以利血液流入脑组织；心力衰竭患者可采用半卧位；注意保暖和安静。

（2）氧气吸入：鼻导管给氧或面罩给氧。

（3）建立静脉通路：尽早进行静脉输液和给药，如周围静脉萎陷穿刺有困难时，可考虑做锁骨下静脉或颈内静脉穿刺插管，亦可作周围静脉切开插管。

（4）实施重症监护：密切观察病情变化。临床监测，包括生命体征、心脏节律、尿量、精神状态、如血压很低或临床休克持续较久者可行有创血压监测。

（5）必要的临床评价：包括抽血标本全血细胞计数、电解质、血糖、肝肾功能、心肌酶学、动脉血气分析、血型等项目，做12导联心电图等。

（6）注重各类休克的早期抗休克治疗措施（见本章休克分类）：如失血或失液性休克，注重早期快速补充血容量；感染性休克在积极控制感染同时，注重早期扩容与血管活性药物应用等。

（7）及时预防与处理各种并发症。

2. 补充血容量　各种休克大都存在循环血量的不足，在休克早期即应及时补液，以改善微循环的灌流。补液量一般可根据CVP指导扩容，CVP＜5 cmH_2O提示血容量不足，应及时给予补液，直至血压及组织灌流压升高至足够水平；对在CVP为5～15 cmH_2O者的补液问题，常需结合其他资料分析，甚至需作容量负荷试验以决定补液量。而CVP＞15 mmH_2O者则需测PCWP，若PCWP＜15 mmHg，可于5～10 min内输入100 ml液体，如输液后PCWP不再增高，组织灌流好转或血压回升，则可继续给于补液；若PCWP上升，组织灌流无改善或恶化，则应停止补液，并给予血管扩张剂；若PCWP下降，血压仍较低，可在严密观察下给予补液以促使血压回升。对于不具备测定CVP条件的，可以根据病史、症状与体征、尿量等情况估计，如患者有摄入不足或丢失过多（禁食、高热、吐泻、出血、利尿、脱水等）、舌质红而干，皮肤弹性差，静脉塌陷，心率增快，脉压差小，提示血容量不足；尿量＜20 ml/h，尿比重＞1.030也提示血容量不足，应及时补充血容量，以低分子右旋糖酐、706代血浆等效果好。

3. 纠正酸中毒和电解质紊乱　纠正酸中毒可先用5％碳酸氢钠100～200 ml或11.2％乳酸钠40～80 ml静脉滴注，再根据血气分析或二氧化碳结合率（CO_2CP）调整；根据血液生化检验纠正电解质紊乱。

4. 使用血管活性药物

（1）缩血管药物应用原则：①休克早期，皮肤温暖，四肢无发绀，尿量＞25 ml/h。②患者血容量不足又不能快速补充者。③扩血管药物疗效不佳。常用药物有多巴胺、间羟胺、去甲肾上腺素、多巴酚丁胺等。以上药物应用后，调整滴注速度或浓度以使收缩压维持在90～100 mmHg为宜。如一种药物不能维持，可两种或三种联用，但用量不宜太大，以防血压过高，增加心脏负荷，减少组织血流灌注。对心肌梗死引起的心源性休克，因上述药物可增加心肌耗氧量，加重心肌损伤，应慎用。

（2）扩血管药物应用原则：①血容量已补足，但休克症状未见明显改善；②有交感神经亢进的表现（如肤色苍白、四肢厥冷、脉压小、毛细血管充盈不良）；③外周血管阻力增高，心排血量降低（如心音低、脉压小、四肢冷）。常用药物有酚妥拉明、山莨菪碱、硝酸酯类和硝普钠等药物。

5. 肾上腺皮质激素　宜早期大剂量应用，可用于各种休克，其作用主要与保护与稳定细胞膜的作用有关，大剂量时有增加心排血量，减低血管阻力，增加冠状动脉血液注量的作用。一般剂量为氢化可的松0.2～0.6 g/d或地塞米松20～40 mg/d，疗程≤3天，休克纠正后应尽早停用。

6. 胰高血糖素　对CVP＞20 cmH_2O或PCWP＞15～18 mmHg者，纠正心律失常、缺

氧、酸中毒及电解质紊乱后，休克仍未改善时可用胰高血糖素 3～5 mg，静脉注射，半分钟内注完，若 2～3 min 无反应可再重复注射 1 次，继而用 3～5 mg 肌内注射，每 0.5～1 h 一次，或每小时用 5～10 mg 加入 5%葡萄糖液 100 ml 中静脉滴注。连用 24～48 h。

7. 预防急性肾衰竭　血压基本稳定后，无心力衰竭时，可在 10～30 min 内快速静脉滴注 20%甘露酸或 25%山梨醇 100～250 ml，在心力衰竭时宜用速尿 40 mg 或利尿酸钠 50 mg 静脉注射，以预防急性肾衰竭。

8. 机械辅助循环　对心源性休克或严重休克继发心功能衰竭者，可应用主动脉内气囊反搏术或体外加压反搏术。

第二节　急诊常见休克

一、心源性休克

心源性休克是由于心脏泵血功能衰竭，心输出量显著减少，血压下降，重要脏器和组织供血严重不足，而引起全身微循环障碍，出现一系列以缺血、缺氧、代谢障碍及重要脏器损害为特征的临床综合征。心源性休克是心脏泵衰竭的极期表现，可由多种病因引起，常见原因是急性大面积心肌梗死和重症急性心肌炎。

【病因与发病机制】

1. 心肌坏死致心输出量降低　缺血性损伤或细胞死亡所造成的大块心肌病变是导致急性心肌梗死、心肌收缩力减退和引起心源性休克的决定性因素。

2. 心肌收缩运动不协调　心室收缩时梗死部位的心肌不协调，严重影响了心脏做功，而造成心输出量显著降低。

3. 心律失常　急性心肌梗死发生快速心律失常时使心肌耗氧量增加，进一步加重心肌缺氧，可引起严重的心输出量降低。发生慢性心律失常时，由于心脏储备已经不足，心搏减慢本身可成为心输出量降低的原因，或使已经降低的心输出量进一步减少。

4. 其他　心肌抑制因子也参与心源性休克的发生。

【临床表现】

1. 临床特征　心源性休克特征：①血压降低，收缩压＜90 mmHg 或者原有高血压者，其收缩压下降幅度＞30 mmHg；②心率增加、脉搏细弱；③面色苍白、肢体发凉、皮肤湿冷有汗；④意识障碍；⑤尿量＜25 ml/h；⑥肺毛细血管楔压（PCWP）＜20 mmHg、心脏指数（CI）＜$2L/(min \cdot m^2)$；⑦除外由于疼痛、缺氧、继发于血管迷走反应、心律失常、药物反应或低血容量血症等因素的影响。

2. 主要体征　急性心肌梗死患者出现第一心音减弱，可认为有左心收缩力下降；出现舒张早期奔马律提示左心衰竭；新出现的胸骨左缘响亮的收缩期杂音，提示有急性室间隔穿孔或乳头肌断裂所致急性二尖瓣反流，如杂音同时伴有震颤或出现房室传导阻滞，以室间隔穿孔可能性大。

3. 血流动力学测定　心源性休克时，血流动力学的测定：左心室舒张末压或充盈压上升，心脏每搏作功降低，每搏血量减少，以及心排血量下降等为严重的左心室功能衰竭表现。此外，心肌梗死患者中大部分心输出量的降低可由全身血管阻力（SVR）的代偿性升高而得到代偿，故血压不致明显下降。而在急性心肌梗死合并休克时，相当一部分患者的

SVR 并没有升高，而是处于正常或偏低的状态，故而血压降低。

4. 病程进展及监测 心源性休克病情进展甚快，易在发病后 24 h 内死亡，为此应严密观察病情变化，不断根据患者的血流动力学、呼吸情况以及代谢状态等制定合理的治疗方案。肺毛细血管楔压是一种监测左心室功能的可靠方法，操作者可在患者床边经皮肤穿刺插入“漂浮”导管，导管可留置 1 周。将导管顶端的气囊短暂注气，不致发生肺节段性缺血和肺梗死，却可反复测定 PCWP，可同时测定心排血量。对于心源性休克患者，观察尿量的改变，对病情预后也是一项不可忽视的指标。为了保证测定尿量的准确性，应采用留置导尿管测每小时尿量。呼吸性碱中毒和酸中毒也是常伴随的临床表现，且可增加急性心肌梗死患者室上性和室性心律失常的发生率，为此需对患者常规进行动脉血气分析监测。对低血压和周围血管收缩情况的重症心源性休克者，常规气袖血压计测量血压不可靠，需采取动脉内插管测压，特别是在较大的动脉如股动脉，对初次测压和以后观察疗效均较可靠。

【诊断与鉴别诊断】

1. 诊断依据 凡确诊为急性心肌梗死和心肌炎患者，出现下列情况应考虑合并心源性休克：①收缩压≤90 mmHg 或高血压患者低于原血压 80 mmHg，至少持续 30 min；②组织器官低灌注：神志异常、发绀、肢端发冷、尿量减少（＜30 ml/h）；③除外由于疼痛、严重心律失常、低血容量、药物等因素引起的低血压或休克。

2. 鉴别诊断 心源性休克最常见于急性心肌梗死。根据临床表现的剧烈心前区疼痛、心电图特征性改变和血清心肌酶升高，确诊急性心肌梗死不难。在判断急性心肌梗死所致的心源性休克时需与下列情况鉴别：①急性大块肺动脉栓塞；②急性心包压塞；③主动脉夹层；④快速性心律失常；⑤急性主动脉瓣或二尖瓣关闭不全。

【急救要点】

1. 再灌注疗法

由于大量的心肌细胞缺血、坏死而丧失功能导致患者心脏收缩无力是左心衰竭和心源性休克的根本原因，故治疗上最有效的措施是尽早开通闭塞的冠状动脉，缩小梗死面积，这样才能保存和恢复患者的心功能，其他方法不仅属于治标不治本的对症疗法，而且临床上很难奏效。因此有条件时，应尽快开展现场溶栓治疗，这样才能增加患者生还的希望。溶栓可在现场或在送医院途中的救护车内进行。有条件医院可首选介入治疗。

2. 生命支持

（1）增加供氧：最好采用高流量（由 2～3 ml/min 逐渐增至 8～10 ml/min）面罩加压给氧，同时使用抗泡沫剂如在湿化瓶中加入 50％乙醇或 10％硅酮溶液等，降低肺泡及泡沫表面张力，利于气体交换和排痰，如能实施二甲基硅油喷雾吸入则效果更好。

（2）扩容：可静脉滴注低分子右旋糖酐或 706 代血浆 500 ml，但不可＞1000 ml。

（3）增加心肌收缩力：①β 受体激动剂：可用多巴胺或多巴酚丁胺静脉滴注，注意：该类药物小剂量主要兴奋多巴胺受体，扩张冠状动脉，中剂量主要兴奋 β_1 受体，增加心肌收缩力，大剂量则兴奋 α 受体，使血管收缩，心率增快，心肌耗氧量增加，且容易引起室性心律失常，因此要控制该药的单位时间入量。②非洋地黄类正性肌力药物：米力农、氨力农等。尽量避免使用洋地黄类药物，因为该类药可以增加心肌耗氧量和血管阻力，尤其 24 h 内禁用。

（4）缩血管药物应用：血压过低可用中等或大剂量多巴胺、多巴酚丁胺静脉滴注，或间羟胺 40～100 mg 加入 100～250 ml 液体静脉滴注。

（5）其他药物：纳洛酮 0.4～1.2 mg 静脉注射、地塞米松 5～10 mg 静脉注射，还可酌情应用碳酸氢钠、果糖、山莨菪碱（654-2）等。

3. 尽快转运至有条件医院　治疗心肌梗死合并休克最有效的措施是再灌注疗法（溶栓、介入治疗和冠状动脉旁路移植等）。由于再灌注治疗的时间依赖性很强，院前对心肌梗死合并心源性休克患者现场治疗的价值要小于时间对患者的价值。在同样得到介入治疗使梗死血管复通的患者，其预后与泵衰竭时间的长短密切相关。心源性休克持续的时间越长，患者的预后越差。所以院前急救时一旦疑诊为急性心梗合并心源性休克，应该争分夺秒，边抢救边将患者转运至有主动脉内球囊反搏治疗、介入治疗或外科治疗条件的医院，如果在院前过多停留只能增加患者的病死率。

二、感染性休克

各种病原微生物及其毒素侵入人体，导致全身性感染伴血压下降（如收缩压<90 mmHg，或去除其他可引起血压下降因素之后较原基础血压下降幅度超过 40 mmHg）和组织灌注不良，且经充分容量复苏后低血压和组织灌注不良状态仍持续存在，或必须应用血管活性药物才能维持正常血压的综合征称感染性休克，也称为脓毒症休克。

【病因与发病机制】

（一）病因

感染性休克的病因最常见的是细菌感染，也可由病毒、真菌、螺旋体或立克次体等微生物感染引起。细菌可能是革兰阴性细菌或革兰阳性细菌。常见的革兰阴性细菌：如肠杆菌科细菌（大肠埃希菌、克雷伯杆菌、肠杆菌等）、不发酵杆菌（假单胞菌属、不动杆菌属等）、脑膜炎球菌、类杆菌等。常见的革兰阳性菌：如葡萄球菌、链球菌、肺炎球菌、梭状芽胞杆菌等也可引起休克。某些病毒性疾病如流行性出血热，其病程中也易发生休克。

某些感染，如革兰阴性细菌败血症、暴发性流脑、肺炎、化脓性胆管炎、腹腔感染、细菌性痢疾（幼儿）易并发休克。随着住院时间的延长，临床各种创伤性检查增多和治疗方面的进展，革兰阴性杆菌引起的感染性休克在医院内感染中已成为一个非常突出的问题。

（二）宿主因素

原有慢性基础疾病如肝硬化、糖尿病、恶性肿瘤、白血病、烧伤、器官移植以及长期接受肾上腺皮质激素等免疫抑制剂、抗代谢药物、细胞毒类药物和放射治疗，或应用留置导尿管或静脉导管者可诱发感染性休克。因此本病较多见于医院内感染患者，老年人、婴幼儿、分娩妇女、大手术后体力恢复较差者尤易发生。

（三）临床分型

感染性休克主要是细菌和其毒素直接或间接作用引起微循环灌注不足所致的全身反应性综合征。临床上可分为两型：①高排低阻型，即温暖型，属轻型，多见休克早期，临床上少见。②低排高阻型，即湿冷型，大多见于休克中晚期。这两种类型虽然发生原理不同，但有效血容量减低和组织缺血、缺氧则基本一致，仅程度上不同。

【临床表现】　除少数高排低阻型休克外，多数患者有交感神经兴奋症状：患者神志尚清，但烦躁、焦虑、精神紧张，面色和皮肤苍白，口唇和甲床轻度发绀，肢端湿冷，可有恶心、呕吐，尿量减少，心率增快，呼吸深而快，血压尚正常或偏低、脉压小。眼底和甲皱微循环检查可见动脉痉挛。随着休克发展，患者出现烦躁不安或意识不清，呼吸浅速，心音低钝，脉搏细速，按压稍重即脉搏消失，表浅静脉萎陷。血压下降，收缩压降低至<90 mmHg；

原有高血压者，血压较原有水平降低20%～30%，脉压小，皮肤湿冷、发绀，有明显花纹，少尿，甚至无尿。休克晚期可出现DIC和重要脏器功能衰竭等。

【诊断要点】

1. 临床上有明确的感染灶。

2. 有全身性炎症反应综合征（SLRS）的存在。全身性炎症反应综合征（符合2项或以上者）：①T＞38℃；②P＞90次/分；③R＞20次/分或 $PaCO_2$＜32 mmHg；④WBC＞11.0×10^9/L或杆状＞10%。

3. 收缩压＜90 mmHg或较原基础值下降的幅度超过40 mmHg，持续至少1 h，或血压依赖输液或药物维持。

4. 有组织灌注不良的表现，如少尿（＜30 ml/h），持续＞1 h，有意识障碍。

5. 在血培养中发现有致病微生物生长。标本采集注意：在抗感染治疗前先留细菌学培养的血标本，并至少有两份，一份取自经皮穿刺；一份取自超过48 h的血管通路。其他体液也应根据临床情况在使用抗生素前留取。

【急救与治疗】 感染性休克的死亡率与患者基础疾病、感染病原体、初始抗生素使用及并发症等有关。革兰阴性菌全身性感染的死亡率达30%。初始针对病原体使用有效的抗生素可提高存活率，不适当使用抗生素使死亡率增加一倍。

1. 抗感染　急诊应用抗生素，应选择广谱抗生素，对革兰阴性、阳性菌及厌氧菌均有效；剂量要足量；免疫正常患者可单用一种广谱抗生素，如三代头孢菌素。免疫力减退患者常用有重叠覆盖的两种广谱抗生素。

在用抗生素的同时，应注意病灶的清除，如有脓肿时应待患者休克好转后及时切开引流，脓液需送细菌培养，抗生素可先用，不必等细菌培养。根据临床判断，感染是由革兰阳性还是革兰阴性菌引起来选择用何种抗生素。通常联合应用两种抗生素。

（1）革兰阳性球菌：首选是青霉素G 800万～1600万U/d，加一种氨基糖苷类（庆大霉素或丁胺卡那），分次静脉点滴。β内酰胺类抗生素（青霉素及头孢菌素）静脉给药的方法是溶解在100～200 ml液内，每4～8 h一次。氨基糖苷类可以直接静脉注射，或经输液的小壶进入。无效可用阿奇霉素或红霉素静脉滴注。

（2）革兰阴性杆菌：首选是氨苄青霉素或头孢唑啉加庆大霉素或丁胺卡那，其次是氧哌嗪青霉素加庆大霉素或丁胺卡那。对青霉素过敏者可用氯霉素加一种氨基糖苷类。如上述抗生素用后无效者可选用第二或三代头孢菌素。

（3）厌氧菌：首选甲硝唑1.0 g/d，或氯霉素1～2 g/d静脉滴注，亦可用青霉素等。

（4）其他：病毒感染至今无特效药，真菌可用两性霉素B或氟康唑，螺旋体病首选青霉素G，立克次体则仍用四环素或氯霉素。

2. 抗休克　包括吸氧，监护，容量复苏，纠正酸中毒，血管活性药物使用等。感染性休克有血容量不足，根据血细胞压积、CVP和血流动力学监测选用补液种类与输液总量，输液速度应先快后慢，液体种类原则先晶体后胶体。低分子右旋糖酐、羟乙基淀粉（706代血浆）具有补充血容量、增加血管壁和血细胞表面之负电荷作用，防止因异性电荷相吸而引起血细胞沉积，并降低血液黏度，具有疏通微循环作用，故可先用。

3. 纠正酸中毒　感染性休克时常出现代谢性酸中毒，治疗宜用5%碳酸氢钠，每次150～200 ml静脉滴注，在纠正酸中毒同时必须改善微循环灌注，否则难以奏效。

4. 呼吸衰竭　多为急性呼吸衰竭或ARDS，可予面罩加压给氧，无效再行气管插管或气管切开，机械辅助呼吸来改善低氧血症等。

5. 血管活性药物应用 目前以多巴胺和阿拉明的应用较普遍。

6. 肾上腺皮质激素 对感染性休克时，可短期（2～3天）内静脉滴注氢化或琥珀酸可的松 200～300 mg/d，作用是结合内毒素，减轻对机体的损害和稳定溶酶体。

7. 弥散性血管内凝血（DIC） 感染性休克晚期易发生DIC，主要表现：血小板减少，凝血酶原时间延长，纤维蛋白降解产物增加，血浆鱼精蛋白凝试验阳性等。治疗：应用肝素及新鲜血浆静脉滴注。

三、过敏性休克

过敏性休克是指外界某些抗原性物质（如某些药物）进入已致敏的机体后，引起强烈的全身性变态反应综合征。可在短时间内造成多个脏器损害与休克表现。过敏性休克的表现与程度，依机体反应性、抗原进入量及途径等而有很大差别。通常发生突然，且很剧烈，若不及时处理，常可危及生命。

【病因与发病机制】

1. 病因

（1）异种（性）蛋白：内分泌激素（胰岛素、加压素），酶（糜蛋白酶），植物、花粉浸液（猪草、树、草等），食物（蛋清、牛奶、硬壳果、海味、巧克力等），抗血清（抗淋巴细胞血清或抗淋巴细胞丙种球蛋白）及抗毒血清（如破伤风抗毒素、抗蛇毒血清等），职业性接触的蛋白质（橡胶产品），蜂类毒素。

（2）多糖类：例如葡聚糖铁。

（3）许多常用药物：常见的抗生素（如青霉素G、头孢霉素、两性霉素B等），局部麻醉药（如普鲁卡因），维生素（如硫胺素、叶酸等），细胞色素C，诊断性制剂（如碘造影剂）。

2. 发病机制 过敏性休克为Ⅰ型变态反应所致。当具有抗原性的药物、异种蛋白等变应原进入机体后，刺激机体产生特异性抗体IgE，其Fc段吸附于小血管周围的肥大细胞和嗜碱性粒细胞表面的受体，使机体处于致敏状态，当再次遇到同一变应原时，IgE的Fab段与之结合，立即引起肥大细胞和嗜碱性粒细胞脱颗粒，释放组织胺、5-羟色胺、缓激肽、慢反应物质等血管活性物质，引起全身血管通透性增加，导致血管扩张，血浆渗出，血压下降，而很快出现休克表现。

【临床表现】 过敏性休克特点是发生突然，来势凶猛。50%患儿在接受抗原物质后的5 min内出现症状。

1. 症状 过敏性休克发生时，症状可涉及多个系统，其中以循环系统的病变最明显。

（1）循环系统：由于血管扩张、血浆渗出，有效循环血量急剧减少，可出现面色苍白、出冷汗、四肢厥冷，心悸、脉搏细弱甚至摸不到，血压下降等休克表现。严重者可引起心搏骤停。

（2）呼吸系统：可引起呼吸道过敏反应而出现喉头、气管、支气管水肿与支气管平滑肌痉挛或肺水肿，呼吸道分泌物增加，临床表现：气急、咳嗽、胸闷、憋气、喘鸣、发绀，可因窒息而死亡。

（3）神经系统：可引起脑缺氧、脑水肿，表现为烦躁不安或神志淡漠，严重者出现意识障碍、昏迷、抽搐或惊厥、大小便失禁等。

（4）消化系统：可引起肠道平滑肌痉挛、肠壁水肿，而出现恶心、呕吐、腹痛、腹泻等症状。

（5）皮肤黏膜症状：由于血浆渗出，可有荨麻疹、血管神经性水肿、皮肤瘙痒等症状，常在过敏性休克早期出现。

2. 体征　神志清楚或昏迷，面色苍白或发绀，皮肤可有风团、红斑丘疹、眼结膜充血，脉搏细弱、血压过低、四肢厥冷、出汗，呼吸困难、两肺痰鸣音或湿啰音，心音低钝，腹部可有压痛。

【诊断】

1. 诊断　首先要肯定休克的存在，其次明确为过敏因素。一般依据病史中有注射或应用某种药物或食物后立即发生的全身反应，既往有类似过敏史，有过敏性休克的临床表现及实验室检查依据，即可作出诊断。凡在接受（尤其是注射后）抗原性物质或某种药物，或蜂类叮咬后立即发生全身反应，而又难以药品本身的药理作用解释时，应马上考虑到本病的可能，故在诊断上一般困难不大。

2. 鉴别诊断　主要与晕针或晕厥进行鉴别。临床上以血管性晕厥较多见，有些人（尤其是儿童）一见注射针即刻晕倒即为晕针，也为血管性晕厥，其发生机制为迷走神经反射性血管性晕厥。也有面色苍白、恶心、出冷汗、血压下降、心率减慢、脉搏减弱、意识短暂丧失即晕厥。但给予平卧休息后很快好转，无皮疹和瘙痒等现象，借此与过敏性休克区别。

【急救要点】　抢救过敏性休克患者必须迅速及时，分秒必争，就地抢救。

1. 立即停药，就地抢救　患者取休克卧位，给予吸氧并保温。在患者脱离危险前不宜搬动；密切观察病员的体温、脉搏、呼吸、血压及瞳孔变化。

2. 特殊药物治疗

（1）肾上腺素：立即皮下注射 0.1%盐酸肾上腺素 0.5～1.0 ml，小儿用量酌减。症状如不缓解，可每 20～30 min 皮下或静脉注射 0.5 ml，直至脱离危险。

（2）糖皮质激素：可给予地塞米松 5～10 mg 或氢化可的松 200 mg 加 50%葡萄糖液 100 ml 静脉滴注或加入 5%～10%葡萄糖液 500 ml 内静脉滴注。

（3）抗组胺类药物：选用异丙嗪、苯海拉明或扑尔敏。

（4）钙制剂：用于链霉素过敏，因链霉素与体内的钙离子络合后，使钙离子浓度下降而产生麻木、心肌收缩无力、气促、瘫痪，使用钙制剂可起到解毒作用，并能降低毛细血管通透性，而具有抗过敏作用。给予 10%葡萄糖酸钙溶液 10～20 ml 静脉注射，如未缓解可半小时后再使用半量。

（5）氨茶碱：可提高肥大细胞内 cAMP 浓度，阻止细胞脱颗粒，减轻过敏反应。每次 2～4 mg/kg，稀释后静脉注射。

（6）色苷酸二钠：有抑制磷酸二酯酶活性的作用，稳定肥大细胞膜，阻止其释放血管活性物质。临床常用喷雾吸入，可缓解支气管痉挛，改善呼吸。

（7）青霉素酶：用于青霉素过敏反应。80 万 U 肌内注射于原来青霉素注射部位。

3. 抗休克治疗

（1）补充血容量，纠正酸中毒。可给予低分子右糖酐 500 ml 静脉滴注，5%碳酸氢钠 100 ml 加入 5%葡萄糖液 400 ml 内静脉滴注。

（2）如血压仍不回升，须立即静脉滴注 5%～10%葡萄糖液 200 ml，内加入去甲肾上腺素 1～2 mg，或多巴胺 20 mg。30 滴/分起始，后再根据血压调节滴速。

（3）加大地塞米松或氢化可的松的剂量静脉滴注。

（4）针刺人中、十宣、涌泉、足三里、曲池等穴。

4. 呼吸抑制处理 可给予可拉明、洛贝林等呼吸兴奋剂肌内注射，必要时施行人工呼吸；急性喉头水肿窒息时，可行气管切开术；如出现呼吸停止时，应立即进行口对口人工呼吸，气管插管，机械控制呼吸。

5. 心搏骤停处理 立即施行体外心脏按压；静脉注射0.1%盐酸肾上腺1ml；必要时可开胸行胸腔内心脏挤压术。

6. 肌肉瘫痪松弛无力处理 皮下注射新斯的明0.5～1.0mg，儿童每周岁0.05～0.1mg。但哮喘禁用。

课堂互动

对本章案例的讨论与分析：①该患者伤情：为车祸伤引起的多发伤，存在创伤性休克（以失血为主）。②其死亡原因：首先是多发伤合并创伤性休克，病情危重；其次是治疗不恰当。③该患者的处理措施不合理，扩容抗休克不力，过早使用血管收缩药，虽然可提高血压，但却加重微循环的缺血缺氧，使休克进一步加重，最终死亡。

小结

1. 学习重点：休克的诊断与急救原则与方法。
2. 学习难点：心源性休克与感染性休克的诊断与治疗。

思考题

一、名词解释

1. 休克 2. 过敏性休克 3. 心源性休克 4. 感染性休克

二、填空题

1. 根据休克的微循环变化特点可把休克分为______、______和______三期。

2. 休克晚期微循环中可形成__________，阻塞微血管，使__________进一步锐减，并可引起__________衰竭，通常称该期休克为__________休克。

3. 休克一般监测内容有________、________、________、________、________、________、________。

4. 特殊监测内容有__________、__________、__________、__________、__________。

5. 休克的输液原则是________、________、________、________、________。

三、选择题

1. 低血容量性休克最主要的治疗环节是（　　）

A. 快速补充血容量　　B. 血管活性药物　　C. 输血

D. 补充晶体　　E. 补钾

2. 休克的一般监测不包括（　　）

A. 血压　B. 脉搏　C. 尿量
D. 中心静脉压　E. 休克指数

3. 休克的首要治疗原则是（　　）
A. 尽早除去引起休克的原因，恢复有效循环血量
B. 纠正代谢性酸中毒
C. 预防肾功能衰竭
D. 防治心力衰竭
E. 以上均是

4. 下列哪项不是休克的死亡原因（　　）
A. 心功能衰竭　B. 呼吸功能衰竭　C. 胃肠功能衰竭
D. 肾功能衰竭　E. 微循环衰竭

5. 下列哪项不是血流动力学监测内容（　　）
A. 心电图监护　B. 中心静脉压监测　C. 心排血量监测
D. 血压监测　E. 肺动脉压

6. 下列哪种药物是过敏性休克抢救首选药（　　）
A. 地塞米松　B. 苯海拉明　C. 肾上腺素
D. 氨茶碱　E. 维生素 C

7. 休克指数大于下列哪项表示休克存在（　　）
A. 0.5　B. 1.0　C. 2.0
D. 2.5　E. 3.0

8. 低血容量休克治疗时，下列哪项是错误的（　　）
A. 迅速补液　B. 立即使用缩血管药物　C. 补充血浆或白蛋白
D. 纠正水电解质失衡　E. 纠正代谢性酸中毒

9. 过敏性休克治疗时立即治疗措施为（　　）
A. 输氧　B. 给予肾上腺素 0.5～1.0 ml 皮下注射
C. 地塞米松静脉滴注治疗　D. 葡萄糖酸钙抗过敏治疗
E. 异丙嗪肌内注射

10. 各型休克的共同特点不包括：（　　）
A. 低血压　B. 心动过速　C. 发热
D. 呼吸增快　E. 意识模糊

11. 一位失血性休克早期的患者可表现为（　　）
A. 血压正常，脉压变小　B. 体温升高　C. 全身皮肤、黏膜发绀
D. 无尿　E. 眼底动脉扩张

12. 符合中度休克临床表现的叙述是（　　）
A. 失血量少于 800 ml
B. 皮肤显著苍白，肢端青紫
C. 脉搏<100 次/分，有力
D. 毛细血管充盈迟缓
E. 意识模糊，甚至昏迷

13. 休克治疗中，补充血容量一般应首选（　　）

A. 晶体溶液　　B. 胶体液　　C. 5%葡萄糖溶液
D. 低分子右旋糖酐　　E. 全血

14. 休克的适宜体位为（　　）
A. 平卧位
B. 端坐位
C. 头低足高位
D. 头与躯干、下肢均抬高 20°
E. 头部与下肢均抬高 40°

15. 下列关于休克补液治疗的叙述正确的是（　　）
A. 无明显失血、失液者不必补液
B. 宁多勿少
C. 需多少补多少
D. BP 升至正常范围后可停止补液
E. CVP 升至正常范围后可停止补液

16. 某男，47 岁，诊断为低血容量性休克，患者中心静脉压为 5 cmH_2O，血压 80/65 mmHg，此时处理原则为（　　）
A. 适当补液　　B. 使用强心药物　　C. 用扩血管药
D. 补液试验　　E. 充分补液

17. 某男，38 岁，烧伤患者，血压 10.0/8.0 kPa（75/60 mmHg），中心静脉压 0.29 kPa（3 cmH_2O），该患者存在（　　）
A. 血容量绝对不足　　B. 血容量相对不足　　C. 心功能不全
D. 容量血管过度收缩　　E. 容量血管过度扩张

18. 某女，成年患者，因大量便血入院，失血致意识模糊、血压测不到，估计失血量为（　　）
A. ＞800 ml　　B. ＞1000 ml　　C. ＞1200 ml
D. ＞1400 ml　　E. ＞1600 ml

19. 一车祸外伤患者，来院时表现为烦躁、面色苍白、皮肤湿冷，血压为 110/95 mmHg，脉搏 100 次/分，该患者属于（　　）
A. 休克代偿期　　B. 中度休克　　C. 重度休克
D. 休克早期　　E. 未发生休克

四、简答题

1. 哪些原因可以引起休克？
2. 休克按早期治疗措施分类，如何分类？

（漯河医学高等专科学校　谭占国　应建有）

第八章　脓毒症

学习目标

1. 掌握脓毒症的概念与诊断标准。
2. 熟悉脓毒症与严重脓毒症及脓毒性休克的临床表现、治疗方法与措施。
3. 了解脓毒症的病因及发病机制。

案　　例

患者，女，31岁。3周前不慎被开水烫伤右大腿，伤后感局部皮肤红肿、疼痛，部分皮肤水疱形成，局部破溃、渗液。伤后在当地诊所行局部皮肤清创，注射“破伤风抗毒素”，自制“烧伤膏”涂敷创面治疗，局部破溃创面无明显好转，渐出现黄绿色脓性液体。伤后2周余，患者出现乏力、食欲缺乏、高热、呼吸困难，创面流脓，有异味。当地卫生院予以“抗炎”治疗（具体药物不详）等处理，效果不佳，遂至我院门诊，入院体检：T 40℃　P 158次/分　R 35次/分　BP 70/45mmHg。起病至今大便正常，无少尿、腹痛等不适。既往体健，无肝炎、结核等传染病史，未发现明显食物及药物过敏史，无严重外伤及手术史。

请问：该患者因烫伤起病，且烫伤面积并不大，当时不休克，为什么现在出现生命体征紊乱、休克的表现？发生了什么病情变化？

脓毒症（sepsis）是指感染病原体与宿主的免疫系统、炎症反应、凝血反应之间相互作用，造成机体组织器官功能损害的复杂临床综合征。脓毒症是创伤、烧伤、休克、重症感染、重症胰腺炎、外科大手术等临床急危重症的常见严重并发症，易导致多器官功能障碍综合征（multiple organ dysfunction syndrome，MODS）。其发病率约为0.3%，且每年以1.5%的速度递增。在危重病患者中脓毒症发病率约为16%，约60%脓毒症进一步发展为严重脓毒症（severe sepsis）、脓毒性休克（septic shock）及MODS，是危重症的主要死因之一。脓毒症与重症脓毒症（包括严重脓毒症与脓毒性休克）病死率分别可达25%～30%、40%～70%。据统计，全世界每天约有1400人死于脓毒症，明显高于急性心肌梗死和肺癌或乳腺癌死亡人数，而且患者治疗耗资巨大，约占ICU消费的40%。因此，欧洲与美国危重病医学会和国际感染论坛于2002年10月在西班牙巴塞罗那欧洲危重病医学学术会议上，发出了全球性拯救脓毒症的倡议，同时发表了著名的《巴塞罗那宣言》，呼吁全球的医务人员、卫生机构和政府乃至公众应高度认识和重视严重脓毒症和脓毒性休克。

【病因与发病机制】　尽管部分脓毒症患者未能发现确切的感染灶和病原学证据，感染仍是脓毒症发病最主要的原因。最常见的致病菌是革兰阳性细菌（约占30%～50%），其次见于革兰阴性杆菌（约占25%～30%）、多种微生物感染（25%）、多重耐药菌如金黄色葡萄球菌和真菌（25%）等，也可见于病毒与原虫感染（2%～4%）。肠源性感染可能是内源性感染的重要来源。

脓毒症的发病机制较为复杂，目前尚未完全阐明。可能与下列因素有关：机体免疫功能抑制，失去对病原体应有的免疫反应性，免疫细胞如B淋巴细胞与CD_4^+ T淋巴细胞数量明显减少等；感染易引起显著的炎症反应，而出现全身炎症反应综合征（SIRS），可有广泛性内皮细胞受损，血管通透性增加，组织器官水肿和功能障碍；大量血浆成分外渗，易引起低血压休克，组织细胞缺血缺氧等，可引起多脏器功能障碍；感染还可引起外源性凝血系统被激活以及纤溶抑制和抗凝物质减少，导致机体处于促凝状态，易形成大量微血栓而发生DIC，进一步加重多器官功能障碍；促凝状态反过来又会加重炎症反应。

脓毒症的本质就是感染引起的SIRS。严重脓毒症指脓毒症伴有器官功能障碍/组织灌注不良或低血压。脓毒性休克是指严重脓毒症在经液体复苏后仍难逆转低血压，伴有组织低灌注，又称为感染性休克。

【临床表现】

（一）临床表现

脓毒症临床表现多与基础疾病及感染的症状与体征相重叠。因此，临床表现千变万化，症状和体征无特异性，个体差异较大。症状与体征的发展速度各不相同，可有明显差别，如同样是感染，有的人高热，而有的人体温正常，有的人则体温过低。一般新生儿、老人、尿毒症或慢性酒精中毒的脓毒症常无发热。

脓毒症可有皮肤或皮下软组织感染病灶如蜂窝织炎、脓疱、水疱，或有其他部位的感染病灶。若出现皮肤瘀点或紫癜，此时应考虑脑膜炎双球菌感染可能。若出现恶心、呕吐、腹泻，提示急性胃肠炎。若出现定向力障碍、意识模糊及其他脑病征象，多见于伴脓毒症的老年人与原有神经系统损伤者。若脓毒症伴全身性皮肤红斑提示金黄色葡萄球菌或化脓性链球菌所致的中毒性休克综合征（TSS）。脓毒症伴单个或多个器官功能障碍，提示严重脓毒症。脓毒症若出现低血压、面色苍白、四肢不温、少尿、意识障碍，提示脓毒性休克；若伴出血倾向，提示DIC，此症易发生手指指端发绀与缺血性坏死。若休克难以纠正，易引起休克肺而出现急性肺损伤（ALI）和急性呼吸窘迫综合征（ARDS）的临床表现，ALI是ARDS的前期表现，临床症状不典型，ARDS则表现为严重急性呼吸衰竭，其主要临床特征：进行性呼吸困难，顽固性低氧血症。

（二）临床类型

1. 根据原发病的不同分类

（1）原发型脓毒症：找不出原发性疾病。

（2）继发性脓毒症（原发疾病明确），如烧伤型脓毒症、创伤型脓毒症、急性胰腺炎型脓毒症、肺炎型脓毒症、急性重症胆管炎型脓毒症、革兰阳性菌感染型脓毒症与革兰阴性菌感染型脓毒症等。

2. 根据免疫反应分类

（1）非特异性免疫型脓毒症。

（2）特异性免疫型脓毒症。

3. 根据病情轻重分类

（1）轻型：脓毒症。

（2）重型：严重脓毒症与脓毒性休克。

【辅助检查】

1. 降钙素原（PCT）　是脓毒症、严重感染的标志物。与 CRP、IL-6 比较，PCT 是更可靠、更早期（2～3 h）的特异性指标。健康人血浓度很低，＜0.1 pg/L，而脓毒症、严重细菌感染时 PCT 可增高 1 万倍；对脓毒症的判断灵敏度高，特异性高。其浓度与脓毒症程度呈正相关，PCT 0.1～0.5 pg/L 为轻度脓毒症，0.5～1.5 pg/L 为中度脓毒症，1.5～40.0 pg/L为重度脓毒症，＞40.0 pg/L 为极重度脓毒症。

2. 新蝶呤　是反映体内淋巴细胞/巨噬细胞所介导的细胞免疫激活程度标志物，存在于血、尿、体液中，而且持续时间长，在体内不易降解灭活，有助于炎症性疾病的诊断。在脓毒症、MODS 时，血中新蝶呤浓度升高与 MODS 评分呈高度正相关，且比评分提前 1 天作出判断，24 h 内有休克倾向者明显升高。血清新蝶呤对 MODS 预警阈值为持续 3 天≥35 nmol/L，诊断 MODS 的符合率达 75%，比 IL-6 高得多，如结合 PCT 对脓毒症的早期诊断更有价值。血清新蝶呤≥40 nmol/L 为脓毒症。

3. 白细胞介素-6（IL-6）　IL-6 是细胞因子的核心成员，主要由单核/巨噬细胞、T 细胞和纤维母细胞合成，可以促进肝合成急性期蛋白，激活 T 细胞，并诱导 B 细胞的分化成为具有分泌免疫球蛋白的免疫活性细胞，还有多种生物学功能。因此，IL-6 也是脓毒症重要标志物。

4. C-反应蛋白（CRP）　是急性炎症时出现的典型急性相蛋白，健康人血清浓度很低，无特异性。当细菌感染引起炎症或组织损伤后，多由 IL-1、IL-6、前列腺素 E、肿瘤坏死因子（TNF）等刺激肝细胞和上皮细胞合成。多于感染后 4～6 h 出现，48 h 达高峰，随炎症变化而变化，感染消退 1 周可恢复正常；当脓毒症、组织损伤、缺血、肿瘤时，CRP 可升高，随病情好转而下降。

5. 血小板　目前 ICU 死亡主要病理因素是失控的 SIRS、MODS，骨髓是最易受累的器官之一，表现在外周血中有形成分异常，尤其是血小板对细菌毒素十分敏感，感染早期可有血小板计数下降。

6. 应用抗生素之前做血细菌培养；可作血常规检查、血二氧化碳结合率、血液电解质、血糖、肝肾功能、血乳酸检查等。

7. 动脉血气分析　以及时明确有无缺氧、急性肺损伤、ARDS 以及酸碱平衡失调情况。

8. 及时应用影像学检查证实感染灶。

9. 根据受累器官功能受损情况选择其他相关的实验室检查。

【诊断】　脓毒症具有以下特点：①感染严重；②全身炎症反应；③血培养阳性或阴性；④可在各种临床危重症病程中出现；⑤有特别的病理生理过程，与引发的原发疾病无关；⑥最终可导致 MODS。

在不延误抗生素治疗的前提下，应在用抗生素前作细菌培养：至少要做 2 次血培养，至少有 1 次血培养经皮肤穿刺取标本，另 1 次血培养可从放置 48 h 以上的任一血管导管取标本。临床提示可能存在感染的其他部位也要取标本作细菌培养。在确保患者安全的情况下，为了查找感染源，应及时行影像学检查，并在感染部位取标本。

针对脓毒症一般从以下 3 方面指标着手进行综合判断。

1. 一般指标

（1）发热（体温＞38.3℃）或低体温（体温＜36.0℃）。

（2）心率＞90 次/分或＞同年龄正常心率 2 个标准差。

（3）气促，呼吸频率>30 次/分。

2. 炎症反应指标

（1）白细胞增多（白细胞计数>12×10^9/L）或白细胞减少（白细胞计数<4×10^9/L），白细胞计数正常但杆状核>10%，淋巴细胞计数减少。

（2）C 反应蛋白（CRP）>正常 2 个标准差。

（3）降钙素原（PCT）>正常 2 个标准差。

（4）高血糖（血糖>7.7 mmol/L）而无糖尿病史。

（5）血浆内毒素>正常 2 个标准差。

3. 器官功能障碍指标

（1）低血压状态（收缩压<90 mmHg，平均动脉压<65 mmHg，或成人收缩压下降值>40 mmHg）；心排指数<3.5 L/（min·m^2）；或皮肤苍白试验阳性。

（2）意识状态为 Glasgow 昏迷评分<14 分。

（3）低氧血症（氧合指数 PaO_2/FiO_2<300 提示 ALI，<200 提示 ARDS）；或血清乳酸>3 mmol/L。

（4）明显水肿或液体正平衡>20 ml/kg 超过 24 h；急性少尿［尿量<0.5 ml/(kg·h) 持续 2 h 以上］；或每日血肌酐增加≥44.2 μmol/L。

（5）腹胀（肠鸣音减少）持续时间超过 24 h。

（6）高胆红素血症（总胆红素>70 mmol/L）。

（7）血小板减少（<100×10^9/L）；或凝血异常（INR>1.5 或 APTT>60 s）。

4. 诊断标准　符合一般指标中的 2 项以上和炎症反应指标中的 1 项以上即可诊断为脓毒症；脓毒症+器官功能障碍指标中的任何 1 项以上者可诊断为严重脓毒症；脓毒症+器官功能障碍指标中的任何 2 项以上者可诊断为多器官功能障碍综合征。脓毒症诱发的低血压：收缩压<90 mmHg 或平均动脉压<65 mmHg，或在没有其他低血压诱因时收缩压下降>40 mmHg；脓毒性休克：尽管经过适当的液体复苏仍然存在脓毒症诱发的低血压。

【急救与治疗】　脓毒症患者应收住 ICU，以便早期发现患者器官功能障碍及指导脓毒症的治疗。常规监测血流动力学和呼吸功能；监测肝功能、肾功能、凝血功能、尿量变化；应用 Glasgow 昏迷评分表（见表 2-1）监测患者意识状态；监测胃肠黏膜 pH，以便及时发现胃肠功能状态和组织氧利用的变化等。

（一）脓毒症治疗

1. 抗感染　在细菌培养及药敏实验结果出来之前，应依据医院药敏试验敏感性的经验与医生的临床经验使用抗生素。选择一种或两种抗生素抗感染治疗。

2. 拮抗内毒素、炎性介质　由于抗生素有介导内毒素释放的作用，其可能在一定时期内加重炎症反应。而中药制剂拮抗内毒素与炎性介质，有其独特优势。建议使用血必净注射液 50～100 ml 加入 250 ml 液体静脉滴注，每天 2～3 次。

3. 抑制毛细血管微栓形成　脓毒症时易激活外源性凝血途径，而氧自由基和蛋白酶可引起弥散性的血管内皮损伤，暴露内皮下层的胶原，触发内源性凝血机制，两方面均易导致纤维蛋白沉积与血栓形成。因此，应给予早期抗凝。应使用低分子肝素钠 60～100 U/kg，皮下注射，每 12 h 一次（q12h）；或低分子肝素钙 5000 U，皮下注射，每 12h 一次。

（二）脓毒性休克与严重脓毒症治疗

1. 早期液体复苏　早期治疗的重要措施是液体复苏，目的是恢复有效循环血量，增加心排出量和组织氧供。由于严重脓毒症和脓毒性休克早期血流动力学特点包含低血容量性、心源性和分布性休克成分，毛细血管漏出增加和静脉容量减少导致静脉回心血流量减少。因此，首先应快速补液纠正血流动力学异常。一般补液 20～40 ml/kg，若经补液后仍呈低血压状态，或不论血压水平如何而血乳酸升高≥4 mmol/L，即行目标导向性治疗（early goal directed therapy，EGDT）。EGDT：指做出严重脓毒症或脓毒性休克诊断后最初 6 h 内，通过纠正前负荷、后负荷、氧含量达到组织氧供需平衡，达到血流动力学最适化并解决全身组织缺氧的目标。

（1）EGDT 目标：在最初 4～6 h 内达到：①中心静脉压（CVP）达到 8～12 mmHg；②平均动脉压（MAP）≥65 mmHg；③尿量≥0.5 ml/(kg · h)；④中心静脉（上腔静脉）氧饱和度（$ScvO_2$）≥70%，混合静脉血氧饱和度（S_VO_2）≥65%。

（2）EGDT 步骤：①继续补液，确定初期补液量最有效的方法是监测 CVP 变化，每 30 min 给予晶体液 250～1000 ml 或胶体液 300～500 ml 冲击量直至 CVP 达 8～12 mmHg，机械通气、腹高压、心室舒张功能障碍和心室顺应性降低的患者给予适当冲击量直至 CVP 达 12～15 mmHg。经充分液体复苏，心脏指数可改善 25%～40%，能使半数患者的低血压状态得以纠正。②若充分液体复苏后仍存在低血压，则给予升压药使 MAP≥65 mmHg，在某些情况下，也可在首次液体负荷量后即联合升压药维持 MAP≥65 mmHg，同时继续补液直到 CVP 达标。③评估 $ScvO_2$：以评估适当的组织氧合，目前认为 $ScvO_2$ 和 SvO_2 检测结果是等效的，EGDT 以 $ScvO_2$≥70%或 SvO_2≥65%为目标。

液体复苏中动态观察血压、心率、CVP、MAP、$ScvO_2$、SvO_2、血乳酸、尿量、皮肤末梢灌注和意识状态。如 CVP＜8 mmHg 继续补液；MAP＜65 或＞90 mmHg，应用血管活性药物治疗；若 S_vO_2＜65%或 $ScvO_2$＜70%，Hct＜30%或 Hb＜70 g/L，应输注红细胞，将 Hb 升至 80～100 g/L 或 Hct＞30%，若 $ScvO_2$ 仍＜70%，应用多巴酚丁胺等正性肌力药物。血小板＜5×10^9/L 或有明显出血倾向时，输注血小板悬液 1～2U 治疗。

（3）血管活性药物应用：经充分液体复苏仍不能改善动脉血压和组织灌注时，应尽早使用血管活性药物，首选多巴胺或去甲肾上腺素，出现难治性休克时可使用血管加压素。多巴胺：5～10 μg/(kg · min）时，表现为 β 肾上腺素能激动效应，心肌收缩力增强，心率加快；＞10 μg/(kg · min）时表现为 α 肾上腺素能激动效应导致血管收缩，血压增高。多巴胺通过增加每搏量和心率来提高平均动脉压和心排血量。不推荐小剂量多巴胺保护肾功能。去甲肾上腺素：通过强烈的收缩血管作用升高血压，在纠正顽固性低血压方面比多巴胺更有效，平均用药剂量为 0.2～1.3 μg/(kg · min)，初始剂量可从 0.01 μg/(kg · min）开始，最大可达 5 μg/(kg · min)，以维持平均动脉压达到 65 mmHg。如去甲肾上腺素或多巴胺效果不明显，可使用肾上腺素。难治性休克可使用血管加压素（0.01～0.04 U/min)。多巴酚丁胺是 β_1 和 β_2 肾上腺素能受体激动剂。当患者左心室充盈压及 MAP 足够高（或临床评估液体复苏疗法已充分)，若伴低心输出量时，宜首选多巴酚丁胺增强心肌收缩力，使用剂量为 2～28 μg/(kg · min)。

（4）纠正酸中毒：严重酸中毒（血 pH＜7.15）往往使休克难以纠正并可导致心律失常及其他脏器损害，故应及时纠正。对伴有较严重代谢性酸中毒患者，可给予 5%碳酸氢钠使血 pH 纠正至接近 7.35 左右，但也不能矫枉过正（如血 pH＞7.45)，防止氧解离曲线左移，加重组织缺氧。

（5）胶体液复苏：低分子右旋糖酐既可补充血容量又可防止红细胞凝集，抑制血栓形成，从而改善血流灌注，但要注意有出血倾向、严重肾功能减退者慎用。对于血浆白蛋白水平<30 g/L的患者，应给予人体白蛋白40～60 g/d静脉滴注。治疗目标：维持CVP 8～12 mmHg，MAP≥65 mmHg，尿量≥0.5 ml/(kg·h)。注意观察有无容量负荷过重的的表现。此外，可应用羟乙基淀粉提高胶体渗透压。

2. 抗感染　脓毒症主要由细菌感染引起，少数由真菌或病毒感染引起。感染的部位常见于肺部、腹部、尿道、皮肤、软组织和血液。应该积极寻找控制感染灶，特别是引流脓肿或局部感染灶、感染后坏死组织清创、摘除可引起感染的医疗器具或对仍存在微生物感染的源头控制以达到有效控制感染的目的。

严重脓毒症或脓毒症休克确诊后，应在1 h内尽早静脉使用抗生素治疗。但应注意在应用抗生素之前留取合适的标本（血液、尿液、脑脊液、伤口、呼吸道分泌物或可能为感染源的其他体液），做细菌培养和药敏试验，但也不能为了留取标本而延误抗生素治疗。在应用经验性治疗时，建议采用广谱以及有良好组织穿透力的抗生素联合应用，但不超过3～5天。随后应根据细菌培养结果，结合每天抗生素使用情况评估，选择有针对性的单一抗生素治疗，疗程一般为7～10天，但对于临床治疗反应慢、感染病灶没有完全清除或免疫缺陷（包括中性粒细胞减少症）患者，应适当延长疗程。

若临床表现是由非感染因素所致，推荐立即停用抗生素，以防止患者发生抗生素耐药细菌感染和抗生素的不良反应。

3. 糖皮质激素治疗　由于缺乏明确证据表明激素能降低脓毒症患者死亡率，且具有显而易见的副作用，并可增加二重感染的机会，所以不主张应用大剂量糖皮质激素。多小剂量应用，在强有力抗生素使用的条件下，严重脓毒症或脓毒性休克患者每日氢化可的松200～300 mg/d，分3～4次使用，连用7天，以稳定细胞膜与溶酶体膜，稳定补体，抗炎，增强心肌收缩力、降低外周阻力而改善微循环。而无休克的脓毒症，无须应用糖皮质激素。

4. 预防深静脉血栓形成　严重脓毒症和脓毒性休克患者常合并深静脉血栓形成的一个或多个危险因素，如高龄、卧床、留置中心静脉导管、近期手术或严重内科疾病等，是发生静脉血栓栓塞事件的高危人群。深静脉血栓形成后可脱落导致急性肺动脉栓塞，可增加脓毒症的死亡率。一般使用低分子量肝素预防深静脉血栓。用法：低分子量肝素钠60～100 U/kg，皮下注射，每12 h一次；或低分子量肝素钙5000 U，皮下注射，每12 h一次。使用过程中应监测患者的凝血功能，用药7～10天。其禁忌证有血小板减少、严重的凝血功能障碍、活动性出血、近期脑出血等。有肝素禁忌的患者推荐使用器械预防措施：如逐渐加压袜或间歇压迫器（除非有禁忌证），也可植入下腔静脉滤器。对极高危者，如严重败血症、深静脉血栓史、创伤或外科手术者，主张药物和器械方法联合预防，除非有禁忌证或无法实施。脓毒症患者预防深静脉血栓的治疗可减少静脉血栓栓塞事件的发生，降低脓毒症患者的病死率。

5. 重组人活化蛋白C　感染后炎症和凝血系统广泛激活是脓毒症发病的特征性表现，拮抗过度炎症反应及凝血亢进一直被认为是治疗脓毒症的有效途径。若众多抗炎措施和抗凝治疗均告失败，可能是炎症与凝血系统之间存在紧密联系，可考虑使用重组人活化蛋白C。活化蛋白C是体内天然的抗凝物质，能通过蛋白水解凝血因子Ⅴa和Ⅷa而阻止凝血酶合成，并能中和Ⅰ型纤溶酶原激活物抑制剂，增强纤溶能力。另一方面，通过内皮细胞蛋白C受体和炎症细胞蛋白激酶受体，活化蛋白C广泛参与了内皮细胞炎症状态的调节，表现出潜在的抗炎活性。对于严重脓毒症伴有高死亡危险的多器官功能不全成人，如果没有禁忌证，可使用重组人活化蛋白C治疗。但对低死亡危险严重脓毒症如成人脓毒症者只有一个器官功能不全，不主张使用重组人活化蛋白C治疗。

6. 山莨菪碱的应用 具有解除小血管痉挛改善微循环、兴奋呼吸、解除支气管痉挛、抑制腺体分泌，而改善呼吸功能，解除迷走神经对心脏的抑制、加快心率，以及抑制血小板和中性粒细胞聚集的作用。当血乳酸>4 mmol/L，指压皮肤试验>3 s，皮肤发绀，四肢厥冷，提示严重组织缺氧，可给予山莨菪碱10 mg，静脉注射，每30 min一次，共4次。禁忌证：血容量尚不足；血压、心输出量偏低；休克晚期，去甲肾上腺素升压作用已经不太敏感；连续用药数次，病情未见好转；青光眼。

7. 控制血糖 无论是否有糖尿病史，都应通过持续静脉输注胰岛素和葡萄糖来维持血糖水平<8.3 mmol/L，以维持4.4～6.1 mmol/L为最佳状态。监测血糖：早期每隔30～60 min测1次，稳定后每4 h测1次。

8. 对症治疗 高热者给予物理降温。镇静药和止痛药用于消除疼痛、激惹等引起的应激反应，使患者更舒适，以保证患者制动、呼吸与呼吸机同步，能配合治疗。对机械通气患者一般选择起效快、作用时间短的药物，如地西泮、咪达唑仑等，但应尽量避免同时联合应用神经肌肉阻断剂。

9. 机械通气 脓毒症并发ALI/ARDS可达18%～33%，此时需机械通气治疗，目前常采用半卧位低潮气量通气，以防止肺过度膨胀，减轻继发性肺损伤，防止呼吸机相关肺炎的发生，应避免高平台压、高潮气量通气。最初1～2 h潮气量应设置为6 ml/kg，使吸气末平台压控制在<30 cmH_2O。若潮气量6 ml/kg时平台压仍高于30 cmH_2O，就将潮气量降至4 ml/kg。设定PEEP5～18 cmH_2O以防止呼气末肺泡萎陷，有利于血液气体交换，可允许适度高碳酸血症。保证pH7.2～7.4，PaO_2>58～60 mmHg或SaO_2>90%。当患者病情基本控制，应进行自主呼吸试验来评价能否停止呼吸机的使用，撤机要满足以下条件：①血流动力学稳定；②可唤醒；③没有新的潜在严重疾患；④只需低通气量和低PEEP；⑤面罩或鼻导管给氧即可满足吸氧要求；⑥进行自主呼吸试验成功：自主呼吸<25次/分，呼吸平稳，动脉血气指标稳定，应考虑拔管。

10. 肾替代治疗 重症脓毒症合并急性肾功能衰竭患者，可行持续肾替代治疗与间断血液透析。对于血流动力学不稳定者，给予持续肾替代治疗辅助维持液体平衡。

11. 预防应激性溃疡 对所有严重脓毒症与脓毒性休克患者均应保护胃黏膜，预防应激性溃疡，常用H_2受体阻滞剂如西咪替丁、法莫替丁等，或质子泵抑制剂（PPI）如奥美拉唑、雷贝拉唑等药。

课 堂 互 动

对本节案例的讨论与分析：患者因烫伤起病，当时无休克，后烧伤创面并发细菌感染，继而血压下降、呼吸急促与多器官功能障碍，故而出现了生命体征紊乱、休克的临床表现。患者发生了烧伤后感染、脓毒性休克合并ARDS。

小结

1. 学习重点：脓毒症概念，脓毒症、严重脓毒症与脓毒性休克的诊断与治疗。
2. 学习难点：严重脓毒症与脓毒性休克的治疗。

思考题

一、名词解释

1. 脓毒症 2. 脓毒性休克 3. 严重脓毒症

二、填空题

1. 脓毒症最常见致病菌是__________。
2. 重症脓毒症指________________和__________________。
3. 出现最早、最可靠的脓毒症标志物是__________________。

三、选择题

1. 革兰阴性杆菌脓毒症患者的临床表现为（　　）
   A. 突发寒颤开始，发热呈间歇热
   B. 休克发生早，持续时间长
   C. 有时白细胞计数增加不明显或反而减少
   D. 出现转移性脓肿
   E. 休克少见
2. 脓毒症血糖应控制在（　　）
   A. ＜10.3 mmol/L　B. ＜9.3 mmol/L　C. ＜8.3 mmol/L
   D. ＜7.3 mmol/L　E. ＜6.1 mmol/L
3. EGDT 治疗目标：是在最初 4～6 h 内达到下列目标，哪一项有误（　　）
   A. CVP 达到 8～12 mmHg　B. MAP≥65 mmHg　C. 尿量≥1.0 ml/(kg·h)
   D. $ScvO_2$≥70％　E. S_VO_2≥65％。
4. 脓毒性休克的血管活性药物应用，首选（　　）
   A. 多巴胺或去甲肾上腺素　B. 肾上腺素　C. 多巴酚丁胺
   D. 血管加压素　E. 阿拉明
5. 脓毒症并发 ALI/ARDS 常用机械通气，选用 PEEP 呼吸模式，其压力应选（　　）
   A. 2～10 cmH_2O　B. 3～12 cmH_2O　C. 4～14 cmH_2O
   D. 5～16 cmH_2O　E. 5～18 cmH_2O

四、简答题

1. 炎症反应指标有哪些？
2. 如何诊断脓毒症、严重脓毒症与脓毒性休克？
3. 严重脓毒症与脓毒性休克的治疗有哪些内容？

（华中科技大学同济医学院附属孝感医院　李　睿　盛　波
怀化医学高等专科学校　蒲泉州）

第九章　急性中毒

学习目标

1. 掌握急性中毒的一般诊断程序和救治原则；掌握急性有机磷农药、百草枯、一氧化碳、灭鼠药、镇静安眠药、阿片类、毒蕈、强酸强碱等中毒的临床表现、诊断和抢救程序。

2. 熟悉急性中毒的临床表现与抢救技术。熟悉相关中毒原因、发病机制；熟悉上述中毒抢救中的特殊用药及相关抢救技术。

急性中毒是急诊医学的重要组成部分之一。在日常生活中很常见，且情况紧急，若不掌握一定的急救知识，患者往往在短期内危及生命，甚至死亡。

第一节　中毒概述

中毒（poisoning）指任何内源性或外源性化学物质在人体内的含量超过组织细胞的耐受能力，而引起机体器质性损害与功能障碍的临床综合征。引起中毒的化学物质称为毒物（poison）。中毒量：指引起中毒的最小剂量；致死量：指引起中毒死亡的最小剂量。大量毒物于短期（24 h）内进入人体，作用于机体而产生的损害与功能障碍称为急性中毒（acute poisoning）。若毒物在较长时间内少量多次进入人体，在体内蓄积到一定剂量而引起的中毒称为慢性中毒（chronic poisoning）。慢性中毒的临床表现多数缺乏特异性，临床容易误诊、漏诊。

【毒物分类】

（一）按毒理作用分类

1. 腐蚀性毒物　此类毒物在接触机体局部后有强烈腐蚀作用，如强酸、强碱、硝酸银、酚类等。

2. 神经毒物　此类毒物主要引起中枢神经系统功能障碍，如醇类、麻醉药及催眠药等抑制中枢神经系统；士的宁、烟碱、咖啡因等兴奋中枢神经系统。

3. 酶系毒物　此类毒物主要抑制体内特异酶系，如有机磷农药抑制胆碱酯酶，氰化物抑制细胞色素氧化酶等。

4. 血液毒物　此类毒物主要引起血液系统病理变化，如一氧化碳、亚硝酸盐、硝基苯、硫化氢、某些蛇毒以及毒蕈等。

5. 实质毒物　此类毒物吸收后引起实质脏器病理损害，如砷、汞、铅等重金属盐，无机氟和某些毒品等。

（二）按来源与用途分类

1. 工业性毒物　如有机化合物、窒息性化合物、刺激性气体与某些金属或非金属及其化合物等。

2. 药物 常见的有镇静催眠药、阿片类、洋地黄类、抗胆碱药等。

3. 农药 常见的有各种杀虫剂与除草剂等。

4. 杀鼠剂 常见的有毒鼠强、氟乙酰胺等。

5. 有毒动植物 常见的有：①植物性毒物：有含生物碱类植物如乌头、曼陀罗与马钱子等；含毒性蛋白类植物如蓖麻子与巴豆等；含苷类植物如万年青、苦杏仁等；含酚类植物如大麻子、狼毒等；含萜及内酯类植物如苦楝子与雷公藤等；含其他毒素类植物毒物如半夏、白果、毒蕈与桐油等。②动物性毒物：如生鱼胆、蛇毒、毒蜘蛛与河豚毒等。

6. 变质食物、细菌等引起的食物中毒。

【毒物的吸收、分布、代谢和排泄】

1. 毒物的吸收 毒物可经皮肤黏膜、口腔消化道、呼吸道或直接经注射吸收进入机体。被吸收后，分布到全身各组织器官，有特殊亲和力则主要沉积于该组织器官中。如麻醉剂、安眠药则分布和沉积于神经系统；洋地黄多分布于心肌；百草枯多分布于肺与肾等。

2. 毒物在体内的生物转化 绝大多数毒物经过肝微粒体混合功能酶进行氧化、还原、水解、结合等代谢，毒性降低成为低毒或无毒产物，并有利于最终排出体外。如将乙醇氧化成二氧化碳和水等；但也有经肝代谢后毒性变大，对硫磷经肝氧化后变成毒性更大的对氧磷。

3. 毒物的排泄 肾是排泄毒物的主要器官，大多数毒物由肾排出；气体和易挥发的毒物一部分以原形经呼吸道排出；很多重金属如铅、汞、砷、锰，以及生物碱由消化道排出。此外，铅、汞、砷以及吗啡、催眠药等可随乳汁分泌排泄引起婴儿中毒。

【中毒机制】 毒物接触局部组织发生刺激性腐蚀现象为局部作用。毒物经不同渠道吸收进入血液循环，分布到全身各器官组织后产生的各种病理变化和功能障碍，为全身作用。

1. 局部刺激、腐蚀作用 强酸、强碱可吸收组织中的水分，并与蛋白质或脂肪结合，使组织细胞变性、坏死。

2. 缺氧 一氧化碳、硫化氢、氰化物等窒息性毒物通过不同的途径阻碍氧的吸收、转运或利用。脑和心肌对缺氧敏感，易发生损害。

3. 麻醉作用 有机溶剂和吸入性麻醉药有强亲脂性，容易通过血脑屏障，进入脑组织内而抑制脑功能。

4. 抑制酶的活力 因本身或其代谢产物抑制酶的活力而产生毒性作用。例如，有机磷农药抑制胆碱酯酶；氟乙酰胺与乌头酸酶结合而阻断三羧酸循环；氰化物抑制细胞色素氧化酶，重金属抑制含巯基的酶等。

5. 干扰细胞或细胞器的生理功能 如四氯化碳可使肝细胞脂质过氧化而变性、坏死。

6. 受体的竞争 如阿托品阻断毒蕈碱样受体。

但应注意，很多毒物同时具有多种中毒机制，而有些毒物在引起急性中毒后还可引起延迟性损害作用如百草枯中毒早期引起多器官损害，在1～2周后还可能引起肺纤维化。

【影响中毒的相关因素】

（一）毒物性质、进入量及进入途径

1. 毒物的量、毒物性状 接触毒物量越大，中毒作用越快。气态毒物中毒作用最快，液态毒物次之，固态毒物较慢。餐后或空腹也影响毒物吸收速度。

2. 进入机体的途径 一般毒物的毒性作用速度顺序为血管内注射最快，其次为呼吸道吸入，再次为肌内注射、口服消化道吸收，经皮肤吸收相对较慢，但脂溶性毒物在皮肤容易吸收。吸收快慢还与毒物性状、温度等相关，如乙醇在口腔即开始吸收，热溶液毒物较冷溶液吸收快等。

3. 反复使用某种分解缓慢的药物，如洋地黄、苯妥英钠等，可在体内蓄积中毒。

4. 毒物的协同作用与拮抗作用

（1）协同作用：当两种或两种以上毒物同时或先后作用于机体，由于联合作用使毒性增强，称协同作用。它又分为叠加作用与增毒作用，前者指毒性作用为各单项毒物毒性的总和，例如稻瘟净与乐果、氯仿与乙醚等；后者指毒性作用超过各毒物毒性之和，例如稻瘟净与马拉硫磷；乙醇与镇静催眠药、麻醉剂及铅、汞等均有增毒作用。

（2）拮抗作用：一种物质使另一种物质的毒性减弱，称为拮抗作用，如阿托品可拮抗毛果芸香碱毒性。

（二）机体的状况和耐受性

1. 年龄　儿童、老人、孕妇、哺乳妇女对某些毒物极为敏感，如小儿对吗啡极为敏感，老年人对心血管系统药物、催吐剂及泻剂的耐受性差，再由于抵抗力弱、代谢功能差，故易中毒并导致严重后果。

2. 健康状态　机体患病时，特别是患心、肝、肾等器官疾病者易发生中毒。人体处于饥饿、疲乏等状态下对毒物也较敏感。营养差者对毒物耐受性较差。

3. 特异性过敏体质易中毒；反复长期使用同种药物，机体可产生耐药性。

【临床表现】

（一）神经系统表现

1. 昏迷　常见于麻醉药、催眠药中毒，一氧化碳、硫化氢、氰化物等中毒，各种农药中毒等。

2. 谵妄、精神失常　常见于阿托品、酒精、抗阻胺药中毒等。

3. 惊厥　常见于毒鼠强、氟乙酰胺类剧毒灭鼠药中毒，有机氯杀虫剂、异烟肼以及中药马钱子等中毒。

4. 瘫痪　常见于三氧化二砷、可溶性钡盐、河豚、蛇毒等中毒。

（二）眼部表现

1. 瞳孔扩大　常见于抗胆碱能药物如阿托品、莨菪碱中毒；肾上腺素能药物如苯丙胺、麻黄碱中毒；以及乌头、蛇毒等中毒。

2. 瞳孔缩小　常见于有机磷类杀虫剂、氨基甲酸酯类杀虫剂，吗啡、海洛因、麻醉剂、安眠药及毒蕈等中毒。

3. 视神经炎　如甲醇中毒。

4. 眼球震颤　常见于巴比妥类、苯妥英钠等中毒。

（三）皮肤黏膜表现

1. 皮肤及口腔黏膜灼伤　常见于强酸、强碱、来苏儿等腐蚀性毒物灼伤。硫酸痂皮呈黑色，盐酸痂皮呈棕褐色，硝酸痂皮呈黄色，来苏儿痂皮呈白色。

2. 发绀　引起氧合血红蛋白不足的毒物可引起发绀。麻醉药、有机溶剂抑制呼吸中枢，刺激性气体引起肺水肿等都可引起发绀。亚硝酸盐和苯胺、硝基苯等中毒能产生高铁血红蛋白血症常出现发绀。

3. 一氧化碳中毒可呈特征性樱桃红色。

4. 颜面潮红　常见于阿托品、酒精、苯丙胺等中毒。

5. 过度出汗 常见于有机磷农药、氨基甲酸酯类农药与毒蕈等中毒。

6. 齿龈铅线 常见于慢性铅中毒。

7. 黄疸 常见于四氯化碳、毒蕈、鱼胆中毒等。

（四）呼吸系统症状

1. 呼吸气味 有机磷杀虫药或氟乙酰胺中毒有蒜臭味；来苏中毒有苯酚味；硫化氢中毒有蛋臭味；氰化物中毒有苦杏仁味；硝基苯中毒有鞋油味。

2. 呼吸加快 如水杨酸类、甲醇等中毒可致呼吸中枢兴奋而呼吸加快。

3. 呼吸浅慢或麻痹 常见于麻醉药、阿片类毒物及催眠药等中毒。

4. 肺水肿 常见于刺激性气体、有机磷杀虫药、氧化锌、百草枯等中毒。

（五）循环系统症状

1. 心律失常 常见于洋地黄类、乌头碱、三环抗抑郁药及氨茶碱等中毒，严重者可致心搏骤停。其他中毒所致的严重缺氧、低血钾症时也可引起心律失常。

2. 休克 常见于三氧化二砷中毒剧烈吐泻导致的血容量减少，强酸、强碱等中毒灼伤血浆渗出过多，巴比妥类中毒抑制血管舒缩中枢引起的周围血管扩张；以及锑、砷等中毒所致严重心肌损害等。

（六）泌尿系统症状

1. 尿色改变 红褐色见于慢性铅、汞中毒，以及苯丙胺、华法林中毒；绿蓝色见于酚类、亚甲蓝中毒；

2. 尿少、无尿或急性肾功能衰竭 常见于升汞、四氯化碳、一代头孢菌素类、氨基糖苷类抗生素及毒蕈、蛇毒、生鱼胆等中毒所致的肾小管坏死；也见于砷化氢中毒引起血管内溶血，以及磺胺结晶堵塞肾小管；各种引起休克的毒物中毒导致的肾缺血等。

（七）血液系统症状

1. 溶血性贫血 常见于砷化氢、苯胺、硝基苯等中毒，严重者可发生血红蛋白尿和急性肾衰竭。

2. 白细胞减少和再生障碍性贫血 常见于氯霉素、抗癌药及苯等中毒。

3. 出血 常见于由阿司匹林、氯霉素、抗癌药等引起血小板量或质的异常；以及肝素、双香豆素、水杨酸类、敌鼠钠盐、蛇毒等引起的凝血功能障碍。

【诊断】 明确急性中毒的诊断，常可使救治达到立竿见影的效果。但由于导致人体中毒的化学物质种类繁多，有时很难在短期内对中毒原因得出明确结论，这是中毒性疾病的重要特点之一。因此，诊断应遵循以下原则和程序。

（一）急性中毒诊断原则

1. 主要依据接触史、临床表现、实验室检查或毒物检测。经过鉴别诊断，可做出病因诊断。

2. 毒物检测 对确定中毒与毒物的性质起着决定性作用，可以明确诊断，指导特殊解毒药应用，评估病情的危重程度和预后。但毒物检测还受许多因素的限制，临床上绝不能因等待毒物检测结果而耽误治疗。

（二）急性中毒诊断程序

1. 采集详尽的中毒病史 是中毒诊断的首要环节；尽快明确患者的毒物接触情况，其中包括毒物的种类、理化性质与状态、接触时间和吸收量及吸收方式等。

2. 分析临床表现 对于突然出现发绀、呕吐、昏迷、惊厥、呼吸困难、休克而原因不明者，首先要考虑急性中毒的可能。对不明原因的昏迷除要考虑中毒可能外，还须除外糖尿病性昏迷、急性脑血管病、颅脑损伤、中暑、肝性脑病、肺性脑病等。

3. 及时留取患者的洗胃液或呕吐物、排泄物及可疑染毒物，并及时送检作毒物检测。

4. 进行详细体格检查，并严密观察患者的病情变化，及时寻找诊断的线索。

5. 充分利用中毒救治中心所提供的快速毒物检测服务及其提供的中毒救治咨询与特殊解毒剂。

6. 重视判断患者的病情危险程度及预后。

【急救与治疗】

（一）急性中毒一般救治原则

1. 迅速切断毒源　迅速使中毒患者脱离染毒环境。

2. 迅速阻断患者对毒物的吸收　及早进行催吐、洗胃、导泻，以及清洗皮肤与毛发的毒物污染；对吸入性中毒者应立即将其撤离中毒现场，并保持其呼吸道通畅，让其呼吸新鲜空气或吸氧。

3. 生命支持　对心脏呼吸停止者应迅速施行心肺复苏术，对休克、严重心律失常、中毒性肺水肿、呼吸衰竭、中毒性脑病、脑水肿、脑疝者应及时进行综合救治。

4. 对诊断明确者应尽早足量使用特效解毒剂；对中毒病因不明者以对症处理和早期器官支持为主，并积极明确中毒原因，及早针对中毒原因进行治疗。

5. 急性中毒时可诱发或伴随其他疾病的发生，有些可能是致命的，如急性心肌梗死或急性脑血管意外等，应加以警惕并及时进行处理。

（二）急救措施

1. 及时避免体表毒物进一步吸收　对接触性中毒者应立即除去污染衣物，用清水洗净皮肤，如毒物遇水能发生化学反应的，应先用干布抹去沾染物，再用水冲洗；注意清除毛发、眼内的毒物，一般用肥皂水和大量流动温水清洗头发；毒物溅入眼内时，应立即用生理盐水彻底冲洗。

2. 催吐与洗胃

（1）先催吐后洗胃，但昏迷患者禁止催吐；洗胃时间：经消化道服毒 6 h 以内洗胃最有效，但＞6 h 不应放弃洗胃。

（2）洗胃液：洗胃液以清水为宜，忌用热水，寒冷季节可使用温水，如已知毒物的种类，也可选用适当的洗胃液。洗胃液总量：成人一般不少于 8000～10 000 ml。

（3）洗胃应尽早洗、彻底洗、反复洗。每次进水以 250～300 ml 为宜，若＞300 ml 易使胃内毒物进入肠道；每次灌液后尽量排出，反复进行，直至回收液澄清、无味为止。若口服毒物较多者，洗胃后应留置洗胃管，每 4～6 h 洗一次。

（4）洗胃时应注意防止患者发生吸入性肺炎和水中毒、脑水肿。

（5）洗胃禁忌证：深昏迷、消化道腐蚀性中毒、挥发性烃类化学物（如汽油）口服中毒等。

（6）重症中毒洗胃应强调同时建立静脉通道、心电监护，准备气管插管等。

（7）对餐后服毒者应先催吐，然后洗胃，但昏迷者禁忌催吐，以免误吸加重病情。洗胃后可给予活性炭口服或导泻，避免或减少毒物吸收。

3. 导泻　洗胃后通过胃管注入泻药，以清除进入肠道的毒物。对昏迷者一般用 10%～20%甘露醇 250～500 ml 经胃管注入（儿童 2 ml/kg）；清醒者用硫酸钠或硫酸镁 15 g 溶于水内灌入进行导泻。因镁离子对中枢神经系统有抑制作用，肾功能不全或昏迷患者都不能使用。

4. 急诊血液净化 急诊血液净化技术是近年来逐步在急诊科及急危重症监护病房开展和普及的临床抢救治疗技术，是急性中毒抢救治疗的重要手段。血液净化技术主要包括血液灌流（hemoperfusion）、血液透析（hemodialysis，HD）、血浆置换（plasma exchange，PE）以及持续血液滤过（CRRT）等。有条件医院可行急诊血液净化治疗：一般用于严重中毒、血中毒物浓度过高、昏迷时间过长、有并发症、经积极支持治疗而情况日趋恶化者。

（1）血液灌流：是将患者血液引入储有吸附材料的血液灌流装置，通过接触血液使其中的毒物、代谢产物被吸附而净化，然后再回输体内。目前主要运用活性炭或树脂吸附材料的灌流柱。

（2）血液透析：血液透析系将患者血液引入透析器中，利用半渗透膜两侧溶质浓度差，经渗透、扩散与超滤作用，达到清除代谢产物及毒性物质，纠正水、电解质平衡紊乱的目的。

（3）血浆置换：系将患者血液引入血浆交换装置，将分离出的血浆弃去，并补回一定量的血浆，借以清除患者血浆中抗体，激活免疫反应的介质和免疫复合物以及与血浆中白蛋白结合的毒物。

（4）持续血液滤过：是依照肾小球滤过功能而设计的一种模拟装置，同时根据不同滤器吸附炎症介质、调节内环境等。该设备由血液滤过器、血泵、负压吸引装置三部分组成。

5. 特殊解毒药的应用

（1）金属中毒：常用的有氨酸螯合剂和巯基螯合剂。①依地酸二钠钙是最常用的氨酸螯合剂，可与多种金属形成稳定而可溶的金属螯合物排除出体外。治疗铅中毒：每日 1.0 g，加于 5%葡萄糖液 250 ml 稀释后静脉滴注。用药 3 天，休息 3～4 天后可重复用药。②巯基螯合剂：最常用二巯基丙醇，含有活性巯基（—SH），巯基可与某些金属形成无毒的、难解离但可溶的螯合物由尿中排出，并恢复巯基酶的活力，从而解毒。用于治疗砷、汞中毒。治疗急性砷中毒：第 1～2 天，2～3 mg/kg，每 4～6 h 一次，肌内注射；第 3～10 天，2 次/日。副作用有恶心、呕吐、腹痛、头痛、心悸等。汞中毒也可用青霉胺治疗。二巯基丙磺酸钠：作用与二巯基丙醇相似，副作用较少。用于治疗汞、砷、铜、锑、铅等中毒；汞中毒时，用二巯基丙磺酸钠 0.25 g，1 次/日，肌内注射，用药 3 天为一疗程，休息 4 天后可再用药。二巯基丁二酸：用于治疗锑、铅、汞、砷、铜等中毒，用法：每日 1.5 g，分 3 次服用，连服 3 天停药，4 天为一疗程。急性锑中毒出现心律失常时，静脉注射 1.0 g/h，可连用 4～5 次。

（2）高铁血红蛋白血症：亚甲蓝（美蓝）用于治疗亚硝酸盐、苯胺、硝基苯等中毒引起的高铁血红蛋白血症，使其还原为正常血红蛋白。剂量：亚甲蓝 1～2 mg/kg 静脉注射，如有必要，可重复应用。注意：药液注射外渗时易引起组织坏死。大剂量（10 mg/kg）反可产生高铁血红蛋白血症。

（3）氰化物中毒：采用亚硝酸盐-硫代硫酸钠疗法。亚硝酸盐促使形成氰化高铁血红蛋白；硫代硫酸钠再与氰离子作用，转化为毒性低的硫氰酸盐排除体外。用法：立即亚硝酸异戊酯吸入，或 3%亚硝酸钠溶液 10 ml 缓慢静脉注射；随即用 25%硫代硫酸钠 50 ml 缓慢静脉注射。

（4）有机磷农药中毒：用阿托品或盐酸戊乙奎醚（长托宁）对抗蓄积的乙酰胆碱，用氯磷定等药物恢复胆碱酯酶活力。

（5）中枢神经抑制剂中毒：①纳洛酮：β-内啡肽拮抗剂，能拮抗β-内啡肽对中枢神经的抑制作用，对鸦片类麻醉镇痛药引起的呼吸抑制有特异的拮抗解毒作用，如吗啡、海洛因、美沙酮等中毒；对急性酒精中毒、其他镇静催眠药如地西泮等中毒，也有催醒作用。剂量：0.4～0.8 mg静脉注射。重症者可1 h后重复或2～4 mg，静脉持续滴注。②氟马西尼：苯二氮䓬类受体的拮抗药，用于地西泮类药物中毒的解救。但三环类抗抑郁药中毒禁用。

（6）其他：氟乙酰胺中毒：用乙酰胺（解氟灵）解毒。乙酰胺在体内水解成乙酸，与氟乙酸竞争活性基团，从而恢复三羧酸循环的正常代谢。成人每次2.5～5.0 g，肌内注射，2～4次/日，一般持续>5～7天。双香豆素钠中毒可用维生素K_1解毒。肝素过量用等量鱼精蛋白解毒。抗胆碱能药物如阿托品中毒可用毒扁豆碱；钙通道阻滞剂中毒，用钙剂救治；β受体阻滞剂中毒，用胰高血糖素救治；异烟肼中毒，用维生素B_6救治。

6. 吸附剂、溶剂、中和剂、沉淀剂的应用

（1）吸附剂：活性炭是强有力的吸附剂，可吸附很多种毒物，可作为治疗急性中毒的一线药物。一般可用30～50 g（儿童用量为1 g/kg），加水200 ml，由胃管灌入，保留1 h后尽量抽出；反复洗胃，可随洗胃每隔6 h一次。对存在肝肠循环的药物如巴比妥类、三环抗抑郁药、吗啡、导眠能等可反复使用。活性炭对乙醇、酸碱以及汞、铁、锂中毒无效。

（2）保护剂：吞服腐蚀性毒物后，可服用牛奶、蛋清、米汤、植物油等保护胃肠黏膜。

（3）解毒药：选用1∶5000高锰酸钾溶液洗胃可使生物碱、蕈类氧化解毒。

（4）溶剂：饮入脂溶性毒物如汽油、煤油等，先用液状石蜡150～200 ml，使其溶解而不被吸收，然后进行洗胃。

（5）中和剂：吞服强酸时可采用弱碱如镁乳、氢氧化铝凝胶等中和；强碱可用弱酸如稀醋、果汁等中和。

（6）沉淀剂：乳酸钙或葡萄糖酸钙与氟化物或草酸盐作用，生成氟化钙或草酸钙沉淀；硫酸钠（2%～5%）与可溶性钡盐作用，生成不溶性硫酸钡；生理盐水与硝酸银作用生成氯化银而沉淀。

第二节　急性有机磷农药中毒

案　　例

患者女，31岁。因生气后喝甲胺磷昏迷半小时入院。中毒前饮过酒，中毒后经发现送至医院，洗胃途中呼吸先停心跳后停，经CPR恢复了心搏与呼吸，后转至ICU，经抢救20天未苏醒。

请问：甲胺磷中毒为什么会发生心搏呼吸骤停？

在我国有机磷农药约有百余种，但常用的大约10多种，该类农药大多呈油状，淡黄至棕色，有大蒜臭味。脂溶性强，而难溶于水，在碱性或高温条件下易分解失效（敌百虫除

外)。有机磷农药是目前使用最多的一种农药，大多数为杀虫剂。具有毒力大、用药量小和杀虫谱广等特点，对人畜较易引起中毒。急性有机磷农药中毒（acute organophosphorus pesticide poisoning，AOPP）占我国农药中毒的80%以上，在农药中毒中最常见。因此，除了做好预防中毒外，不断提高AOPP救治水平具有重要意义。

【毒理学】

（一）有机磷理化特性及体内分布

1. 有机磷理化特性：纯有机磷农药呈棕色油状物，市售农药浓度有80%的，也有12%～40%的，100%的极少。易溶于有机溶液，不溶于水。

2. 体内分布及代谢：有机磷进入体内后经血液、淋巴液运送到全身，其中以肝含量最多，其次是肺、肾、骨骼，而肌肉及脑组织中含量最少。有机磷农药在体内通过氧化及水解而转化，但有的有机磷经氧化后毒性反而增强，如对硫磷氧化为对氧磷，毒性增强300倍以上，敌百虫在碱性环境中转化为毒性强100倍的敌敌畏。有机磷经水解失去毒性，但在体内水解的速度较缓慢。

（二）中毒机制

有机磷中毒的主要机制是有机磷与胆碱酯酶结合，生成磷酰化胆碱酯酶，使酶失去水解乙酰胆碱的能力，导致体内乙酰胆碱堆积，而出现胆碱能神经支配的组织器官功能亢进，而出现毒蕈碱样症状（M受体样症状）、烟碱样症状（N受体样症状）及中枢神经系统症状。

【中毒原因】

1. 经皮肤侵入机体　有机磷农药污染皮肤黏膜，可经无损伤处皮肤黏膜进入体内，更易经皮肤破溃处进入。也有因误用有机磷农药治疗皮肤病或杀虫而发生中毒。

2. 经呼吸道进入机体　喷洒农药时可经呼吸道吸入体内。

3. 经消化道进入机体　临床最多见，多为自服（自杀）、误服（儿童多见）或进食农药污染的食物（如蔬菜、水果、粮食等）。

【临床表现】　急性中毒发病时间与毒物品种、剂量和侵入途径密切相关。经皮肤吸收中毒，一般在接触2～6 h后发病，口服中毒在10 min至2 h内出现症状。经呼吸道吸入中毒一般立即发病。

（一）急性胆碱能症候群

1. 毒蕈碱样症状　该组症状出现最早，主要是副交感神经末梢兴奋产生类似毒蕈碱中毒症状，表现为平滑肌痉挛和腺体分泌增加。临床表现先有恶心、呕吐、腹痛、多汗、流泪、流涕、流涎、腹泻、尿频、大小便失禁、心跳减慢和瞳孔缩小。支气管痉挛和分泌物增加，出现咳嗽、气急，严重患者有肺水肿表现。

2. 烟碱样症状　由于乙酰胆碱在横纹肌神经肌肉接头处过度蓄积，使面、眼睑、舌、四肢和全身横纹肌发生肌纤维颤动，甚至全身肌肉强直性痉挛。患者常有全身紧束和压迫感，而后发生无力（肌力减退所致）和瘫痪。可出现呼吸肌麻痹，引起周围性呼吸衰竭。交感神经节受乙酰胆碱刺激，其节后交感神经纤维末梢释放儿茶酚胺使血管收缩，引起血压增高、心跳加快和心律失常。

3. 中枢神经系统症状　中枢神经系统由于大量乙酰胆碱积蓄，患者主要表现为头晕、头痛、疲乏、共济失调、烦躁不安、谵妄、抽搐和昏迷，可因呼吸中枢抑制出现呼吸衰竭而死亡。

4. 胆碱能危象　多由于脑内胆碱酯酶受严重抑制和进入脑内的有机磷对脑组织的直接

作用所致。主要表现为在毒蕈碱样症状与烟碱样症状基础上出现中枢神经系统先兴奋后抑制现象，表现烦躁不安、全身性抽搐，继而昏迷、瞳孔扩大、脉搏和呼吸减慢、脑水肿、肺水肿、呼吸衰竭等，甚至发生心搏呼吸骤停，称为胆碱能危象。此类患者病情危重、抢救困难，死亡率高。

课堂互动

本节案例分析：患者发生了心搏呼吸骤停，是由于患者自服甲胺磷剂量过大，发生了急性胆碱能危象所致。中毒前饮酒可促进有机磷毒物吸收与扩散，而加重中毒。

（二）特殊表现

1. 多脏器功能损害　严重中毒者可导致内脏功能受损，可并发中毒性心肌炎、心律失常、心力衰竭；或引起脑水肿、呼吸衰竭、肾衰竭等。

2. 反跳　部分有机磷农药如乐果和马拉硫磷口服中毒后，经急救后临床症状好转，但在数日至1周后突然再次昏迷，甚至发生肺水肿或突然死亡。症状复发可能与残留在皮肤、毛发和胃肠道的有机磷重新吸收或解毒药过早停用或其他尚未阐明的机制所致。

3. 中间综合征　部分有机磷农药中毒患者多在中毒后24～96 h发病，主要由于突触后神经肌肉接头功能障碍，引起四肢近端、Ⅲ～Ⅶ和Ⅹ对脑神经支配的肌肉以及呼吸肌麻痹的一组综合征。该类患者的先兆症状为抬头无力、睁眼困难，个别有吞咽费力，出现呼吸困难时其症状已较明显，一旦发展到呼吸衰竭，死亡率较高。在临床上应密切观察该类患者先兆症状，并及时给予恰当处理，避免病情恶化。

4. 迟发性神经损害　在急性重度中毒症状消失后2～3周到1个月左右发生，主要表现为进行性的下肢麻、痛、感觉减退；严重者可发生下肢瘫痪、肌肉萎缩等。目前认为可能是由于有机磷抑制神经鞘酯酶（NTE，原称神经毒酯酶）并使其老化所致。一般发病率很低，甲胺磷中毒者多见，症状较轻，绝大部分能基本恢复正常。

5. 局部损害　有机磷尤其是敌敌畏、敌百虫、对硫磷、内吸磷等接触皮肤后可引起过敏性皮炎，并可出现水泡和剥脱性皮炎。眼部接触后可出现结膜充血和瞳孔缩小表现。

【辅助检查】 急性有机磷中毒实验室检查，主要针对患者体内胆碱酯酶的量及活力以及相关代谢产物进行测定。但由于体内胆碱酯酶存在“功能酶”与“非功能酶”两类，真正发挥生理功能的是“功能酶”部分，“功能酶”主要存在于中枢、神经突触、神经肌肉接头、红细胞膜，而血清中胆碱酯酶为“非功能酶”。由于该两类胆碱酯酶在体内存在部位不同，因此其临床意义也不同。

1. 全血胆碱酯酶活力测定　全血胆碱酯酶活力测定（包括血清中的“非功能酶”与红细胞膜上的“功能酶”）是诊断有机磷农药中毒的特异性实验室指标，该项检查结果一般与临床表现相一致。对判断中毒程度、指导用药、评估疗效和预后均极为重要。正常人胆碱酯酶活力为100%，若<80%提示有机磷中毒，其降低程度可作为中毒严重程度的判断依据：活力50%～70%为轻度中毒，30%～50%为中度中毒，<30%为重度中毒。

2. 血清胆碱酯酶定量测定　该项检查主要测定血清中的“非功能酶”，其临床意义主要是评估体内胆碱酯酶的破坏程度及在治疗过程中恢复情况。该结果可能与临床症状不一致，但对患者中毒病情恢复、疗程评估有意义。

3. 其他 尿中有机磷分解产物测定：对硫磷（1605）和甲基对硫磷在体内氧化分解生成对硝基酚由尿排出，敌百虫中毒时在尿中出现三氯乙醇。因此，尿中测定硝基酚、三氯乙醇有助于对对硫磷与敌百虫中毒的诊断。

【诊断与鉴别诊断】

（一）临床诊断

1. 有机磷农药接触史；

2. 临床表现 呕吐物或呼气气味呈大蒜气味、大汗淋漓、流涎、瞳孔针尖样缩小，心动过缓、呼吸困难、肌纤维颤动和意识障碍等；

3. 实验室检查 全血胆碱酯酶活力<80%，血清胆碱酯酶定量低于正常值。

（二）中毒程度判断

急性中毒程度是以临床表现和全血胆碱酯酶活力两项指标进行综合评判，一般分为三级。

1. 轻度中毒 以毒蕈碱样症状为主；全血胆碱酯酶活力在50%～70%。

2. 中度中毒 除毒蕈碱样症状外，还兼有烟碱样症状：肌纤维颤动，可有轻度呼吸困难。全血胆碱酯酶活力30%～50%。

3. 重度中毒 除上述症状外，并出现昏迷、肺水肿、呼吸麻痹、脑水肿、多器官功能障碍综合征、休克以及心搏骤停等之一。全血胆碱酯酶活力<30%。

（三）病情评估注意事项

一般情况下胆碱酯酶活力与与中毒程度相一致。然而在急性有机磷重度中毒早期，胆碱能危象往往危及生命，此时首先要解决的是抢救生命，应以临床症状作为用药依据，而不能片面追求病情评估进行胆碱酯酶测定，而失去最佳抢救时机。理由：目前国内最为简便的全血胆碱酯酶快速测试法也需20 min后才能得出结果，况且在胆碱能危象和急性肺水肿状态下的严重酸中毒也影响胆碱酯酶测试结果。但是，在有机磷中毒后续治疗中必须在临床症状和胆碱酯酶活力测定的基础上进行病情评估，以指导治疗与判断预后。

（四）鉴别诊断

1. 与氨基甲酸酯类中毒鉴别 两者临床表现基本相同，血胆碱酯酶活力均降低。但氨基甲酸酯类中毒胆碱酯酶活力恢复快，多在数小时后（2～4 h内）自行恢复正常，治疗以阿托品或盐酸戊乙奎醚以及对症为主，忌用肟类复能药（如氯磷定），因为肟类复能剂影响中毒酶的自动恢复。但应注意，目前杀虫剂农药中有的为氨基甲酸酯与有机磷的混合物，此时应按有机磷农药中毒处理。

2. 脑干出血或梗死 表现为突发意识障碍，瞳孔缩小，出汗异常，与有机磷中毒表现相似，可依据病理征阳性，全血胆碱酯酶活力正常，头颅CT检查等加以鉴别。

【急救与治疗】

（一）一般治疗

迅速清除毒物：皮肤染毒者脱去污染的衣服，用肥皂和水彻底清洗污染的皮肤、毛发和指甲。眼部污染可用2%碳酸氢钠溶液或生理盐水冲洗。口服中毒者在催吐后，用清水、2%碳酸氢钠溶液（敌百虫中毒忌用）或1∶5000高锰酸钾溶液（对硫磷、乐果、马拉硫磷与内吸磷中毒忌用）洗胃。

1. 洗胃与导泻 对口服中毒患者施行紧急洗胃术是抢救AOPP的重要手段，是关系下一步治疗和预后的关键环节。在实施洗胃术过程中要注意以下几方面：

（1）对危重患者必须在其生命体征稳定或在生命支持条件下实施洗胃术。

（2）在未明确有机磷农药种类时，可用清水洗胃。

（3）洗胃要彻底，以洗出液清亮、无味为止。重度中毒者注意洗胃后，保留胃管以便进行反复多次洗胃。

（4）洗胃后可经洗胃管灌入医用活性炭，再注入20％甘露醇250 ml导泻。

2. 通便　AOPP后续治疗中促使患者早排大便是整个治疗过程中的重要内容。由于口服有机磷农药后虽然给予及时洗胃，但洗胃前排入肠道和附于胃壁的有机磷仍可继续吸收，因此，经口服导泻药物促使胃肠内容物排除是非常必要的。一般可选用四磨汤20 ml，每6h一次，口服，对效果不佳者，可选用番泻叶泡开水口服，必要时可再用20％甘露醇250 ml口服导泻。使其在24 h内排出大便，并保持大便1～3次/日。在导泻过程中要注意保持患者内环境平衡。患者若无特殊情况应早期进食（尤其是含粗纤维食物），以利大便排出。

（二）解毒药物治疗

1. 胆碱酯酶复能剂　用药原则是一经确诊早期、快速、足量使用。胆碱酯酶复能剂为肟类化合物，其肟基与磷原子有较强的亲和力，使磷酰化胆碱酯酶分解，从而恢复胆碱酯酶活力，对解除烟碱样毒作用较为明显。有机磷中毒形成的磷酰化胆碱酯酶容易老化，24 h的老化率可达97％，而肟类对已老化的胆碱酯酶无效。因此，强调复能剂早期使用，越早越好。首次需给冲击剂量（负荷量），在5 min内达到有效血药浓度，然后再继以维持量。常用药物：

（1）氯磷定：含肟量高，酶复活作用较强，水溶性好，既能静脉注射，又能肌内注射，1～5 min起效，半衰期1～1.5 h，毒副作用较小。1997年WHO已将氯磷定推荐为救治AOPP的首选肟类复能剂。轻度中毒者0.5 g，肌内注射，必要时重复给药；中度中毒者，0.75～1.0 g肌注或静脉注射，必要时重复给药；重度中毒者1.5～2.0 g肌内注射或静脉注射，之后应根据病情每1～4 h给药1次，但总量每天不超过10 g，直至全血胆碱酯酶活力达40％～60％可停药。

（2）碘解磷定：按1.53 g等于氯磷定1 g换算，缓慢静脉注射。由于其水溶性差，副作用大，已逐渐被氯磷定取代。

（3）肟类复能剂的主要副作用有短暂的眩晕、视物模糊、血压升高、心律紊乱等。用量过大，可引起癫痫样发作和抑制胆碱酯酶活力。注射速度过快可导致暂时性呼吸抑制。

2. 抗胆碱药　常选用周围抗胆碱药阿托品、盐酸戊乙奎醚（又名长托宁），其他有中枢抗胆碱药苯那辛、开马君等，目前临床已较少应用。

（1）阿托品：主要药理作用为阻断乙酰胆碱对副交感神经和中枢神经系统毒蕈碱受体的作用，能有效缓解毒蕈碱样症状、对抗呼吸中枢抑制，但对M样受体的作用无选择性，对烟碱样症状和恢复胆碱酯酶活力没有作用。在应用过程中一定掌握“阿托品化”与阿托品中毒的临床表现与区别。片面强调阿托品大剂量使用易致阿托品中毒，而阿托品中毒死亡是目前抢救急性有机磷中毒中的一个严重问题。阿托品应用原则：早期、足量与重复使用，直至阿托品化，再减量至维持量维持治疗，直至全血胆碱酯酶活力稳定在＞60％。

用法及用量：轻度中毒者1～3 mg皮下或肌内注射，1～4 h重复给药；中度中毒者用3～5 mg肌注或静脉注射，每30 min给药1次；重度中毒者6～10 mg静脉注射，每10 min给药1次，直到毒蕈碱样症状明显好转或患者出现“阿托品化”表现为止，然后逐步减量至维持量，在治疗中应根据病情及个体化原则维持阿托品化。值得提出的是阿托品不宜静脉持续滴入，易发生阿托品耐受现象。

阿托品化：出现瞳孔较前扩大、口干、皮肤干燥和颜面潮红、肺湿啰音消失及心率加快达90～100次/分。

阿托品中毒表现：治疗中患者出现谵妄及幻觉，或意识清醒后再度昏迷者，要高度警惕阿托品中毒。如出现谵妄、狂躁、抽搐、瞳孔散大、心动过速、高热、腹胀、尿潴留等，提示阿托品中毒，严重者可中毒死亡。

阿托品中毒救治：立即停用阿托品，症状严重者可用新斯的明0.5～1.0mg，肌内注射，必要时1～2h重复1次，最好选用毛果芸香碱5～10mg，皮下注射，15～30min重复1次；狂躁、抽搐者可给地西泮10mg肌内注射或静脉滴注；高热者给予物理降温，甚至冬眠疗法。有条件可给予血液净化治疗。

阿托品依赖：对于重度中毒，阿托品用量较大，维持时间较长者，可出现阿托品依赖现象。即当阿托品减量或停药时出现面色苍白、出汗、流涎、恶心、呕吐、腹痛、腹泻等类似中毒反跳的毒蕈碱样症状。一般发生在中毒7天后，症状较轻，无肺水肿及烟碱样症状，小剂量阿托品即可奏效。

（2）盐酸戊乙奎醚（长托宁）：是我国研制的新型抗胆碱药，2003年获国家技术发明二等奖的国家一类新药。该药具有选择性抗M样受体、抗外周N样受体和抗中枢胆碱能受体作用、半衰期长（约10h）、吸收迅速、毒副作用小等药理学特点，克服了传统疗法中阿托品对M样受体无选择性、无抗N样受体作用、用法繁琐、用量不易掌握、毒副作用大、病程长、护理繁琐、治愈率低、病死率高等不足。临床应用效果较好，国家正在推广应用。

用法及用量：①首次用药，轻度中毒：给予1～2mg肌内注射；中度中毒：给予2～4mg肌内注射；重度中毒：给予4～6mg肌内注射。②后续用药，轻度中毒：首日根据胆碱酯酶活力测定结果和临床症状可按1mg，每4～12h一次肌内注射；次日若胆碱酯酶活性仍低于70%，出现轻度烦躁，则可逐渐延长给药时间，一般给予1mg，每12h一次或1次/日肌内注射，当全血胆碱酯酶活力大于70%，即可停用长托宁，但应留观一天，复查全血胆碱酯酶活力仍大于70%，即可出院。在治疗过程中如患者出现明显的M样、N样症状或病情加重时，可临时追加1～2mg，并密切观察病情变化。

“盐酸戊乙奎醚化”与“阿托品化”：由于盐酸戊乙奎醚化的药理机制与阿托品的差异，即盐酸戊乙奎醚是有选择性作用于M_1、M_3受体，而对M_2受体无明显作用，而阿托品对M样受体的作用无选择性，因此，在应用盐酸戊乙奎醚化后无瞳孔扩大和心率增快作用。所以“盐酸戊乙奎醚化”指征只需要观察肺部啰音消失、皮肤干燥、口干，不能套用“阿托品化”指征标准。

（3）复方解毒制剂：解磷注射液每支含阿托品3mg、贝那替秦（苯那辛3mg）和氯磷定0.4g的复方制剂。肌内注射3～5min起效，作用持续时间长，为抢救重度中毒的首选用药。轻度中毒0.5～1支肌内注射；中度中毒者1～2支肌内注射，重度中毒2～3支肌内注射，同时加用氯解磷定0.5～1.0g。首次用药后0.5～2h，可酌情重复给药1～3次。其他复方制剂还有复方苯克磷注射液（苯甲托品、开马君、双复磷）。

（三）早期危及生命状况的处理

1. 胆碱能危象　抢救原则为及时合理应用长托宁及氯磷定；对烦躁不安者，立即地西泮 10 mg 静脉注射；及时清理呼吸道分泌物（强调应用电动吸引器），一旦患者出现呼吸衰竭立即给予气管插管；对症状改善不佳者给予急诊血液灌流、换血及输入新鲜血。

2. 心搏呼吸骤停　绝大多数为严重中毒早期未得到及时救治或救治措施不力所致。AOPP 患者出现心搏呼吸骤停多数是因为急性肺水肿导致通气障碍，以及严重缺氧导致呼吸停止，随之心脏停跳。因此，处理的重点应放在改善通气障碍和纠正严重缺氧上。对严重肺水肿患者尤其是呼吸极度困难患者，应立即清理呼吸道、挤压胸廓、用电动吸引器尽量洗净呼吸道分泌物，给予高浓度吸氧，并做好气管插管准备。通过上述处理一般能收到很好的效果。若症状不能改善或呼吸停止，应立即气管插管并机械通气，以通畅气道、机械给氧。若心搏骤停应进行标准的 CPR。特别注意在上述抢救过程中必须同时应用阿托品或盐酸戊乙奎醚和氯磷定。

（四）急诊血液净化

目前认为对严重的 AOPP 给予急诊血液灌流对于缩短病程、减少抗胆碱能药物用量有益，尤其是同时服用其他毒物时可作为一项非特异治疗手段。进行急诊血液灌流时应注意以下几方面：

1. 早期应用，越早越好。

2. 在实施该项技术时必须保证患者生命体征稳定。

3. 尽量采用深静脉置管行灌流术，由于患者烦躁外周静脉不易固定。

4. 在灌流治疗早期要严密观察血压变化，对烦躁患者可用地西泮 10 mg 静脉注射，必要时给予冬眠合剂持续静脉滴注（但要注意氯丙嗪对血压的影响）。

5. 掌握好灌流过程的抗凝技术，术后要严密观察凝血功能和血小板数量变化，尤其要注意一些并发症的发生和处理（如肝素相关性血小板减少综合征等）。

（五）对症治疗

中毒主要的死因是肺水肿、呼吸肌瘫痪或呼吸中枢衰竭及心搏骤停等。因此，对症治疗应保持呼吸道通畅，吸氧，及时应用气管插管及机械通气；脑水肿应用脱水剂和糖皮质激素地塞米松 10～20 mg 等。持续发生惊厥时，可注射地西泮（安定）控制抽搐。注意维持水、电解质和酸碱平衡。

（六）其他抢救治疗

1. 中间综合征抢救与治疗　大多数患者最初表现为抬头无力、睁眼困难、个别有吞咽费力，出现呼吸困难时其症状已较明显。因此，对中间综合征的早期识别并及时采取措施是非常重要的。在呼吸困难早期，可试用无创呼吸机辅助呼吸，可减少不必要的创伤；对重症患者，可行气管插管或气管切开、机械辅助呼吸或控制呼吸，以度过危险期；对烦躁患者可常规给予地西泮 10 mg 静脉注射或肌内注射。应连续监测脉搏血氧饱和度和定期检查动脉血气分析，维持内环境稳定。

2. “反跳”抢救治疗　多见于甲胺磷、敌敌畏、乐果和马拉硫磷口服中毒者。可能与毒物清除不彻底引起重吸收，肝氧化增毒，酶老化对复能剂疗效差，阿托品减量过快或停药不当等有关。治疗应立即根据病情，给予足量抗胆碱剂和胆碱酯酶复能剂；如心搏骤停，立即行 CPR。

3. 其他药物治疗

（1）地西泮：地西泮可提高有机磷中毒实验动物的 LD_{50}（半数温血动物致死量），改善中毒症状，对急性有机磷中毒有治疗和保护作用，能间接抑制中枢乙酰胆碱的释放，并通过钙通道阻滞，抑制神经末梢异常冲动的发放，保护神经肌肉接头，改善肌震颤，保护心肌，预防和减轻中间综合征。其中枢镇静作用有利于其他治疗措施的实施，如对气管插管有利于导管位置的固定等。可作为急性有机磷中毒的常规治疗方法。剂量一般为 5～10 mg，静脉注射，2 次/日。对烦躁患者，可根据情况随时应用。

（2）纳洛酮：纳洛酮为阿片受体阻滞剂。在急性创伤和急性中毒时脑内产生大量β-内非肽（阿片类物质），对患者神经系统、心血管系统等产生严重的负性作用，纳洛酮可抑制β-内非肽受体，减轻和防止大脑损伤，翻转儿茶酚胺的抑制状况。可作为非特异治疗常规用药。该药主要在早期应用，可 0.4 mg，每 2～4h 一次，肌内注射，或 0.8 mg～2 mg 加入 500 ml 液体中静点，每天一次或每 12h 一次。

抢救经验小结

1. 清除尚未吸收毒物与解毒药物应用是抢救急性有机磷中毒的关键。
2. 合理使用地西泮是保证抢救治疗措施顺利进行的重要手段。
3. 定期全血胆碱酯酶活力监测是指导与调整抗胆碱药及复能剂的重要依据。
4. 合理应用血液净化是解决危重症的重要措施；熟练快速的气管插管机械通气是抢救重度中毒呼吸骤停的关键。

第三节 百草枯中毒

案 例

离异妈妈喝下了半支百草枯，她唯一的希望是想见 2 岁儿子一面。这是她经大医院抢救一天后，得知自己生还希望不大时的唯一愿望。

为什么喝下百草枯就发生这种生离死别的悲剧？

百草枯于 1882 年发现，合成于 19 世纪，最初用作氧化还原指示剂，1962 年，作为除草剂用于农业。由于百草枯与土壤接触后迅速灭活，无大气污染和残留，而广泛在全世界迅速推广使用。1966 年英国医学家 Bullivant 首先描述了 2 例百草枯意外中毒死亡事件，随后，美国、加拿大、欧洲、日本、新加坡、中国香港等地区相继报道了大量的病例，其病死率高达 95%。我国目前相关报道死亡率>70%。仅日本，每年因百草枯中毒死亡病例在 1000 例以上，我国目前尚未见到较为系统的中毒及死亡数据，但我国作为农业大国，百草枯作为农业用除草剂广泛应用，死亡人数应多于日本。据相关报道，口服 20%百草枯原液>20 ml 者死亡率高达 95%。由于百草枯毒性剧烈，所致病理变化不可逆转，中毒后死亡率高，临床又无特殊解毒药，因此，目前在已经成为临床医学尤其是急救医学研究的重点与难点之一。

【毒理学】

（一）化学特性及体内代谢

1. 理化特性　百草枯又称为对草快、克芜踪、泊拉夸特、克灭踪等名称；是一种化学除草剂，广泛应用于农业。易溶于水，可被碱水解，遇紫外线分解。

2. 体内分布及代谢：百草枯口服后吸收快，约 2 h 血药物浓度达高峰，主要蓄积在肺、肾和肌肉中。在体内不发生代谢，组织器官中蓄积的药物缓慢释放入血液循环，最终均以原形由肾排除，但排泄缓慢。肺、肾的毒物浓度最高，由于Ⅰ型、Ⅱ型肺泡上皮细胞能主动摄取和储蓄百草枯，故肺毒性尤其突出，毒性作用可持续存在。最小的致死量为 20% 原液 10 ml，口服剂量过大，则所有器官均可出现中毒表现。

（二）中毒机制

百草枯中毒发病机理复杂，一些中毒机理尚不清楚，以下是目前认为的主要发病机理。

1. 氧自由基损害机制　百草枯进入体内后，引发一系列氧化还原反应，产生 O_2、H_2O_2 等大量自由基，通过脂质过氧化级联反应直接导致全身器官、组织与细胞损害，通过消耗体内的还原物质（如 NADPH）而干扰多种重要的生化反应，造成间接损害。

2. 嗜肺、嗜肾性损害　百草枯的嗜肺、嗜肾特点导致急性肺损害与肾损害。

3. 血管内皮细胞损害，毛细血管渗漏　大量百草枯可致全身毛细血管内皮损伤，在肺主要表现为肺出血，是早期死亡的主要原因。

4. 免疫平衡失调　百草枯进入体内后，通过一系列反应导致机体免疫功能失常，发生全身炎症反应综合征（SIRS），并可能导致多器官功能障碍综合征（MODS）及多器官功能衰竭（MOF）。

5. 局部腐蚀　百草枯接触口腔、咽喉及食管黏膜后 12～24 h 局部出现红肿渗出，继之可能发生溃烂，溃疡，严重时可发生食管穿孔引发纵隔气肿。其严重程度与百草枯浓度及接触时间有关。

【临床表现】

1. 早期临床表现　口服百草枯浓缩液（市售百草枯多为 20% 浓度）后可有恶心、呕吐等一般消化道刺激症状，数小时内患者可无其他特异性表现，此后可逐渐产生口腔、咽喉和食管的化学性烧伤，引起灼痛感，随后出现吞咽困难、声嘶和咳嗽等症状，出现恶心、呕吐和腹泻等各种消化道刺激症状。口服超过 50 ml 者可在数小时内出现急性肺水肿、肺出血、严重呼吸衰竭、代谢性酸中毒、心肌功能抑制以及严重的中枢神经系统抑制症状，可迅速死亡。

2. 肝、肾等内脏器官损害　服药量小者，若能度过早期阶段，则可在 3～5 天后出现肾小管损害所致的急性肾损害和肝细胞损害的临床表现。肝细胞损害多不严重，肾损害多在数日内逐渐恢复，有的表现很轻微，甚至没有肾损害的表现。此外尚有心肌炎、心包出血和肾上腺坏死的报道。

3. 肺损害　患者最突出的表现是由急性肺泡炎及随后出现的弥漫性进行性肺纤维化所致的极为严重的低氧血症。低氧血症可紧随中毒早期的肺水肿和肺出血之后出现，亦可在患者一般情况已开始好转数日之后才出现，甚至有报道口服药物 6 周后患者其他症状均早已消失，而逐渐发生进行性加重的呼吸困难和低氧血症。除因大剂量中毒于早期死亡外，中晚期出现呼吸困难和低氧血症者神智大多清楚，因此，严重的呼吸困难给患者带来极大痛苦。

百草枯所致的全身中毒分三个阶段。

第一阶段：口、咽、食管、胃、小肠等的黏膜层出现肿胀、水肿与溃疡。

第二阶段：中央区肝细胞受损，近端肾小管受损，心肌、骨骼肌出现局部坏死，有的还出现神经系统和胰腺受损。

第三阶段：一般在口服中毒后2～14天症状表现明显，此时损害主要集中在肺，肺的实质细胞遭受破坏，白细胞浸入肺泡，出现肺出血与肺水肿，肺内纤维母细胞增殖，逐渐出现肺纤维化，气体交换严重受损，易引起顽固性低氧血症，致使全身组织器官缺氧而导致死亡。

【诊断】

（一）诊断依据

根据百草枯的接触史或服毒史，有明显的三个阶段的全身中毒临床表现，后期有以肺损害为主的多脏器功能损伤的临床表现，结合尿、血或胃内容物中检出百草枯，即可明确诊断。

（二）中毒程度

1. 轻型　多见于百草枯摄入量<20 mg/kg，患者通常除胃肠道症状外，其他症状不明显，多数患者能恢复。

2. 中到重型　多见于百草枯摄入量20～40 mg/kg，患者通常除胃肠道症状外可出现多系统后受累表现，1～4天内出现肾功能、肝功能损害，数天至2周内出现肺部损害，多数在2～3周内死于呼吸衰竭。

3. 爆发性　多见于百草枯摄入量>40 mg/kg，有严重的胃肠道症状，1～4天内死于多器官功能衰竭，极少存活。

【抢救与治疗】 百草枯中毒的治疗目前仍处于探索阶段，现行的治疗方法主要包括洗胃、导泻、血液净化、抗自由基药物、免疫抑制剂以及免疫平衡调节等。

（一）院前抢救

院前第一时间进行有效正确处理非常重要。在接到求救电话第一时间及时指导患者或家属就地进行处理，院前抢救处理效果至关重要，由于院前处理方法简便易行，通过有效的吸附处理和减少百草枯吸收在整个抢救治疗中有非常重要的意义。

1. 饮入碱性液体（肥皂水），并刺激咽喉部催吐，尽量排除进入胃内的毒物后，减少吸收量。

2. 如现场备有八面蒙脱石散（思密达），立即取2～3包（6～9 g）冲服。紧急时可立即就地取相对干净泥土，用井水清洗去除杂质后（粘土过滤液）用清水混成泥浆口服。

3. 用肥皂水及时清洗被百草枯农药沾染的皮肤。

（二）院内急救

1. 及时实施洗胃术　用1%～3%的碳酸氢钠溶液加漂白土或经消毒后净泥土混悬液洗胃，注意每次灌入量以300 ml为宜（成人），反复洗至水清无色。注意每次洗胃液量不宜过大，否则冲入肠内反而增加其吸收，加重病情。

2. 洗胃结束后经胃管灌入15%漂白土混悬液：成人1L，儿童15 mg/kg；或医用活性炭混悬液成人100 g，儿童2 g/kg；或八面蒙脱石散6～12 g混悬液。

3. 给予20%甘露醇250 ml，或硫酸镁30 g经胃管灌入导泻。

4. 脱去沾染农药衣物，肥皂水反复清洗沾染农药皮肤。

5. 住院观察期间（尤其前3天）应每日监测血或尿中百草枯浓度，评估百草枯排除情况。

(三)治疗

对百草枯患者原则上均应留观治疗，对口服 20%原液超过 10 ml 患者均应送 ICU 进行严密观察治疗。目前针对百草枯中毒的临床治疗主要有以下方法：

1. 水化治疗　百草枯主要以原形经肾小球滤过和肾小管主动排泄，吸收后 24 h 出现肾小管损害。早期给予水化治疗，强制性利尿理论上是有效的，保持尿量 100～150 ml/h，必要时可给予速尿 20 mg 静脉注射，每 4～6h 一次。但应注意老年患者心肺功能对输液量的承受能力。每日输入液体量应根据具体情况进行调整。

2. 抗氧自由基治疗　可选用维生素 C、维生素 E 以及还原型谷胱甘肽等抗氧化药物治疗。

3. 氧疗　早期不主张吸氧，有文献提出当动脉血氧分压≤40 mmHg 时为吸氧指征，但值得注意的是一旦发生严重的器官功能损害，如仍使机体处于低氧状态是有害无益的。此时应权衡利弊给予一定氧浓度进行氧疗。

4. 血液净化　主要包括血液灌流、血液透析、血浆置换以及持续血液滤过等方法。临床常用方法为血液灌流。血液灌流技术实施越早越好，一般争取 4～6 h 内实施第一次灌流，之后每日一次，连续 3～4 次，可根据血或尿百草枯浓度调整。如患者肾功能损害严重可考虑联合血液透析，如出现明显多器官损害建议及时实施 CRRT 技术。在实施血液净化治疗中要注意肝素化及深静脉置管护理。

5. 激素治疗　常规剂量的激素抢救百草枯中毒并不能收到预期的效果，早期大剂量使用激素并联合用药治疗可降低百草枯中毒病死率。可选用甲泼尼龙 500～1000 mg，1～2 次/日，连用 5～7 天，患者病情稳定，可考虑逐渐减量。

6. 免疫抑制治疗　环磷酰胺 15 mg/kg 加入 5%葡萄糖氯化钠注射液 200 ml 中，静脉滴注 2 h，连用 2～3 天，但要注意该药的毒副作用。

7. 阻止百草枯嗜肺的特异损害　普萘洛尔（心得安）可与肺组织的百草枯竞争受体，使其释放出来。维生素 B_1 与百草枯的化学结构式同为季胺类型，有拮抗作用可试用。

8. 调节免疫失衡，减轻组织器官损害　乌司他丁是从尿中提取的蛋白酶抑制剂，既往主要用于重症胰腺炎；血必净为中药制剂，主要成分为活血化瘀类药物。已有基础及临床证据表明该二种药在危重症抢救中调节免疫失衡、减轻组织损害等作用明显。近年来试用于百草枯中毒抢救治疗，也取得一定效果。用法：乌司他丁 10～20 U，稀释后静脉滴注，3～4 次/日；血必净 50～100 ml，稀释后静脉滴注，1～2 次/日。

9. 导泻及口服吸附剂　可选用 20%甘露醇或硫酸镁或番泻叶口服，在服毒后 24 h 通大便，并保持每日 1～2 次大便。注意观察大便颜色，直至大便颜色从绿色转正常为止。八面蒙脱石散 3 g，3 次/日，可吸附下消化道残留百草枯。

10. 口咽腔及食管损伤治疗　早期即给予口腔护理，盐水漱口，当出现口咽腔炎症，患者疼痛明显，可给予利多卡因胶浆含服。此间应保持口咽腔相对洁净，以利局部损伤修复，及早进流食有助于口咽食管清洁。

11. 对实施血液净化治疗患者，应预防给予抗生素，对有明确合并肺部感染患者应及时应用抗生素，但在选择抗生素时应尽量避免对肝肾功能的损害。

(四)治疗注意事项

1. 百草枯中毒早期临床表现不明显，但多数预后严重，应向家属交代发病规律及不良预后。

2. 由于百草枯吸收入血速度快，不可因洗胃而耽误吸附剂灌入。导泻成功的标志是大便中含吸附剂。现场黏土过滤液是很有效的吸附剂。

3. 对百草枯中毒患者常规给与心电监护；早期主要用于心得安治疗监护。

4. 常规给予留置导尿，尤其是严重中毒患者，24 h 内即可能发生急性肾损害。

5. 入 ICU 后即进行血常规、肝功能、肾功能、心肌损害标志物、电解质及动脉血气检查；其后前 3 天应常规检查，并每日对比观察患者内环境及脏器损害情况。此后根据病情调整复查时间。

6. 尽早进行胸部 X 线或 CT 检查（有条件建议首选 CT 检查），并连续观察对比，评估肺部损伤情况。

课堂互动

案例分析与讨论：因为百草枯毒性剧烈，所致病理变化不可逆转，中毒后死亡率高，临床又无特效解毒药，因而才发生这种生离死别的悲剧。

思考：患者男，16 岁，因与家人生气后将 20%百草枯 50 ml 与果汁混匀后喝完，而后感到后悔，立即告诉家长。家长即与医院联系，请教怎样处理。

问题：你作为一名急诊医生应该告诉家长哪些现场处理方法？

第四节 一氧化碳中毒

案 例

西安新城一家四口在自己家里不明原因地前后晕倒，其中 13 岁儿子永远离开了人世。

请问：这场灾难是什么原因造成的呢？

所有含碳的物质，在不完全燃烧时均可产生一氧化碳。一氧化碳经呼吸道吸入而引起中毒。故一氧化碳中毒常见而多发，在工厂、矿山与社区中经常可见到一氧化碳中毒的群体事件发生。我国急性一氧化碳中毒的发病率和死亡率仍居各种急性中毒之首，是急性中毒死亡和致残的主要原因之一。由于一氧化碳中毒时大脑皮层最先受到麻痹损害，无法实现自救，加上救助不及时，往往容易造成大脑严重损害，引起严重后遗症，甚至死亡。因此，做好一氧化碳中毒知识普及和急诊急救，是减少和防止一氧化碳中毒发生以及降低由此带来的后遗症的根本措施。

【毒理学】

（一）理化特性

一氧化碳（carbon monoxide，CO）是一种无色、无味、无臭、无刺激的气体，较空气轻，比重 0.967，易扩散，可在空气中达到致死浓度而长时间不被发觉。

(二)中毒机制

1. 缺氧的直接损伤作用 急性一氧化碳中毒时,血液中一氧化碳与血红蛋白(Hb)结合,形成比较稳定的碳氧血红蛋白(HbCO),CO与Hb的亲和力比氧与Hb的亲和力大240倍(37.0℃时),其解离速度是氧合血红蛋白(HbO_2)的1/3600,容易造成组织器官缺氧。此外,HbCO的存在还妨碍HbO_2的正常解离,使氧离曲线左移,妨碍氧在组织中的释放,从而加重组织缺氧。

2. CO的直接毒性作用 高浓度的CO还可与线粒体中细胞色素a_3结合,阻碍呼吸链中电子传递,造成细胞呼吸障碍而缺氧;大量CO与肌红蛋白(Mb)结合形成碳氧肌红蛋白(MbCO),影响肌细胞内供氧。由于组织细胞严重缺氧和细胞呼吸受到抑制,使机体处于严重能量代谢障碍状态,尤其在脑、心、肝、肾等器官表现最为严重。

3. "缺血-再灌注"后自由基介导的细胞损伤 急性一氧化碳中毒时,由于缺氧及能量代谢障碍,可引起血管内皮细胞肿胀,微血管收缩,部分毛细血管闭塞,微循环障碍及红细胞变形能力降低、血黏度增加等病理生理过程,导致组织供血供氧不足。在随后给予的常压及高压氧治疗过程中,随着微循环的改善、组织供氧的恢复,组织存在着"缺血-再灌注"损伤,其可能为急性一氧化碳中毒时的又一重要病理基础。

4. 内皮细胞、炎症细胞激活及炎症反应损伤 严重的缺氧和中毒均可使内皮细胞和炎症细胞激活,导致炎症因子水平升高,启动全身炎症反应,引起全身炎症反应综合征(SIRS),病情严重者可进一步发展为MODS。

【中毒原因】 在日常生活中,家庭用火、燃气取暖、燃气热水器洗浴时都会产生一氧化碳,或者烟囱、大楼排气管道等不通(一氧化碳排不出去),加上缺乏防范措施如环境通风不良,当空气中混有的一氧化碳含量>30 mg/m^{3}即可引起中毒。因此,接触各种通风不良的家庭燃烧环境是导致一氧化碳中毒的主要原因。其他如煤气管道漏气、高炉煤气、机动车尾气、失火现场和煤矿瓦斯爆炸时,都可逸出或产生大量一氧化碳,易吸入中毒。在工业生产中大量燃烧气体通风排气不畅,也会导致中毒。用一氧化碳自杀、他杀也是常见的原因。

【临床表现】

(一)一般表现

初期可出现头晕、头痛、恶心、呕吐、心悸、乏力、嗜睡等;随中毒时间延长可出现反应迟钝、面色潮红,口唇呈樱红色,脉搏增快,昏迷,瞳孔对光反射、角膜反射及腱反射迟钝,呼吸、血压可发生改变。当中毒发现时间晚,患者可出现深昏迷,各种反射减弱或消失,肌张力增高,大小便失禁。此时可发生脑水肿、肺水肿、休克、应激性溃疡、大脑局灶性损害等。

(二)中毒程度

1. 轻度中毒 中毒时间短,血液中碳氧血红蛋白浓度多为10%~20%。表现为中毒的早期症状,头痛眩晕、心悸、恶心、呕吐、四肢无力,甚至出现短暂的昏厥,一般神志尚清醒,吸入新鲜空气,脱离中毒环境后,症状迅速消失,一般不留后遗症。

2. 中度中毒 中毒时间稍长,血液中碳氧血红蛋白多为30%~40%,其表现是在轻型症状的基础上,可出现虚脱或昏迷。皮肤和黏膜呈现煤气中毒特有的樱桃红色。如抢救及时,可迅速清醒,数天内完全恢复,一般无后遗症状。

3. 重度中毒 发现时间过晚,吸入CO过多,或在短时间内吸入高浓度的CO,血液碳氧血红蛋白浓度常在50%以上,患者呈现深度昏迷,各种反射消失,大小便失禁,四肢厥冷,血压下降,呼吸急促。该类患者昏迷时间越长,预后越差,常留有痴呆、记忆力和理解力减退、肢体瘫痪或呈植物状态等后遗症。若血液碳氧血红蛋白≥80%，可迅速出现惊厥、昏迷、呼吸抑制而死亡。

（三）迟发型脑病

部分重度中毒者在意识障碍恢复后，经过2～21天，多数在7天后逐渐出现下列迟发型脑病的临床表现。

1. 神经精神障碍　呈现遗忘症、痴呆、谵妄状态或去大脑皮层状态；

2. 锥体外系神经障碍　由于基底神经节和苍白球损害出现震颤麻痹综合征：表情淡漠、四肢肌张力增强、静止性震颤及慌张步态等。

3. 锥体系神经损害　可出现偏瘫、病理反射征阳性或小便失禁等。

4. 大脑皮质局灶性功能障碍　可出现失语、失明、不能站立及继发性癫痫。

5. 周围神经炎、球后视神经炎及脑神经麻痹等。

【辅助检查】

1. 血液HbCO测定　监测血中HbCO浓度，不仅明确诊断而且有助于分型和估计预后。

2. 脑电图检查　可见弥漫性低波幅慢波，与缺氧性脑病进展相关。

3. 头部CT或MRI检查　脑水肿时可见脑部有病理性密度减低区。苍白球常见软化、坏死，两侧常对称，可有大脑深部白质坏死、髓鞘脱失等改变。对可能发生迟发型脑病患者跟踪对比CT或MRI检查结果在病情评估、指导治疗及预后判断有重要意义。

【诊断与鉴别诊断】

（一）诊断依据

1. 一氧化碳接触史。

2. 一氧化碳中毒的相关临床症状、体征。

3. 实验室检查　血中碳氧血红蛋白含量测定。

（二）鉴别诊断

对昏迷患者应与脑血管意外、脑震荡、脑膜脑炎、糖尿病性昏迷以及其他中毒引起的昏迷相鉴别。

【抢救与治疗】

（一）院前自救互救

1. 救助者低位或匍匐进入室内（因CO比重比空气略轻，故浮于上层）。

2. 进入室内时严禁携带明火，尤其是开放煤气自杀的情况，室内煤气浓度过高，注意按响门铃、打开室内电灯产生的电火花均可引起爆炸。

3. 应迅速打开所有通风的门窗，如能发现煤气来源并能迅速排出的则应同时控制，如关闭煤气开关等，但绝不可为此耽误时间。

4. 迅速将中毒者移到安全、通风处，保暖平卧，昏迷不醒的患者应将其头部偏向一侧，以防呕吐物误吸，对呕吐患者应及时清除口、鼻、咽腔内呕吐物。

5. 解开衣领及腰带以利于呼吸。

6. 呼叫救护车，对重症患者应及时送往有高压氧仓的医院抢救。

7. 在等待运送车辆的过程中，应将头偏向一侧，并及时清除呕吐物，避免窒息。对心搏呼吸骤停患者应及时进行CPR。

（二）院前急救

1. 立即给予高浓度吸氧：轻度中毒者可给予鼻导管吸氧，中、重度患者，应常规给予面罩吸氧。

2. 重症患者应及时建立静脉通道。

3. 降颅压及对症处理：20%甘露醇 250 ml 静脉滴注，地塞米松 5～10 mg 静脉注射，若患者烦躁或抽搐，应及时给予地西泮 10 mg 静脉注射。

4. 心搏呼吸骤停患者立即给予胸外心脏按压、人工呼吸以及气管插管等抢救措施。

5. 转运过程中应密切注意病情变化，尤其注意呕吐物误吸等严重并发症。

（三）院内抢救

1. 高流量吸氧　最好高流量面罩吸氧；生命体征平稳后，应及早给予高压氧疗法，1 次/日，重症患者必要时可 2 次/日。及早进行规范、有效的高压氧治疗是防止急性一氧化碳迟发性脑病发生的最有效措施。

2. 降低颅内压　可选用 20%甘露醇或甘油果糖，急性期应选用 20%甘露醇，或联用甘油果糖，必要时加用呋塞米静脉注射。

3. 糖皮质激素　地塞米松 10 mg，静脉滴注，1 次/日，连用 3～5 天。降低机体的应激反应，减少毛细血管通透性，有助于缓解脑水肿。

4. 抗氧化剂（自由基清除剂）　依达拉奉、还原型谷胱甘肽以及维生素 C 等。改善细胞新陈代谢，对脑细胞有脱水作用。

5. 脑细胞复能剂　可选用三磷酸腺苷、辅酶 A 及细胞色素 C，脑复康等。

6. 钙离子拮抗剂　尼莫地平可以阻止钙离子进入细胞内，扩张脑血管，改善脑血流灌注。

7. 镇静或冬眠疗法　对有频繁抽搐，极度烦躁或高热患者，可用安定等镇静剂，或应用冬眠疗法。

8. 中枢苏醒剂　对昏迷患者可用氯酯醒、胞二磷胆碱等。有利于大脑代谢及功能恢复，提高中枢兴奋性以加速苏醒。

9. 其他：①纳洛酮：纳洛酮 2～4 mg，静脉持续滴注，1～2 次/日。该药具有催醒、抗氧自由基、改善呼吸抑制等作用。但对烦躁不安以及高血压心脏病者应慎用。②醒脑静：醒脑静 20 ml 静点，1 次/日。醒脑静是由传统方剂安宫牛黄丸改制而成，有醒脑，止痉，清热止血，解毒止痛的作用。该药对 CO 中毒昏迷患者有良好的促醒作用。③其他：纠正酸碱失衡、营养失调以及处理高血糖等。

课堂互动

分析与讨论：一家四口在家中发生相继晕倒，其中死亡 1 人，极有可能是急性一氧化碳中毒。但当时始终找不到原因。事后分析：结合当时情况考虑大楼排气管道或自家的排烟管道在受阻时，又遇到特殊风力影响导致管道内气体倒灌引起全家一氧化碳中毒。

第五节 灭鼠剂中毒

案 例

患者女，8岁，不明原因鼻出血1天到医院就诊，查体：皮肤有紫癍，血常规正常，耳鼻喉医生给填塞治疗后回家。1天后患者左膝关节无明显诱因肿胀，按压疼痛不明显。同时发现母亲及妹妹（4岁）皮肤也出现紫癍，即又到医院就诊。查体患者皮肤紫癍明显增多，左膝关节肿胀，轻压痛。其母及妹妹皮肤都有多处紫癍。3人血常规检查正常，凝血常规检查明显异常。

请问：这一家三口得了什么病？如何诊断与治疗？

目前，灭鼠剂品种较多，不同种类的灭鼠剂中毒近年来已经成为急诊中毒的常见病、多发病之一，尤其在基层医院急诊科更为常见。灭鼠剂中毒大多数为误服（儿童）、自服（成人自杀）中毒，也有蓄意投毒、滥用杀鼠剂造成饮水及粮食污染误食或在生产、包装、销售工作中不慎或违反操作规程等引起中毒。常用的杀鼠剂按主要毒理作用可分为以下五类：

1. 中枢神经系统兴奋剂　①毒鼠强、氟乙酰胺，为剧毒杀鼠剂；②其他：毒鼠碱（又名为番木鳖碱、马钱子碱或士的宁）为高毒生物碱，使鼠类发生全身性强直性痉挛而死亡；还有鼠立死（杀鼠嘧啶）等。

2. 抗凝血类杀鼠剂　是国家批准的慢性杀鼠剂。第一代有敌鼠（野鼠净）、敌鼠钠、杀鼠灵（华法林）、杀鼠迷（力克命）、克灭鼠（呋杀鼠灵）、氯敌鼠（氯鼠酮）；第二代有溴鼠隆（大隆）、溴敌隆（乐万通）、杀它仗等。可导致鼠类广泛性皮下及体内出血而死。

3. 无机化合物杀鼠剂　常见的为磷化锌，其他含铊、钡、砷等灭鼠药对人畜毒性均很大，现多已不用。

4. 硫脲类衍生物　安妥（α-萘基硫脲）、抗鼠灵（吡明尼）、鼠硫脲等，属于有机合成杀鼠剂。

5. 其他　如有机磷酸酯类、氨基甲酸酯类、灭鼠优等。目前已很少使用。

一、毒鼠强中毒

毒鼠强属于剧毒类灭鼠剂，人畜中毒后死亡率高，属国家明文禁止使用的灭鼠剂。但由于其灭鼠效果强，目前在一些地区民间仍在使用，可见到毒鼠强中毒。

【毒理学】

1. 理化特性　毒鼠强（tetramine，TET），化学名为四亚（次）甲基二砜四胺，俗名没鼠命或三步倒等，为有机氮化合物，白色粉末，无色无味，微溶于水。化学性质稳定，在稀酸和碱中不被破坏，沸水中不被分解，在255～260℃时才分解，可被植物吸收并残留在植物体内。

2. 体内分布与代谢　能通过口腔、咽部黏膜及消化道和呼吸道黏膜迅速吸收。但不易经完整的皮肤吸收。摄入后以原型存留体内，分布于全身各组织、器官，代谢、排泄缓慢，主要通过肾以原形从尿中排出。

3. 中毒机制 可能为阻断γ-氨基丁酸（GABA）受体或阻断氨基酸有关的离子通道而影响受体功能。GABA被抑制后，中枢神经系统兴奋性递质过多，使过度兴奋在脑和脊髓内广泛传播，而产生抽搐与惊厥。其作用呈非竞争性、可逆性和剂量依赖性拮抗。也可直接作用于交感神经，使肾上腺能作用增强。对人致死剂量约为5～12 mg。

【临床表现】

1. 潜伏期 潜伏期一般较短，潜伏期时间与服毒量有密切关系。轻者2～15 h发病，重者数分钟至30 min发病。

2. 中毒程度分类：临床症状轻重也与服毒量呈正相关，即服毒剂量少，症状轻；剂量大，症状重。一般临床上中毒程度分轻、中、重与危重四等。

（1）轻度中毒：患者出现恶心、呕吐，伴上腹部烧灼感和腹痛，头晕、头痛、视物模糊、口唇麻木和醉酒感、步态不稳，心悸和胸闷，部分有肌束震颤或肢体小抽搐。

（2）中度中毒：除上述症状外，出现阵发性全身性抽搐，伴发绀、神志不清，但抽搐间歇期无昏迷。

（3）重度中毒：每次全身强直性惊撅持续时间长、发作频繁，意识持续昏迷，大小便失禁，多呈癫痫大发作持续状态，可有其他系统、器官功能障碍或衰竭，死亡率较高。

（4）危重度中毒：全身强直性抽搐频繁发作几乎无间歇，甚至呈角弓反张状，往往伴中枢性高烧，呈中度或深度昏迷，甚至呼吸心搏骤停。

【辅助检查】

1. 血生化检查 以骨骼肌肌酶（如肌酸激酶）升高尤为明显，肝、心肌可有不同程度的受损（表现肝酶谱与心肌酶谱升高），肾功能损害时有血尿素氮与血肌酐增高，甚至出现急性肾衰竭。

2. 血常规 白细胞显著升高，多数$10\sim20\times10^9/L$，少数可达$30\sim50\times10^9/L$，早期血小板多正常。

3. 尿常规 多数出现血尿、蛋白尿及酮体。

4. 脑电图检查 脑电图异常改变是判断中毒程度、指导治疗和评估预后的一项较有意义的指标。大多出现弥漫性慢波、θ波或δ波，阵发性分布，并有高电位棘慢波发放，呈癫痫样放电改变。

5. 其他颅脑相关检查 一般脑脊液检查正常；头颅CT正常，重度中毒者可有中毒缺氧性脑病改变。

6. 毒物分析 目前应用较多的是气相色谱分析定性法，气/质色谱仪联检分析加固相微萃取GC/NPD、GC/MS法，是毒鼠强检验最可靠的方法。

【诊断与鉴别诊断】

（一）诊断依据

根据潜伏期极短，其突出症状为强烈的抽搐与惊撅，毒物分析检出毒鼠强可以确诊。

（二）中毒程度

一般根据惊厥发作，意识障碍程度，脑电图检查、肌酶谱水平及血液毒鼠强浓度进行中毒程度分级，能较为准确、客观反映中毒程度及预后。

1. 轻度中毒 有轻度中毒临床表现，脑电图检查大多正常，肌酸激酶正常或轻度增高，血液毒鼠强浓度一般<50 ng/ml，预后良好。

2. 中度中毒 有中度中毒临床表现，脑电图轻～中度异常伴癫痫样放电，肌酸激酶增高数倍（<10 倍），血液毒鼠强浓度 100 ng/ml 左右（多为 70～180 ng/ml），经适当处理一般能完全治愈。

3. 重度中毒 有重度中毒临床表现，脑电图检查中～重度异常伴癫痫样放电，肌酸激酶增高数十倍，血液毒鼠强浓度往往>200 ng/ml（多为 200～400 ng/ml）。患者经及时有效的救治一般能治愈，否则可危及生命。

4. 危重度中毒 有危重度中毒临床表现，脑电图检查呈重度异常伴癫痫样放电，肌酸激酶增高至数十至上百倍，血液毒鼠强浓度高达 400～800 ng/ml，甚至>1000 ng/ml，此类患者若不及时救治，往往致死或遗留后遗症。

（三）鉴别诊断

1. 原发性癫痫 原发性癫痫主要表现为抽搐与惊厥，易与毒鼠强中毒相混淆，因此，诊断原发性癫痫时应常规排除毒鼠强中毒。

2. 氟乙酰胺中毒 其中毒也主要表现为抽搐与惊厥，主要鉴别要点：氟乙酰胺中毒潜伏期相对较长（多为数小时），毒物分析检出氟乙酰胺、氟乙酸，可助鉴别。

3. 急性脑血管疾病 重度中毒患者强烈的全身持续抽搐和继发性严重脑缺氧可导致颅内小血管破裂或继发外伤，CT 等影像学检查呈现颅内出血征象，易误诊为脑出血，以老年人多见。应注意鉴别，主要依据毒物接触史与主要症状不同进行鉴别。

【抢救与治疗】

（一）院前抢救

1. 发现中毒后，立即催吐，尽量排出服入毒物。呕吐时，应将头部偏向一侧，并及时清理口腔内呕吐物。

2. 急救与转运 如患者服毒量大，对抽搐者，应立即静脉注射地西泮 10 mg，同时肌内注射苯巴比妥钠 100 mg，应立即转送具备血液净化条件医院，急救转运中要保持呼吸道通畅，常规吸氧，吸痰清除分泌物，及时清理呕吐物。对于频繁强直性惊厥者，因为易致呼吸抑制，导致严重缺氧，应及时院前气管插管，给予简易呼吸器人工呼吸或转运型呼吸机辅助呼吸。

（二）院内抢救

1. 保持呼吸道通畅 频繁强直性惊厥致呼吸抑制 SpO_2 显著下降，存在严重缺氧者应早期予以气管插管、呼吸机辅助通气等措施，以保持 SpO_2>95%。

2. 清除胃肠道毒物 清醒无抽搐者予以催吐、洗胃，有意识障碍者一般应在抽搐间歇期立即插胃管，温清水或生理盐水反复、彻底洗胃。对临床疑诊者，也应洗胃。操作时应注意防止误吸。洗胃后可灌入活性炭悬液吸附毒物。导泻可用 20%甘露醇 250～500 ml，清醒者可用 33%硫酸镁 50 ml 导泻。

3. 镇静抗惊厥 尽早、尽快、有效地控制抽搐与惊厥，防止呼吸衰竭，确保氧供，是提高抢救成功率的关键。

（1）镇静止惊药：①苯巴比妥钠有拮抗毒鼠强阻断 γ-氨基丁酸受体的作用。用法：苯巴比妥钠 100～200 mg，肌内注射，根据病情轻重每 1～4h 一次，在抽搐中止后继续肌内注射 1 周，提倡应用早，减量慢，持续时间长，否则易造成病情反复，严重病例可长达 1 个月以上。②地西泮：主要增强 γ-氨基丁酸的作用而止惊，作用快，维持时间短。成人每次 10～20 mg，儿童 0.25～1.0 mg/kg，缓慢静脉注射，成人<5 mg/min，儿童<2 mg/min。必要时 20～30 min 后可重复应用。或以 2 mg/min 速度静脉点滴，直到抽搐控制，用量因个

体差异而不同。大剂量使用应警惕呼吸抑制和血压下降。③其他：氯硝安定、咪唑安定，成人每次1～4 mg，静脉注射，20～60 min 后可重复。

(2) 二巯丙磺钠（Na-DMPS)：巯基和二硫键基团能影响脑内抑制性递质 GABA 受体与配体结合的反应性，增强 GABA 受体的活力，抑制强直性惊厥放电的出现，对毒鼠强引起的惊厥有明显的对抗作用，宜尽早使用。用法：重度中毒者首剂 0.25 g，肌内注射，0.5～1 h 再次追加每次 0.25 g，至基本控制抽搐；第 1～2 天可 0.125～0.25 g，每 2～4h 一次，以后 0.125 g，每 4～6h 一次，7～10 天后再减量为 0.125 g，每 8h 一次，直至脑电图检查惊厥放电消失。

(3) 维生素 B_6：为脱羧酶的辅酶，能催化谷氨酸生成 GABA，提高脑内抑制性递质 GABA 的含量，早期使用能起协同作用。用法：5～10 g/d，分 3～4 次静脉滴注。

(4) 联用丙戊酸钠等常规抗癫痫药物，动物实验及临床疗效观察显示具有协同作用，能促进康复，缩短病程。

4. 难以有效控制的持续惊厥者，应及时行气管插管机械通气，给予硫喷妥钠、异丙酚，甚至潘溴库胺等肌肉松弛剂控制抽搐。

5. 促进血液毒物排泄　血液灌流、血浆置换有一定疗效，能促进血液毒物排泄，有助于控制症状，改善病情。特别是对重度中毒者，在综合救治的基础上，宜尽早、间歇多次进行血液灌流治疗。

6. 防治脑水肿、保护脑细胞　常规给予 20%甘露醇 125～250 ml，每 6～8h 一次，防治脑水肿，或与速尿、地塞米松交替使用。可酌情给予 1，6-二磷酸果糖、胞二磷胆碱、脑活素及氧自由基清除剂等改善脑细胞代谢。中毒缺氧性脑病是毒鼠强中毒的主要后遗症，高压氧加药物综合治疗是目前首选的主要治疗措施，一般为 1～3 个疗程，以促进脑细胞功能恢复。

7. 其他治疗　注意保护心、肝、肾功能，酌情选用甘草酸二铵（甘利欣）、还原型谷胱甘肽、1，2-二磷酸果糖、能量合剂等；预防继发感染尤其是肺部感染，但应慎用喹诺酮类、亚胺培能，以免诱发抽搐惊厥发作；对出现精神症状者可给予氯丙嗪等相应的治疗，或请精神科医师会诊指导治疗。

二、氟乙酰胺中毒

氟乙酰胺也为剧毒类灭鼠药，由于毒性大，人畜中毒后死亡率高，国家已明文禁止销售与应用。但目前在一些地区仍有人使用，也可见到中毒患者。

【毒理学】

1. 理化特性　氟乙酰胺（fluoroacetamide）又名敌蚜胺，纯品为白色针状结晶，无臭、无味、受热可升华。易溶于水，水溶液无色透明，与清水相似。化学性质稳定，但在酸性或中性水溶液中可水解成氟乙酸，在碱性溶液中水解生成氟乙酸盐。市售剂型有原粉、乳剂及浸有氟乙酰胺的毒饵。

2. 中毒机理及体内代谢　口服氟乙酰胺经胃酸作用水解脱氨生成氟乙酸，与辅酶 A 结合生成氟乙酰辅酶 A，再与草酸乙酸缩合生成氟柠檬酸。氟柠檬酸能与乌头酸酶不可逆地牢固结合而使酶失活，阻断三羧酸循环中柠檬酸的氧化，从而引起机体代谢障碍，而引起脑功能障碍。氟乙酰胺及其代谢产物氟乙酸、氟柠檬酸能直接刺激神经系统引起痉挛性抽搐与惊厥，并对心肌产生明显损害。中毒致死量：成人口服 70～100 mg 可致死。死亡大多发生于发病 2～4 h 内。氟乙酰胺在体内代谢较快，主要随尿排出，一般中毒 3 天后尿中不能测出氟乙酰胺，但氟乙酸排出时间较长，中毒后 20 天仍能检出氟乙酸。

【临床表现】 口服氟乙酰胺潜伏期多为 2 h 左右；大剂量时可缩短至 1 h。中毒以神经系统症状为主，临床表现与毒鼠强中毒相似。

1. 轻度中毒　表现为恶心、呕吐、头痛、头晕、口渴、视物模糊及烦躁不安，上腹部有烧灼感。

2. 重度中毒　典型症状为惊厥，表现为阵发性强直性痉挛，反复发作，进行性加重，可呈角弓反张状态，伴有昏迷及大小便失禁，病理反射征阳性等。可伴有呼吸抑制、血压下降，呼吸衰竭是致死的主要原因。心脏损害表现为各种心律紊乱、心肌损害或心力衰竭。部分患者可有狂躁、谵妄、语无伦次等精神失常的表现。部分伴红色丘疹，无痛痒感，持续 4～5 天消退。眼底检查可见视神盘模糊、渗出、水肿。

【辅助检查】

1. 生化检查　可有肝、肾损害表现，血酮体增加，血清乳酸脱氢酶活性升高；血清电解质检查可有血钙降低；尿常规检查有蛋白，红、白细胞和管型尿。

2. 毒物检测　血液和尿中含氟量异著增高，柠檬酸过高，可作为鉴定依据（正常人血氟量为 2～5 mg/L，尿氟量为 1.77 mg/L±0.7 mg/L，全血柠檬酸 25 mg/L，血清柠檬酸 34.2 mg/L）。

3. 心电图检查　多种心肌损害与心律失常的表现，严重的可致心室纤颤。

【诊断与鉴别诊断】 一般根据有毒物接触史或误食由本品毒死的禽、畜病史，有反复发作的全身性阵挛性抽搐或惊厥，胃内容物以及血液、尿液中检测出氟乙酰胺或氟乙酸，进行综合分析与诊断，结合中毒症状轻重，判断中毒程度。

主要与毒鼠强中毒鉴别，主要根据毒物接触史与潜伏期的长短进行鉴别，但单凭临床症状很难与毒鼠强中毒相鉴别，并应警惕混合中毒。确切依据需进行毒物检测。

【抢救与治疗】

（一）院前抢救

与毒鼠强中毒的院前急救相同。

（二）院内抢救

1. 阻止毒物的继续吸收　口服者立即用温水或 1∶5000 高锰酸钾溶液洗胃，操作宜轻柔，洗胃后每隔 4 h 注入活性炭悬液，也可口服氢氧化铝凝胶或生鸡蛋清、牛奶等。第一次胃内灌注活性炭应将其抽出，再用 20%甘露醇 500 ml 经胃管灌入导泻。用清水彻底清洗污染皮肤。

2. 解毒药应用　主要解毒药乙酰胺（解氟灵）：在体内水解成乙酸，与氟乙酸竞争活性基团干扰氟柠檬酸的形成，恢复三羧酸循环的正常代谢，从而起到解毒作用。成人每次 2.5～5 g，肌内注射，2～4 次/日；一般持续＞5～7 天。危重患者首次可注射 5～10 g，可与 20～40 mg 普鲁卡因混合使用，可减轻局部疼痛。乙酰胺无明显毒副作用，剂量过大可引起血尿，给予糖皮质激素可使血尿减轻。

3. 控制抽搐　是重要救治措施。对抽搐患者可选用地西泮 10～20 mg，静脉注射；或苯巴比妥钠 100～200 mg，肌内注射；也可应用冬眠合剂等。抽搐发生前一些患者有血糖、血钙降低，应用高渗葡萄糖和葡萄糖酸钙对控制抽搐有一定疗效。

4. 其他对症和支持疗法　参考毒鼠强救治部分。

三、敌鼠钠盐中毒

敌鼠钠盐（diphacinone-Na）是抗凝血性高效灭鼠剂中的一种，该类灭鼠剂为国家批准使用的慢性灭鼠剂，是我国最常用的合法灭鼠药。由于该类灭鼠药在体内作用机制及人体中毒后抢救治疗措施基本相同，故本章主要介绍代表药敌鼠钠盐中毒的防治。

【毒理学】

1. 理化特性　敌鼠钠盐又名双苯杀鼠酮钠盐。纯品无臭、无味，难溶于水，易溶于乙醇，性质较稳定，不易分解。中毒致死量：成人 0.5～2.5 g 可致死。小剂量若连续数日给药可引起中毒。

2. 中毒机制　敌鼠钠盐的结构与维生素 K 相似，有竞争性抑制维生素 K 的作用，干扰凝血酶原和凝血因子Ⅶ、Ⅸ、Ⅹ的合成，导致凝血功能障碍。此外，敌鼠钠盐还可直接损伤毛细血管，导致毛细血管通透性和脆性增加，而发生血管破裂造成皮下和内脏的广泛性出血，其中以肺出血最为明显。

【中毒原因】 多为敌鼠钠盐放置不慎，易被儿童误取、误服中毒，或误食敌鼠钠盐浸拌的毒饵造成中毒。

【临床表现】

1. 潜伏期　该类药潜伏期较长，发病缓慢，多数于口服后 3～4 天才出现中毒症状。如空腹服用且量大时，可快至数小时出现中毒症状。

2. 初期可无明显症状，或表现为恶心、呕吐、精神不振、头晕、头痛。中毒剂量小者无出血倾向，可自愈。达到一定剂量时，表现为广泛性出血，首先出现全身皮肤及黏膜出血、紫癜，紫癜为点状或斑块状出血，四肢多见，常呈对称性分布；可出现血尿、便血；如活动后，可出现关节内出血，尤其以双侧膝关节为重，主要表现为关节肿胀，活动时疼痛等。

3. 重者内脏出血，并可出现四肢厥冷、颜面苍白、血压下降等失血性休克症状。常死于脑出血、心肌出血。肾损害较重者，可发生急性肾衰竭。

【辅助检查】

1. 血常规　红细胞及血红蛋白正常或减少、血小板可减少。

2. 凝血常规　出、凝血时间延长及凝血酶原时间延长。

3. 大便隐血试验阳性。

【诊断与鉴别诊断】

1. 诊断依据　有明确的毒物接触史，服毒 3 天后凝血常规检查异常（服毒 3 d 内凝血常规检查可能正常），一般可确诊。

2. 鉴别诊断　抗凝血灭鼠剂中毒易误诊为血小板减少性紫癜或过敏性紫癜，应引起注意加以鉴别。

【抢救与治疗】

1. 去除毒物　尽早催吐、洗胃、导泻。洗胃禁用碳酸氢钠。

2. 特效解毒治疗　维生素 K_1 为特效解毒药，而维生素 K_3、K_4 一般无效。

（1）可疑患者可进行诊断性治疗：给患者肌内注射或静脉注射维生素 K_1，剂量 5～10 mg，用药后 24～48 h 检测凝血酶原时间有显著改善，即为敌鼠钠盐中毒。

（2）对少量吞服敌鼠钠盐者，可口服维生素 K_1，成人 5～10 mg，每天 3 次；儿童 1～5 mg，每天 3 次。

（3）轻度血尿或凝血酶原时间及凝血酶原活力不正常者，维生素 K_1 10～20 mg 肌内注射，每天 3 次。

（4）重度中毒时可加大维生素 K_1 用量，首日用量可达 100 mg。严重出血者，首剂 10～20 mg 静脉注射，继而 60～80 mg 静脉滴注，一日总量＜120 mg。出血症状好转后逐渐减量，一般连续用药 10～14 天，出血现象消失，凝血酶原时间及凝血酶原活动度正常后停药。

3. 对症支持治疗　补充维生素 C、应用糖皮质激素等。严重出血者予以输新鲜全血、补充凝血酶原复合物等纠正凝血功能障碍。

四、磷化锌中毒

磷化锌广泛用于农业、粮食仓库、卫生及防疫部门杀灭各种鼠类及其他啮齿动物，或作为熏蒸剂，杀灭稻谷害虫。

【毒理学】

1. 理化特性　磷化锌（zinc phosphide，Zn_3P_2）纯品为深灰色粉末，为赤磷和锌粉烧制而成的化合物。亦可用黄磷和锌粉制成。有强烈的电石气臭味，不溶于水及乙醇，易溶于酸，在干燥较暗条件下化学性能稳定，在空气中易吸收水分分解释放出磷化氢。中毒致死量：成人致死量一般为 2～4 g（儿童 40～60 mg/kg）。

2. 中毒机制　磷化锌经胃酸作用，产生无色有剧毒的磷化氢气体与氯化锌化合物，对胃肠黏膜有刺激腐蚀作用，造成炎症、溃疡或出血。经呼吸道吸收入后对呼吸道有刺激作用，还可抑制细胞色素氧化酶，影响细胞能量代谢，主要作用于中枢神经系统、心血管系统和肝、肾等实质性脏器，引起多器官损害的中毒损害，甚至致死性休克和重度急性紫癜型出血。

【中毒原因】

1. 误服　多为误服被其污染的食物所致，小儿常因误食毒鼠食饵发生中毒。

2. 在生产、运输、使用过程中，由于密闭不严、工作场所通风不良、违反操作规程、个人防护疏漏导致连续吸入，可发生急性中毒。

【临床表现】　一般在口服磷化锌后 15 min～2 h 内出现中毒症状。

1. 轻度中毒　以消化道症状为主，呕吐物有时可见混有灰黑色的泡沫或粉末，并可嗅到磷化锌所特有的电石气臭味；可有恶心、呕吐、上腹痛、呕血、便血等症状。经呼吸道中毒有呼吸道刺激症状，如刺激性咳嗽。

2. 严重中毒　除上述消化系统症状外，可出现神经系统、循环系统症状，表现为抽搐、昏迷、呼吸衰竭，可有心律失常、呼吸困难、低血压休克及无尿、黄疸等多脏器损害症状。危重者可死于心肌损害与循环衰竭。严重中毒抢救不及时，死亡时间一般为中毒后 2 h～2 d，多见于 5～12 h。有时经抢救后可恢复到清醒状态，但 1～2 天后再度昏迷而死亡。病程较长者则可引起心、肝、肾等器官的损害，表现为肝大、黄疸，肝功能异常，尿少、血尿，有的可死于肝性脑病。

【辅助检查】

1. 尿常规　可见蛋白尿、血尿及管型尿；血生化检查肝、肾功能有异常。

2. 心电图　可显示心肌损害及心律失常等。

【诊断】 有明确的误服或吸入磷化锌病史，短时间内出现多器官损害临床表现，实验室检查结果显示多脏器功能受损，多可明确诊断。

【抢救与治疗】

1. 清除尚未吸收毒物 口服中毒者立即用0.5%～1%硫酸铜溶液胃管注入结合毒物，以形成不溶性磷化铜，每次15 ml，每5～15 min给1次，共3～5次。然后用1∶5000高锰酸钾溶液彻底洗胃，使磷氧化成磷酸酐失去活性，洗胃直至澄清无味止。洗胃后口服200 ml液状石蜡，减少磷的吸收，也可用活性炭。禁用硫酸镁以免加重中毒，也不宜使用生鸡蛋清、牛奶、食用油等。

2. 对症支持治疗 给予吸氧，心电监护，出现心律失常时及时选用抗心律失常药；维持呼吸、血压的稳定；胃肠道黏膜腐蚀严重或发生出血时，及时选用制酸剂及胃黏膜保护剂；发生内脏出血者应用止血药物；选用保护心、肝、肾等器官功能的药物，特别注意保护肝；注意纠正水、电解质紊乱及酸中毒等。

3. 对多脏器损害患者，尤其是肾功能严重受损时，建议及早应用连续血液滤过（CRRT）。

五、安妥中毒

安妥（antu）是特效杀鼠剂之一，通常制成1%～5%毒饵诱杀鼠类。

【毒理学】

1. 理化特性 安妥化学名为α-萘基硫脲或甲萘硫脲。中性化合物，纯品为白色棱状结晶，工业用为灰色或灰褐色粉末。无臭，味苦，不溶于水，易溶于碱液及有机溶剂（如丙酮），其溶液具有蓝色荧光，对光及热均甚稳定。

2. 中毒机制 安妥对人毒性较低，口服对局部黏膜有刺激作用。经消化道吸收后主要分布于肺、肝、肾及神经系统，大部分经肾排出。毒理作用主要损害毛细血管，使其通透性增加，常易引起重度肺水肿、肺出血；可使肝、肾细胞变性、坏死；抑制正常的机体代谢功能，可有血糖显著升高，肝糖原含量降低，体温降低及血液浓缩等现象；在肠道碱性液中可大量溶解，并增强毒性，摄入数小时后出现毒性反应。

【中毒原因】 安妥对鼠类毒性较大，对人类毒性相对较低，但大量误服后可致中毒。成人口服致死量为4～10 g，儿童对此药敏感，更易引起中毒。一般中毒原因为误食本品拌混的毒饵所致。

【临床表现】

1. 中毒症状出现较晚，一般在数小时后出现症状。

2. 消化道症状 初期为胃部灼热、发胀，继之恶心、呕吐、口渴、全身无力、头晕。

3. 呼吸道症状 多见于重症中毒，可逐渐出现肺水肿与胸膜炎的症状及体征，如有刺激性咳嗽、呼吸困难、发绀、咳出粉红色泡沫状痰、肺部满布湿性啰音，可出现胸腔积液。

4. 机体代谢功能紊乱 可致体温降低、血糖可一过性增高。

5. 多器官功能损害 可发生肝大、黄疸、血尿、蛋白尿等，并有肝、肾功能损害相应实验室检查改变。可出现眼结膜充血及眼球水平震颤等。

6. 严重者可出现躁动、惊厥、意识模糊或昏迷、死亡，也可休克甚至死亡。

【诊断】 结合具有明确的毒物接触史与相关临床表现，一般诊断不难。

【抢救与治疗】

1. 清除尚未吸收毒物 口服中毒者尽早催吐、洗胃、导泻。一般用1∶5000高锰酸钾溶液彻底洗胃，洗胃后注入活性炭悬液与导泻。注意忌用碱性溶液洗胃。

2. 皮肤接触者，用清水反复冲洗。

3. 应用半胱氨酸降低毒性 半胱氨酸 0.1～0.15 g/kg，肌内注射，1～2 次/天。或用 10%硫代硫酸钠 10～20 ml，静脉注射，每天 4 次，用 3～5 天。

4. 对症支持治疗 积极治疗肺水肿，可应用糖皮质激素，适当限制液体入量及输液速度。

5. 饮食 注意避免进食脂肪性食物及碱性食物，以免促进毒物吸收。

6. 维持机体内环境稳定，纠正水、电解质酸碱平衡失调，注意保护肝、肾功能。

课堂互动

本节案例分析与讨论：这一家三口主要表现皮肤黏膜出血，患者有膝关节出血，而血常规正常，凝血功能检查明显异常，要考虑敌鼠钠盐等抗凝血类灭鼠剂中毒，应追问相关毒物接触史进行诊断。治疗：清除尚未吸收毒物，应用维生素 K_1 进行特效解毒，配合其他对症支持综合治疗。

第六节 镇静催眠药中毒

案 例

患者男，26 岁，家人发现昏睡不醒 1 天送医院救治。查体除膝反射减弱外，未见其他明显异常，实验室检查及头部 MRI 无异常。患者患精神分裂症 4 年，一直口服抗精神病药物治疗，一个月前开始减量，近日患者出现夜间睡眠不好，情绪反常表现。

请问：你考虑患者目前出现什么情况?

镇静催眠药过量可引起中枢神经系统抑制，尤其延髓呼吸中枢抑制。一次服用大剂量可引起急性中毒。长期滥用催眠药可引起耐药性和依赖性而导致慢性中毒。突然停药或减量可引起戒断综合征。

通常我们将能引起正常睡眠的药物称为催眠药（hypnotics），小剂量的催眠药可使人处于安静状态，称为镇静药（sedatives）。镇静催眠药临床主要分四大类：巴比妥类、苯二氮䓬类、吩噻嗪类及非巴比妥非苯二氮䓬类（如溴剂、水合氯醛、安眠酮及导眠能等）。各类药通常按照药物半衰期分长效、中效、短效三类。半衰期长短主要与药物脂溶性有关，脂溶性强的药物易通过血脑屏障，起效快，作用时间短。

镇静催眠药在临床广泛应用，尤其在长期慢性失眠、精神病、癫痫、抑郁症等疾病中长期服药治疗。由于该类患者中自杀倾向比例高，加上在治疗、管理及服药监护不当时极易发生中毒事件。

镇静催眠类药物中毒也是临床常见急症。该类疾病的共同特点是中毒后中枢神经系统抑制，由于药物类别、毒性特点不同，可并发不同器官损害，或多系统、多器官损害等临床表现。

【镇静催眠药分类】

（一）苯二氮䓬类

1. 长效类（半衰期>30 h） 如地西泮（diazepam，又名安定）、氯氮䓬（利眠宁）、氟西泮（氟安定）、硝西泮（硝基安定）。

2. 中效类（半衰期6～30 h） 如阿普唑仑、艾司唑仑（舒乐安定）、奥沙西泮（去甲羟基安定）、替马西泮。

3. 短效类 如三唑仑（三唑苯二氮䓬）。

（二）巴比妥类

1. 长效类 作用时间6～8 h，如巴比妥、苯巴比妥（鲁米那）。

2. 中效类 作用时间3～6 h，如戊巴比妥、异戊巴比妥（阿米妥）。

3. 短效类 作用时间2～3 h，如司可巴比妥（速可眠）。

4. 超短效类 脂溶性高，易通过血脑屏障，起效快，作用时间2 h以内，如戊硫巴比妥钠（硫喷妥钠）。

（三）吩噻嗪类（抗精神病药）

1. 脂肪族 如氯丙嗪（冬眠灵）。

2. 哌啶类 如硫利达嗪（甲硫达嗪）。

3. 哌嗪类 如奋乃静（羟哌氯丙嗪）、氟奋乃静（氟非拉嗪）、三氟拉嗪（甲哌氯丙嗪）等。

（四）非巴比妥非苯二氮䓬类

常用的有水合氯醛、格鲁米特（导眠能）、甲喹酮（安眠酮）与甲丙氨酯（眠尔通），多为中效或短效类药物。

【药理及毒理学】

1. 苯二氮䓬类 为弱安定剂，选择性作用于边缘系统，影响情绪和记忆力，主要起镇静、抗焦虑、抗惊厥及中枢性肌肉松弛作用，催眠作用较弱。苯二氮䓬类与苯二氮䓬类受体结合可加强GABA与受体的亲和力，使与GABA受体偶联的氯离子通道开放而增强GABA对突触后的抑制功能，中毒可使中枢神经系统及心血管系统受到抑制。致死量安定约为100～500 mg，最小致死血浓度为20 mg/L。

2. 巴比妥类 对GABA能神经有与苯二氮䓬类相似的作用，但也有所不同。研究显示巴比妥类能增加膜的稳定性，抑制神经元的去极化，从而抑制脑干网状上行激活系统，抑制大脑皮质功能而引起意识障碍。其抑制作用随着剂量的增加，由镇静、催眠到麻醉，大剂量使延髓呼吸中枢和血管运动中枢麻痹。一般致死量为其治疗量的10倍，但受个体健康状况及耐受性的影响，如苯巴比妥（鲁米那）为4～9 g。乙醇能促进巴比妥吸收，并阻碍其在肝的代谢，故可加重中毒致死。

短效巴比妥类主要由肝微粒体酶氧化作用而灭活，其代谢产物与葡萄糖醛酸结合，由尿液排出，如硫喷妥钠；中、长效巴比妥类由肾排泄，如苯巴比妥约50%在肝氧化，15%～30%以原型由尿排出，每天应用可致蓄积中毒；可从乳汁排出而发生如哺乳儿中毒。

3. 吩噻嗪类 主要作用于脑干网状上行激动系统，大脑边缘系统和下丘脑，减轻焦虑紧张、幻觉妄想和病理性思维等精神症状，是一种强安定剂。主要作用为抑制中枢神经系统多巴胺受体，减少邻苯二酚氨的生成。由于阻断纹状体的多巴胺受体引起锥体外系反应。本组药物又能抑制脑干血管运动中枢和呕吐反射中枢，阻断α-肾上腺素受体，明显的抗组胺及抗胆碱能等作用。致死剂量一般5～7 g。吩噻嗪类药物以氯丙嗪使用最广泛，易溶于水，血液中的半衰期为10～20 h（平均16 h），作用可持续几天，主要在肝被破坏。

4. 非巴比妥非苯二氮䓬类　其中毒机制与巴比妥类相似。

【中毒原因】 儿童中毒多为误服，成人中毒多为自杀服毒。但应注意目前部分吸毒者，在毒瘾发作时用大剂量镇静药物引起中毒。

【临床表现】

（一）苯二氮䓬类与巴比妥类中毒

1. 中枢神经系统表现　轻度中毒主要表现为嗜睡、困倦、头晕、发音含糊不清、疲乏无力、步态不稳、注意力不集中、记忆力减退、神志恍惚、反应迟钝、瞳孔缩小、眼球震颤等。严重中毒则由嗜睡到深昏迷，瞳孔缩小（后期散大）、体温不升、肌张力松弛、腱反射消失，胃肠蠕动减慢。

2. 呼吸、循环系统　呼吸抑制由呼吸浅、慢到呼吸停止；心血管功能由低血压到休克，皮肤湿冷、发绀。多因呼吸中枢、心血管中枢受到抑制所致，严重者可因呼吸与心血管中枢衰竭致死。

3. 长时间昏迷患者可并发肺炎、肺水肿、脑水肿、肾衰竭而危及生命。

4. 如长时间深度昏迷和呼吸抑制等，应考虑同时服用了其他镇静催眠药或酒精等。

（二）吩噻嗪类中毒

1. 小剂量中毒　开始有短暂性兴奋，如心跳加快，继而共济失调，肌肉震颤及痉挛，但全身抽搐很少见。

2. 大剂量中毒　可出现意识障碍、昏迷，瞳孔缩小，呼吸抑制，发绀，肌肉松弛，腱反射消失，出现低血压或休克。一次急性过量也可有锥体外系症状。

3. 心脏毒性反应　具有奎尼丁样膜稳定性及心肌抑制作用，中毒患者可有心律不齐、P-R及Q-T间期延长、ST和T波变化。少数可有阻塞性黄疸、白细胞减少。死亡原因主要由于抑制呼吸与心血管中枢导致循环、呼吸衰竭。

4. 锥体外系反应，临床表现有以下三类：①急性肌张力障碍反应，如斜颈、吞咽困难、牙关紧闭等；②静坐不能；③震颤麻痹综合征；此外可有直立性低血压、体温调节紊乱等表现。

（三）非巴比妥非苯二氮䓬类中毒

一般症状与巴比妥类中毒相似，但各有其特点：

（1）水合氯醛中毒：可有心律失常、肝肾功能损害。

（2）格鲁米特中毒：急性中毒时意识障碍周期性波动，有抗胆碱能神经症状，如瞳孔散大等。

（3）甲喹酮中毒：可出现锥体束征，如肌张力增强、腱反射亢进、抽搐等，个别患者可发生呼吸骤停。

（4）甲丙氨酯中毒：一次服用大剂量（＞10 g）能使中枢神经深度抑制，引起血压下降，呼吸抑制，昏迷甚至休克，如不及时抢救可导致死亡。

（四）镇静催眠药中毒的特殊表现

1. 耐受性、依赖性和戒断综合征　各种镇静催眠药均可产生耐受性、依赖性，因而都可引起戒断综合征。戒断综合征的特点是出现与药理相反的症状，用药量大、时间长而骤然停药者症状严重。如停用巴比妥类出现躁动、谵妄和癫痫样发作；停用苯二氮䓬类出现焦虑和睡眠障碍。镇静催眠药间可有交叉耐受。

2. 慢性中毒　患者常伴有精神症状：①意识障碍和轻躁狂状态；②智能障碍；③人格变化：患者丧失进取心，无责任感等。

【辅助检查】

1. 药物浓度检测　作血液、尿液、胃液药物浓度测定，对诊断有参考意义。

2. 心电图检查　作心电图有助于药物对心血管毒性作用的判断。

【诊断与鉴别诊断】

1. 急性中毒　结合服用大量镇静催眠药史，意识障碍、呼吸抑制及血压下降，胃液、血液、尿液中检出镇静催眠药，可做出诊断。应与一氧化碳、乙醇、有机溶剂等毒物急性中毒以及脑血管意外、脑炎等相鉴别。

2. 慢性中毒　根据长期滥用大量镇静催眠药，出现轻度共济失调和精神症状可作出临床诊断。应与躁狂、抑郁症等相鉴别。

3. 戒断综合征　有长期滥用镇静催眠药史，近期突然停药或急速减量时出现焦虑、失眠、谵妄和癫痫发作，可做出诊断。应与精神分裂症、癫痫等神经精神病相鉴别。

【抢救与治疗】

（一）急性中毒的治疗

1. 清除毒物

（1）催吐、洗胃与导泻：及时催吐，用 1∶5000 高锰酸钾溶液或清水洗胃，洗胃结束后灌入活性炭，然后再用 20％甘露醇 250 ml 胃管灌入导泻。

（2）利尿、碱化尿液：用呋塞米和碳酸氢钠碱性液，使尿 pH 维持在 7.0 左右，可提高弱酸性的巴比妥类药物经肾的排出率，但只对长效巴比妥类有效，对吩噻嗪类中毒无效。

（3）及时血液净化：大量服药，病情危重者，可采用血液灌流清除血中毒物，灌流器选择时根据中毒量决定，中毒量大则选择吸附量大的灌流器，并根据情况 12 h 后可重复灌流治疗。对多器官损害及内环境严重失衡患者可行 CRRT 串联灌流器技术治疗。

2. 重要脏器功能支持

（1）保持气道通畅：深昏迷患者应气管插管、呼吸机辅助呼吸。

（2）维持血压：可给予适量血管活性药物，如多巴胺、间羟胺等。

（3）心电监护及治疗：根据心律失常类型选择抗心律失常药物，但应注意，由于患者多为 Q-T 间期延长所致心律失常，因此如选用 Q-T 间期延长类抗心律失常药可能会加重病情。

（4）促进意识恢复：给予纳洛酮、胞二磷胆碱、维生素 B_1 等。纳洛酮为阿片受体的竞争拮抗剂，能有效拮抗镇静催眠药产生的意识和呼吸抑制，每次 0.4 mg 静脉注射后，2～4 mg静脉持续点滴，直至意识转清醒。

（5）维持水、电解质及酸碱平衡。

3. 特效解毒疗法　氟马西尼（flumazenil）是中枢性苯二氮䓬类药物拮抗剂，能通过竞争抑制苯二氮䓬受体而阻断苯二氮䓬类药物的中枢神经系统作用。0.3 mg 缓慢静脉注射，需要时每隔 10 min 重复注射；由于半衰期短，单次给药患者清醒 45 min 后可以再次昏迷，一般疗效于 1～3 h 逐渐消失，故可反复给药，总量可达 5 mg。禁忌证：苯二氮䓬类成瘾、癫痫发作、三环类抗抑郁药过量者。

4. 对症治疗 吩噻嗪药物中毒无特效解毒剂，与蛋白质结合率高，应用强力利尿，作用不大，治疗以对症及支持治疗为主。

（1）昏迷者可用哌甲酯（利他林）40～100 mg 肌内注射，必要时每 0.5～1 h 重复应用，或用纳洛酮，直至苏醒。

（2）如有震颤麻痹综合征可选用苯海索（安坦）、东莨菪碱等。若有肌肉痉挛及张力障碍可用苯海拉明 25～50 mg 口服或肌内注射 20～40 mg；中毒继发惊厥发作者，忌用中枢兴奋药，一般选用地西泮抗惊厥治疗。

（3）低血压者可考虑用间羟胺、去氧肾上腺素（新福林）等 α 受体兴奋剂，忌用肾上腺素、异丙肾上腺素、多巴胺，否则加重低血压。

（4）防止肺部感染等。

（二）慢性中毒的治疗原则

1. 逐步缓慢减少药量，直至停用镇静催眠药。

2. 心理治疗。

（三）戒断综合征的治疗

用足量镇静催眠药控制戒断症状，如地西泮 10～20 mg 或苯巴比妥 1.7 mg/kg，每 1 h 一次，至戒断症状消失。情况稳定 2 天后，可逐渐减少剂量，一般在 10～15 天内可减量至停药。也可调换成另一类药物，或将原用短效药换成长效药。

课 堂 互 动

本节案例分析：结合病史与临床表现考虑患者为抗精神病药中毒。

第七节 阿片类中毒

案 例

患者，女，19 岁。被他人发现躺在地面恶心、呕吐，反复四肢阵挛性抽搐 30 min。后呼叫 120 出诊接到医院救治。查体：体温 36.8℃，脉搏 119 次/分，呼吸 26 次/分，血压 110/70 mmHg，脸色苍白，瞳孔扩大，双上肢有多处瘢痕及针刺痕迹，心、肺、腹部及神经系统未见明显异常。

请问：该患者发生什么情况?

药用阿片类物质称为阿片类药物，包括两大类，即阿片类和合成或半合成镇痛药，如海洛因、吗啡、可待因、哌替啶、芬太尼、舒芬太尼、美沙酮、二氢埃托啡等。这些药物滥用就称为吸毒，这些滥用的药物称为毒品。目前社会上毒品种类较多，包括：①麻醉药品：吗啡、可待因、哌替啶、芬太尼、舒芬太尼、美沙酮、二氢埃托啡等；②迷幻剂：大麻、麦角二乙酰胺（LSD）、苯丙胺等；③天然原生植物类如罂粟；④半合成类：鸦片、海洛因即俗称“白粉”等；⑤合成类：摇头丸（亚甲二氧基甲基苯丙胺）、冰毒（甲基苯丙胺）、K 粉

（氯胺酮）等。在我国，主要的毒品是海洛因。

阿片类物质主要作用于中枢神经系统阿片受体，引起镇静、低血压、心动过缓、呼吸抑制、低体温等毒性反应，称为阿片类中毒。临床上除误服、误用中毒外，尤其多见的是吸毒引起的中毒，这类中毒者往往隐瞒病史，给抢救带来困难。本节主要介绍阿片类中毒的临床诊治。

【毒理学】

（一）理化特性

1. 吗啡（morphine） 是一种菲环衍生物。有两个羟基，当其中的酚羟基被甲氧基取代时即为可待因。

2. 海洛因（heroin） 是吗啡合成物质，由吗啡结构中的两个羟基乙酰化而成，又名二乙酰吗啡，常用其盐酸盐，常做成白色粉剂。其作用比吗啡快。

（二）分布与代谢

1. 吗啡 口服后在胃酸环境中很少吸收，至小肠随着脂溶性分子的增多而吸收增加。很快分布于全身，尤其中枢神经系统，且能通过胎盘屏障。约 60%～70%在肝内与葡萄糖醛酸结合，约 10%在肝内脱甲基成为去甲吗啡，20%为游离型。多从尿中排出，乳腺可少量排出，24 h 排出 90%。

2. 海洛因 由于水溶性大，吸收很快，且脂溶性大，故可透过血脑屏障，在体内迅速水解成乙酰吗啡，进一步变为吗啡而发生作用。

（三）中毒机制

1. 镇痛作用 镇痛作用很强，并能消除由疼痛引起的焦虑、紧张、恐惧等情绪反应。机制尚不完全清楚，可能是吗啡与丘脑、脑室及导水管周围灰质和脊髓胶质区的阿片受体结合，减少感觉神经释放 P 物质，从而阻止痛觉传入脑内起镇痛作用；与边缘系统的阿片受体结合而消除由疼痛引起的情绪变化。

2. 中枢神经系统作用 具有兴奋与抑制双重作用，以抑制大脑皮质、脑干为主，抑制延脑呼吸中枢而致呼吸浅慢；抑制延脑心血管中枢使血管扩张而引起体位性低血压。但对脊髓及延髓呕吐中枢有兴奋作用，可引起恶心、呕吐。还可抑制胃肠平滑肌蠕动引起便秘，可致 oddi 括约肌痉挛。吗啡口服成人致死量为 0.2～0.25 g，海洛因致死量为 0.2 g。皮下注射致死量为口服致死量的半量，小儿及肝病患者对吗啡较敏感。成瘾者吸毒量可远大于此剂量。

【中毒原因】 急诊常见中毒患者多为过量吸毒所致。临床应用不当，尤其是患者肝、肾功能不全时可发生中毒。

【临床表现】

（一）临床分期

1. 前驱期 中毒者表现欣快感、眩晕感、头痛、颜面潮红、脉搏加速。但此期甚为短暂。

2. 中毒期 患者出现面色苍白、口干、恶心、呕吐，四肢无力，昏睡、瞳孔缩小如针尖大小，但对光反射尚存在。呼吸深而慢（8～10 次/分），口唇发绀，此期尚能唤醒，醒后呼吸可稍快，发绀也可略微减轻。

3. 麻痹期 深昏迷，呼吸极慢（2～4 次/分），出现潮式呼吸，脉搏细弱而不规则、血压下降、皮肤湿冷、体温降低，瞳孔对光反射及各种生理反射消失，两肺可闻及水泡音及哮鸣音，可出现锥体束征阳性。最终可发生呼吸、心搏停止。

4. 恢复期 经治疗而恢复后有疲劳感，并可出现便秘和尿潴留。

（二）其他症状与体征

1. 毒品依赖者上、下肢皮肤可见注射针孔或注射痕迹，有的皮肤可有化脓感染或脓肿形成；有的可能装病，如肾绞痛、胆绞痛等，以骗取吗啡等阿片类止痛药。

2. 注射海洛因者有的可发生急性肌病，表现为全身肌肉疼痛、软弱，血清肌红蛋白增高，尿中出现肌红蛋白，可出现肾功能损害。

（三）成瘾性和戒断症状

1. 成瘾性 阿片类药物可产生欣快感，改变自我感觉，但又不影响智力活动，故易造成精神依赖性，而逐渐产生成瘾性。

2. 戒断症状 多发生于停服药后 36～72 h。早期表现焦虑不安、流泪、流鼻涕、打哈欠、出汗以及兴奋症状；继之感全身乏力、寒战、恶心、呕吐、腹泻、腹部绞痛、肌肉酸痛、血压升高、心跳呼吸加快、瞳孔散大和眼球震颤；因呕吐、腹泻频繁而出现严重脱水、酸中毒，严重者可因低血压、休克而死亡。

【辅助检查】

1. 毒物检测 血、尿毒物浓度检测以及尿液特殊检查可检出阿片类药物在体内的代谢产物，可成为中毒或毒品依赖者的诊断根据。血药浓度：0.01～0.07 mg/L 为治疗剂量，0.1～1.0 mg/L 为中毒剂量，＞4.0 mg/L 为致死剂量。

2. 其他实验室检查 可作动脉血气分析，可协助判断中枢性呼吸衰竭与酸碱平衡失调情况。作血电解质检查可协助判断水电解质平衡失调情况的判断。

【诊断依据】

1. 有毒物或药物接触史 如有过量使用该类药品，特别是静脉注射吸毒史。

2. 中毒表现 有中毒临床症状：意识障碍、昏迷、低血压、呼吸微弱、心动过缓与低体温等，排除其他中毒后，即可作出临床诊断。

3. 疑为吗啡中毒时，也可诊断性静脉注射纳洛酮 0.4～0.8 mg，即可解除呼吸抑制者，即可作出诊断。

4. 血、尿此类药物浓度检测或尿吗啡定性测定可确定诊断。

【抢救与治疗】

（一）急性中毒抢救治疗

1. 呼吸支持 保持呼吸道通畅，包括清除口鼻腔分泌物，昏迷者头偏向一侧，防止误吸；高流量吸氧；呼吸衰竭者人工气囊辅助呼吸或无创呼吸支持，无自主呼吸者及时行气管插管机械控制呼吸；可适当应用呼吸兴奋剂。

2. 心搏、呼吸骤停 及时有效地实施心肺复苏术。

3. 应用特效拮抗剂解毒 纳洛酮能迅速阻止和逆转麻醉镇痛剂所致的呼吸抑制和中枢抑制作用，数分钟即起效。中毒者立即给予纳洛酮 0.4～0.8 mg，静脉注射，并且 2～4 mg 静脉持续滴注，密切观察瞳孔，呼吸频率和节律。对吸毒成瘾者中毒时，应用纳洛酮解救时应注意诱发戒断症状。

4. 经消化道中毒者，迅速用 1∶5000 高锰酸钾溶液洗胃，然后灌入 2%活性炭悬液，清醒者用硫酸镁 15 g 导泻。忌用去水吗啡催吐。

5. 输液和利尿促进毒物排出。

（二）戒断症状的抢救治疗

1. 急诊处理　紧急时应迅速建立静脉通道，地西泮 10 mg 静脉注射，必要时 30 min 后可重复使用。

2. 用替代药物　给予美沙酮 20 mg，口服，若 1 h 内无效，再给 20 mg。还可用可乐定（α_2 肾上腺素激动剂）0.1～0.2 mg，此后 4～10 天剂量增加至 1～1.5 mg，分次服，并在以后的 5 天内，逐渐停药。禁用纳洛酮，否则加重戒断症状。

3. 心理治疗　心理治疗对成瘾者是重要手段，经一般处理后，将患者送戒毒中心或专门机构继续治疗，彻底戒断心理依赖。

课堂互动

本节案例分析：根据临床表现特点，考虑该患者发生毒品戒断症状。

第八节　毒蕈中毒

蕈俗称蘑菇，属高等真菌，种类繁多。其中无毒蕈类可食用，且营养丰富，有些蕈类有药用价值。有毒蕈（常见的有白毒伞、毒鹅膏菌与哈蟆菌）中，部分经高热方法可除去毒性，但有些毒蕈用一般方法不能去除其毒性。在农村多有食用蕈的习惯，而人们对有毒、无毒蕈的鉴别多凭经验，因此，无经验者易发生误食毒蕈将引起中毒。严重中毒可引起心、脑、肝与肾等重要脏器损害而危及生命。

【毒理学】　毒蕈的有毒成分与作用机制　目前已知的有以下几种：①毒蕈碱：较常见，其作用类似乙酰胆碱的生物碱，易溶于水，有拮抗阿托品作用，毒性极强，主要引起外分泌腺分泌亢进与平滑肌痉挛；②胃肠毒素：最常见，化学结构不明，主要引起胃肠道刺激症状：恶心、呕吐、腹痛与腹泻等；③溶血毒素：主要成分是马鞍蕈酸，溶于乙醚和乙醇，不耐热，加热至 70℃可灭毒，胃蛋白酶、胰酶等可使其破坏；主要引起溶血，还可引起心血管与肾损害；④精神症状毒素：主要为红毛秀伞、红盖伞属中含有毒蝇碱、蟾蜍素等，主要引起幻觉与精神症状；⑤毒肽和毒伞肽（亦称肝毒素）：主要是毒伞、白毒伞、鳞柄白毒伞和褐鳞小伞等所含的毒性物质，毒肽有 6 种，毒伞肽有 5 种，以毒伞肽毒性最大。易造成肝细胞坏死，还可造成肾、心、脑与胃肠道损害，严重者可造成多器官功能障碍甚至衰竭死亡。

【临床表现】

（一）临床分期

1. 潜伏期　多发病迅速，误食毒蕈后数分钟到 6 h 内出现中毒症状。但不同毒蕈发病时间不一。部分白蘑科、牛肝蕈科、乳菇科等潜伏期 0.5～6 h，进食鹿花蕈后一般 6～12 h 发病，而白毒伞蕈等潜伏期最长，可达 15～30 h。但应注意少数患者呈暴发型，在潜伏期后 1～2 天内突然死亡，可能为中毒性心肌炎所致。

2. 胃肠炎期　主要表现为恶心、呕吐、腹痛、腹泻，多不严重。

3. 假愈期　此时患者并无症状，或轻微乏力，不思饮食。但此时可能肝已经开始损害。

4. 内脏损害期　此期可逐步发生肝、脑、心、肾等脏器损害，尤其以肝损害为重，甚至发生急性肝坏死，肝昏迷而死亡。

5. 神经精神症状期 表现为淡漠、嗜睡、或烦躁不安，甚至惊厥、昏迷等。

6. 恢复期 经过积极治疗，一般在2～3周后进入恢复期，各项症状逐渐消失而痊愈。

(二) 临床分型

1. 胃肠型 主要表现为剧烈腹痛、腹泻，无里急后重。

2. 毒蕈碱型 主要表现流涎、流泪、大汗、瞳孔缩小、心率减慢、血压下降，呼吸急促、支气管痉挛、肺水肿等。

3. 溶血型 主要表现为溶血、黄疸、血红蛋白尿、贫血、肝脾大、急性肾衰竭等。此类患者同时多伴胃肠道症状。

4. 神经精神型 此类患者除胃肠道症状外，尚有副交感神经兴奋症状，合并幻觉、狂躁、精神错乱等表现。

5. 肝损害型 此类患者多伴多脏器功能损害，尤其以肝损害为重。

【辅助检查】

1. 毒物检测 对患者吃剩下的食物或为内容物做毒物鉴定，有助于诊断。

2. 无毒物检测条件时，可做动物实验明确诊断。

【诊断与鉴别诊断】

1. 诊断依据 有进食毒蕈史如多人同时进食，可表现为同时或相继发病，且临床表现相似应高度怀疑毒蕈中毒。必要时对吃剩下食物或胃内容物进行动物实验或毒物检测检查。

2. 鉴别诊断 应仔细询问病史，并与急性胃肠炎、急性细菌性痢疾、暴发性肝炎、有机磷中毒等进行鉴别。

【抢救与治疗】

1. 清除毒物 进食毒蕈后，及时催吐（但多数患者可能已发生呕吐）、洗胃，可用清水或1∶5000高锰酸钾溶液反复洗胃，洗胃结束后灌入医用活性炭吸附，如患者未出现腹泻，还应灌入20%甘露醇250 ml导泻。

2. 糖皮质激素 对严重毒蕈中毒患者，特别是鹿花蕈引起的溶血反应患者，以及有中毒性心肌炎、中毒性脑炎、肝损害和出血倾向等患者应及早应用。可选用氢化可的松、地塞米松、甲泼尼龙等。

3. 阿托品 主要针对含毒蕈碱中毒患者。根据中毒程度应立即皮下注射或肌内注射，或静脉注射阿托品0.5～1 mg，儿童0.03～0.05 mg/kg。必要时15～30 min重复使用。症状稳定后每6～8h一次。主要观察缩小的瞳孔扩大、颜面潮红、皮肤干燥、心率增快等。但应注意胃肠道毒素中毒应用阿托品后会加重病情。

4. 巯基解毒药物应用 二巯丁二钠及二巯基丙磺酸钠等含巯基药物能与某些蕈毒结合，常用于致肝损害的白毒伞中毒。一般成人用5%二巯基丙磺酸钠5 ml肌内注射，或用葡萄糖溶液稀释后静脉注射，2次/日，逐渐减量，连用5～7天。

5. 对症治疗 及时纠正水电解质酸碱失衡，碱化尿液，保肝支持治疗。严重中毒早期，可试用血液灌流技术清除毒物，如出现多器官功能损害，建议及早进行CRRT治疗。

【预后】 毒蕈中毒的严重性主要取决于毒蕈种类、进食量以及救治是否及时，措施是否有力。中毒后病情发展也与患者年龄及身体状况有关。

第九节　强酸强碱中毒

强酸主要指硫酸、盐酸和硝酸等无机酸，有强烈的腐蚀和刺激作用，经口误服、皮肤接触、呼吸道大量吸入酸雾可引起局部烧伤和全身中毒。强碱主要指氢氧化钠（烧碱）和氢氧化钾，易溶于水，同时放热，对皮肤和黏膜有腐蚀作用。强酸、强碱中毒也常见。

【毒理学】

（一）强酸类中毒

1. 理化特性　强酸类对皮肤和黏膜有强烈的腐蚀作用，使局部组织发生脱水、蛋白质凝固或溶解液化等，导致腐蚀性组织坏死。严重者可引起休克，甚至死亡。

2. 中毒机制

（1）硫酸：成人的致死量：浓硫酸约为 4 ml。具有强烈的刺激和腐蚀作用，可使有机物过度脱水炭化；使蛋白质凝固成为不溶性酸性蛋白，以致组织灼伤和凝固性坏死，甚至炭化；可使血红蛋白变成酸性高铁血红素。

（2）盐酸：毒理作用与硫酸中毒相同。其具挥发性，在空气中产生白色烟雾，有氯化氢的强烈刺激气味，对呼吸道的作用明显。致死量一般为 10～15 ml。

（3）硝酸：不稳定，分解物在空气中形成酸雾。浓度高于 30%的硝酸能与环状氨基酸（苯丙氨酸、酪氨酸及色氨酸等）化合形成黄色硝基化合物，使组织变成黄色，即蛋白黄色反应。硝酸吸收入血后转变为亚硝酸盐和硝酸盐，前者能使血红蛋白转变为高铁血红蛋白。浓硝酸约 8～10 ml 可致死。

（二）强碱类中毒

1. 理化特性：主要指氢氧化钠（烧碱）和氢氧化钾，易溶于水，强碱以其氢氧离子（OH^-）起作用，对组织产生强烈刺激和腐蚀作用。强碱（含 95%浓度）的致死量为 5～10 g。

2. 作用机制

（1）局部腐蚀作用：在其接触部位迅速吸收组织内水分并穿透细胞膜与胞浆蛋白质结合，形成胶冻样可溶于水的碱性蛋白化合物，使组织发生液化性坏死，引起比强酸中毒更深而广泛的灼伤。强碱较强酸更具腐蚀性，迅速吸收组织水分，溶解组织蛋白，皂化脂肪，损坏细胞膜结构，形成坏死性、深而不易愈合的溃疡。

（2）全身反应：入血的碱可影响机体的酸碱平衡、代谢障碍及损伤内脏；作用于血红蛋白可形成淡绿褐色的碱性血红素；作用于神经系统有时可引起灶性脑软化。

【中毒原因】

1. 强酸中毒　大多数患者为皮肤泼洒接触而致腐蚀性灼伤；部分可为经口误服，个别自杀患者可发生大量经口服入中毒；经呼吸道大量吸入酸雾中毒患者多为在生产、运输、销售以及其他工作环境防护不当所致。

2. 强碱中毒　多为直接溅洒于皮肤、黏膜、眼所致的刺激与强腐蚀、灼伤，部分患者因误服或自杀大量口服中毒。

【临床表现】

（一）强酸中毒

1. 皮肤接触者局部灼伤、糜烂、坏死。硫酸腐蚀的皮肤溃疡较深，呈棕黑色炭化样；

盐酸腐蚀皮肤黏膜开始呈灰色或灰白色，继之逐渐变为棕色；硝酸腐蚀呈黄色。

2. 眼部接触者，发生结膜炎，角膜混浊、穿孔，可引起全眼炎甚至失明。

3. 经口中毒者，口咽部、胸骨后和腹部剧烈烧灼性疼痛，口咽部可见溃疡，消化道糜烂、出血，严重者并发食管或胃穿孔、腹膜炎，甚至休克。后期常形成食管和幽门狭窄，腹膜粘连，消化道功能紊乱等后遗症。

4. 呼吸道接触者，有咳嗽、气急，喉、支气管痉挛，声门水肿或肺水肿，可引起窒息死亡。

5. 强酸进入血液循环，可发生酸中毒，中毒性肝、肾损害等。

6. 重症患者可有烦躁不安，反射性痉挛，休克、多器官功能不全或衰竭。

（二）强碱中毒

1. 皮肤接触　局部充血、水肿、糜烂、溃疡。眼部接触者结膜充血、水肿，角膜溃疡、穿孔，甚至导致失明。

2. 呼吸道吸入　刺激性咳嗽、咳痰、甚至咳出坏死组织碎片、呼吸困难、肺水肿、严重低氧血症，甚至呼吸衰竭。

3. 消化道中毒　口咽黏膜，食管及胃肠受损，有剧烈疼痛、恶心、呕吐，甚至并发上消化道出血。也可遗留食管瘢痕狭窄。

4. 强碱进入血，可引起碱中毒，可损伤肝、肾功能。

【诊断】

1. 病史　有强酸或强碱接触史（诊断中应注意接触史，接触量。对指导临床病情评估、预后判断以及治疗有重要意义）。

2. 临床表现　具有典型的强酸或强碱中毒临床表现（应注意强酸、强碱中毒时皮肤黏膜、消化道以及呼吸道中毒的不同临床特点）。

【抢救与治疗】

（一）院前急救

1. 吸入性中毒　立即将中毒者转移至空气新鲜流通处，并注意抢救者的自我保护，如戴口罩、手套、穿靴子或戴脚套等。对呼吸道中毒患者不论症状表现轻重均应及时送医院进一步抢救治疗。

2. 皮肤及眼烧伤

(1) 强酸所致皮肤及眼烧伤要立即用大量清水彻底冲洗创面及眼内，至少 20 min。在彻底清洗皮肤后，烧伤创面可用无菌或洁净的三角巾、床单、被罩、衣服等包扎，眼部包扎避光。

(2) 强碱所致皮肤及眼烧伤：立即用大量清水彻底冲洗创面及眼内，直到皂样物质消失为止。皮肤创面彻底冲洗后，可用食醋或 2%醋酸冲洗或湿敷，然后包扎，眼部包扎避光。

3. 经口服中毒　禁止催吐、洗胃，以免发生胃穿孔。

(1) 强酸中毒：紧急时口服石灰水上清液 100～200 ml（含 0.17%氢氧化钙）；禁用碳酸氢钠（小苏打）口服，以防产生二氧化碳气体，引起胀气、穿孔。

(2) 强碱中毒：紧急时可口服食醋、橘子汁、柠檬汁，每次 100～200 ml；口服碳酸氢钠、碳酸钾中毒时忌用稀酸溶液口服，以免胀气与穿孔。

（二）院内抢救治疗

1. 呼吸道中毒抢救治疗　对呼吸无明显困难者，应留院观察，并密切观察患者呼吸情况；对有呼吸困难者，给予吸氧，严重者气管切开、呼吸机辅助呼吸。

2. 皮肤烧伤　清创包扎，必要时给予抗生素治疗。

3. 眼部烧伤　眼内彻底冲洗后，可应用氢化可的松或氯霉素眼药膏或眼药水点眼，并包扎双眼。

4. 口服中毒　入院后可用鸡蛋清等中和毒物；强酸中毒时可口服氢氧化铝凝胶 80 ml，3 次/日；口服黏膜保护剂如磷酸铝凝胶，含服局部止痛剂利多卡因凝胶等。食管灼伤时，应吞入丝线一根，一头固定于鼻外，另一头吞入胃中以减少粘连。对严重食管损伤患者应观察病情变化，及时发现和处理食管穿孔所致气胸。

5. 其他治疗

(1) 糖皮质激素：凡严重中毒患者，入院前几日均应常规给予糖皮质激素，减轻患者损伤。地塞米松 10 mg，肌内注射，1～2 次/日。

(2) 制酸剂应用：可常规应用 H_2 受体阻滞剂或质子泵抑制剂，减轻和防止强酸、强碱对胃的直接损害和应激性溃疡发生。

(3) 镇静止痛：对疼痛较轻患者可选用镇静剂如地西泮 10 mg，肌内注射或静脉注射；对症状严重患者必要时选用哌替啶或吗啡。

(4) 注意重要脏器的保护，水、电解质酸碱平衡以及营养支持等治疗。

(5) 如出现多器官功能衰竭建议及早实施 CRRT 治疗。

小结

1. 学习重点：各种中毒的诊断和急救与治疗。
2. 学习难点：各种中毒的急救与治疗。

思考题

一、名词解释

1. 急性中毒　2. 毒物　3. 反跳　4. 中间型综合征　5. 中毒后迟发性脑病

二、填空题

1. 有机磷中毒的机制主要在于______________，从而导致______________大量蓄积，引起一系列临床症状。

2. 急性有机磷中毒可表现为三大症状，即__________、__________、__________。

3. 有机磷中毒特异性实验室检查指标为____________，轻度患者为____________，中度为__________，重度为__________。

4. 胆碱酯酶复能剂主要包括__________、__________、________和________。

5. 毒物主要经_____、______和______被机体所吸收。

6. 急性 CO 中毒的临床表现分为轻、中、重三种类型，其中轻度中毒的血液中 HbCO 浓度占__________，中度中毒的血液中 HbCO 浓度占__________，重度中毒的血液中 HbCO 浓度占__________。

7. 阿托品应用于有机机磷中毒患者救治中，应遵循______、______、______的原则。

8. 毒物可通过______、______、______、______等途径排出，其中以______

最为重要。

9. 一氧化碳中毒机制是一氧化碳与＿＿＿＿＿结合，形成＿＿＿＿＿＿，引起组织缺氧。

10. 阿托品、莨菪碱类中毒会引起瞳孔＿＿＿＿＿＿，有机磷、吗啡类中毒会引起瞳孔＿＿＿＿＿。

11. 清除胃肠道内尚未吸收的毒物措施有＿＿＿＿、＿＿＿＿、＿＿＿＿。

12. 促进已吸收的毒物排出的措施有＿＿＿＿、＿＿＿＿、＿＿＿＿。

三、选择题

A1 型题

1. 急性中毒洗胃时下列哪项不正确（　　）
   A. 消化道中毒均应洗胃　B. 对强酸、强碱中毒不应洗胃
   C. 洗胃要彻底　D. 配合药物治疗
   E. 原因不明时可用清水洗胃
2. 有机磷农药中毒的主要死因是（　　）
   A. 呼吸衰竭　B. 脑疝形成
   C. 阿托品中毒　D. 迟发性神经病
   E. 反跳
3. 急性一氧化碳中毒急救包括（　　）
   A. 通风　B. 防治脑水肿
   C. 催醒　D. 吸氧
   E. 以上都是
4. 一氧化碳中毒现场急救首选抢救措施为（　　）
   A. 应用脱水剂　B. 应用利尿剂
   C. 使用高压氧舱　D. 迅速离开中毒环境
   E. 应用呼吸中枢兴奋剂
5. 患者呼吸气味中有大蒜味，应考虑（　　）
   A. 尿毒症　B. 酮症酸中毒
   C. 有机磷农药中毒　D. 肺癌
   E. 支气管感染
6. 下列哪项不是阿托品化的指标（　　）
   A. 瞳孔较前扩大、意识障碍减轻　B. 皮肤干燥
   C. 心率增快　D. 肺部啰音增多
   E. 面色转红
7. 急性一氧化碳中毒诊断最可靠的依据是（　　）
   A. 一氧化碳接触史　B. 突然昏迷
   C. 皮肤黏膜呈樱桃红色　D. 血液碳氧血红蛋白试验阳性
   E. 全身无力
8. 重度有机磷中毒使用阿托品时，哪项是错误的（　　）
   A. 应用较大剂量　B. 必须早期使用
   C. 应与复能剂合用　D. 达阿托品化应立即停药

E. 维持用药

9. 最能说明有机磷农药中毒及其程度的实验室指标是（　　）

A. 乳酸脱氢酶检查
B. 谷丙转氨酶检查
C. 胆碱酯酶活力测定
D. 碱性磷酸酶检查
E. 血白细胞增多

10. 抢救有机磷中毒时使用阿托品的目的是（　　）

A. 恢复胆碱酯酶活力
B. 缓解毒蕈样症状
C. 缓解烟碱样症状
D. 以上都是
E. 以上都不是

11. 抢救有机磷中毒时使用解磷注射液的目的是（　　）

A. 恢复胆碱酯酶活力
B. 缓解毒蕈样症状
C. 缓解中枢神经系统中毒症状
D. 以上都是
E. 以上都不是

12. 抢救有机磷中毒时使用氯磷定的目的是（　　）

A. 恢复胆碱酯酶活力
B. 缓解毒蕈样症状
C. 缓解烟碱样症状
D. 以上都是
E. 以上都不是

13. 利尿排毒可选用（　　）

A. 静脉大剂量快速补充5%葡萄糖注射液
B. 静脉注射呋塞米（速尿）
C. 伴发脑水肿患者可选用20%甘露醇
D. 静脉点滴5%碳酸氢钠
E. 以上均可

14. 下列哪项不是中毒时血液或腹膜透析的适应证（　　）

A. 毒物可透析出体外者
B. 估计中毒剂量大，预后严重者
C. 发生肾衰竭者
D. 毒物与体内蛋白质结合者
E. 严重中毒

15. 有机磷农药中毒昏迷时，下列哪项措施不宜采用（　　）

A. 洗胃
B. 催吐
C. 导泻
D. 给予阿托品
E. 氯磷定

16. 抢救有机磷农药中毒发生呼吸衰竭的对症措施是（　　）

A. 清除呼吸道分泌物
B. 给氧吸入
C. 必要时行气管切开
D. 气管插管及人工呼吸
E. 根据病情以上措施均可酌情采用

17. 下列哪项属于有机磷农药中毒的烟碱样症状（　　）

A. 多汗、流涎
B. 尿失禁
C. 头晕、头痛
D. 肌肉颤动

E. 腹痛、腹泻

18. 对自服中毒患者，一般在（　　）时间内洗胃最有效

A. 4 h　　B. 6 h

C. 8 h　　D. 10 h

E. 12 h

19. 以下何种情况下不是病情严重度的危重信号（　　）

A. 昏迷　　B. 肺水肿

C. 体温轻度升高　　D. 高血压

E. 瞳孔扩大

20. 口服强酸中毒后可采用以下哪种方法急救（　　）

A. 2.5%碳酸氢钠溶液洗胃　　B. 药物或机械催吐

C. 口服氢氧化铝溶液　　D. 50%硫酸镁导泻

E. 以上均不可

21. 眼部不慎溅入强碱后，不能采用下列哪种措施（　　）

A. 清水反复冲洗　　B. 生理盐水反复冲洗

C. 冲洗后给予可的松眼药水滴眼　　D. 5%稀盐酸冲洗眼部

E. 以上均不可

22. 下列哪项不是“阿托品化”的指标（　　）

A. 颜面潮红、干燥　　B. 体温正常或轻度升高

C. 心动过速　　D. 瞳孔轻度扩大

E. 意识模糊

23. 下列哪些不是重度 CO 中毒的指征（　　）

A. 血液中 HbCO 含量在 50%以上　　B. 皮肤、黏膜出现樱桃红

C. 可能出现“迟发性脑病”　　D. 可呈现“闪电样中毒”症状

E. 少数患者可能出现遗忘症

24. 一氧化碳中毒的主要诊断依据是（　　）

A. 血液中氧分压下降　　B. 血液中胆碱脂酶活性降低

C. 碳氧血红蛋白化验阳性　　D. 血液中还原血红蛋白超过 50 g/L

E. 血液中血红蛋白量小于 70 g/L

A2 型题

25. 某女，21 岁，甲胺磷中毒，经抢救达到阿托品化后，阿托品用法是（　　）

A. 立即停药

B. 逐渐减量直至症状消失后停药

C. 继续原剂量治疗直至症状消失后停药

D. 逐渐减量直至症状消失后 24 h 再停药

E. 继续原剂量治疗 24 h 后停药

26. 某女，19 岁，急性中毒原因不明，在毒物种类不明时，一般选用的洗胃液是（　　）

A. 生理盐水　　B. 碳酸氢钠

C. 1∶15 000 高锰酸钾　　D. 液状石蜡

E. 植物油

27. 男，70岁，因一氧化碳中毒2 h入院，体格检查：深昏迷，呼吸尚规则，余无异常，为加快一氧化碳的排出，宜采用的最佳疗法是（　　）

A. 低流量给氧　　B. 高浓度给氧
C. 高压氧治疗　　D. 应用呼吸机
E. 呼吸兴奋剂

28. 患者，女性，20岁，一氧化碳中毒后表现为皮肤、黏膜呈樱桃红色，神志不清，瞳孔对光反射迟钝，脉快，该患者属于（　　）

A. 先兆中毒　　B. 轻度中毒
C. 中度中毒　　D. 重度中毒
E. 极重度中毒

A3 型题

（29～30题共用题干）患者女性，30岁，因“口服甲胺磷100毫升后半小时”入院。患者半小时前和家人吵架后口服甲胺磷100毫升，10分钟前家人发现其神志不清、皮肤湿冷而急送本院，当时无大小便失禁，无抽搐。入院后检体：血压130/80 mmHg，呼吸26次/分，脉搏60次/分，体温36.5℃，浅昏迷，两侧瞳孔等大约0.1 cm，皮肤潮湿多汗，心率60次/分，律齐，未及明显的病理性杂音，两肺呼吸音粗，两侧肺底可及湿啰音，腹部软，肝、脾肋下未及，全腹无压痛、反跳痛，脊柱四肢无特殊。辅助检查：血胆碱酯酶活力为0，血气分析和血生化未见明显异常。

29. 下列哪一项不是有机磷中毒的临床表现（　　）

A. 浅昏迷　　B. 皮肤湿冷
C. 瞳孔缩小　　D. 肺部湿啰音
E. 血压130/80 mmHg

30. 本例有机磷中毒其中毒程度为（　　）

A. 轻度中毒　　B. 中度中毒
C. 重度中毒　　D. 极重度中毒
E. 危重度中毒

（31～33题共用题干）李女士，30岁。2小时前因与家人争吵，自服农药，被家人发现时，呼之不应，口鼻内有污物，小便失禁，见身旁有打开的农药瓶，即被家人送往医院。查体：患者大汗淋漓，全身大蒜味，脉搏80次/分，呼吸26次/分，血压142/70 mmHg，患者神志不清，瞳孔呈针尖样缩小，听诊肺部闻及湿性啰音，心率82次/分，心律齐，腹软，四肢可见肌束震颤，生理反射和病理反射未引出。护士立即用温水为患者洗胃，并遵医嘱注射解磷注射液和阿托品，患者神志逐渐恢复，病情好转，但患者情绪依然不稳定。住院第3天，李女士突然出现呼吸急促，随即再次神志不清、大汗淋漓。家人非常着急，以为患者再次服农药了，但患者住院后并没有继续接触农药。

31. 本例中毒原因是（　　）农药中毒

A. 杀虫咪　　B. 氨基甲酸酯类
C. 有机磷　　D. 敌杀死
E. 有机氯类

32. 本例中毒程度为（　　）

A. 轻度中毒　　B. 中度中毒

C. 重度中毒　　D. 极重度中毒
E. 危重度中毒

33. 本例经抢救缓解后再次病情加重的原因是（　　）
A. 中间型综合征　　B. 反跳
C. 再次中毒　　D. 肝性脑病
E. 脑水肿

（34～35 题共用题干）27 岁女性患者，今日晚上 5 时左右，患者丈夫回家打开房门时，一股煤气味冲鼻，立即奔进卧室，发现其妻躺在床上，呼之不醒，全身皮肤、黏膜呈樱桃红色，急送医院。体检：深度昏迷，双侧瞳孔等大，等圆，瞳孔对光反应消失，角膜反射消失；心率 87 次/分，呈间停呼吸，血压 6.75/3 kPa，心音低，两肺未闻及啰音，神经系统检查各项反射消失。

34. 本例中毒原因是（　　）
A. 一氧化碳　　B. 二氧化硫
C. 有机磷　　D. 二氧化碳
E. 氯气

35. 本例中毒程度为（　　）
A. 轻度中毒　　B. 中度中毒
C. 重度中毒　　D. 极重度中毒
E. 危重度中毒

四、简答题

1. 清除患者毒物、减少毒物继续吸收都有哪些方法？
2. 为什么早期对百草枯中毒不宜进行氧疗？
3. 百草枯中毒导致多器官功能损害，其中哪个器官损害是导致高死亡率的原因？
4. 灭鼠药的毒理机制分哪几类？
5. 毒蕈中毒临床分为几型？每型都有哪些临床特点？

（漯河医学高等专科学校附属第一医院　冯亚民）

第十章 中暑、淹溺与电击伤

学习目标

1. 掌握中暑、淹溺与电击伤诊断、急救与治疗原则。
2. 熟悉中暑、淹溺与电击伤的概念、发病机制、临床表现与诊断思路。

第一节 中 暑

案 例

患者，男，35岁，高温工作3h昏倒在建筑工地，体检：脉搏120次/分、呼吸30次/分、体温41.5℃，血压90/60mmHg。

请问：该患者昏倒的原因是什么？如何进行院前急救处理？

中暑（heat stroke）是指人体在高温环境下，由于水和电解质丢失过多、汗腺功能障碍导致散热功能衰竭而引起的以体温调节中枢和心血管功能障碍为主要表现的急性热损伤性疾病。

【病因与发病机制】

（一）病因

引起中暑原因是高温环境因素。高温环境作业，或在室温＞35℃、湿度较大＞60%、通风不良的环境中，或长时间或在炎热气候下从事繁重的体力劳动，机体常常因环境的附加热和产热剧增而发生中暑。中暑的发生还与机体产热增加、散热减少和热适应能力下降等因素有关。

1. 机体产热增加的因素　劳动强度过大、时间过长可使产热增加过多，孕妇与肥胖者也产热过多。因此，这些人群易发生中暑。

2. 机体散热减少因素　如环境湿度过高、环境通风不良、所穿衣服透气不良及汗腺功能障碍（如硬皮病、先天性汗腺缺乏症、广泛皮肤烧伤后瘢痕形成）均可促发中暑。

3. 机体热适应能力减弱　如年老、体弱、孕产妇、肥胖、发热、心血管疾病、糖尿病、甲状腺功能亢进症和应用某些药物（如苯丙胺、阿托品）等均可促发中暑。

（二）发病机制

正常人腋下温度波动在36～37.4℃，直肠温度在36.9～37.9℃，这是产热和散热平衡的结果。下丘脑体温调节中枢能控制产热和散热，以维持正常体温的相对稳定。在通常室温15～25℃下，人体散热主要靠辐射（60%），其次是蒸发（25%）和对流（12%），少量为传导（3%）。当环境温度＞35℃时，蒸发散热成了身体散热的唯一方式，人体蒸发散热主要靠皮肤出汗和呼吸道表面的蒸发。热流由身体中心到体表，主要通过循环血流，将深部组织的热量带至皮下组织扩张的血管，通过大量出汗使热量通过蒸发而散热。因此，经过皮肤血管的血流越多，散热就越多。若机体产热大于散热或散热受阻，则体内就有过量热蓄积，体内热过高可使体温调节中枢失控，继而使心功能减退、心输出量减少、中心静脉压升高，结果使流经皮肤的血流减少，汗腺功能减退甚至衰竭，蒸发散热失去作用，使体内热量进一步蓄积，使体温骤升而产生高热，当体温>42℃可使蛋白质变性，>50℃数分钟可使机体所有细胞死亡。这种对细胞的直接损伤作用，主要是过高热引起细胞膜稳定性丧失、酶变性、线粒体功能障碍及有氧代谢途径中断，而引起组织损害和器官功能障碍，最终可导致多器官功能障碍甚至衰竭而死亡。

【临床表现】 中暑的临床表现与高温接触时间长短、机体产热增加多少、散热不足因素和热适应能力强弱等因素有关。根据临床表现的轻重程度，可将中暑分为三级：先兆中暑、轻症中暑和重症中暑。

1. 先兆中暑　在高温环境中劳动一定时间后，可出现口渴、乏力、多汗、头痛、头晕、眼花、耳鸣、恶心、胸闷、心悸、注意力不集中、全身疲乏等症状，体温正常或略高，此时，若离开高温环境，稍微休息，尚能恢复正常工作与生活。

2. 轻症中暑　其特点是出现早期循环功能紊乱，包括面色潮红，继而苍白，大汗淋漓、烦躁不安或表情淡漠、恶心、呕吐、皮肤湿冷、血压偏低、心率加快。体温轻度升高，为先兆中暑加重所致，不能坚持正常工作。及时有效抢救 3～4 h 可恢复正常。

3. 重症中暑　为轻度中暑加重出现高热、痉挛、惊厥、晕厥、昏迷等症状。重症中暑按表现不同可分为三型，也可出现混合型。

（1）热痉挛：常发生于炎热季节刚开始尚未热适应前，多见于健康青壮年。多为高温环境下从事体力劳动，出汗后大量水和盐分丢失，仅补充水或低张液而补盐不足，造成严重低钠、低氯血症，导致骨骼肌痉挛性收缩而致疼痛。多见于四肢肌肉、腹直肌、背部肌肉及咀嚼肌等经常活动的肌肉肌痉挛，也可发生肠道平滑肌痉挛，以腓肠肌最常见。常呈对称性、阵发性发作，轻者不影响工作，重者疼痛甚剧，体温多为正常。

（2）热衰竭：最常见，多见于老年人、儿童和慢性疾病患者。主要表现为头晕、头痛、眩晕、恶心、呕吐、面色苍白、皮肤湿冷、大汗淋漓、呼吸增快、脉搏细速、心律失常、烦躁、晕厥、血压显著下降甚至休克。体温可轻度升高，无明显的中枢神经系统损害表现，其中病情轻而短暂者称为热晕厥（heat syncope），可发展成为热射病。

（3）热射病（thermic fever）：典型临床表现为高热、无汗和意识障碍。在高温、高湿或强烈的太阳照射环境中作业或运动数小时，或老年、体弱、有慢性疾病患者在高温和通风不良环境中持续数日，热应激机制失代偿，使中心体温骤升，导致中枢神经系统和循环系统功能障碍。主要表现：体温可高达 40～42℃甚至更高，皮肤干燥、灼热、呼吸急促、心动过速、瞳孔缩小、抽搐、谵妄、昏迷及脑膜刺激征等表现，严重者可出现休克、心力衰竭、脑水肿、肺水肿或 ARDS，急性肝、肾功能衰竭，甚至 DIC、MODS 或 MOF。若患者体温不高（多为低热）而其他表现与热射病相似则称为日射病。

【辅助检查】

1. 根据不同病情程度选择相关的实验室检查。可有白细胞总数增高和中性粒细胞增高，尿常规异常，肝酶谱如转氨酶升高，血肌酐和尿素氮升高，血乳酸脱氢酶（LDH）和肌酸激酶（CK）增高，血液浓缩，血电解质紊乱（低钠血症、低钾血症、低氯血症等），呼吸性和代谢性酸中毒，血小板减少，凝血功能异常等。

2. 对热衰竭、日射病与热射病应作心电图检查及动脉血气分析。

【诊断与鉴别诊断】

1. 诊断依据 凡在高温环境中重体力劳动或剧烈运动之后大量出汗，有肌痉挛伴虚脱、昏迷伴高热者，可作出临床诊断。然后根据临床表现轻重及相关辅助检查判断中暑程度。

2. 鉴别诊断 主要与其他引起高热伴有昏迷的疾病相区别，如中毒性肺炎、乙型脑炎、细菌性脑膜炎、中毒性细菌性痢疾、脑型疟疾、脑血管意外、甲状腺危象、伤寒、产褥热、抗胆碱能药物中毒等原因引起的高温综合征。结合病史与临床表现对血常规、尿常规、肝肾功能及血或尿细菌培养、相关血液或体液检查等实验室检查及影像学检查等结果进行综合分析与鉴别。

【急救与治疗】

（一）急救原则

尽快使患者脱离高温环境，迅速降温和保护重要器官功能。

（二）现场急救

1. 迅速脱离高温环境 应立即将患者搬运至通风良好的阴凉处或置于20～25℃房间内，让患者取平卧位，解开或脱去外衣以利于散热。先兆中暑一般经口服淡盐水或清凉饮料，休息后即可恢复。

2. 降温处理 针对热射病冰敷头部与大血管处，配合饮用冰盐水或饮料，尽量在1 h内使体温降到38℃；轻症可反复用冷水擦拭全身直至体温＜38℃。一般慎用解热镇痛药行药物退热，以免出汗过多而加重病情。

3. 早期针对性处理 针对重症中暑给予复方氯化钠溶液补充血容量及补充氯化钠，尽快恢复有效循环血量与血钠水平。轻症中暑可静脉补充5%葡萄糖氯化钠注射液等输液治疗，可观察直至恢复，也可送医院急诊科留观治疗。重症中暑应及时转送到医院进一步抢救。

（三）院内急救与治疗

1. 热痉挛 主要为补充氯化钠，一般静脉滴注复方氯化钠、5%葡萄糖氯化钠注射液或生理盐水1000～2000 ml。也可配合口服含盐凉茶或含盐饮料，肌痉挛处局部按摩，必要时可给予10%葡萄糖酸钙10 ml缓慢静脉注射。

2. 热衰竭 及时补足血容量，防止血压下降，一般不用升压药。一般先用平衡盐液、5%葡萄糖氯化钠注射液或生理盐水快速静脉滴注，可适当补充血浆。必要时监测中心静脉压指导补液。

3. 热射病或日射病

（1）立即将患者转移到通风良好的20～25℃的环境，若环境温度较高可使用电风扇、空调等设备，使环境温度降到适宜程度。轻轻按摩患者四肢及躯干，促进循环散热。监测体温、心电、血压、凝血功能及动脉血气等。

（2）吸氧：保持呼吸道通畅，一般通过鼻导管或鼻塞4～6 L/min吸氧，若有呼吸困难、发绀者给予面罩6～10 L/min吸氧。

（3）降温：降温是治疗重点，必须争取在1 h内使直肠温度降至38℃。因为体温越高，持续时间越长，组织损害越严重，预后越差，降温速度与预后密切相关。对于超高热者，应物理降温配合药物降温双管齐下进行急救。一般首选物理降温：头部降温可采用冰槽、电子冰帽，用装满冰块的塑料袋放在腋窝、颈外侧、腹股沟区等体表大血管处冰敷；也可使用冰毯进行降温；也可用冰水或酒精擦拭皮肤或冰水浴等方法降温。危重者可配合应用氯丙嗪25～50 mg 加入 4℃的葡萄糖氯化钠注射液 500 ml 液体中快速静脉滴注，2 h 内静脉滴注完毕，除了能控制寒颤外，尚可有直接降温作用。但低血压者禁用此法。也可配合地塞米松10～20 mg 静脉注射，此药既能改善机体反应性，又能协助降温及预防脑水肿。可使用纳洛酮 0.4～1.2 mg 静脉注射，0.5～1 h 重复应用一次，有明显的降温、促醒、升压等效果。日射病尽管体温不很高，但头部仍需物理降温，以防脑水肿加重，配合甘露醇治疗脑水肿以及吸氧与对症治疗。

若物理降温无效，体温仍高于 42℃，可用 4～10℃葡萄糖氯化钠注射液 500～1000 ml 进行胃或直肠灌洗；也可用 4～10℃ 5%葡萄糖氯化钠注射液 1000～2000 ml 静脉滴注，开始时滴速控制在30～40 滴/分；或用低温无钾透析液（10℃）进行腹膜透析或血液透析。直肠温度降至 39℃左右时，不再积极降温，降至 38℃时应停止降温以避免低体温，故而需持续体温监测。

（4）维持水、电解质、酸碱平衡：尽快补充液体和盐分，严重酸中毒时可应用 5%碳酸氢钠溶液。低血压时应及时补足血容量，必要时应用升压药（如多巴胺）。

（5）防治脑水肿：应迅速降低颅内压，可静脉滴注甘露醇、白蛋白和静脉注射呋塞米。抽搐发作时，可静脉注射地西泮控制。

（6）防治多器官功能衰竭：首要目标是切断过高热引起的恶性循环，必须尽早降低中心体温，降低代谢，较早治疗各种严重并发症，包括休克、呼吸衰竭、肝肾功能损害，积极防治 DIC。

课堂互动

对本节案例进行分析与讨论。

1. 本例晕倒的原因是重度中暑：热射病。

2. 院前急救

（1）立即将患者转移到通风良好的低温环境中，室温保持在 20～25℃。

（2）立即吸氧：给予面罩 6 L/min 吸氧或鼻导管吸氧。同时输液治疗。

（3）降温：应当做紧急物理降温处理，头部、颈部、双侧腹股沟、双腋窝等处冰敷；或以冷水浸湿的毛巾作冷敷，以头部为降温的重点，每 3～5 min 换一次，配合体内降温和药物降温。应在 1 h 内使直肠温度降至 38℃。

第二节 淹 溺

案 例

某男，15 岁。在河中游泳时溺于水中，10 min 后被人救起时出现呼吸停止。

请问：应如何进行急救？

淹溺（drowning）也称为溺水，是指人的呼吸道淹没或沉浸在液性介质中导致液体充塞呼吸道及肺泡，或喉部痉挛导致气道梗阻而引起的窒息，导致呼吸和（或）心搏停止的状态。

【病因与发病机制】 人溺水后数秒内本能引起反射性屏气和挣扎，以避免水进入呼吸道，但时间不长，因缺氧无法持久屏气而被迫深呼吸，而使大量水进入呼吸道与肺内，从而阻滞了肺的气体交换，导致严重缺氧、高碳酸血症与代谢性酸中毒。5 min 内可出现一系列快速病变：喉部痉挛、液体吸入、低氧血症、无效循环、脑损伤，继而发生脑死亡。重要器官的缺氧、酸中毒、低灌注是淹溺发病和死亡的常见因素。而大多数淹溺猝死的原因是严重心律失常。

【分类】

（一）根据有无水进入呼吸道与肺泡分类

1. 湿性淹溺（wet drowning） 人体沉入水中后，吸入大量液体充塞呼吸道和肺泡而发生窒息，数秒后神志丧失继而呼吸、心搏停止，占淹溺的 80%～90%。

2. 干性淹溺（dry drowning） 人体沉入水中后，由于喉部痉挛导致气道梗阻而引起的窒息，无液体吸入呼吸道。占淹溺的 10%～20%。

（二）根据淹溺的液性介质不同分类

1. 淡水淹溺（freshwater drowning） 一般为发生于江、河、湖、池中的淹溺。这类淹溺介质均为淡水，由于淡水渗透压低，淹溺后水能很快通过肺泡毛细血管进入血循环，使血容量急剧增加，而引起急性心力衰竭与急性肺水肿。由于水进入血中，使血浆渗透压降低，一方面引起低钠血症、低氯血症与低蛋白血症；另一方面水进入红细胞内，使红细胞肿胀、破裂，而发生溶血，溶血后有大量钾离子与血红蛋白进入血浆中，而造成高钾血症与血红蛋白血症，而严重的高钾血症可使心搏骤停，过量的血红蛋白易堵塞肾小管，而引起急性肾衰竭。血液低渗可使水分进入脑细胞，而发生急性脑水肿。淡水进入肺泡可造成肺泡表面活性物质稀释而减少，而造成肺泡塌陷，引起急性呼吸衰竭，严重时可导致急性呼吸窘迫综合征。

2. 海水淹溺（saltwater drowning） 海水内含 3.5%氯化钠和大量钙盐、镁盐，故而渗透压高。海水吸入肺泡后，其高渗压可使血管内血浆大量进入肺泡，一方面引起急性肺水肿，而严重影响肺的通气与换气功能，而造成较淡水淹溺更为严重而持久的急性呼吸衰竭，严重的低氧血症最终可导致急性心力衰竭而死亡；另一方面由于大量血浆进入肺泡，而使血液浓缩、血容量减少。海水中的盐类可迅速进入血液，可引起高钠血症、高钙血症、高镁血症与低蛋白血症。而高镁血症可造成心血管系统与神经系统的损害：表现为心动过缓、心律失常、传导阻滞，甚至心搏停止；抑制中枢神经与周围神经系统，造成血管扩张与低血压等。

【临床表现】 临床表现与淹溺的液体介质及淹溺持续时间长短有关。淹溺的液体介质不同产生的病理变化与临床表现各有不同（见上）。浸没时间短，仅为暂时性窒息，可触及大动脉搏动，经急救后至少存活 24 h 或紧急复苏存活者称为近乎淹溺（near drowning）：可表现为头痛、视觉障碍、胸痛、呼吸困难和咯粉红色泡沫痰。若淹溺后短暂恢复数分钟到数日，病情得不到有效控制，最终死于肺水肿或者肺炎称为继发性淹溺（secondary drowning）。若溺水时间过长，多为窒息合并心搏骤停，称为溺死（drown），抢救难度较大。

呼吸衰竭、低氧血症是淹溺患者共同的和最重要特征，主要表现呼吸不规则或呼吸微弱，或呼吸心搏微弱或停止，昏迷，口唇、肢端发绀，口鼻及呼吸道充满泡沫、泥沙或杂质，易导致呼吸道阻塞，面部肿胀，腹部鼓胀，寒战、四肢冰冷，双眼结膜充血。溺入海水者有口渴感。常伴有不同程度的低体温。若为低温淹溺，使机体脑温<32℃，即可发生意识障碍，体温<28℃，易发生心室纤颤，<22℃易发生心搏停止。

【辅助检查】

1. 血常规检查　多有外周血白细胞总数和中性粒细胞比例增高。

2. 血电解质检查　淡水淹溺：出现高钾血症、低钠血症、低氯血症、低蛋白血症。海水淹溺：出现高钠血症、高氯血症、高镁血症、高钙血症与低蛋白血症。

3. 尿检查　淡水淹溺可有血红蛋白尿。

4. 肾功能检查　淡水淹溺可有血尿素氮与肌酐升高。

5. 胸部X线检查　可见肺野斑片状浸润，可出现典型的肺水肿征象。

6. 心电图检查　可表现为窦性心动过速、ST-T改变或心律失常。

7. 动脉血气分析　几乎所有的患者都有不同程度的低氧血症，75%患者出现呼吸性酸中毒合并代谢酸中毒。

【诊断】　根据淹溺的病史和目击者证实，即可诊断。通过体检初步确定病情严重性。

【急救与治疗】

（一）现场急救

1. 首先迅速将淹溺者从水中救出。

2. 保持呼吸道通畅　立即清除口鼻泥沙、杂物等异物，取出假牙，开放气道。松解领口、上衣和紧裹的内衣，以确保呼吸道通畅。

3. 倒水处理　倒水动作要快，以免影响心肺复苏。可选用膝顶法或抱腹法倒出呼吸道与胃内积水。①膝顶法（图10-1A）：施救者取半蹲位，一腿跪地，一腿屈膝，将患者腹部置于屈膝的腿上，使其头朝下，并用手轻叩其背部肩胛间区，尽量使呼吸道、肺部及胃内积水流出。②抱腹法（图10-1B）：施救者从患者背后双手抱住其腰腹部，使其背部朝上、头胸部朝下，摇晃患者，以使其呼吸道与胃内积水流出。

4. 心肺复苏（CPR）　若心搏呼吸骤停，立即CPR。心肺复苏成功，应迅速转运至医院进一步抢救，但途中不能间断监护与抢救。冷水淹溺>30 min仍不能放弃CPR，仍有复苏成功可能。但要配合复温（常用热水浴或温热的平衡盐液灌肠），注意复温速度不能过快，先使患者体温恢复到30～32℃，再尽快转运到医院进一步复温。

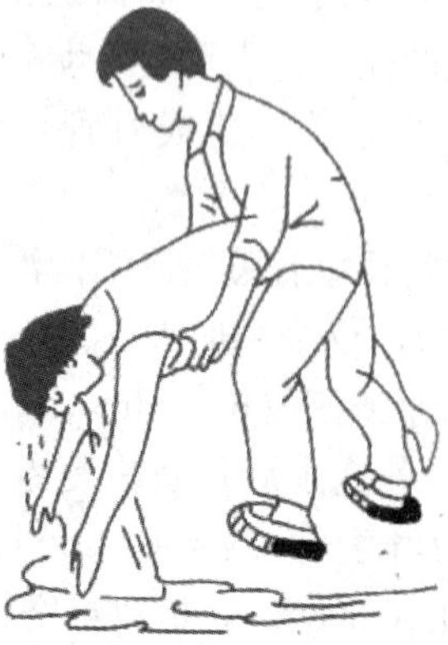

图10-1A　膝顶法

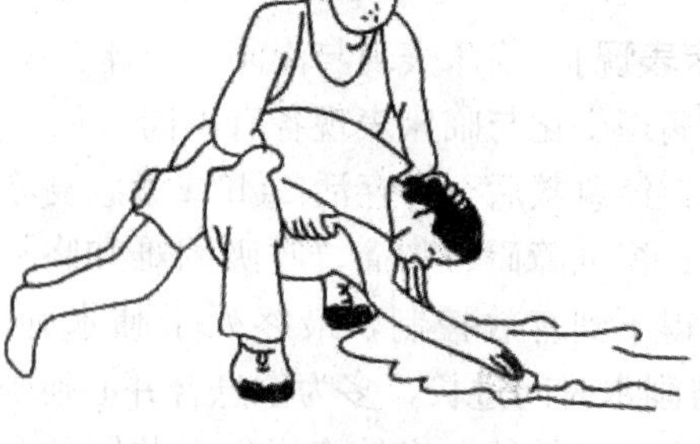

图10-1B　抱腹法

（二）院内救治

经现场急救后所有淹溺患者都应及时送至医院收入监护病房进行监护和治疗。

1. 呼吸支持　高流量面罩吸氧或鼻导管吸氧，但要求氧气要通过40%～50%酒精湿化后吸入，以抗泡沫、促进肺泡复张，促进肺通气与氧气的弥散，以提高动脉血氧分压。重症患者应尽快行气管插管或气管切开，机械辅助通气，有 ARDS 者，给予 PEEP 呼吸模式进行机械通气治疗。

2. 循环功能支持　患者心搏恢复后，多有低血压或血压不稳定，应注意有无低血容量，一般通过监测中心静脉压（CVP），结合动脉血压、尿量，以确定低血压与血压不稳定的原因：是低血容量还是心力衰竭，然后采取针对性治疗措施，以维持较好的循环功能。

3. 液体治疗　针对淡水淹溺者给予3%氯化钠500 ml 静脉滴注，必要时可重复1次。针对海水淹溺者，可给予5%葡萄糖氯化钠注射液或低分子右旋糖酐输液，一般不用生理盐水或复方氯化钠。若有脑水肿可用甘露醇与大剂量地塞米松进行治疗。

4. 防治低体温　体温过低者，应阻止热量散失，可采用体外或体内复温措施。

5. 防治感染　由于淹溺时有泥沙、杂物或呕吐物吸入，易引起肺部感染，应常规给予抗生素防治。对污染水域淹溺者，应尽早实施支气管镜下灌洗。

6. 合并症处理　防治脑缺氧损伤，控制抽搐；对血红蛋白尿、少尿或无尿患者，应积极防治急性肾衰竭；溶血明显时可输血，以增加血液携氧能力；应用糖皮质激素可能有助于肺水肿和溶血的治疗。

课堂互动

对本节案例进行分析与讨论：

1. 淡水淹溺的近乎淹溺。

2. 救治

（1）现场急救：本例主要为呼吸停止，应立即进行清除口鼻与呼吸道异物，开放气道，口对口人工呼吸。当呼吸有所恢复，再行倒水处理。然后迅速转运到医院，途中不应停止抢救。

（2）收入重症监护病房进行进一步评估与综合治疗。

第三节　电 击 伤

案　例

患者男，28岁，工人，于10 min 前施工时不慎被焊枪电流击中，大叫一声后，意识丧失，呼之不应，呼吸随即停止，工友立即呼叫“120”，约5 min 后急救车赶到。

请问：本例发生了什么情况？

电击伤（electrical injury）是指一定量的电流或电能（静电）通过人体，引起组织的不同程度损伤和器官功能障碍，甚至死亡的临床综合征，俗称为触电。通常包括雷击（瞬间的超高压直流电）和交流电伤。多见于男性青少年和电工。

【病因与发生机制】

1. 病因 触电常见的原因是人体直接接触电源或在高电压环境下，电流或电能电荷通过介质穿过人体而发生。常发生于违反机器设备操作规程者、接触高压线、高温高湿环境下电器漏电等。雷击多发生在空旷的农村。

2. 发病机制 人体是较好的导体，电流流经人体主要产生两种损伤效应：热效应与离子运动。电流的热效应可使流经的组织产热，造成局部组织灼伤，可引起灼伤处小血管损伤及血栓形成，组织缺血、局部水肿，使远端组织严重缺血、坏死。这种损伤严重程度与电压高低有关，如高压电或雷击伤可使局部组织瞬间达到2000～4000℃的高温，使组织瞬间"炭化"。电流的离子运动可引起神经组织、心肌和骨骼肌等组织强烈兴奋，出现难以控制的痉挛性收缩，若发生呼吸中枢抑制、呼吸肌痉挛、心室纤颤或心搏停止等均可导致死亡。

3. 触电方式

（1）单相触电：指人体接触一根电线，电流流经人体，再通过与地面接触肢体返回地面。此种方式最多见，常见于日常生活中的触电。

（2）双相触电：人体不同的两处部位同时接触同一电路中的两根电线，电流从电位高的一根，流经人体，再流向电位低的一根，而形成环形通路而造成电击伤。

（3）间接接触触电：主要发生于高压线断裂落地，以落地点为中心形成20米的带电区，电压由中心点向外周逐渐降低，当人走近10米以内的区域时，两脚之间就会形成电压差，称为跨步电压，电流从电压高的一脚进入人体，再从电压低的一脚流出，可造成跨步电压电击伤，可引起肌肉痉挛称为跨步电压触电。若再跌倒，电流则会流经心脏而造成心脏损伤，甚至心搏骤停。

4. 影响电击伤严重程度的有关因素 电击伤损伤程度与电流类型、电压高低、电流强度、人体电阻大小、暴露部位与电流途径、触电持续时间有关。

（1）电流类型及血压高低：＜380伏（V）直流电很少引起电击伤亡事故，而＜65 V交流电很少引起伤亡事故。因此，交流电较直流电更危险。如220 V交流电流经心脏即可引起心室纤颤，尤其人体对50～60 Hz的低频交流电的耐受性最差，最易引起心室纤颤。＞1000 V高压电通过人体，先引起呼吸中枢麻醉，呼吸先停，心搏后停。若直流电电压过高，也可引起肌肉痉挛性收缩而引起呼吸肌痉挛或心搏骤停而死亡。

（2）电流强度：一般电流强度越大，损伤越严重。通常1～2 mA的电流可引起局部刺痛感，若15～20 mA电流可引起肌肉痉挛性收缩，但可以摆脱电流；当20～25 mA的电流可引起手屈肌发生收缩，而不能自行摆脱电源，呼吸肌收缩影响呼吸功能而出现呼吸困难；＞50 mA的电流可引起心室纤颤或心搏骤停，同时可引起呼吸肌痉挛而导致呼吸停止，易引起死亡；＞100 mA电流可造成昏迷。

（3）电阻大小：一般电阻越小，通过的电流就会越大，组织损伤就越严重。而人体各组织的电阻与组织所含水分与电解质含量不同而不同，人体的组织电阻由小到大排列：神经、血管、肌肉、内脏、皮肤、肌腱、脂肪、骨骼。

（4）暴露部位与电流途径：通常与电源接触部位称为暴露部位，暴露部位多见于头部、上肢与下肢。当暴露部位是头部时，电流从头部进入人体，一般流经脑部、心脏再通过下肢流出，易造成中枢神经系统损害、心室纤颤或心搏骤停而死亡；若暴露部位是上肢时，电流从上肢进入人体，一般流经心脏再通过下肢流出，也易造成心室纤颤或心搏骤停而死亡；若暴露部位是下肢时，电流从一脚进入，通过腹部由另一脚流出，则危险性小。因此，暴露部位是头部或上肢都很危险。

（5）接触持续时间：一般电击伤程度与接触电流时间成正比，接触持续时间越长，损害程度越重。

【临床表现】

1. 全身表现　电击伤严重程度与电流类型、电压高低、电流强度、人体电阻大小、暴露部位与电流途径、触电持续时间等因素密切相关，若触电情况不同，则电击伤的全身表现也各不相同。轻者可出现痛性肌肉收缩、头痛、头晕、心悸、惊恐、面色苍白等，可伴有心律失常；重者，尤其雷击时，可致意识丧失、呼吸骤停、休克、心搏骤停等，常伴有严重的室性心律失常、肺水肿，可继发急性肾衰竭。如复苏不及时，常发生死亡。临床上应特别注意患者有多处损伤的可能性。幸存者常有心脏及神经系统损伤后遗症。

2. 局部表现　触电部位释放电量最大，高压电击时电流入、出口常见严重烧伤，入口灼伤比出口处严重，烧伤部位组织焦化或炭化，甚至形成坏死空洞。电流出口周围皮肤烧伤较轻，而皮肤下的深部组织损伤却很广泛，电流通过的组织和器官常发生隐匿性损伤；在肘关节、腋窝部及腹股沟部，其相互接触的近关节皮肤可因电流经过产生间断性创面；触电的肢体因屈肌收缩而关节处于屈曲位，肌群强直性收缩可导致骨折或关节脱位。高压电流损伤时，可导致肌肉组织损伤、水肿和坏死，使肢体肌肉、筋膜下组织压力增加，出现神经、血管受压体征，脉搏减弱，痛觉减退或消失，发生前臂腔隙综合征（forearm compartment syndrome）。

3. 雷击伤　遭受雷击时电流流经的皮肤可致一度或二度烧伤，皮肤出现微红的树枝状条纹；易致心搏、呼吸骤停；患者所带指环、手表、项链或起搏器处可以有较深的烧伤；约50%有单侧或双侧鼓膜破裂、视力障碍，单侧或双侧白内障。其他表现与电击伤相似。

【辅助检查】

1. 血生化检查　可出现心肌损伤标记物：肌酸激酶同功酶与肌钙蛋白 I 与 T 升高，血淀粉酶升高，高血钾症等。

2. 心电图检查　可见多种心律失常、非特异性 ST-T 改变等。

3. X 线检查　可有骨折。

4. 动脉血气分析　可表现为代谢性酸中毒、呼吸性酸中毒与呼吸衰竭等。

【诊断】 根据患者现场触电病史和典型临床表现即可作出临床诊断。根据相关实验室检查、特殊检查与动脉血气分析，判断电击伤损伤程度。

【急救与治疗】

（一）现场急救

1. 切断电源　应在第一时间迅速关闭电源或拔掉插座，或应用绝缘物（如干燥竹竿或木棒）挑开患者身上的电线，使其与电源隔离。但救助者务必确保自身的安全，防止触电。

2. 心肺复苏　对呼吸停止和心搏骤停者立即行 CPR，持续进行口对口人工呼吸直到自主呼吸恢复，不能轻易终止复苏，特别是闪电伤患者看上去已经死亡，但在持续心肺复苏后可能成功复苏。心肺复苏成功应立即转运到医院进一步抢救。

(二)院内救治

1. 针对心搏、呼吸骤停者，立即进行心肺脑复苏（详见第五章）。

2. 对所有触电患者应进行连续的 48 h 心电监测，以便发现迟发性心律失常。

3. 迅速补液 对严重触电的患者，应静脉快速补液，补液量较同等面积烧伤者要多些。具体输液量应依据患者每小时尿量、周围循环情况及中心静脉压监测来决定。

4. 创伤和烧伤的处理 伤口处理：彻底清除电击创面坏死组织，预防感染和创面污染，减少进一步的损伤。深部组织灼伤者，应按实际情况及时进行筋膜松解术等手术治疗。对继发感染给予相应抗生素抗感染治疗，深部组织损伤所造成厌氧菌感染者，还应给予破伤风抗毒素（1500 U）肌内注射。

5. 对症治疗 纠正水、电解质及酸碱平衡紊乱，防治脑水肿、急性肾衰竭和心功能不全，监测和防治高钾血症、应激性溃疡等。

课堂互动

本节案例分析：本例为电击伤引起的意识丧失、呼吸停止。

现场急救：心肺复苏。

小结

1. 学习重点：中暑、淹溺与电出伤的诊断与急救。

2. 学习难点：中暑、淹溺与电击伤的发病机制与临床表现。

思考题

一、名词解释

1. 热痉挛 2. 热衰竭 3. 热射病 4. 日射病 5. 淹溺 6. 电击伤

二、填空题

1. 常见触电方式有________、________、________。

2. 淹溺现场急救的步骤是____________、__________、__________、__________。

3. 根据吸入水分的性质及病理生理变化不同，可将淹溺分为________________和________________。

4. 淡水淹溺时低渗液进入________，迅速渗入________而进入血液循环，使血容量增加，导致________、________、________血症，如果红细胞破裂会引起________、________血症。

5. 根据中暑的程度不同可以为__________、________、________。重症中暑的类型有________、________、________。

6. 电流击伤人，对人的致命作用一是引起__________，二是____________。

三、选择题

1. 促使中暑的常见原因除外（ ）

A. 环境温度过高　B. 体质虚弱　C. 产热增加
D. 散热障碍　E. 汗腺功能障碍

2. 对轻症中暑者，应给予（　　）
A. 静脉滴注生理盐水　B. 物理降温　C. 药物降温
D. 阴凉处休息　E. 吸氧

3. 重症中暑热衰竭的突出表现为（　　）
A. 高热　B. 肌肉疼痛　C. 脑水肿
D. 周围循环衰竭　E. 急性肝衰竭

4. 夏季预防中暑的措施，不正确的是（　　）
A. 喝低盐清凉饮料　B. 穿深色衣服　C. 采取降温措施
D. 保持通风　E. 擦防晒霜

5. 关于中暑患者的处理，不正确的是（　　）
A. 昏迷者，口含清凉含盐饮料
B. 抽搐者，静脉或肌内注射地西泮
C. 肌肉痉挛时采取局部按摩
D. 室内温度应控制在 20～25℃
E. 高热患者可在大血管处放置冰袋

6. 热痉挛出现阵发性、对称性痉挛最常见的部位为（　　）
A. 背阔肌　B. 咀嚼肌　C. 腹直肌
D. 腓肠肌　E. 胸大肌

7. 热衰竭常见于（　　）
A. 年老体弱及慢性病患者　B. 青壮年　C. 运动员
D. 中年妇女　E. 户外劳动者

8. 热射病的特点为（　　）
A. 高温环境中突然发病，体温高达 40～42℃
B. 早期无汗
C. 不伴有皮肤干燥、灼热
D. 无意识障碍
E. 多发于年老体弱者

9. 中暑高热患者治疗，室温应控制在（　　）
A. 8～10℃　B. 10～15℃　C. 15～20℃
D. 20～25℃　E. 25～30℃

10. 淹溺根据有无水进入呼吸道与肺泡可分为（　　）
A. 干性淹溺、湿性淹溺　B. 海水淹溺、淡水淹溺
C. 干性淹溺、海水淹溺　D. 湿性淹溺、淡水淹溺
E. 温水淹溺、冷水淹溺

11. 淹溺的病理变化不包括（　　）
A. 低血钾　B. 肺不张　C. 阻碍气体交换
D. 低体温　E. 代谢性酸中毒

12. 淡水淹溺的病理特点为（　　）

A. 血容量减少　B. 血液浓缩　C. 红细胞增加
D. 血浆钠钾离子增加　E. 少尿

13. 海水淹溺时，一般不会发生（　　）
A. 心律失常　B. 溶血　C. 低氧血症
D. 肺水肿　E. 脑水肿

14. 对海水淹溺者出现血液浓缩症状时，切忌输入的液体是（　　）
A. 5%葡萄糖溶液　B. 生理盐水　C. 血浆
D. 10%葡萄糖溶液　E. 低分子右旋糖酐

15. 淹溺的救治原则，下列选项错误的是（　　）
A. 迅速将淹溺者救离出水　B. 立即恢复有效通气
C. 心肺复苏术　D. 根据病情作出救治处理
E. 首先考虑电击除颤

16. 日常生活中最常见的电击方式为（　　）
A. 单相触电　B. 二相触电　C. 跨步电压触电
D. 雷击　E. 以上都不是

17. 关于电流种类与电损伤程度的关系，下列哪种说法是正确（　　）
A. 500 V 以下，交流电与直流电危险性相近
B. 低压交流电频度越低，损伤越重
C. 50～60 Hz 的交流电可造成心室纤颤
D. 低压交流电频率越高，损伤越重
E. 以上说法都不对

18. 身体各部位组织单独对电流的阻力由小到大排列顺序依次是（　　）
A. 血管＜肌肉＜皮肤＜脂肪＜神经＜肌腱＜骨
B. 神经＜血管＜肌肉＜皮肤＜脂肪＜肌腱＜骨
C. 神经＜脂肪＜皮肤＜肌肉＜皮肤＜肌腱＜骨
D. 血管＜脂肪＜神经＜肌肉＜皮肤＜肌腱＜骨
E. 血管＜神经＜肌肉＜皮肤＜脂肪＜肌腱＜骨

19. 关于电损伤程度，不正确的是（　　）
A. 100 000 Hz 的高频电可能不会对人体造成损害
B. 15～20 mA 的电流会使手不能摆脱电源
C. 380 V 以下的直流电一般不会引起伤亡事故
D. 65 V 以下的交流电不会有电击致命伤
E. 电流对人体的损伤程度与电流通过人体的途径关系密切

20. 有关电击的损伤程度的描述，下列哪项不妥（　　）
A. 雷击及闪电时所致的静电可使受击者炭化
B. 电流由一手进入，从一脚或手流出，可引起心室纤颤
C. 每秒 50～60 Hz 的低压交流电对人体危害最大，可造成致命的心室纤颤
D. 血管神经电阻最大，骨骼电阻最小，受伤程度不同
E. 50 V 以下的交流电不会有电击伤

四、简答题

1. 简述重症中暑的急救处理措施。
2. 淡水淹溺与海水淹溺的各有何特点?
3. 简述电击伤院前急救要点。

(华中科技大学同济医学院附属孝感医院 李 睿 张秀玲)

第十一章 创 伤

学习目标

1. 掌握常见重要部位创伤的临床特点与处理原则。
2. 熟悉创伤分类、评估与诊断；熟悉多发伤与复合伤的临床特点与急救处理。

案 例

患者，男，23岁，因骑单车被汽车撞伤倒地，右颞部着地半小时，患者摔倒后意识不清，5min后清醒，自觉头痛、恶心。体检：BP 139/80mmHg，P 80次/分，神经系统检查未见阳性体征。头颅平片提示：右额颞线形骨折。遂将患者急诊留观。在随后2h中，患者头疼逐渐加重，伴呕吐，烦躁不安，进而出现意识障碍。体检：T 38℃，P 60次/分，R 18次/分，BP 160/100mmHg，浅昏迷，左侧瞳孔3mm，对光反射存在，右侧瞳孔4.5mm，对光反应迟钝。左鼻唇沟浅，左侧Babinski征阳性。

请问：①患者意识障碍考虑什么原因？②意识障碍的中间清醒期提示什么？③从现有资料分析，患者有危险吗？④应如何处理？

第一节 创伤概述

创伤（trauma）有广义和狭义之分，广义是指由于物理、化学、生物或其他因素对人体皮肤黏膜及其被覆下的组织器官的损伤，造成局部或全身功能障碍。狭义是指机械性致伤因素作用于机体造成的组织结构完整性破坏或功能障碍，较为常见，严重者涉及心、肺、脑、肝、肾等重要脏器而危及生命。随着工业、交通的现代化，创伤给人类提出了巨大的挑战。在美国，创伤死亡是44岁以下首位死因。在我国的城市，创伤是第五位死因。本章主要介绍狭义的创伤。

【分类】

1. 按致伤因素分类 可分为冷武器伤、火器伤、烧伤、烫伤、冻伤、冲击伤、化学伤、放射性损伤与复合伤等。

2. 按伤口是否开放分类

(1) 开放性损伤：指皮肤或黏膜表面有伤口的损伤，易引起感染，如擦伤、撕裂伤、切伤、砍伤、刺伤等。按有无穿透体腔可分为穿透伤与非穿透伤。

(2) 闭合性损伤：指创伤部位皮肤黏膜保持完整，无伤口，但可能合并深部组织器官的损伤。常见的有挫伤、扭伤、挤压伤、震荡伤、关节脱位和半脱位、闭合性骨折、闭合性内脏伤等。

3. 按致伤部位分类 可分为颅脑伤、颌面颈部伤、胸部伤、腹部伤、骨盆部伤、脊柱脊髓伤、上肢伤、下肢伤及多发伤等。

4. 按伤情轻重分类

（1）轻伤：指意识清楚，无生命危险，如无感染的软组织损伤、局限性烧伤等，现场无须特殊处理。

（2）重伤：指病情较重，但暂时无生命危险，需要手术治疗，有时间做手术准备和必要辅助检查，可在伤后 12 h 内作出处理。如不伴呼吸衰竭的胸部伤、无内脏破裂的腹部伤等。

（3）危重伤：指病情危重，随时有生命危险，需要紧急抢救处理的严重损伤。如窒息、大出血及休克等有生命危险的创伤。下列为有生命危险的创伤指标：①收缩压＜90 mmHg；②脉搏＞120 次/分或＜40 次/分；③呼吸＞35 次/分或＜10 次/分；④意识障碍；⑤头、颈、胸、腹或腹股沟部穿透伤；⑥连枷胸；⑦腕或踝以上创伤性断肢；⑧有两处或两处以上长骨骨折；⑨＞3m 的高空坠落伤。

【病理生理】

（一）全身反应

1. 体温反应：发热（常见）、低温（少见，可在并发休克时出现）。

2. 神经内分泌变化

（1）交感神经-肾上腺髓质轴兴奋：创伤后肾上腺素、去甲肾上腺素、多巴胺等儿茶酚胺类物质在血中增多。

（2）下丘脑-垂体-肾上腺皮质轴兴奋：糖皮质激素、生长激素、抗利尿激素分泌增多，它是创伤应激最重要的一个反应。

（3）肾素-血管紧张素-醛固酮系统分泌增加。

（4）胰高糖素和胰岛素：创伤后胰高糖素增加，胰岛素出现相对不足或出现胰岛素抵抗。

3. 代谢变化

（1）糖代谢变化：创伤应激时体内糖代谢变化的总结果是血糖升高而葡萄糖利用下降。故此时输注过多葡萄糖作为能源不仅不能起到节氮效应，反而会加重糖代谢紊乱及肝功能负担。

（2）脂肪代谢：使体内脂肪动员与分解加速而成为主要的供能物质，血浆游离脂肪酸（FAA）和甘油三酯（TG）迅速升高，血酮体升高。此时外源性脂肪的补充可提供机体所需的能量，同时提供需要的必需脂肪酸，具有“节氮效应”。

（3）蛋白质代谢：创伤应急时蛋白质的主要变化是分解代谢加速，尿氮排出增加，可出现负氮平衡。

（二）局部反应

1. 创伤性炎症：组织受伤后，创口及其周围可发生炎症。炎症起始于微血管的反应，先是短暂的收缩，继而发生扩张、充血；同时血管通透性增加，水、电解质、血浆蛋白渗出到组织间或体表；继而细胞成分渗出。如果继发感染或有异物进入，炎症反应会迅速而剧烈。

2. 创伤修复：创伤修复的基本方式是由伤后增生的细胞和细胞间质充填、连接或替代缺损组织。理想的创伤修复是组织缺损由原来性质的细胞来修复，恢复原有的结构和功能。然而，人体各组织细胞固有的增生能力不同。因此，各种组织器官创伤后修复情况不一。若某些组织创伤后不能靠原来的细胞修复，则由其他性质的细胞来代替，常由成纤维细胞所分泌的细胞外基质代替。

（三）并发症

创伤由于组织器官损伤与病理生理变化，结果可引起多种并发症。并发症不但推迟患者治愈时间，有的还可直接危及生命，故必须重视。最常见的并发症是化脓性感染，其次是休克，主要是由于伤后失血失液，部分患者还可能由于神经系统受强烈刺激、心包压塞、张力性气胸、开放性气胸等，均可导致休克。多数属于低血容量性休克。此外，重度创伤还可继发脂肪栓塞综合征、应激性溃疡、器官功能障碍等并发症。

【创伤评估】 创伤伤情评估，对伤员急救刻不容缓，因决定伤员生命的关健时间为最初1h，所以必须重视伤情评估。如不及时评估，容易把重伤误为轻伤或把轻伤误为重伤，重症当作轻伤易致伤员失去抢救时机，轻伤当作重伤救导致急救资源的浪费。创伤评估一般分为院前评估与院内评估。

（一）院前评估

院前评估指在创伤事故现场或救护车上，急救人员对伤员的创伤病因、生命体征及临床特征等伤情进行的综合评估。只有及时准确的院前评估，才能保证重症伤员获得及时抢救机会，才能指导伤员合理分流。评估资料一般凭受伤史、临床检查所得资料。由于院前急救情况紧急、条件有限，临床检查只能突出重点。一般根据“ABCDE”进行，即 A，airway（气道）、B，breathing（呼吸）、C，circulation（循环）、D，disability（神经系统障碍）和 E，exposure（充分暴露）。

院前评估，多用创伤指数（trauma index，TI）或创伤评分（trauma score，TS）等方法来进行评估。

1. 创伤指数　是以患者生命体征为基础的创伤评分方法（表 11-1），它是对创伤患者的创伤部位、创伤类型、循环状态、呼吸功能、意识状态五个方面进行评估。根据异常程度分别以 1、3、5、6 数值记分，最后五项相加，看总分判断伤情轻重。

2. 创伤评分　是对创伤患者的呼吸频率、呼吸幅度、收缩压、毛细血管循环状态与昏迷分度（按 GCS 评分标准评分）等五项进行伤情评估（表 11-2，采用改良式评分法），根据异常程度分别记分，最后统计总分来区分伤情轻重。以上两种方法均可用来指导创伤急救和合理分流。

表 11-1　创伤指数

分值	1	3	5	6
创伤部位	四肢创伤	背部创伤	胸部创伤	头、颈或腹部创伤
创伤类型	挫伤	撕裂伤	刀刺伤	钝器或火器伤
循环状态				
外出血	有			
血压（mmHg）	60～100	＜60	测不出	
脉搏（次/分）	100～140	＞140	＜50	
呼吸状态	胸痛	呼吸困难	发绀	呼吸停止
意识状态	嗜睡	昏睡	浅昏迷	深昏迷

评估标准：

1. 总分 2～9 分者病情较轻。
2. 总分 10～16 分者病情不轻。
3. 总分 17～21 分者病情较重，有死亡可能，但死亡率较低。
4. 总分＞21 分者为危重症，死亡率高。

表 11-2 创伤评分（改良式）

分值	0	1	2	3	4	5
呼吸频率（次/分）	0	<10	>35	25～35	10～24	
呼吸幅度	浅或困难	正常				
收缩压（mmHg）	0	<50	50～75	76～89	>90	
毛细血管循环状态	无	迟缓	正常			
GCS 评分总分		3	4～5	6～8	9～12	13～15

评估标准：

1. 毛细血管循环状态检查：按压前额或口唇黏膜后 2 s 内再度充盈为正常，超过 2 s 为迟缓，不能再度充盈为无。

2. 综合判断：总分共 16 分，总分越少，伤情越重。总分 13～16 分，为病情较轻；≤12 分，为重症。

（二）院内评估

病员被送往医院后仍需再次进行伤情评估。院内评估指伤员到达急诊室和（或）病房内，医护人员通过对伤员的体格检查和辅助检查，根据所得的资料如创伤原因、病理与生理改变及院前评分情况，再次对伤情进行评估，以指导后续抢救和判断预后与转归。检查不能遗漏重要伤情，一般按“CRASHPLAN”方案进行检查，即 C，cardiac（心脏），R，respiratory（呼吸），A，abdomen（腹部），S，spine（脊髓），H，head（头颅），P，pelvis（骨盆），L，limb（四肢），A，arteries（动脉），N，nerves（神经）。检查后对伤情进行精确的评估。常用的评估方法有简明创伤分级（abbreviated injury scale，AIS）、创伤严重度评分（injury severity score，ISS）和危重创伤标准等。

1. 简明创伤分级法（AIS） 美国医学会与美国汽车医学学会于 1969 年专门召集各类专科医生和相关研究人员，制定了创伤分级标准。经过长期临床实践应用，经过不断充实和完善，形成了完善的 AIS 字典。具体分级法：每个伤员的伤情都可用一个 6 位数字表示，其中第 5、6 位数之间以小数点隔开。第 1 位数字为创伤部位的代码，全身共分 9 个区：1 为皮肤（包括皮肤擦伤与烧伤）、2 为头颅部、3 为颌面部、4 为颈部、5 为胸部、6 为腹部与盆腔内脏器、7 为脊柱、8 为上肢、9 为下肢。第 2、3 位数字为同一区域不同器官和部位的代码，第 4、5 位数字为创伤严重程度的代码，同一部位或器官数字越大，伤情越重。第 6 位数字为多发伤的伤情严重性代码，其严重性分为 6 级：1 为轻度创伤，2 为中度创伤，3 为重度创伤，4 为严重创伤，5 为危重创伤，6 为致死性创伤。该分级法适用于单个伤，对于多发伤和复合伤的评估稍有不足之处。

2. 创伤严重度评分（ISS） 是 Baker 等于 1974 年参照 AIS 分级标准，从解剖学观点出发，制定的对创伤部位、范围、类型及严重程度进行评估的数字分级方法。此法将全身分为 6 个区域：①头颈部：包括脑、颈髓、头颅、颈椎和耳部；②面部：包括口、鼻、眼及颌面骨；③胸部：包括胸腔内脏器、膈、肋骨及胸椎；④腹部及盆腔：包括腹部及盆腔内各脏器和腰椎；⑤四肢及骨盆：包括四肢与骨盆的扭伤、骨折、脱位及创伤性截肢；⑥皮肤及软组织：包括这些组织的撕裂伤、挫伤、擦伤和烧伤等。严重程度的计算方法：以全身三个较严重损伤区域的 AIS 最大代码平方之和。ISS 最高分可达 75 分，总分愈高，伤情愈严重，死亡率愈高。ISS 为 16 时可有 10%死亡率。判断标准：ISS<16 分者为轻伤，16～24 分者为重伤，≥25 分者为危重伤，但<50 分者，大多数 1 h 内仍存活，如能采取及时有效的抢救措施，可大大提高抢救成功率，降低死亡率。本法可计算多个部位创伤和严重程度，尤其适

用于多发伤和复合伤的评估。例如某男，坠落伤导致左侧多发肋骨骨折、脾破裂、左髂骨骨折、左手挫伤，通过查 AIS 字典得出：

损伤情况	AIS 数字	ISS 部位
多发肋骨骨折	3	胸部
脾破裂	4	腹部
髂骨骨折	3	四肢与骨盆
左手挫伤	1	皮肤

计算 $ISS=3^2+4^2+3^2=34$ 分。本例≥25 分，为危重伤，如能采取及时有效的抢救措施，还是有抢救成功的希望。

3. 危重创伤标准　在后续抢救时，当出现下列危重创伤时，宜选择紧急手术加选择性手术，即创伤患者生理功能紊乱情况下，应先采取紧急救命手术；待生理功能紊乱纠正后，再行精确手术。

（1）手术前出现下列情况之一：①涉及 3 个以上器官的多发伤；②创伤合并不明原因的休克，平均动脉压＜60 mmHg，中心静脉压＜2 cmH_2O，尿量＜20 ml/h，皮肤湿冷；③合并呼吸衰竭，PaO_2＜60 mmHg，需要机械通气；④合并大量失血导致失血性休克；⑤合并严重心肺脑疾病如急性心肌梗死、慢性阻塞性肺疾病、中风等；⑥合并败血症或脓毒败血症；⑦合并急性肾衰竭或急性肝功能衰竭；⑧合并严重腹部疾病如急性胰腺炎、腹膜炎、胃肠穿孔、出血或肠坏死等情况；⑨合并严重营养不良；⑩70 岁以上有一个脏器功能不全。

（2）手术中或手术后出现下列情况：①手术中大出血，估计失血量＞4000 ml 或需要输血估计＞4000 ml；②手术中出现血压＜70 mmHg 而不能纠正或休克。

【现场急救技术】　创伤现场急救技术主要有五项，为抢救伤员生命和进一步治疗所必需。学好和掌握这五项技术，现场急救时灵活应用，可大大减少伤员的伤残程度。

（一）通气

伤员的咽喉部和气管被血块、泥土或呕吐物等堵塞，或昏迷后舌后坠，均可造成窒息，应立即选用下列方法，恢复呼吸道通气。舌、口底、软腭、咽喉部水肿压迫气道，可进行气管切开。无条件时可用粗穿刺针行环甲膜穿刺通气。

1. 指抠口咽法　一手用拇示指拉出舌头，另一手示指伸入口腔和咽部，迅速将血块、异物取除。

2. 叩背法　使伤员上半身前倾或半卧位；一手支持其胸骨前，用另一手掌叩击其背部两肩胛骨之间，促使咳嗽将上呼吸道的堵塞物咯出。

3. 垂俯压腹法　从背侧用双手臂环抱伤员上腹部，将伤员提起，使其上半身垂俯，用力压腹，促使上呼吸道堵塞物吐出、咯出。

4. 托颌牵舌法　昏迷伤员的舌后部堵塞声门，应用手从下颌骨后方托向前侧，将舌牵出，使气道开放、声门通气。

（二）止血

出血是创伤后主要并发症之一。成年人全身血容量约为 5000～6000 ml，出血量达到总量的 20％，即有危险。出血量＜500 ml，无明显症状；800～1500 ml，出现头晕、眼花、心慌、面色苍白、呼吸困难、脉细、血压下降；出血量＞1500 ml，出现严重的呼吸困难、心力衰竭、出冷汗、四肢发凉、血压明显下降等重症休克表现。心脏或大血管损伤的大出血，往往因来不及抢救而即刻死亡。

1. 出血的分类

(1) 根据出血血管的种类分为动脉出血、静脉出血和毛细血管出血。

(2) 根据出血部位分为外出血和内出血，外出血是现场必须处理的紧急情况，内出血一般需要专业人员来处理。

2. 止血方法

(1) 指压法：通常是将中等或较大的动脉压向骨的表面。例如：将颈总动脉压至第5颈椎横突，将肱动脉压向肱骨干上。

(2) 压迫包扎法：常用于一般的伤口出血。

(3) 填塞法：用于肌肉、骨端等渗血。先用1～2层大的无菌纱布铺盖伤口，以纱布条、绷带等充填其中，外面加压包扎。此法缺点是止血不够彻底，且增加感染机会。

(4) 止血带法：能有效地制止四肢出血。但用后可能引起或加强肢端坏死、急性肾衰竭等并发症。因此，用于暂不能用其他方法控制的出血。

使用止血带注意事项：①必须作出显著标志（如红布条），注明时间。②气囊止血带压力：上肢300 mmHg，下肢600 mmHg。时间尽量短，连续阻断血流时间一般不得超过1 h，如必须继续阻断血流，应每隔1 h放松1～2 min。③要避免止血带勒伤皮肤，不可用绳索、电线等结扎；用橡胶管时应先压在缚扎处垫1～2层布。④止血带位置应接近伤口（减少组织缺血范围），但上臂止血带不应缚在中1/3处，以免损伤桡神经。⑤前臂和小腿不宜用止血带，因有两根长骨使血流阻断不全。

(5) 手术止血法。

（三）包扎

包扎主要目的是保护伤口，减少污染，固定敷料，帮助止血。常用绷带和三角巾。抢救中也可将衣裤、巾单等裁开作包扎用。不论何处包扎，均要求包扎后固定不移和松紧适度。

要求：①选用合理的包扎材料：应尽可能使用无菌材料，如现场无条件，可用清洁布料代替。②掌握包扎技术要领，包扎范围一般应超出创缘5～10 cm。③部位准确，操作敏捷轻巧，包扎牢固可靠，但不能过紧。④对出血和骨关节损伤的伤口，应将衣物剪开然后包扎，如衣服与创面紧贴，只需将尚未粘着的部分解除，暂时直接包扎。⑤伤口内异物不可勉强取出；脱出创口外的脏器组织和骨骼断端不可随意送回。⑥包扎后要经常观察和检查伤肢。

开放伤口不同于闭合伤口，早期处理是否得当关系到进一步治疗的结果。对开放伤口，在入院前应用无菌纱布或棉垫包扎，若没无菌敷料，可用干净布包扎。

（四）固定

骨关节损伤均必须固定制动，以减轻疼痛，避免骨折片损伤血管和神经等，且有利于防止休克。较重的软组织损伤，也宜将局部固定。固定前，应尽可能牵引伤肢矫正畸形；然后将伤肢放到适当位置，固定于夹板或其他支架（可就地取材用木板、竹竿、树枝等）。固定范围一般应包括骨折处远和近两个关节，既要牢固不移，又不可过紧。急救中如缺乏材料，可行自体固定。例如将上肢缚在胸廓上，或将受伤下肢固定于健肢上。

（五）搬运

原则上，在固定前不要随便搬动。必须搬动时，四肢骨折伤员，应循伤肢的纵轴进行牵引，然后再小心移动；对脊柱骨折损伤，搬运时必须保持伤处稳定：注意整体搬运，平起平放，将身体整体搬动到木板或门板上，再行转运。决不能使躯干成角及扭转，切忌抬腿、抬肩，以免加重了骨折移位和脊髓损伤。对昏迷伤员，搬运时必须保持呼吸道通畅。

【抢救与治疗】

（一）急救

院前创伤急救和急诊室抢救，可体现了一个医院医疗水平。较重和重症创伤救治应从现场着手。抢救危重创伤者生命的基本措施可概括为“ABC”支持。急救注意事项：抢救积极、镇定、工作有序，不可忽视沉默患者，防止抢救中加重创伤，防止医源性损害。

（二）一般处理

1. 体位和局部制动 较重的创伤后伤员应卧床休息，所取的体位应利于呼吸运动和保持伤处静脉血回流（减轻水肿），如半卧位利于呼吸，抬高受伤的下肢可减轻肿胀。受伤的局部应适当制动，可缓解疼痛，且利于组织修复。

2. 防治感染 凡有开放性伤口，均必须重视感染的防治。腹内、胸内组织器官受损的闭合性创伤，也需防治感染。伤口的清洁、清创术处理和闭合伤的手术处理，必须及早施行。沾染较多和组织破坏较重者需选用有效抗生素，并用破伤风抗毒血清等。

3. 维持体液平衡和营养代谢 伤后有口渴和尿少提示体液不足，应及时检查和输液补充。较重的伤员可有酸碱失衡和电解质紊乱，均需予以纠正。较重的创伤可造成机体静息能量消耗增加和分解代谢加速，导致体质消耗、组织修复迟滞和免疫功能降低，容易出现并发症。因此，如伤后患者不能进食，就应选用要素饮食或静脉营养法。

4. 镇痛镇静和心理治疗。

（三）开放性伤口的处理

伤口通常分清洁伤口（如手术切口）、沾染伤口（即污染伤口）和感染伤口（有脓性分泌物的炎症伤口）。通常创伤伤口多为沾染伤口，沾染伤口是指沾有细菌但尚未发展成感染的伤口。一般认为伤后 8 h 内处理的伤口属沾染伤口，但亦有例外，如沾染严重或细菌数量多、毒力强，在 4～6 h 即可变为感染伤口；头面部，由于局部循环好，12 h 或更长仍可按沾染伤口处理；其他部位伤口如沾染少，失活组织不多（切伤）、伤后早期应用抗生素等，伤后处理时间稍迟亦可按沾染伤口处理。

处理沾染伤口的方法称清创术，目的是使沾染伤口变为或接近清洁伤口，当即缝合，以达到一期愈合。清创术的具体步骤如下：

1. 冲洗伤口 先用无菌纱布盖住伤口（保护创面），再用灭菌肥皂水清洗伤口周围皮肤，剪去毛发，用大量无菌等渗盐水冲洗伤口，轻柔去除血凝块与异物。

2. 清理伤口 等伤口周围皮肤稍干后，用碘酒、酒精（也可单用碘附）常规消毒皮肤，铺无菌巾，作局部浸润麻醉，再次检查伤口，清除血凝块和异物，切除失活组织直至接近清洁、循环较好的部位组织。

3. 缝合伤口 重新消毒、铺巾、更换手套，再次检查止血后，逐层缝合伤口，有渗血较多的伤口应放置引流物。若受伤组织较多，沾染较重，感染可能性较大者，给予延期缝合或不缝合伤口，然后每天换药。

第二节 常见重要部位创伤

一、颅脑损伤

颅脑损伤是指颅脑在外力的作用下所致的损伤，无论在和平或战争时期都是一类极为常见的损伤性疾病。发生率次于四肢居第二位，但由于伤及中枢神经系统，其死亡率和致残率都很高，居第一位。

【临床特点】

（一）常见类型

1. 头皮损伤　由于暴力使物体直接作用于头皮所致，如碰撞伤、刀砍伤、拳击伤。头皮血运丰富，皮肤与皮下组织致密，裂伤后不易回缩自行止血，伤口处易出血或肿胀。当有头皮撕脱时可见颅骨外露。

2. 颅骨骨折　颅骨骨折按发生部位可分为颅盖骨骨折和颅底骨折。颅盖骨骨折较常见，发生率是颅底骨折的3倍。颅骨骨折的重要性不在于骨折本身，而在于骨折会引起的脑、神经组织和血管的损伤，颅底骨折可致脑脊液漏及感染等。颅骨骨折的临床表现：头部外伤后，伤口出血，头部有局部肿胀或凹陷，可有视觉、听觉、嗅觉发生障碍；颅底骨折可表现为耳或鼻流血或流出清亮的液体（提示脑脊液耳漏或鼻漏），眼球出血和眼眶青紫形成特有的“熊猫眼征”，严重者头面部可变形。

3. 脑损伤　伤后轻者表现为短暂意识丧失，醒后头痛、眩晕或恶心、呕吐。严重者出现昏迷，呼吸、脉搏、血压发生改变，可出现偏瘫、伤侧瞳孔散大、对光反射消失等。

（二）颅脑创伤的判断

1. 外伤史

（1）了解受伤的时间与经过；有无头痛、恶心、喷射状呕吐等颅内压增高的表现。

（2）注意受伤的部位、致伤的方式。在头部受伤的着力点处可见到擦伤、挫伤或撕裂伤及局部血肿、出血等。

（3）详细了解伤后的意识改变情况。

2. 神经系统检查

（1）检查伤员的意识是否清晰、意识障碍的程度；

（2）检查伤员的两侧瞳孔变化、眼球活动情况。如果两侧瞳孔散大，眼球固定是病情危重的表现。

3. 全身检查

（1）如有血压上升、脉搏缓慢、呼吸加深等提示颅内压增高。如血压忽高忽低，呼吸忽快忽慢、心律不规则及高热往往提示有脑干损伤。呼吸浅而不规则或叹息状，提示有中枢性呼吸衰竭。

（2）注意检查有无合并身体其他部位的损伤，尤其是胸、腹部伤。

【处理原则】

1. 保持呼吸道通畅　颅脑损伤多伴有呕吐，要特别注意保持呼吸道的通畅，及时清除口咽部分泌物和血液等。昏迷、舌后坠者应将舌牵出或放入口咽通气道。呼吸不畅、濒于窒息者可行环甲膜穿刺术，有条件时行气管内插管，以抢救患者生命。

2. 严密观察意识、瞳孔、血压、脉搏、呼吸、肢体活动及各种反射（睫毛反射、吞咽反射等）情况。

3. 保持患者安静，无休克者头部抬高15°～30°，头偏向一侧，防止呕吐物误吸引起窒息。身体自然倾斜，避免颈部扭曲，以利于颅内静脉回流，减轻脑水肿，降低颅内压。避免擤鼻、咳嗽、打喷嚏。耳鼻出血或流液体时不堵，无需冲洗，只用干净布类覆盖，防止感染。

4. 重型颅脑损伤患者，缺氧严重可加重脑水肿，有条件时应立即给予吸氧。

5. 头皮血管丰富，损伤时出血较多，而且不易自行停止，当损伤出血时应立即指压止血、加压包扎止血。如有脑组织膨出，应用急救包或棉圈围于伤口周围，然后包扎。有头皮撕脱者，复位后包扎。

6. 线性颅盖骨折严密观察有无合并颅内血肿，有手术指征者及时手术；绝大多数颅底骨折本身不需特殊处理，着重观察有无脑损伤，颅底骨折合并脑脊液漏应视为开放性颅脑损伤，按开放性颅脑损伤治疗。

7. 脑膨出的处理

(1) 首先松解领扣和装具，然后迅速用无菌纱布覆盖膨出的脑组织，再在脑组织周围用纱布敷料或腰带折成圆圈加以保护，也可用干净的饭碗扣住，以三角巾或绷带轻轻地包扎固定。注意不能压迫膨出的脑实质，禁止将其送回伤口内。

(2) 保持呼吸道通畅：及时清除口、鼻腔、呼吸道的分泌物或呕吐物。对昏迷者或有下颌骨骨折舌后坠者应将舌牵出，用安全别针固定于胸前，以防窒息。

(3) 如有呼吸停止时，应立即进行人工呼吸，同时肌内注射可拉明或洛贝林等呼吸中枢兴奋药；必要时气管插管、机械控制呼吸。

(4) 尽早应用易通过血脑屏障的抗菌药物，如磺胺嘧啶、青霉素 G 等，以防治感染。

(5) 禁用吗啡类药物，以免抑制呼吸中枢和影响病情观察。

(6) 迅速转运到专科病房救治。搬运时伤侧朝上，以免压迫膨出的脑组织，并将头颈部加垫抬高，稍加固定。

二、胸部损伤

胸部创伤的发生率仅次于四肢伤和颅脑伤，居创伤的第三位，约占全部创伤的 10%～25%。大多为交通事故伤。胸部创伤包括胸壁、胸腔内脏器和膈肌的直接性损伤以及由此产生的继发性病变，如连枷胸、血胸、气胸、血气胸、纵隔气肿、心包压塞等。胸腔内的脏器最主要的是肺和心脏大血管，一旦损伤后易发生呼吸、循环功能衰竭。

【临床特点】

(一) 肋骨骨折

胸部受到挤压、碰撞时易发生肋骨骨折，患者感到骨折处疼痛，在咳嗽、深呼吸时疼痛加重。现场检查时可用双手放于伤者胸廓前后方或两侧，轻轻地挤压（不宜反复挤压），骨折处有剧痛即为胸廓挤压试验阳性，应疑为肋骨骨折。

若相邻的多根肋骨骨折可见胸壁畸形，常称“浮动胸壁”或“连枷胸”，易出现反常呼吸，即吸气时，正常人的胸廓抬起，“连枷胸”患者的胸壁则内陷；呼气时正常人的胸廓内陷，“连枷胸”患者的胸壁则抬起。

(二) 创伤性气胸

正常人的胸膜腔（胸壁内面与肺被面之间、由胸膜壁层与脏层围成的一个封闭的腔隙）无气体，胸膜腔内压力，不论吸气还是呼气，总是低于外界大气压，呈负压，这种负压有利于呼吸。因外伤导致肺、支气管或食管破裂或胸壁穿透伤，胸膜破损，空气进入胸膜腔称为气胸。根据创伤后胸膜腔与外界的交通情况，气胸可分为闭合性气胸、开放性气胸、张力性气胸三种。

(1) 闭合性气胸：多为肋骨骨折时，骨折的断端刺破肺，使空气进入胸膜腔，此时胸膜腔与外界仍隔绝，胸膜腔内压力仍为负压。伤病员可出现胸闷、气急的表现。检查时，伤侧胸部叩诊呈鼓音，呼吸音减弱或消失。

（2）开放性气胸：多为锐器致胸壁形成伤口，成为胸膜腔与外界相通的开口，致空气可自由进出，有时可听到空气进入胸膜腔的“嘶嘶”声响。患者在伤后迅速出现严重的呼吸困难、惶恐不安、脉搏细速，伴发绀和休克。伤侧肺部呼吸音消失，叩诊鼓音。

（3）张力性气胸：胸壁、肺、支气管或食管上的创口呈单发活瓣，与胸膜腔相交通，空气只进不出，致胸膜腔内压力不断升高；患者出现大汗淋漓、烦躁不安、严重呼吸困难、发绀以及休克等一系列呼吸循环衰竭的表现。查体时发现伤病员伤侧呼吸音消失，叩诊鼓音，可有纵隔和皮下气肿，气管和纵隔移向健侧。

（三）血胸

胸部损伤引起胸膜腔积血称为血胸。当与气胸同时存在时称为血气胸。引起血胸的机制：①胸壁损伤引起的肋间血管或胸壁内血管破裂出血而进入胸膜腔；②胸腔内器官如心脏、大血管受损破裂出血，出血量多而凶险，若救治不及时，易在短期内引起失血性休克死亡；③肺组织裂伤出血，但肺循环压力较低，又有组织因子释放，故一般出血少而容易止血。胸腔积血的多少取决于出血的部位与破损的血管大小。当积血量不多，由于肺、心与膈肌等器官的运动可起到去纤维蛋白作用，故而胸腔穿刺抽出的血多不凝固；多为非进行性血胸。当出血快、积血量多时，这种去纤维蛋白作用有限，故抽出的积血可凝固成血块。因此，抽出的血凝固提示受累的血管大而出血多，往往合并失血性休克。多见于进行性血胸。

血胸临床表现：胸腔积血＜500 ml，称为少量血胸，多无明显症状；当积血达 500～1000 ml，称为中量血胸，积血量＞1000 ml，称为大量血胸。中量以上积血，则出现：呼吸加快，严重者呼吸困难，脉搏细弱，血压下降等休克表现，检查则有胸腔积液体征。胸腔穿刺抽出不凝固血提示非进行性血胸，若抽出血凝固提示进行性血胸。

【处理原则】

（一）保持呼吸道通畅

及时清除口咽异物，吸净气管中的血液和分泌物，防止窒息，必要时可作气管插管或气管切开。心搏呼吸骤停者立即心肺复苏。

（二）单纯骨折（无并发气胸）处理

局部用多层干净布、毛巾等覆盖后，用布条或绷带加压包扎，多发性骨折用宽布加压包扎。多发性肋骨骨折用宽胶布或宽布围绕胸腔半径固定即可，以防止肋骨断端刺伤肺组织，使患者再次受伤。合并体表出血可压迫止血，禁止用探针探测伤口的深度，禁止拔除露在胸部外边的刀柄或其他异物。

（三）气胸的处理

1. 闭合性气胸　少量闭合性气胸可自行吸收，不需要特殊处理。但要注意其发展和变化，中量或大量气胸可以先行胸腔穿刺抽气。

2. 开放性气胸　要尽快封闭胸腔创口，可用多层清洁布块或厚纱布垫，在伤病员深吸气末覆盖伤口并包扎、固定，不要随意更换。具体方法如下：

（1）用急救包外皮的内面，迅速紧贴在伤口上，然后用多层纱布棉花垫加压包扎；或采用多层纱布棉垫和不透水的布料覆盖伤口，外加绷带包扎，使其严密不透空气。同时进行抗休克处理，后送时取半卧位，争取早期手术处理。

（2）如条件具备，则用无菌敷料如凡士林纱布加棉垫封盖伤口，再用胶布或绷带包扎固定，同时给予吸氧。

(3) 用铝箔膜或塑料密封伤口，再用胶布固定。一时找不到以上用物，要立即用手捂住伤口，取患部向下卧位，同时给予吸氧。

(4) 伴有肋骨骨折时，可用三角巾固定胸廓，取半卧位后送；搬运时，应特别注意防止骨折断端刺破胸膜和肺。如途中敷料被血液浸湿，可在外面另加敷料包扎。

总之，应利用现场可利用的器材实施急救，切忌因现场缺乏医用无菌的器材而延误紧急处理。如伤员的胸部创口面积较大，当场可利用易得到的塑料布、塑料袋和衣物等制作不透气厚敷料进行覆盖包扎，封闭伤口，使之变为闭合性气胸。

3. 张力性气胸 迅速行胸腔排气减压，可用大号针头在患侧胸部锁骨中线稍外第 2、3 肋间刺入胸膜腔，立即见高压气体向外冲出。患者如需要转运，可在穿刺针的尾端戴一个橡皮指套，在其顶端剪一个口，制成活瓣排气针。

（四）血胸的处理

1. 非进行性血胸 中量以上血胸，应尽早进行胸腔穿刺抽出胸腔内积血，以促进肺膨胀、改善呼吸功能；少量血胸可不必胸腔穿刺。

2. 进行性血胸 输血输液抗休克，尽早剖胸探查止血。

三、腹部损伤

腹部占据体表面积最大，含脏器最多。腹部创伤很常见，是人体常见创伤部位。据统计平时腹部创伤占创伤手术患者的 1/5；战时，占战伤手术 5%～8%。腹部创伤伤情复杂，腹腔污染严重。尤其是高速车辆事故、高空坠落、枪伤造成的腹部创伤，诊治困难。因此，腹部创伤至今仍是威胁伤员生命的重要原因。

【临床特点】

（一）腹部外伤的致伤机制

腹部创伤分开放伤和闭合伤两类。开放伤中按是否穿透腹膜又分为穿透伤与非穿透伤。前者多伴有内脏伤，后者因冲击效应也会引起内脏伤，穿透伤中有入口和出口者称贯通伤；只有入口无出口者称盲管伤。

开放伤由冷兵器直接刺入；火器枪弹、弹片等投射物动能产生的前冲力直接穿透、离断或撕裂，以及投射物穿入组织后变形、震荡、中心爆裂碎片产生的侧冲力强力挤压及随后组织弹性回缩所致。

钝性暴力仍然是腹部闭合伤最常见的腹部创伤损伤机制。其致伤生物力学机制是：暴力撞击、动能直接转移至伤员腹部，形成对腹部压力、碾压力，超过组织、器官最大耐受弹性极限，造成组织、器官破裂。高速车祸抛投、高空坠落等突然减速，形成剪力、牵拉力，造成脏器及其血管结构附着部撕裂性损伤。

（二）腹腔内脏器受伤的症状

1. 腹痛和呕吐 发生内出血（血液流入腹腔或胃肠道称为内出血）或胃肠穿孔，血液和胃肠内容物流入腹腔，刺激腹膜而引起腹痛。腹痛程度随刺激的轻重有所不同，内出血的刺激轻，腹痛程度也轻；胃肠内容物的刺激重，腹痛也重。疼痛从受伤局部开始，逐渐扩大，甚至达到整个腹部。

2. 面色苍白、神情淡漠、脉率快甚至休克 腹腔内肝、脾破裂都会有大量的出血。刀刺伤、枪弹伤等伤及腹内器官和腹壁时，既有内出血也有外出血。患者失血多，会出现面色苍白、脉搏快、神情淡漠等症状，失血量达到全身血容量的 1/5 时，就会发生失血性休克。

【处理原则】

1. 因伤后病情复杂，多需手术止血或修补穿孔等，故在伤后应禁食、禁水，紧急送医院治疗。

2. 观察生命体征的变化，处理骨折等合并伤。

3. 腹部有内脏脱出时，不要立即回纳入腹腔，可用无菌或清洁敷料覆盖后，扣上清洁碗，以保护脱出的内脏，然后包扎固定转送。

4. 有休克者，及时抗休克，并及时注射抗生素以防止感染。

5. 禁食，告诉伤员不要用力咳嗽，以防止内脏继续脱出。

6. 后送时应取半卧位或仰卧位，膝下垫起，使腹部肌肉松弛，降低腹内压力。

四、四肢骨折

四肢损伤在临床上十分多见，以软组织损伤和骨折为主，少数合并有血管、神经的损伤。平时四肢损伤多见于工矿意外塌方、交通事故、摔伤、跌伤、压伤等。

【临床特点】

（一）骨折的特征

1. 畸形 骨折端移位可以使患肢的外形发生改变，主要表现为缩短、成角或旋转畸形。

2. 异常活动 正常情况下肢体不能活动的部位，骨折后出现不正常的活动。

3. 骨擦音或骨擦感 骨折后，两骨折端相互摩擦时，产生骨擦音或骨擦感。

（二）骨折的判断

1. 相关病史 有暴力直接作用于受伤的局部（如车轮撞击小腿，于撞击处发生胫腓骨骨折）；或间接暴力作用（如跌倒时，用手掌撑地，突发暴力相向上传导，力的传导可以致桡骨远端骨折或肱骨髁上骨折）的病史。

2. 骨折后局部症状 一般为受伤的局部疼痛、肿胀和功能障碍。受伤部位可有皮下瘀斑、局部严重肿胀。局部疼痛，特别在移动患肢时疼痛加重，局部压痛明显；患肢运动明显受限。

3. 检查 检查患肢时出现纵向叩击痛。

【处理原则】

1. 止血 一般出血用加压包扎，当有大动脉出血时则用止血带止血，无止血带时可用布条代替。

2. 开放性骨折的断端如果刺出皮肤外，不要将其送回伤口内。因为断端接触到外界，可能被细菌污染，不做清洗、消毒处理就将其直接放回伤口内，可能加重伤口内的污染。因此，只要用清洁布类覆盖包扎伤口，外加固定即可。

3. 固定 固定可以减轻疼痛，防止进一步损伤。固定时如无夹板可以用树棍、木板、竹竿、硬纸板、硬塑料片等代替。固定时一般应超过上下两个关节。比如前臂骨折，应同时固定肘关节和腕关节。上肢固定时，肘关节屈曲 90°，手掌面向患者腹部，在肢体的上下左右托 3～4 块木板或树枝（野外），用绷带或绳子捆绑固定，并悬吊于患者胸前。下肢固定方法基本上同上肢，但膝关节伸直，不用悬吊。在没有固定器材时，可将患肢与健肢捆在一起达到固定目的。但有肢体畸形时，不要求复位。

4. 断肢的处理 断肢急救处理的好坏，是断肢再植能否成功的关键。

（1）未完全离断的肢（指）体：伤面用清水或 1％生理盐水溶液冲洗干净，用无菌或干净纱布覆盖包扎，防止扭曲和牵拉连接部位，用木板固定伤肢。有条件时注射抗生素、破伤风抗毒素以防止感染。

（2）完全离断的肢（指）体：除非污染严重，一般无需冲洗，应使用无菌或清洁的布料、毛巾等物品包裹。如现场距离医院较远，可用干燥冷藏法保存，即先用无菌或清洁布类包裹断指（肢），放入塑料袋中，再放入保温桶等加盖的容器内，其外围放置冰块保存。断指（肢）不能与冰块直接接触，以防冻伤；不要把断指（肢）泡入酒精或盐水中；没条件低温保存时，仅用清洁物包裹速送即可。一般断指（肢）再植手术距外伤的时间，以6～8h为限。若外伤后，早期即开始冷藏保存，可适当延长时限。在断指（肢）的急救处理中，很好地保存断指（肢）是再植是否成功的重要保证。

五、脊柱创伤

脊柱是人体的支柱、运动的中枢，它能承受挤压、牵拉、剪切、弯曲和扭转等应力，具有保护人体平衡、保护脊髓以及行走跑跳时的防震作用。当脊柱某部受到暴力时，暴力沿脊柱向上下传导，造成损伤。

常发生于工矿、交通事故。战时和自然灾害时可成批发生。伤员以青壮年工农业劳动者为多见，伤情严重而复杂，多发伤、复合伤较多，并发症多，一旦发生脊髓损伤时往往预后较差，甚至造成终身残废或危及生命。因此，对这类伤病员的准确检查和诊断，及早采取有效的救护至关重要。

【临床特点】

1. 伤病员有从高空摔下，臀或四肢先着地或重物从高空直接砸压在头或肩部的病史。也可有暴力直接冲击在脊柱上或正在弯腰弓背时受到挤压的病史。

2. 受伤后背腰部的脊椎有压痛、肿胀或有隆起、畸形。

3. 伤病员双下肢有麻木感，不能活动或活动无力。

【处理原则】

1. 如伤者被瓦砾、土方等埋压时，救护者不要硬拉强拽暴露在外面的肢体，以防加重血管、脊髓的损伤。正确的方法是立即将压在伤病员身上的东西搬走，将伤者全身暴露出来。

2. 疑颈椎骨折时，先用颈托外固定，而后再平直移至硬担架上，严禁随便强行搬动头部。若无颈托，可用砂袋或折好的衣物放在颈的两侧加以固定。

3. 疑胸腰椎骨折时，伤者平卧在硬板床上，身体两侧用衣物、砖头等塞紧，固定脊柱于正直位。正确搬运患者法：常用3人搬运，1人托双下肢，1人托胸腰部，1人固定头颈部，在同一侧同时将伤员平直托至硬板担架上。严禁搂抱或采用一人抬头，一人抬足的方法搬运。伤势很重或伤情十分复杂的伤员，也可以让伤员就地平躺，不要搬动，在呼吸道通畅等的前提下，火速电话通知急救中心或较大的综合性医院急诊科来车急救与转运。

4. 对高位截瘫患者要保持呼吸道通畅和有效呼吸，注意其他部位的合并伤。

5. 对身体伤口部分进行包扎，冲洗伤口、止血、包扎。

6. 脊柱创伤后送的注意事项

（1）在转送伤员的途中，注意保持患者脊柱平直和肢体位置不变。

（2）对于烦躁不安的伤员可采用患者与担架捆绑在一起的“捆绑式”固定方法。特别是颈椎骨折患者，应固定好颈部，防止行车过程中因震动造成骨折移动，损伤颈髓造成呼吸抑制。

(3) 加强途中监护，观察患者脸部表情变化，若患者清醒，可反复直呼其名，询问有何不适，以了解伤情，发现问题，及时处理。

第三节　多发伤与复合伤

一、多发伤

机体在同一致伤因素作用下，同时或相继有两个以上解剖部位的创伤，其中至少有一处是危及生命的严重创伤或并发创伤性休克，即称为多发伤（multiple injuries）。

【临床特点】

(一) 生理紊乱严重，早期死亡率高

因多发伤涉及多部位多脏器伤，由于损伤范围广，伤情重，创伤反应强烈、持久。加上失血多，体液丢失多，休克发生率高，进而导致生理紊乱加重，甚至很快出现多器官功能不全综合征或衰竭，给救治带来困难，因此早期死亡率明显增加。死亡分为三个高峰：①第一死亡高峰出现在伤后数分钟内，为即刻死亡。死亡原因主要为脑、脑干、高位脊髓的严重创伤或心脏主动脉等大血管破裂，往往来不及抢救。②第二死亡高峰出现在伤后6～8h之内，这一时间称为抢救的“黄金时间”，死亡原因主要为脑内、硬膜下及硬膜外的血肿、血胸、气胸、肝脾破裂、骨盆骨折及股骨骨折及多发伤大出血。如抢救迅速及时，措施得当，大部分患者可免于死亡。这类患者是抢救的主要对象。③第三死亡高峰出现在伤后数天或数周内，主要原因为创伤后引起严重感染和器官功能衰竭。无论在院前或院内抢救多发伤患者时，都必须注意预防第三个死亡高峰。

(二) 伤势重，休克发生率高

由于多发伤，特别是严重多发伤伤势重，损伤范围广，失血量大，休克发生率高。国外有人报道，每例严重多发伤伤员，无论低血容量体征明显与否，都有休克；每位严重多发伤伤员，无论体征是否明显，都会出现失血性休克；通常认为休克发生率至少不低于50%，且多为中、重度休克。而严重的多发伤病员早期低氧血症发生率可高达90%，尤其是颅脑伤合并胸外伤更易出现低氧血症。严重多发伤休克的另一特点是低血容量性休克与心源性休克（由胸部外伤、心包压塞、心肌挫伤、创伤性心肌梗死所致）有时重叠存在，在救治时要注意观察和分析，及时进行心电监测，一经确诊及时处理。

(三) 易发生严重的低氧血症

严重多发伤早期低氧血症发生率很高，可达90%。尤其是颅脑伤、胸部伤伴休克及昏迷时PaO_2常低至<40mmHg危及生命的水平。低氧血症分两型：①呼吸困难型：缺氧症状及体征较明显，临床上易发现；②隐藏型：临床上缺氧的症状体征不明显，仅有烦躁不安表现，如不注意低氧血症，而给予强止痛剂，伤员很快会发生呼吸停止。

(四) 早期诊断困难，容易误诊漏诊

因多发伤有三个特点：即损伤部位多、伤情复杂、伤势重。易造成诊断困难，误诊漏诊率在12%～15%左右，容易误诊漏诊的原因有以下几个方面：

1. 伤员伴意识障碍，病史收集困难；

2. 深部的和隐蔽的损伤的症状与体征易被忽视，仅注意到局部创伤，而对局部创伤可

能引发的全身应急反应及合并症重视不够；

3. 腹部空腔脏器伤易误诊漏诊；

4. 各专科会诊时只顾本科的疾病，缺少整体观念；

5. 缺乏火器伤创伤弹道学知识，对远离伤道和远隔部位（远达效应）的损伤易误诊漏诊。

6. 未行必要的辅助检查。

（五）多发伤病情复杂，处理予盾多而困难

严重多发伤常需要手术治疗，由于创伤的严重程度、部位和累及脏器或深部组织不同，故对危及生命的创伤处理重点和先后次序不一样，有时几个部位的创伤都很严重，处理顺序上就可能发生予盾。如大的创面和活动性出血，常容易引起重视并作早期处理，而忽略了腹内实质脏器损伤的处理。腹部创伤大出血合并休克，既要迅速扩容，又要立即手术止血，但两者难以同时进行，故而处理上往往出现矛盾与困难。

（六）并发症多，感染发生率高

由于多发伤伤情复杂，加上生理功能的严重紊乱，机体抵抗力急剧低下，休克又得不到及时有效的纠正，自然并发症发生率增加（23%），不少伤员因严重并发症而死亡。早期多死于顽固性休克、ARDS、MOF 等。另一重要问题是感染发生率高，感染发生率一般在10%～22%左右，其原因多为伤情重、休克时间长，使机体防御机能下降和广泛的软组织损伤、坏死、内脏破裂、伤口早期处理不当，以及监测和治疗时各种管道的应用等，而易发生感染。据统计，创伤后由于严重感染造成伤员后期死亡的占 78%以上。

【临床表现】

1. 伤情复杂、伤势严重，多表现为生理功能急剧紊乱，脉细弱、血压下降、氧合障碍。

2. 有效循环血量大减，低容量性休克发生率高。

3. 根据不同部位、脏器和损伤程度，早期临床表现各异。

（1）开放伤可自伤口流出不同性质和数量的液体。

（2）颅脑损伤表现有不同程度的神志改变和瞳孔变化。

（3）胸部损伤多表现呼吸功能障碍、循环功能紊乱、低氧血症和低血压。

（4）腹部损伤早期表现为腹内出血、腹部刺激征和低血压。

（5）脊柱、脊髓损伤可出现肢体运动障碍或感觉丧失。

（6）长骨干骨折可表现肢体变形或活动障碍。

4. 多发伤与复合伤、多部位伤、多处伤的区别。

复合伤是指由两种以上不同致伤因素作用于机体造成的损伤，解剖部位可以是单一的，也可以是多部位，多脏器。多部位伤是指在同一解剖部位或脏器有两处以上的损伤，如由投射物所致的小肠多处穿孔。多处伤是指同一致伤因素引起同一解剖部位两处脏器以上的损伤，如投射物造成的肠穿孔和实质脏器的破裂。

【诊断】

1. 诊断标准：凡具有以下两项或两项以上相加即为多发伤

（1）颅脑伤：颅内血肿、脑挫裂伤或颅底骨折；

（2）面部伤：开放性骨折伴大出血；

（3）颈部伤：颈部外伤伴大血管损伤、血肿、颈椎损伤；

（4）胸部伤：多发性肋骨骨折、肺及气管挫裂伤、心脏及大血管损伤、纵隔气肿、心包压塞、血胸、气胸、膈疝、连枷胸等；

（5）腹部伤：腹腔大出血或内脏器官破裂，如肝破裂、脾破裂、肾破裂等；

（6）骨盆伤：由于骨盆骨折可导致大出血危机生命，如骨盆骨折伴休克，四肢骨折伴休克等；

（7）软组织伤：广泛软组织损伤伴大出血或挤压综合征。

2. 诊断注意事项

（1）抢救生命为第一要务，危重伤员应先抢救，后诊断。

（2）详细询问病史，了解致伤物体的性质及机体着力部位。

（3）生命体征尚不稳定的危重伤员，以物理检查为主，初步诊断为致死伤者不宜搬动伤员进行特殊检查，以免加重病情。

（4）多处伤的临床表现，可相互重叠或掩盖，早期应重点检查头、胸、腹部内出血和脏器伤。

（5）一处伤处理后，伤情、休克仍无改善，应积极寻找引起休克的其他原因，不可满足一处伤的诊断而失去手术的最佳时机。

（6）多发伤伤情复杂，伤势发展变化快，主要矛盾可能转化，因此必须动态观察伤势的演变趋向，以防漏诊、误诊。

3. 伤情评估

（1）详细而系统的询问病史和体格检查应放缓，但简明扼要的询问病史和重点查体是必要的。

（2）创伤急救医师应遵循“CRASHPLAN”的检诊程序。

C：评价循环状况，有无休克及组织低灌注情况。

R：有无呼吸困难；气管有无偏移；胸部有无伤口、畸形、反常呼吸、皮下气肿及压痛；叩诊音是否异常；呼吸音是否减弱。常规的物理检查、胸腔穿刺、X线平片及心脏超声检查可确诊绝大部分胸部包括心脏损伤，小部分可行CT检查确诊。

A：有无伤痕、淤斑；腹腔是否膨隆，有无腹膜刺激征；肝浊音区是否缩小；肝、脾、肾区有无叩击痛；肠鸣音情况。意识不清者常规行DPP或DPL。辅助检查可选B超、CT。腹部X线检查并非急需。

S：脊柱有无畸形、压痛及叩击痛；运动有无障碍；四肢感觉、运动有无异常。辅助检查：脊柱各部位X线片、CT、MRI。

H：意识状况、头部有无伤口及血肿、凹陷；12对脑神经检查有无异常；肢体肌力、肌张力是否正常；生理反射和病理反射的情况；GCS记分（见表2-1）；辅助检查：头颅CT。

P：骨盆挤压试验和X线片常可明确诊断。

L：四肢伤情通过视、触、动、量及X线片检查多能明确诊断。

A：明确各部动脉有无损伤，必要时做超声多普勒检查明确诊断。

N：检查感觉、运动功能，明确各重要部位神经有无损伤及定位体征。

（3）经过上述内容的检查与判断，加上边查边治的原则，结合病史和体格检查分析，必要时行腹腔灌洗，腹腔灌洗诊断腹腔有无出血，其准确率可高达95%。

（4）伤情允许下行X线片、CT扫描以及B超检查。

（5）在进行重点或特殊检查时应注意的几个问题：①颅脑和颌面外伤常与颈椎骨折或脱

位同时存在，X 线摄片或 CT 检查时应注意有无骨折和脱位，昏迷或截瘫时应注意检查腹内有无损伤。②胸部外伤尤其是左侧多发性肋骨骨折、血气胸，除常规进行胸部 X 线检查外，要常规进行心电监测，注意有无心肌挫伤、外伤性心肌梗死及心包压塞等。③严重腹部挤压伤尤其应注意检查膈肌有无损伤。④骨盆骨折要常规查尿，以除外泌尿系损伤，行腹腔穿刺以除外腹腔内脏器损伤。⑤对一时难以确诊的损伤，可密切观察伤情变化，以免漏诊。

【急救与治疗】

（一）院前急救

1. 保持呼吸道通畅　使机体尽早获得良好的氧供，以减少长期缺氧或低氧所引起的机体和器官的损害，这是现场急救的首要任务。可用手指将口腔和咽喉部血凝块、黏液、异物、呕吐物及泥土等抠出；当下颌骨骨折时，用手将下颌托起，即可解除窒息；发现胸部穿透伤时应立即用大块敷料包扎胸部伤口；张力性气胸时，应立即用粗针头穿刺排气，并及时行胸腔闭式引流。

2. 及时止血、抗休克　肢体出血时，现场采用相应方法止血；迅速输液防止休克发生，有休克迹像积极快速补充血容量抗休克。当送到医院时应在充分准备的情况下，解除止血带，施行更安全、有效的止血措施，为防止休克，在止血的同时给予止痛剂，注意保温，输液、输血抗休克。

3. 防止附加损伤　尽可能固定骨折的伤肢，以防止加重骨折部位软组织的损伤和出血。如发现有脊柱、脊髓损伤，在搬运时应按照脊柱损伤原则搬动，以免引起脊髓继发性损伤。

4. 优先转运　多数伤员伤情严重，在保持呼吸道通畅情况、妥善止血，并在积极抗休克治疗后，应不失时机地优先转运。转运前，及时使用抗生素，以预防和延缓感染的发生，同时简明扼要、准确地填写伤票，包括损伤类型、部位、伤情和已给予的处理措施、伤员对治疗的反应等。

（二）救治措施

1. 复苏液体以晶体溶液为主，如血细胞比容＜30％，应输入浓缩红细胞。

2. 活动性出血伤员，在控制出血前维持收缩压 80～85 mmHg 可允许低血压水平，但时间愈久，纠正难度更大，并发症愈多，因此尽早控制出血仍是关键。过量、快速输液提高血压不仅会加重出血，还可能导致组织水肿。因此应严密监测，随时调整。

3. 保持呼吸道畅通和气体交换，充分吸氧，保持 SaO_2＞90％。

4. 一般伤员经初期液体复苏，收缩压达 80～90 mmHg 后，即可在继续输液的前提下进行相应的手术处置。

5. 凡大血管或实质脏器伤出血不止，生命体征进行性恶化或机体生理潜能已达极限，处于死亡三角（低体温、凝血障碍、酸中毒）的危重伤员，如不进行手术干预难以扭转恶化趋势和挽救生命。此时不能耐受大而复杂的手术，应行损伤控制性手术。

（1）第一步为立即手术，用最简单方法控制出血和污染。

（2）第二步为 ICU 监护，包括液体复苏、呼吸支持，纠正酸中毒、低体温和凝血障碍。

（3）待呼吸功能、血流动力学基本稳定，死亡三角得以纠正，于伤后 24～72 h 进行确定性手术。

6. 多发伤的手术治疗　多发伤优先处理顺序合理与否是抢救成功的关键，根据具体伤情作出决定。

（1）颅脑伤伴有其他脏器损伤的手术处理顺序：①双重型：颅脑伤多为广泛的脑挫裂伤、颅内血肿等，其他伤如胸、腹腔内有大出血。此时两者均需紧急手术，可以分组同时进行，以免延误抢救时机；②颅脑伤重、合并伤轻：这类伤员手术重点应放在颅脑伤，轻伤可行简单处理，后期再作进一步治疗；③合并伤重、颅脑伤轻：颅脑伤可暂且保守治疗，不需手术，而合并伤如胸、腹腔内大出血，应积极行剖腹探查止血。

（2）胸部外伤合并其他脏器损伤的处理顺序：①胸部外伤应优先处理的情况：胸壁有较大的外伤性缺损或由此引起的开放性气胸，急性心肌损伤、心包压塞、胸腔的大血管伤、大气管或支气管破裂，胸腹联合伤时的膈疝压迫肺造成呼吸困难或疝有绞窄等；②胸腹联合伤、胸部伤伴腹腔内出血者：最好同时进行手术开胸（进行性血胸）和开腹探查，如腹部伤情允许，可先开胸以解除呼吸循环障碍，稍后再行腹部手术；如腹腔出血量多，则先行闭式引流后腹部紧急手术。需指出的是在平时胸部伤中，90%的胸部外伤，均可以通过保守治疗达到良好的治疗效果，而不需进行手术。

（3）腹部损伤伴其他脏器损伤的处理顺序：①腹腔内实质性脏器及大血管伤：需优先抗休克同时进行剖腹手术；空腔脏器损伤者则可先处理危及生命的损伤或先行抗休克治疗，然后再作相应处理。②伴有躯干其他部位损伤：只要这些伤不危及生命，则可先处理腹部伤；待全身情况稳定后再行伴发伤的进一步处理。

（4）头、胸、腹内脏损伤伴四肢骨折的处理顺序：在对头、胸、腹危及生命的损伤优先处理的原则下，当前认为越是严重的多发伤，越应争取时间尽早施行骨折复位及内固定术。其优点是术后易于变动体位，肢体可早期进行功能锻炼，能显著降低肺部并发症、ARDS和脂肪栓塞。

积极倡导在急诊科期间对多发伤伤员要争分夺秒地抢救，如紧急开胸和及时剖腹术都是挽救危重和多发伤伤员生命的有效举措。此外，目前我国也正在加强急诊科（院内）和院前急救力量。尽可能避免那种反复搬运和拖延时间或远距离送往手术室，伤员随时有死亡的可能。

总之，救治多发伤原则：先治致命性损伤，后治其他伤；先治内伤，缓治表浅伤；先治头胸腹伤，后治四肢脊柱伤；先治软组织伤，后治骨骼伤（或同时进行）；先多科联合抢救，后专科细治等。

二、复合伤

机体同时或相继遭受两种以上不同性质致伤因素的作用而发生的损伤称为复合伤（combined injuries）。复合伤的基本特点是常以一伤为主，伤情可被掩盖，多有复合效应。常见的复合伤有放射复合伤、化学复合伤与烧伤复合伤等。通常分为放射复合伤与非放射复合伤两大类。

（一）放射复合伤

机体同时或相继受到放射性损伤和一种或几种非放射性损伤（如烧伤、冲击伤等）的复合性损伤称为放射复合伤，如原子弹爆炸伤。其特点：以放射性损伤为主，合并其他损伤，主要有放烧冲复合伤、放冲复合伤及放烧复合伤。

1. 伤情特点

（1）具有放射病特征：患者可出现造血功能障碍、感染、出血等特殊病变和临床症状与体征。病情严重性与生存时间长短主要取决于辐射剂量多少。

（2）病程经过：初期（休克期）、假愈期（假缓期）、极期和恢复期四阶段。

（3）放射损伤与烧伤、冲击伤的复合效应：①整体损伤加重：表现为休克、感染出现早而严重，伤情恢复缓慢，死亡率高，为几种损伤相互加重的复合效应的表现。②休克加重：复合伤休克的发生率为20%，休克发生率与严重程度较单一损伤为重，严重休克是早期死亡的原因之一。③感染加重：复合伤时发热和感染灶的开始时间均早于单一放射病，在极重度复合伤中，常表现休克刚过，感染接踵而来，甚至休克与感染同时存在，且易发生早期败血症。其特点为：感染发生率高、出现早、程度重。④出血加重：表现为胃肠道损伤性出血，加上血小板数目严重下降，止血、凝血功能极差，使胃肠道渗出更多血液，大量排出血便。结果贫血加重，且易继发肠道感染。

（4）重要脏器损伤的复合效应：①胃肠道损伤明显加重：放射复合伤可使小肠黏膜细胞破坏、坏死，肠壁血运障碍，因此，可出现明显的消化系统症状：食欲下降、厌食、拒食、恶心、呕吐、腹胀、腹泻等，严重者可出现肠套叠与肠梗阻。②造血系统损伤加重：核辐射可造成造血系统严重破坏，表现为外周血白细胞、血小板数目进行性下降，红细胞数目明显减少而出现贫血。

（5）创面、伤口愈合延迟：①局部炎症反应减弱、白细胞浸润减少，外观创面渗出减少、干燥、颜色暗淡，伤口收缩不良，坏死组织脱落延迟。②由于局部白细胞浸润减少、炎症反应轻，易继发感染，表现为伤口或创面出现大量细菌繁殖，感染加重，继而出血、组织坏死加重。③烧伤、创伤的创面与伤口愈合延迟，肉芽组织形成不良，创面苍白、脆弱易出血。④骨折后骨痂形成缓慢，造成骨折愈合延迟或不愈合。

2. 急救与治疗

（1）现场急救：①将伤员迅速撤离现场，在比较安全的场地进行急救。②迅速洗消去除伤者的致伤因素。③根据伤情进行急救处理：如防治窒息、抗休克、止血、止痛、包扎、骨折固定及抗感染等。④经初步处理后，按伤情轻重缓急，转运伤员。

（2）院内急救：①补充血容量抗休克。②抗辐射治疗：对伤员再次进行洗消，洗消的污水与污物应挖深坑掩埋；胃肠道沾染者可行催吐、洗胃，应用缓泻剂导泻；尽早服用碘化钾100 mg，必要时可采用加速排出的措施。③防治感染：早期、适量使用抗生素积极抗感染，早期彻底清创，加强对创面感染的控制，以防止和减少细菌进入血流；对重症可少量多次输注新鲜全血，以增强机体抵抗力；抗生素使用时应加用针对厌氧菌感染的药物，应用破伤风抗毒素。④防治出血：血小板严重减少者可输注浓缩血小板，以增强止血功能；应用促进造血的药物；有条件医院尽早进行骨髓移植。⑤尽量使沾染伤口或创面转变为清洁伤口或创面；多处伤转为少处伤；开放伤转变为闭合伤；重伤转变为轻伤。⑥手术时机选择：手术应尽量选择在初期与假愈期内进行，尽量使伤员伤口在极期来到之前愈合；极期时除了救命手术（如血管结扎术、穿孔修补术等）外，一般原则上禁止手术，凡能推迟的手术，应推迟到恢复后做。⑦手术时麻醉选择：宜选择静脉复合麻醉、局部浸润麻醉或硬膜外麻醉；严重肺冲出伤禁用乙醚麻醉，以防加重肺损害。⑧伤口处理：应严格无菌操作，清创要彻底，止血要严密，注意保护健康组织；沾染伤口：先用剪刀剪去伤口周围毛发，用无菌纱布覆盖伤口，再用等渗盐水与1∶5稀释漂白粉（禁用乙醇）彻底清洗伤口周围，避免带有放射性物质流入伤口；再彻底清洗伤口，除去异物与坏死组织，清创后伤口一般予延期缝合。⑨骨折应尽早复位、固定，骨折固定时间适当延长。

（二）化学复合伤

人体同时可相继遭受一种或多种化学致伤因素与其他致伤因素的损害作用所致的损伤称为化学复合伤。多见于战争时使用军用毒剂损伤。平时，常见于农药、强酸强碱、工业有害气体与溶剂所致损伤。

1. 伤情特点　化学物质引起的损害主要表现是中毒，严重者可引起死亡。毒物进入人体的途径有消化道、呼吸道、破损的皮肤或黏膜伤口。中毒临床表现的轻重与毒物种类与剂量有关。

（1）神经性毒剂：常见的有沙林（甲氟膦酸异丙酯）、梭曼（甲氟膦酸叔己酯）、VX等，其作用机制与临床表现与有机磷农药中毒相似，但作用更快、毒性更大。一般表现：可通过伤口迅速吸收，但吸收的伤口无特殊感觉，很快染毒的局部可出现肌肉颤动，几分钟内可出现全身中毒而死亡。

（2）糜烂性毒剂：常见的毒剂：硫芥与路易气，毒剂有大蒜味和天竺葵气味。通过局部伤口吸收，染毒当时伤口立即剧烈疼痛，10～20 min后伤口严重充血、出血和水肿，全身吸收中毒症状迅速而强烈，常出现严重的中枢神经系统症状、肺水肿与循环衰竭。

（3）全身中毒剂：常见的有氢氰酸、氰化钠、氰化钾、碘化氰与氯化氰等，其中毒机制：毒剂的氰根抑制组织细胞呼吸。可通过呼吸道吸入中毒，也可通过皮肤吸收。中毒后出现呼吸困难、意识障碍、惊厥、休克、呼吸衰竭，呼气带有苦杏仁味，严重者呼吸很快停止死亡。

（4）窒息性毒剂：常见的有光气、双光气等，有干稻草或生苹果味。中毒主要损害支气管与肺，吸入后出现咳嗽、胸闷、流泪，继而发生吸入性肺水肿，而出现呼吸困难、发绀等呼吸衰竭死亡。

（5）刺激性毒剂：常见的有西埃斯（邻氯苯亚甲基丙二腈）、苯氯乙酮与亚当剂等。中毒后表现流泪、喷嚏、胸闷、牙痛、头痛、皮肤损害等，严重者可引起中毒性肺水肿、呼吸衰竭，烦躁不安与全身无力等。

（6）失能性毒剂：常见的有毕兹（二苯羟乙酸-3-喹咛酯）。中毒主要引起中枢神经系统功能障碍，中毒主要表现为头痛、眩晕、幻觉、狂躁、嗜睡、木僵与昏迷等，且同时有口干、瞳孔散大、皮肤潮红、心率加快、体温升高等抗胆碱能药物作用。

2. 急救与治疗

（1）现场急救：迅速穿戴防毒面具与其他防护器材，尽快组织自救与互救，洗消局部，包扎伤口。如为四肢伤口染毒，可立即在近心端用止血带结扎，并彻底洗消伤口，迅速撤离染毒区。

（2）清除毒物：①皮肤染毒：先用纱布或手帕蘸去可见液滴，应避免来回擦拭，以防扩大染毒范围，然后，用皮肤消毒剂消毒，消毒剂对皮肤有一定刺激，消毒 10 min后应用清水冲洗局部。若无消毒剂，可用肥皂水、碱水或清水等进行应急消毒。若为大面积皮肤染毒局部处理不彻底，应行全身清洗消毒。②伤口染毒：立即除去伤口内毒剂液滴，于相应肢体上方扎止血带，以减少毒剂吸收，然后用加数倍水的消毒剂或大量清水，反复冲洗伤口，简单包扎，约半小时后松开止血带。③眼染毒：立即用2%碳酸氢钠或0.5%氯胺水溶液或清水彻底冲洗。④口服中毒：立即用棉签或手指刺激口咽部或舌根进行反复呕吐，用2%碳酸氢钠或1∶5000的高锰酸钾，用每次500 ml进行反复洗胃10余次，然后用15～20 g药用活性炭兑水1杯吞服，以吸附毒剂。

（3）及时应用解毒剂：①神经性毒剂：用氯磷定、阿托品、东莨菪碱等进行解毒；②糜烂性毒剂：硫代硫酸钠用于硫芥解毒，二巯丙磺钠或二巯丙醇用于路易气的解毒；③全身性毒剂：常用亚硝酸异戊酯吸入、亚硝酸钠与硫代硫酸钠等解毒；④窒息性毒剂：可使用乌洛托品，氧气雾化吸入氨茶碱、地塞米松与普鲁卡因等合剂；⑤刺激性毒剂：可使用抗烟合剂（氯仿、酒精、氨水等）吸入、滴眼，外涂二巯基类等治疗；⑥失能性毒剂：可用毒扁豆碱、解毕灵等解毒。

（4）保护重要器官功能：特别注意保持呼吸道通畅，防治肺水肿；保护心肌功能，有心功能不全者给可给予强心苷药物如毒毛花苷 K，以增强心肌收缩力。

（5）防治并发症：如同时存在休克和肺水肿时，禁止输血和等渗盐水。可给予吸氧、输入高渗葡萄糖，注意保暖。若存在失血性休克与中毒性休克给予输液、输血治疗。

（三）烧伤复合伤

人体同时或相继遭受热能（热辐射、热蒸汽与火焰等）和其他创伤因素所致的复合性损伤。常见的有烧伤合并冲击伤，如炸药爆炸时既有热能烧伤，又有冲击波所致损伤。

1. 伤情特点

（1）烧冲复合伤的损伤程度，一般分轻、中、重与危重。分级方法：烧伤与冲击伤均为轻度伤即为轻度复合伤；烧伤和冲击伤两者只有一种达到中度伤为中度复合伤；若有两种损伤均为中度伤或两者中有一种达到重度伤即为重度复合伤；若两者均达到重度伤或有一种达到极重度伤即为极重度复合伤。

（2）复合效应：①整体损伤加重：严重烧伤引起体表损伤，还可引起多种内脏并发症，当合并冲击波可直接或间接引起全身多脏器损伤。当两伤合并后，出现加重效应，使休克、感染发生率升高，出现早、程度重，持续时间长，还会出现相应的内脏损伤的临床表现。②重要脏器损伤：冲击波直接作用于胸壁，可引起肺出血、肺水肿、肺破裂、肺大泡、气胸、血胸、肺不张等，可有胸痛、胸闷、咳嗽、咯血、呼吸困难，严重者可很快出现严重肺出血、肺水肿，易引起死亡，是现场死亡（<4 h）的主要原因。若冲出波直接作用心脏，可引起心脏出血、坏死、心肌纤维断裂，其临床表现：早期心动过缓，心率 40～50 次/分，继而心动过速，心率可达到 200 次/分，严重者可出现心力衰竭。③肝、肾功能损害：重度烧冲复合伤可有肝不同程度的撕裂伤与包膜下血肿，肝功能受损主要表现为：丙氨酸氨基转移酶（ALT）与门冬氨酸氨基转移酶（AST）升高。还可使肾功能损害加重：出现少尿、无尿、血尿、血尿素氮升高。④造血系统损害：严重烧冲复合伤可引起造血系统抑制性反应，主要表现：外周血白细胞、红细胞与血小板均减少。⑤烧伤伴有耳鸣、耳聋提示听器受损，有意识障碍者提示颅脑损伤，有腹痛者可能有腹腔内脏损伤。

2. 急救与治疗

（1）防治肺损伤：严重肺出血、肺水肿病情严重，易引起死亡；因此，从现场就应开始防治：保持呼吸道通畅，有呼吸困难、窒息者，紧急疏通呼吸道，排除呼吸道的积血，插入口咽通气管或气管插管、气管切开，较高浓度吸氧（40%～60%）；发生了肺水肿，用 50% 乙醇湿化吸氧，必要时机械辅助通气。

（2）抗休克：补充血容量要注意密切观察呼吸、心率、心律的变化，以防心衰、肺水肿发生。烧伤合并颅脑损伤者抗休克的输液指标应控制在较低水平，休克纠正后，应适当限制液体进入，早期使用脱水剂治疗脑水肿。

（3）注意保护心功能、肺功能、脑功能与肾功能。

（4）抗感染：尽早处理创面，注意无菌操作，防止感染，应用有效抗生素与破伤风抗毒素。

（5）创面处理：尽早对烧伤创面进行冷疗，尽量在伤后<6 h 进行清创；如需转运，应做好创面的包扎处理。骨折可行内固定，手术切口不能避开烧伤创面，应尽量在创面感染发生之前做好手术。

课堂互动

本章案例的讨论与分析：①患者为车祸伤，头部受伤出现意识障碍考虑颅脑外伤；②意识障碍的中间清醒期提示急性硬膜外血肿；③从现有资料分析，创伤指数评分为 17 分，示病情严重。根据病情分析考虑诊断为右额颞急性硬膜外血肿，有颅内压增高合并脑疝形成，示病情危重；④处理：立即头颅 CT 确诊，明确诊断后行急诊开颅血肿清除术。

小结

1. 学习重点：各部位创伤的诊断与急救，多发伤的诊断与急救。
2. 学习难点：多发伤与复合伤的临床表现、诊断与急救。

思考题

一、名词解释

1. 多发伤　2. 复合伤

二、填空题

1. 创伤的分类按伤情轻重可分__________、__________、__________。

2. CRAMS 评分法的 5 个生理指标为：__________、__________、__________、__________、__________。

3. 复合伤的基本特点是：__________、__________、__________。

4. ISS 评分为______时有 10%的死亡率，ISS ______分定为轻伤，死亡率最小，______分定为重伤，______分定为严重伤。

5. 上臂扎止血带，不可扎在________，以免________损伤。

6. 动脉穿刺部位首选________。

7. 头顶部出血，压迫________动脉止血，位于________。

8. 颜面部出血压迫________动脉止血，部位是________。

9. 颈部出血，应按压________部位以达到临时止血的目的。

10. 前臂出血，压迫________动脉临时止血。

11. 大腿出血按压股动脉，其搏动点位于________。

12. 止血带止血法的适应证是________。

三、选择题

1. 关于创伤后机体的全身反应，下列哪项错误（　　）

A. 体温升高是炎性介质作用于体温中枢的效应
B. 伤后机体的静息能量消耗增加
C. 糖原、蛋白质和脂肪分解加速
D. 儿茶酚胺释放减少
E. 抗利尿激素分泌增加，使肾小管回收水分增多

2. 关于创伤性炎症反应，下列哪项错误（　　）
A. 创伤性炎症不利于创伤的修复
B. 伤后不久周围组织血管通透性升高，血浆渗出，使局部红肿痛
C. 以上炎症反应是由一些炎性介质和细胞因子引起
D. 伤后组织裂隙内充有血液、血凝块、脱落的细胞
E. 如不发生感染、异物存留等，炎症可在3～5日趋向消退

3. 关于创伤的急救，下列哪项错误（　　）
A. 较重或重症创伤必须在现场即开始急救
B. 抢救重症创伤应首先处理气道、呼吸、循环障碍
C. 应特别注意先救治重危剧痛、呻吟患者，再处理较安静的患者
D. 骨折合并休克时，应先抢救休克
E. 防止抢救中再次损伤

4. 危重伤不包括下列条件（　　）
A. 胸部穿透伤　B. 脉搏＞120次/分　C. 呼吸次数＞30次/分
D. 连枷胸　E. 下肢骨折出血不多

5. 战伤救护时，若肠管脱出体外，转运前下列哪项处理最恰当（　　）
A. 立即送回腹腔，包扎伤口
B. 缝线缝扎固定肠管于腹壁再行包扎
C. 直接用急救包覆盖后包扎
D. 敷料覆盖后以钟形器皿（如碗）盖住包扎
E. 生理盐水冲洗后常规包扎保护

6. 开放性气胸的现场急救措施是（　　）
A. 吸氧、输液　B. 胸穿抽气　C. 清创术
D. 立即用清洁物品填塞伤口　E. 镇静、止痛

7. 男性，24岁，因车祸伤急诊入院。初步诊断：骨盆骨折合并尿道损伤及创伤性休克，对该患者的处理顺序应该是（　　）
A. 骨盆骨折牵引固定，抗休克，处理尿道伤
B. 抗休克，处理尿道伤，牵引固定
C. 抗休克，牵引固定，处理尿道伤
D. 处理尿道伤，抗休克，牵引固定
E. 处理尿道伤，牵引固定，抗休克

8. 下列不属于危重伤条件的是（　　）
A. 收缩压＜90mmHg　B. 脉搏＞120次/分　C. 右腹股沟部穿透伤
D 意识朦胧　E. 右肱骨骨折＋右胫骨骨折

9. 多发伤的特点不包括（　　）
A. 休克发生率高　B. 容易并发感染　C. 容易发生器官功能障碍
D. 死亡率较高　E. 病情通常不太严重

10. 对于创伤伤员伤口处理的原则，正确的是（　　）
A. 伤口内异物不要随意去除
B. 脑组织脱出时，应及时回纳
C. 有骨折不要进行临时固定
D. 不用止血带止血
E. 创面中有外露的骨折断端，严禁回纳入伤口

11. 某男，从5m高的建筑工地跌下，神志不清，血压90/60 mmHg，诊断为脑挫伤、肋骨骨折、骨盆骨折。判断该伤员属于（　　）
A. 危重伤　B. 多发伤　C. 多处伤
D. 复合伤　E. 联合伤

12. 脊柱脊髓伤的伤员搬运，下列方法正确的是（　　）
A. 使用硬板或硬质担架
B. 1人搬运时，应将伤员的躯干部同时滚动
C. 2人搬运时，一人抱胸，一人抬腿
D. 3～4人搬运时，保持头部、躯干成直线位置
E. 运送时，应俯卧在担架上

13. 创伤伤员现场抗休克的主要措施是（　　）
A. 止血　B. 扩容　C. 抗休克裤
D. 吸氧　E. 迅速后送

14. 腹部创伤伤员诊断内出血的依据包括（　　）
A. 伤后呕出血液
B. 腹胀
C. 腹腔穿刺抽到不凝固的血液
D. 腹腔灌洗虹吸出10 ml以上的无血性灌洗液
E. 腹膜刺激征

15. 胸部创伤时，不出现下列哪项体征（　　）
A. 健侧呼吸运动减弱或消失
B. 外伤性浮动胸壁
C. 反常呼吸
D. 纵隔摆动
E. 皮下气肿

16. 伤员断肢不正确的处理方法是（　　）
A. 首先进行消毒处理
B. 用无菌包或干净布包好，外套塑料袋
C. 周围置冰块低温保存
D. 不可将肢体浸泡在任何液体中
E. 冷藏时防止冰水浸入离断创面或血管腔内

四、简答题

1. 多发伤有何特点?
2. 简述多发伤现场急救要点。
3. 复合伤的常见类型有哪些?
4. 放射复合伤如何进行现场急救?

(漯河医学高等专科学校附属第一医院 谭占国 应建有 怀化医学高等专科学校 蒲泉州)

第十二章 危重症患者的营养支持

学习目标

1. 掌握肠内营养、肠外营养的适应证、用法、监护及并发症防治。
2. 熟悉危重症患者营养支持的重要性、原则及补给途径。

第一节 概 述

一、危重症患者营养支持的重要性

危重患者包括各脏器急、慢性功能障碍，严重感染或严重创伤等危重症。多有严重应激反应引起机体代谢率明显增高，多为分解代谢大于合成代谢。故而体重丢失平均0.5～1.0kg/d，机体营养状况迅速下降及发生营养不良（体重丢失≥10%）是危重症患者普遍存在的现象。营养摄入不足和蛋白质代谢负氮平衡，直接影响患者的预后。因危重患者营养底物不足，细胞代谢出现障碍，而加重器官功能损害，促发器官功能障碍，甚至衰竭。因此，危重症患者的营养支持不仅是保持机体组织、器官的结构与功能的需要，还是维持细胞正常代谢，参与生理功能调控与组织的修复，促进患者康复的需要。所以营养支持（nutrition support）是危重患者的一项重要治疗措施。

现代临床营养支持已经超越了以往提供能量，恢复“正氮平衡”的范畴，而通过免疫调控、减轻氧化应激、维护胃肠功能和结构、降低炎症反应等作用，从结构支持向功能支持转变，发挥着“药理学营养素”（pharmaconutrients）的重要作用，成为现代危重症治疗的重要组成部分，故亦可称为营养支持治疗（nutrition support therapy）。

二、营养状态的评估

营养状态评估（nutritional assessment）是通过人体测量、生化检验、临床检查，然后进行营养状态的综合评估，以确定营养不良的类型、程度及危险性，以及评估营养支持治疗的效果。

1. 人体测量　主要通过身高、体重、皮褶厚度、上臂围与上臂肌围的测量进行评估。

（1）体重：体重代表脂肪和蛋白质这两大类储能物质的总体情况，体重改变可从总体上反映人体营养状况。故体重测量是营养评定中最简单、直接而可靠的指标。常用指标：①体重指数（BMI）：BMI＝体重（kg）/身高的平方（m^2），BMI是反映蛋白质热量营养不良及肥胖症的可靠指标，正常参考值：18～25，＜18是营养不良的重要指标。②体重改变：体重改变（%）＝［通常体重（kg）－实测体重（kg）］/通常体重（kg）×100%。近3周体重减轻≥5%基础体重，或近3个月体重减轻≥10%基础体重，提示负氮平衡。③实际体重占理想体重百分比：为实际体重/理想体重×100%，正常参考值：－10%～＋10%。

（2）皮褶厚度：通常人体皮下脂肪含量约占全身脂肪总量的50%，通过测定皮下脂肪含量可推算体脂总量，可间接反映热量代谢变化。通常测肱三头肌皮褶厚度，正常参考值：男12.5mm，女16.5mm。实测值在正常参考值的90%以上为正常，80%～90%为体脂轻度亏损，60%～80%为中度亏损，<60%为重度亏损。

（3）上臂围与上臂肌围：测量患者上臂自然下垂时的上臂中点用软尺测量上臂的周径。计算公式为：上臂肌围=上臂围（cm）－3.14×肱三头肌皮褶厚度（cm）。上臂肌围可间接反映蛋白储存水平，它与血清白蛋白水平相关。因为血清白蛋白<28 g/L时，约87%患者出现上臂肌围减少。正常参考值：男24.8 cm，女21 cm。临床意义：实测值在正常参考值的90%以上为正常，80%～90%为轻度营养不良，60%～80%为中度营养不良，<60%为重度营养不良。

2. 生化检验 通常通过检验蛋白质与免疫功能来进行评估。

（1）蛋白质检测：血浆蛋白水平测定可反映机体蛋白质营养状况。最常作血清白蛋白测定，正常参考值：35～45 g/L，30～35 g/L为轻度营养不良，20～29.9 g/L为中度营养不良，<20g/L为重度营养不良。也可作转铁蛋白测定，正常参考值>2g/L，1.50～1.75g/L为轻度营养不良，1.0～1.5g/L为中度营养不良，<1.0g/L为重度营养不良。

（2）免疫功能测定：蛋白质热量营养不良常伴细胞免疫功能损害，而导致患者手术后感染率和死亡率升高。因此，可通过免疫功能测定来评估营养状况。通常测总淋巴细胞计数与皮肤迟发性超敏反应。①总淋巴细胞计数（total lymphocyte count，TLC）是评估细胞免疫功能的简易方法，计算公式：TLC=淋巴细胞百分比×白细胞总数。正常参考值：$>20\times10^{8}/L$，$12\sim20\times10^{8}/L$为轻度营养不良，$8\sim12\times10^{8}/L$为中度营养不良，$<8\times10^{8}/L$为重度营养不良。②皮肤迟发性超敏反应（skin delayed hypersensitivity，SDH），常用不同抗原于前臂屈侧不同部位皮内注射0.1 ml，48 h后测定接种处硬结直径，>5 cm为正常，若硬结<5 cm提示轻度营养不良，无反应提示中度以上营养不良。常用抗原有植物血凝素、结核菌素、流行性腮腺炎病毒素或链激酶/链道酶等。

3. 临床检查 主要通过询问病史与身体检查寻找营养缺乏依据。临床常见的营养缺乏表现：①恶病质；②肌肉萎缩；③毛发脱落；④下肢水肿；⑤皮肤变化；⑥其他：维生素缺乏、必需脂肪酸缺乏及微量元素缺乏等表现。当发现这些营养不良表现时，应寻找这些表现与饮食的因果关系，并注意与某些疾病的鉴别。

4. 综合评估 单一指标评估人体营养状态都有局限性，且误差较大，因此，对某一病例的评估应当综合多种因素进行评估，临床常用的评估方法见表12-1。

表12-1 临床常用营养状态评估方法

项目	轻度营养不良	中度营养不良	重度营养不良
体重下降	10%～20%	20%～40%	>40%
上臂肌围	80%～90%	60%～80%	<60%
肱三头肌皮褶厚度	80%～90%	60%～80%	<60%
白蛋白（g/L）	30～35	21～29.9	<21
转铁蛋白（g/L）	1.50～1.75	1.00～1.50	<1.00
淋巴细胞总数	$>12\times10^{8}/L$	$8\sim12\times10^{8}/L$	$<8\times10^{8}/L$
迟发性超敏反应	硬结<5 mm	反反应	无反应

三、营养支持原则

1. 及时作出营养状态的评估，结合病情，尤其注意有无心力衰竭、有无肝疾病与肾衰竭、有无肿瘤等情况，进行综合分析与判断，及早确定营养支持。

2. 计算能量需要量　由于危重患者病情不同与个体差异，一般可通过以下公式计算能量需要量。首先计算基础能量消耗（BEE），再计算实际能量消耗（AEE）。

BEE 计算公式：男 BEE＝66.5＋13.7W＋5.0H－6.8A，女 BEE＝66.5＋9.6W＋1.7H－4.7A，单位为千卡（kcal），1 kcal＝4.18 kJ。其中：W 为体重（kg），H 为身高（cm），A 为年龄（岁）。然后根据每个患者的具体情况计算 AEE。AEE＝BEE×AF×IF×TF。其中 AF 为活动系数，IF 为应激系数，TF 为体温系数，各类系数估值见表 12-2。

表 12-2　实际能量消耗计算所需各类系数的估值

活动状况	AF	实际体温	TF	应激状况	IF
卧床	1.2	37℃	1.0	无并发症	1.0
少量活动	1.25	38℃	1.1	手术后	1.1
活动	1.3	39℃	1.2	骨折	1.2
		40℃	1.3	败血症	1.3
		41℃	1.4	腹膜炎	1.4
				多发伤	1.5
				多发伤＋重症感染	1.6
				烧伤面积 30%～50%	1.7
				烧伤面积 50%～70%	1.8
				烧伤面积 70%～90%	2.0

3. 确定各种营养物质供给量　一般根据实际能量消耗计算总热量，然后按碳水化合物∶脂肪∶蛋白质比例（40%～60%∶20%～40%∶15%～20%），计算三大营养物质的供给量，同时注意补充其他营养物质。

（1）碳水化合物：主要应用葡萄糖，它是肠外营养的基本能源物质之一，具有维持热量，节省蛋白消耗的作用。与氨基酸一起输入还具保存氮的作用。它能被机体各器官组织利用而且来源方便、价廉、无配伍禁忌，临床应用最广泛。每天用量以 300～400 g 为宜，过量输入可导致高血糖，甚至转化成脂肪沉积在内脏（如肝）。大量输注葡萄糖时，常需配合适量胰岛素，并与脂肪乳剂合用。

（2）脂肪：一般常用脂肪乳剂，它是另一种重要能源物质，可提供机体高热量和所需的必需脂肪酸，具有应激状态下节氮和维持血糖浓度等作用。目前临床上常用的脂肪乳剂有英脱利匹特等。输入脂肪乳剂过程中可能会出现一些不良反应，如偶有发热、胸闷、呕吐、腹泻等，因此使用时必须注意慢速滴注，500 ml 需在至少 4 h 以上输完。

（3）蛋白质：正常成人氮的需要量为 0.20 g/(kg·d)（1 g 氮相当于 6.25 g 蛋白质），危重患者因分解代谢亢进，故氮的摄入量应增加，最高可达每天 0.35 g/(kg·d)。在补充蛋白质的同时，必须同时补充碳水化合物与脂肪，以免补充蛋白质作为热量被消耗，经典的热氮比为 150∶1，而危重症则应适当缩小热氮比，以＜100∶1 为宜。因此，蛋白质供给量应达到总热量的15%～20%。临床上一般使用氨基酸作为蛋白质来补充，因为它是构成机体蛋白质的基本单位，是合成人体激素、酶类的原料。参与人体新陈代谢和各种生理活动，在生命中具有特殊作用。补充外源性支链氨基酸可减少肌肉分解，促进肝蛋白质合成，能在周围组织中代谢供能。作为营养液的复方氨基酸注射液，要根据人体的需要提供各种配比的氨基酸，以尽可能达到最大的利用效果。各种复方氨基酸均由人工合成的结晶左旋氨基酸制成，纯度高，不含短肽，含游离氨少，是理想的氮源物质。对于肝肾功能有明显损害患者应特别注意氨基酸的种类与量，肾功能损害者应提供以必须氨基酸为主的氨基酸溶液。肝功能障碍者应给予富含支链氨基酸（45%）溶液。

（4）水和电解质：水是人体的重要组成部分，维持机体内环境的稳定和正常代谢。健康成人每天需水2000～2500 ml。电解质是组织和体液的重要成分，对维持内环境的稳定，神经肌肉的应激性，以及各种酶的活性均有重要作用。就成人而言，主要电解质需要量如下：钠100～120 mmol/d，钾60～80 mmol/d，钙5～10 mmol/d，镁7.5～12.5 mmol/d以及磷酸盐15 mmol/d。

（5）维生素和微量元素：体内水溶性维生素并无储备，而脂溶性维生素在机体有一定量的储备。机体的微量元素需要量甚微，短期禁食者无需补充，若禁食超过1个月者，则应给予补充。

4. 营养支持方式　临床上常用的营养支持方式有肠外营养（parenteral nutrition，PN）与肠内营养（enteral nutrition，EN）两种方式。一般根据患者胃肠道结构与功能有无损害，来决定营养支持方式，各种危重症多有严重应激所致的急性胃黏膜病变，故常选择PN，危重症若无胃肠功能障碍应首选EN。长期的PN易造成胃肠道功能减退，因此，要随着病情的好转，应逐步由PN过渡到EN。过渡期一般应按照PN＋管饲、单纯管饲、管饲与经口摄食相结合再到正常饮食的肠内营养顺序进行过渡。

第二节　营养支持方式

危重症患者营养支持目的是供给细胞代谢所需要的能量与营养底物，维持组织器官结构与功能；通过营养素的药理作用调理代谢紊乱，调节免疫功能，增强机体抗病能力，从而促进病情的恢复。当然患者对于补充的蛋白质保存能力较差，营养支持并不能完全阻止和逆转重症患者严重应激的分解代谢状态和人体组成成分改变。但合理的营养支持，可减少净蛋白的分解及增加合成，改善潜在和已发生的营养不良状态。延迟营养支持将导致重症患者迅速出现营养不良，并难以被后期的营养治疗所纠正。

危重患者营养支持第一需要是维持机体水、电解质平衡。在复苏早期，血流动力学不稳定或存在严重的代谢性酸中毒时，都不是开始营养支持的安全阶段。并且还需考虑不同原发疾病、不同阶段的代谢改变与器官功能的特点，如存在严重肝功能障碍、肝性脑病、氮质血症、高血糖未得到有效控制等情况下，营养支持很难奏效。总之重症患者的营养支持既要尽早开始，又要应充分考虑到受损器官的耐受能力、代谢状态等情况。

一、肠外营养

不能耐受肠内营养或肠内营养禁忌的危重症，应选择完全性肠外营养（total parenteral nutrition，TPN）。若胃肠道能接受部分营养物质，可采用部分肠内营养与部分性肠外营养

（partial parenteral nutrition，PPN）相结合的联合营养支持方式，并逐渐减少PN直至停止，逐渐转为肠道喂养直至经口摄食。

1. 适应证　凡各种创伤、严重感染或其他严重疾病导致7天内不能正常进食，伴胃肠功能障碍者均应PN。具体适应证如下：

（1）重度炎症反应综合征：如严重多发伤、复合伤、大面积烧伤、严重颅脑创伤、严重脓毒症等高代谢状态，并伴胃肠功能障碍者。

（2）胃肠道梗阻、高位胃肠道瘘、严重呕吐与腹泻和其他影响胃肠道功能的疾病以及胃肠道手术术前准备等患者。

（3）肿瘤患者化疗或放疗胃肠道反应严重者。

（4）急性出血坏死性胰腺炎。

（5）中、重度营养不良患者需要接受影响消化道功能的治疗和手术前准备。

下列情况暂不宜给予PN：①早期复苏阶段、血流动力学尚未稳定或存在严重水、电解质、酸碱失衡；②严重肝功能衰竭，肝性脑病；③急性肾衰竭存在严重氮质血症；④严重高血糖尚未控制。

2. 肠外营养液的配制　PN多主张将脂肪乳剂、氨基酸、碳水化合物、电解质、维生素与微量元素等各种营养素混合于密封的无菌3L输液袋中，称为全营养混合液（total nutrient admixture，TNA）或称为全合一营养液。其优点：①全部营养素混合后同时均匀输入体内有利于细胞更好的利用与代谢，可增加节氮效果；②降低了与肠外营养有关的代谢性并发症的发生率；③配置时不要用进气针，可减少被污染和发生感染的机会；④可明显简化输液过程；⑤既可用于中心静脉，也可用于周围静脉输注。

（1）配制的环境和设备要求：肠外营养液应在洁净环境和严格无菌操作下配制。①配制室：应设有专门的配制室，配备防尘设备、紫外线或电子灭菌灯、电子空气消毒器等。室内进行空气消毒，并用含有洗必泰的75%乙醇擦拭操作台，地面都要进行消毒，并保持干净清洁，操作时禁止人员出入。②超净工作台（是根据空气层流的原理来防止污染，使局部环境空气达到高度洁净的设备）：工作台的洁净度等级应达到100级，操作区的气流速度为0.3～0.6 m/s，工作台台面震动≤2 μm，噪音≤65dB。超净台启动20 min后，其台面可达到无尘、无菌，为配制营养液提供洁净、无菌的安全环境。③配制室的监控：常用监控指标为压力、温度、相对湿度、换气次数及空气微粒数。细菌培养用平板法监测微生物。

（2）配制方法：TNA液配制步骤：①遵医嘱备好所有药液并检查3L袋；②将电解质、水溶性维生素、微量元素、胰岛素加入葡萄糖液或氨基酸液中；③将磷酸盐加入另一瓶葡萄糖液或氨基酸中；④将脂溶性维生素加入脂肪乳剂中；⑤用3L袋把加入添加剂的液体按葡萄糖、氨基酸、脂肪乳剂的顺序进行混合，并不断地摇动，使之均匀混合；混合后葡萄糖最后浓度为10%～20%，而配制成功。配制注意事项：①现配现用，配好的TNA应在24～48 h内输完，暂不使用时要置于4℃冰箱内保存。②钙剂和磷酸盐应分别加在不同的溶液内稀释，以免发生反应而产生磷酸钙沉淀。在加入葡萄糖和氨基酸以后应检查有无沉淀，确定无沉淀后再加入脂肪乳剂。③加入3L袋的溶液应超过1.5L，葡萄糖最终浓度应≤23%，阳离子浓度＜150 mmol/L，其中镁离子浓度＜3.4 mmol/L，钙离子浓度＜1.7 mmol/L。④注意配伍禁忌，一般不主张配制或输注时在TNA中加入其他药物。⑤配好的TNA袋要注明床号、姓名与配制时间。⑥若必须经输液途径输入药物时，应暂停输注TNA液，并在用药前后用生理盐水冲洗输液管道。

3. 输注途径 PN可选择经中心静脉和经外周静脉两种途径进行营养支持。若营养液容量不多、浓度不高，以及接受部分EN的患者，可选择经外周静脉途径。ICU患者多采用经中心静脉途径。中心静脉途径包括经锁骨下静脉、颈内静脉、股静脉和外周中心静脉导管（peripherally inserted central venous catheter，PICC）途径。经锁骨下静脉途径感染及各种并发症的发生率均低于股静脉和颈内静脉途径，所以经中心静脉实施PN应首选锁骨下静脉置管途径。由于疾病难以脱离或完全脱离PN，而全身脏器功能状态趋于稳定的患者，可选PICC途径。但PICC并不能减少中心静脉导管相关性感染（catheter related blood infection，CRBI）的发生。导管连接部位和穿刺部位局部细菌定植是CRBI最大的感染源，因此中心静脉插管需要比外周静脉穿刺更高的无菌要求。穿刺局部有渗血或敷料出现潮湿、松动或者沾污时及时更换。

4. 输注方法

（1）连续输注法：将1天预定输入的营养液均匀地在24h内输入。

（2）循环输注法：在24h的输注过程中，停输含高糖的TPN营养液8～12h，其间输入氨基酸与脂肪乳剂，以产生与胃肠道进食相似的吸收后期，以便将脂肪形式储存的过多热量加以利用，使其更接近生理上的要求，这种方法称为循环输注法。因为持续输入高糖TPN营养液，可刺激胰岛素分泌保持在较高水平，阻止了脂肪的分解，且有促进脂肪合成与糖原合成的作用，其结果是部分输入的能量未能进入主要的代谢机制，而以脂肪或糖原的形式储存在体内，可引起脂肪肝。因此，临床上TPN宜选择循环输注法。

5. 常见并发症及其防治

（1）穿刺插管引起的并发症：①穿刺损伤：可引起气胸、血胸、皮下气肿以及血管神经损伤等，也可引起局部出血血肿、臂丛神经或胸导管损伤等。预防方法：在插管中，要掌握熟练的穿刺插管操作技术，严格按照操作规程进行，尽量动作轻柔，损伤的并发症是可以避免的。②空气栓塞：多见于穿刺过程或更换输注器具时，有时也可发生于液体输完未及时补充时。预防方法：应严格按照操作规程操作，插管穿刺时患者应处于头低位，使上腔静脉充盈，置管时要患者暂时屏气，置管过程应快捷，连接输液管道要及时；加强巡视，及时添加液体；在穿刺插管或更换输液器具时嘱患者不要深呼吸。更换输液器具时，应将导管置于心脏水平以下，以减少空气进入机会；如发现有空气进入，应迅速捏住导管，用注射器将空气抽出。③导管意外：常见导管栓塞、导管异位与导管断裂等。预防方法：插入的导管应选择柔软的硅胶管，不要用硬塑料管；导管插入后要用X线检查导管位置，如发现导管异位，立即调整。

（2）感染并发症：主要见于导管引起的局部感染或全身性感染，常见化脓性静脉炎，严重者为脓毒症。感染的主要原因：插管时污染、伤口污染、营养液污染或输入器具污染等。预防方法：①严格落实消毒隔离制度，在肠外营养支持的各个操作环节中应严格无菌操作，在输注前后都要严密监测有无引起感染的可能性，防范于未然，有条件者可以在输液管末端放置终端过滤器。②穿刺点每日消毒换药，观察导管周围皮肤有无感染。每日更换输液管道，预防局部感染。③当患者不明原因发热时，应考虑导管感染的可能，及时拔除导管并做管端的细菌培养，以明确诊断。如确认发热系导管感染所致，应立即拔管，应用抗生素治疗。体温下降后可在对侧重新插管。

（3）代谢性并发症：①高血糖和非酮症性高渗性昏迷：应激情况下机体对糖的利用率下降，输入含高糖的TNA，若外源性胰岛素补充不足，常出现高血糖，严重者可出现非酮症性高渗性昏迷而危及生命。预防方法：葡萄糖与胰岛素按 1 g∶4～6 U 比例应用胰岛素，加以预防；高渗性昏迷一经诊断，应立即停输高渗糖，改用低渗或等渗盐水等以降低血液渗透压，并监测控制血糖水平，根据血糖水平使用胰岛素，适当增加脂肪乳剂用量。②低血糖：多因外源性胰岛素给予过多或输入 TNA 突然减慢或大量输注突然停止，而胰岛素作用还在继续等原因所致。预防方法：在营养液输注过程中应密切监测血糖水平，以及时发现低血糖；输注 TNA 时不能突然停止，若需要停止，则应继续输入 5%～10%葡萄糖 2～3 h。③高脂血症：主要为输注脂肪过多、过快或机体利用脂肪能力下降所致。预防方法：监测患者脂肪清除率，以指导脂肪乳剂的应用。④水、电解质失衡：可出现脱水或水潴留、低钠血症、低钾血症或高钾血症等。预防方法：严重记录 24 h 出入水量，定期监测血钠、钾、氯、钙、镁等电解质，以指导液体治疗。

二、肠内营养

胃肠道功能存在或部分存在，经口不能正常摄食的危重症，应优先考虑给予 EN，仅在肠内营养不可实施时才考虑 PN。重症患者在条件允许情况下，应尽早使用 EN。早期 EN 是指：重症患者在血液动力学稳定，水、电解质与酸碱失衡得到初步纠正后，病后 24～48 h 内开始进行 EN。通过优化的肠内营养管理措施（如空肠营养、促胃肠动力药应用等），早期 EN 是可行的。与延迟 EN 相比，早期 EN 能降低感染率和死亡率。

1. 营养输入途径　肠内营养的途径有经鼻胃管、经鼻空肠管、经皮内镜下胃造口（percutaneous endoscopic gastrostomy，PEG）、经皮内镜下空肠造口（percutaneous endoscopic jejunostomy，PEJ）、外科手术中胃/空肠造口或经肠瘘口等。根据患者的情况，选择不同途径进行 EN。

（1）经鼻胃管途径：简单、易行，常用于胃肠功能正常的患者，短时间管饲后即可过渡到口服饮食的非昏迷者；对于接受营养治疗＜4 周的患者，最理想的肠内营养途径是放置较细的鼻胃管。但可引起反流、误吸、上呼吸道感染等。

（2）经鼻空肠管饲：导管通过幽门进入十二指肠或空肠，患者反流与误吸的发生率低。但应注意在喂养的开始阶段，营养液的渗透压不宜过高。

（3）经皮内镜下胃造口（PEG）：PEG 是指在纤维胃镜引导下行经皮胃造口，将营养管置入胃腔。用于胃排空良好但昏迷、食管梗阻等长时间不能进食的重症患者。可长期留置管道。

（4）经皮内镜下空肠造口（PEJ）：PEJ 在内镜引导下行经皮胃造口，并在内镜引导下，将营养管置入空肠上段，可以在空肠营养的同时行胃腔减压，可长期留置管道。尤其适合于有误吸风险、胃动力障碍、十二指肠郁滞等需要胃十二指肠减压的重症患者。

（5）外科手术中空肠造口：重症患者存在胃肠动力障碍，经鼻胃管 EN 时容易导致胃潴留、呕吐和误吸，应选择外科手术中的空气造口，如不耐受经胃营养或有反流和误吸高风险的重症患者，尤其是胃潴留、连续镇静或用肌松剂、肠麻痹、急性重症胰腺炎患者或需要鼻胃管引流的患者，应该选择经空肠造口营养。经空肠喂养可以减少这些并发症及吸入性肺炎发生，提高热卡和蛋白的摄取量。

2. 肠内营养制剂

（1）整蛋白配方：主要营养物质为双糖、长链或中链脂肪酸与完整蛋白。其特点：营养较全面，味道可口，价格低廉。适用于胃肠道消化功能正常者。

（2）预消化配方：主要营养物质为糊精、植物油和短肽或短肽与氨基酸。其特点：营养易消化、吸收，且少渣。适用于胃肠道尚有部分消化功能者。

（3）单体配方：主要营养物质为葡萄糖、植物油与结晶氨基酸，其特点：营养易消化吸收。适用于消化功能有障碍者。

（4）免疫营养配方：主要营养物质为双糖、植物油与完整蛋白。其特点：添加了谷氨酰胺和鱼油等，适用于创伤患者和大手术后患者。

（5）匀浆膳：主要营养物质为蔗糖、植物油和牛奶鸡蛋。其特点：营养成分全面，接近正常饮食。适用于肠道的消化吸收功能基本接近正常者。

（6）组件膳：仅为某种或某类营养素为主的肠内营养制剂。常用的有蛋白质组件、脂肪组件、糖类组件、维生素组件与矿物质组件等。其特点：营养单一。它主要用于对完全型肠内营养制剂进行补充或强化，或用于单一营养缺乏者。

（7）低糖高脂配方：主要营养物质为植物油、双糖与完整蛋白。其特点：脂肪含量高，可提供50%以上的热卡。适用于糖尿病、通气功能受限的危重症。

（8）高能配方：主要营养物质为双糖、植物油与完整蛋白。其特点：热卡密度高，适用于限制液体摄入的危重症如心力衰竭者。

（9）膳食纤维配方：主要营养物质为双糖、植物油与完整蛋白。加了较多的膳食纤维素。适用于伴有便秘重症患者。

3. 输注方法　临床上肠内营养的输注方法有一次性给予、间隙性重力滴注和连续性经泵输注三种方式。如何选择取决于营养液的性质、喂养管的类型与大小、管端的位置和营养素的需要量。

（1）一次性给予：一般用注射器将营养液一次性缓慢注入喂养管200 ml，每天6～8次。适用于经鼻胃管或经胃造瘘的患者。但此法容易引起腹胀、恶心、呕吐与腹泻，患者难以耐受，现在临床少见了。

（2）间隙性重力输注：一般将营养液置于输液瓶或塑料袋中，通过鼻胃管借液体的重力缓慢滴入胃肠道，速度20～30 ml/min，每次250～500 ml，每天4～6次。其特点：类似正常饮食，患者容易接受。适用于经鼻胃管鼻饲的危重症。

（3）连续经泵输注：主要用输液泵将营养液输入胃和小肠内。开始输注速度要慢，浓度要低，然后逐渐加快，浓度逐渐增加，使胃肠道逐步适应。此法比间隙性重力输注更好，基本上无胃肠道不良反应。适用于十二指肠或空肠近端管喂者。

4. 常见并发症及其防治

（1）机械性并发症：常见鼻咽不适、鼻咽部黏膜糜烂与坏死、鼻部脓肿、咽喉部溃疡或狭窄、食管炎、食管溃疡或狭窄、气管食管瘘，胃、空肠造口并发症等。预防方法：选择质地软、大小适宜的喂养管，掌握熟练的操作技术，密切监护各种喂养管有无异常现象。

（2）胃肠道并发症：常见的有恶心、呕吐、腹泻与便秘等。防治方法：输液营养液注意输入速度和剂量，肠内营养液要现配现用，保持新鲜，不用要低温保存；注意寻找引起消化道症状的原因，并作出相应处理；一旦腹泻应降低营养液浓度，减慢输入速度，也可在营养液中加用抗痉挛或收敛药物以控制腹泻。

（3）代谢性并发症：常见的有高血糖、水潴留、脱水、低血糖、低或高钠血症、低或高钾血症及脂肪酸缺乏等。预防方法：定时监测水、电解质、酸碱平衡失调情况、血糖与血脂等，随时发现随时纠正。

（4）感染并发症：常见的是吸入性肺炎和营养液污染。①吸入性肺炎：多由胃食管反流或呕吐引起的误吸所致，误吸后突然发生呼吸道炎症或呼吸功能衰竭称为吸入性肺炎。它是肠内营养最严重和最致命的并发症。若大量胃肠内营养液突然吸入气管，可在几秒钟内发生急性肺水肿，而危及生命。因此，防治的关健是预防误吸。预防：定期检查胃内残留量，若＞200 ml，应暂停营养液的输入；如经鼻胃管与有胃食管反流者宜采用半卧位休息。治疗：一旦确诊为吸入性肺炎，立即停用肠内营养，并吸尽胃内容物；立即从气管内吸出液体与食物颗粒；鼓励患者尽量咳出气管内液体；如有食物颗粒进入气管立即行异物排除法（见第三章），以清除气道内异物，有条件医院可给予纤维支气管镜检查并清除食物颗粒；给予静脉输液并用大剂量糖皮质激素，以消除肺水肿；静脉应用抗生素抗感染。②营养液污染：多为操作不按操作常规进行，可使营养液和输送管道器具在配液时和更换管道时被污染。结果可引起患者腹泻与肠炎。预防方法：严格按照操作常规操作，营养液要现配现用，配液器具要严格消毒，营养输注管应每 24 h 更换 1 次，管道接头处应保持无菌状态。治疗：应用抗生素抗感染，配合液体治疗。

第三节 营养支持的监护与管理

临床营养支持的监护，是 21 世纪危重症综合治疗的重要进展之一。随着重症监护学科的发展和进步，新的监测技术和方法不断涌现。为了提供安全规范、合理有效的营养支持，减少营养支持过程中的机械性、代谢性和感染性并发症的发生，在实施肠内、外营养过程中，切实做好各项监测工作是十分重要。加强临床危重症营养支持的监测与护理，对预防和早期发现并发症以及提高营养支持的效果都很重要。

一、肠外营养的监护与管理

1. 监测体重　每天监测体重，有助于判断患者营养供给是否适合，若每天体重增加＞250 g，要考虑体液潴留。观察有无下肢水肿、肝大、颈静脉怒张等右心衰竭表现，若有说明，液体入量过多，应调整输液与营养液入量。

2. 监测体温　每天监测 4 次体温，有助于发现体温升高等感染表现，以指导抗感染治疗。

3. 营养液输入速度监测　营养液最好用输液泵持续、均匀、恒定的输入，一般在中心静脉压监护下输注，无条件医院可根据患者病情选择适当的输入速度。一般葡萄糖的输入速度应＜5 mg/(kg・min)。并记录 24 h 出入液量。

4. 实验室检查

（1）起始阶段应每日测血糖、血气分析和电解质，稳定后每周 2 次；

（2）定期检查肝、肾功能和血浆蛋白；

（3）氮平衡：精确测定 24 h 尿量以求取得尿氮排出量；

（4）注意监测电解质：注意有无低钾血症、低磷血症等异常。

5. 中心静脉置管后监护　置管后要妥善固定导管，严防脱出、折断或因液体输空而导致空气栓塞。常规摄胸部 X 线片，以确定导管位置，导管有否裂损或脱落。

二、肠内营养的监护与管理

传统观念认为只有胃肠功能恢复正常后，才可对患者进行肠内营养支持。实践证明，肠内营养一般在术后不久即可开始，尽管胃和结肠的动力可能有所减弱，但小肠功能通常在术后几小时即已恢复正常。早期恢复肠道营养，能维持肠黏膜屏障功能，预防细菌移位和内毒素吸收所导致的肠源性感染，并能减轻过度的分解代谢，可促进胃肠功能恢复。迅速补充蛋白质及各种营养物质，若管理到位监测及时则是安全、有效的营养支持方法。

1. 监测胃腔残留量 为避免误吸及其相关肺部感染，对常合并胃肠动力障碍的重症患者，经胃管营养时应采取半卧位，同时严密监测胃腔残留量。通常每 6 h 抽吸一次胃腔残留量，若潴留量≤200 ml，维持原注入速度，潴留量≤100 ml 增加注入速度 20 ml/h，残留量≥200 ml，应暂停或降低注入速度。常采用以下方法增加患者对肠内营养的耐受性：对胃潴留＞200 ml 伴呕吐的患者，可应用促胃肠动力药物；刚开始时营养液由稀到浓；注入速度逐渐递减，可使用动力泵控制速度；在喂养管上应用加温器等。

2. 监测胃肠道症状 注意监测肠内营养后有无腹泻与便秘。为防止腹泻，初次喂养应以低浓度等渗液、单一成分为宜，使患者逐渐适应。营养液现配现用，温度以 40～42℃为宜，喂养后注意消毒容器，用温开水冲管，防止营养液在胃管内潴留，同时将胃管末端反折包好，防止污染。更换营养制剂配方对腹泻有时有较好效果。发生腹泻的大便中有脂肪球时应减少肠内营养液总量，并使用药物对症处理。为防止便秘，可在营养液中增加纤维素丰富的蔬菜、水果成分，鼻饲后按顺时针方向按摩脐周。

3. 监测有无上消化道出血 定期抽出胃液观察有无出血，并作胃酸检查，定期做大便潜血试验。胃液 pH＜3.5 时是出血的危险信号，少量出血时应减少鼻饲量（200 ml/d）并降低浓度，大量出血应积极止血治疗并停止鼻饲，严密观察胃液、呕吐物及大便颜色、性状和量，同时观察腹部体征变化，防止肠蠕动减弱使血液在胃肠道内储存而掩盖病情，定时测量血压、脉搏、尿量，及时发现失血性休克并加以纠正。并及时给予肠外营养支持，出血停止 24 h 后可逐渐恢复鼻饲营养。

4. 注意监测有无胃食管反流 胃十二指肠内容物经贲门反流入食管甚至至口咽部而引起呕吐、误吸。反流不仅影响营养供给，还可造成吸入性肺炎甚至窒息。因此应加强监护与管理：①选择管径适宜的胃管。使用带有气囊的气管插管时，有可能造成胃管腐蚀而引起食管气管瘘；胃管可使贲门闭锁不全而引起反流，长时间的酸性反流还可导致食管狭窄。②管饲前应吸尽气道内痰液，以免管饲后吸痰、呛咳使腹内压增高引起反流。③取半卧位，借重力作用可防止反流。④昏迷患者因胃肠蠕动减弱，消化液分泌减少，管饲应缓慢逐步进行。⑤老年患者由于消化器官退行性改变而容易出现反流，常采取间断分次缓慢滴注法，数量也应由少渐多并予以稀释。⑥出现反流时，应尽快吸尽气道及口鼻腔内反流物并暂停管饲，记录反流量，并行气管切开和口腔护理。

小结

1. 学习重点：肠外营养与肠内营养的适应证、营养输注途径、方式、监护与管理及并发症防治。

2. 学习难点：肠外营养与肠内营养的监护与管理及并发症防治。

思考题

一、名词解释

1. 营养状态评估　2. 全营养混合液

二、填空题

1. 营养液的营养素属于能源性物质：________、________、________；非能源性物质：________、________、________和________。

2. 临床上营养支持途径分为________与________两种方法。

三、选择题

1. 关于危重症患者机体代谢特点，以下说法错误的是（　　）

A. 机体呈高血糖状态

B. 静息能量消耗增加

C. 负氮平衡

D. 血中三酰甘油及酮体浓度增高

E. 肠源性细菌移位

2. 判断患者中度营养不良的指标中，错误的是（　　）

A. 体重下降 20%～40%

B. 上臂肌围占正常值 60%～80%

C. 白蛋白为 21～30 g/L

D. 总淋巴细胞计数 800～1200

E. 皮肤迟发性超敏反应硬结＞5 mm

3. 中心静脉营养的优点不包括（　　）

A. 可长期使用，减少反复穿刺的痛苦

B. 最大限度地调整输入液量、浓度和速度

C. 降低初始治疗费用

D. 适宜于需长期肠外营养支持者

E. 输入液体很快被稀释，对血管壁的刺激小

4. 肠内营养最严重和最致命的并发症是（　　）

A. 误吸　　B. 感染　　C. 腹泻

D. 水过多　　E. 鼻咽部黏膜糜烂和坏死

5. 在肠外营养时，预防感染的措施不包括（　　）

A. 严格无菌操作

B. 如导管阻塞，可冲洗后继续使用

C. 选择柔软光滑的导管，操作要轻柔

D. 输液溶液应新鲜配制

E. 避免从导管抽血或输血及其制品

6. 对接受营养治疗不超过 4 周的患者，最理想的肠内营养治疗途径是（　　）

A. 口服　　B. 空肠插管　　C. 鼻胃管

C. 胃造瘘术　　E. 空肠造瘘术

7. 危重患者的营养支持，在补充蛋白质的同时，必须给予适量的非蛋白质热量，以避

免蛋白质作为热量被消耗。较为经典的热氮比为（ ）
A. 50 kcal∶1 g B. 100 kcal∶1 g C. 150 kcal∶1 g
D. 200 kcal∶1 g E. 250 kcal∶1 g

8. 因危重患者多有胃肠功能减退，开始时常首选（ ）
A. 肠外营养 B. 肠外营养与管饲结合 C. 单纯管饲
D. 管饲与经口摄食结合 E. 肠内营养

9. 经配置后的全营养混合液，其葡萄糖的最终浓度为（ ）
A. <10% B. 10%～20% C. 20%～30%
D. 30%～40% E. >40%

10. 需要长期肠外营养支持的，不宜选择（ ）
A. 锁骨下静脉 B. 颈外静脉 C. 颈内静脉
D. 股静脉 E. 外周静脉

11. 预防喂养管误吸的方法不正确的是（ ）
A. 妥善固定喂养管 B. 取合适的体位 C. 及时估计胃内残留
D. 经常更换胃管 E. 加强观察

12. 肠内营养最严重和致命的并发症是（ ）
A. 咽喉部溃疡和狭窄 B. 食管溃疡和狭窄 C. 电解质紊乱
D. 吸入性肺炎 E. 感染

四、简答题

1. 简述营养支持的原则。
2. 简述肠外营养常见并发症及其防治。

（华中科技大学同济医学院附属孝感医院 李 睿 吴克艳
怀化医学高等专科学校 蒲泉州）

急诊医学实验教学指导

实验一　心肺复苏

实验目的

掌握心肺复苏操作的正确方法与步骤。

实验要求

1. 按“操作程序”要求进行训练。
2. 练习过程中进行自评、互评，不断纠正偏差达到要求；最后通过教师测评。

用品准备

心肺复苏模型、纱布1块。

实验步骤

1. 判断意识，并注意现场安全性　方法：急救人员或目击者到达现场，首先拍击患者肩膀并呼唤“你怎么了”或呼唤姓名，无反应，再检查瞳孔大小、掐人中穴以观察患者反应，都无反应，即可呼救。同时注意观察现场安全与否。

2. 呼救　一旦确定患者无反应，即为意识丧失，即刻向周围呼救：“快来人啦，救命啊”。任何人对你都会有帮助，非专业人士可帮助打“120”电话，启动急诊医疗服务系统(EMSS)；专业人士还可帮助你抢救。

3. 安置适当体位　采用复苏体位：置患者于硬质地板、木板或硬板床上仰卧，双上肢置于躯干两旁，双下肢伸直。若患者呈俯卧位，则要求沿纵轴平行翻转，不使患者身体出现扭曲现象；然后，解开上衣，松开裤带，充分暴露胸部。

4. 开放气道　首先用纱布包裹手指或指套伸进口腔，手法清除口鼻异物或分泌物，有假牙则取出；若为稀薄液体应当负压吸引，进行清除。然后，采取仰头抬颏法：急救者一手置于患者前额下压使其头后仰，另一手示、中指置于患者下颏部，抬起下颏法，双手作用结果可使气道通畅。一般不用仰头抬颈法。若有颈椎损伤时，改用托颌法或舌颌上举法。

5. 判断自主呼吸　要在开放气道同时进行，方法：一看二听三感觉，即看胸廓起伏、听鼻息声、感觉呼出气流。

6. 口对口人工呼吸　若无自主呼吸，即进行口对口人工呼吸，也可根据实际情况选用口对鼻或口对口鼻或口对气管导管人工呼吸，在深吸气后用力吹入患者肺部，使患者胸廓起伏，但也不可用力过猛、气量过大。吹气应注意防止漏气（抢救者的口要包住患者口唇，并捏住鼻翼），无需心脏按压时吹气频率成人 10～12 次/分，婴儿和儿童 12～20 次/分；若行心脏按压则按照按压/通气＝30∶2 进行。

7. 判断心跳　根据意识丧失和颈动脉搏动消失即可断定是否心搏骤停。但非专业人士无需检查颈动脉，因为他们检查容易失误，所以，他们可凭患者无反应、不动、无呼吸或叹气样呼吸等作出判断。

8. 胸外心脏按压　一旦肯定心搏骤停，即可先行胸骨下部捶击，然后再行胸外心脏按压，按压部位为胸骨中下 1/3 交界处，＜1 岁两乳头连线与胸骨交点；按压频率 100 次/分，也可依按压/通气＝30∶2 进行，＜1 岁儿童 110～120 次/分；按压深度成人 4～5 cm，儿童 3～4 cm，＜1 岁 1.5～2.5 cm；成人双手按压，即一手掌根部紧贴胸骨下部，另一手掌重叠于手背；＜1 岁儿童用二个手指或一个拇指按压，其余儿童用单手掌按压。用掌根用力，手指不接触胸壁，以免肋骨骨折。按压时双上肢呈直线，双肩正对双手，按压方向与患者胸骨垂直。按压与放松时间比为 1∶1。放松时掌根不离开胸骨，按压时以能触及颈动脉搏动为度。

9. 电除颤（见实验二）。

10. 评估复苏效果　一般 5 个轮回的按压与吹气后，即可评估复苏效果。心肺复苏有效的指标：可触及自主颈动脉搏动，收缩压＞60 mmHg，面色由发绀转为红润，瞳孔由大变小，对光反射逐渐恢复，或自主呼吸恢复，心电图呈窦性心律、房性心律或交界性心律，听到相应的心音。

注意事项

1. 人工呼吸：吹∶呼为 1∶2，每次吹气时间应持续 2 s。如建立气管内插管等人工气道给予人工呼吸时，不需停止胸外心脏按压。

2. 救护者相互替换，可在完成一组按压、通气后的间隙中进行，每次更换尽量在 5 s 内完成。

实验时数

2 学时。

心肺复苏操作程序与测试

专业_________年级_________班级_________学号_________姓名_________指导老师_________

项目	要求	分值	老师测评	
			扣分	说明
目的	尽快建立和恢复患者循环、呼吸功能，保护中枢神经系统。	10		
操作步骤	判断意识　采用轻拍高喊，“喂！你怎么了？”无反应，再查瞳孔、掐人中，无反应示昏迷，即可呼救。同时评估现场安全性。	3		
	呼救　确定意识丧失立即护救，包括喊叫呼救，启动EMSS	2		
	安置患者　置于仰卧位，躺在坚硬平坦的平面上（软垫上放一木板），双手置于躯干两旁，松衣领及裤带。	3		
	开放气道　清除口腔中的污物、呕吐物及活动假牙。仰头抬颏法：术者一手掌根部压低前额，另一手托起下颏，不能抬颈。	6		
	评估呼吸　将耳朵贴近患者口鼻部，一看胸廓有无起伏，二听有无呼吸音，三感觉有无气流感，以判断有无自主呼吸，评估时间5～10 s。	3		
	人工呼吸　口对口人工呼吸。术者在患者一侧，用压前额手的拇、食指捏紧患者鼻孔，深吸一口气，双唇包住患者口部，缓慢吹气，持续时间1秒以上，吹气毕，松开鼻孔并抬头使其被动呼气，看到胸廓起伏才有效，连续2次。	20		
	评估心跳　触摸颈动脉搏动。一手在患者前额保持患者头后仰，另一手食、中指并拢，触及患者环状软骨向外侧滑行至胸锁乳突肌凹陷处，检查无颈动脉搏动示心搏骤停，5～10 s完成。	3		
	胸外心脏按压　位于患者一侧，一手掌根放在胸骨中、下1/3交界处，另一手重叠其上，手指不接触胸壁，双臂伸直，双肘关节内收，利用上身重量垂直下压，深度4～5 cm，频率100次/分，按压比1∶1，按压与通气比30∶2，人工呼吸按压不暂停。	30		
	电除颤：尽早电除颤，选择电能恰当，操作准确无误。	10		
注意事项	1. 开放气道时怀疑颈椎损伤使用下颌推前法，不能抬颈。 2. 若连续两次吹气无胸廓起伏，要考虑异物梗阻并作处理。 3. 建立气管内插管等人工气道给予呼吸时不需停止胸外按压，呼吸频率成人为10～12次/分，婴儿和儿童为12～20次/分。 4. 按压期间应密切观察病情，5个轮回后评估脉搏、呼吸。 5. 救护者相互替换，可在完成1轮回按压、通气后的间隙中进行，每次更换尽量在5 s内完成。	10		

得　分_________

评分人_________

年　　月　　日

实验二 电 除 颤

实验原理

原理：通过释放高能量短时限的脉冲电流，使心脏的全部心肌纤维同时除极，中断一切折返通道，以消除异位心律，重建窦性心律。

实验目的

掌握除颤术操作的正确方法。

实验要求

1. 按“操作程序”要求进行训练。
2. 练习过程中进行自评、互评，不断纠正偏差达到要求；最后通过教师测评。

用品准备

模型、除颤器、电极贴、导电糊。

实验步骤

将患者置于仰卧位，除去患者身上携带的金属物，并暴露胸部。接通电源，并连接好监护导联。选择非同步电复律即非同步电除颤。

电击除颤越早越好。适用于心室扑动与心室纤颤的粗颤。方法：除颤前也可通过两个电极板观察心电波，明确心搏骤停的类型，不必盲目除颤。两个电极板放置：胸骨电极板置于右锁骨下，心尖电极板置于腋前线心尖搏动水平。先在电极板上涂导电糊或垫生理盐水纱布，电极板与患者身体紧密接触。若为心室扑动或心室纤颤（粗颤），即行非同步电击除颤。电能选择：成人200焦耳（J），儿童2J/kg，选好电能后充电，在注意保护操作者与周围人群安全条件下，双拇指同时按压放电按扭，进行电击除颤。除颤后两电极板不要马上移开，还要通过电极板心电监护观察电除颤效果。若无效，再心肺复苏按压/通气5个轮回，再行电击除颤。若为心室纤颤的细颤，应常规心肺复苏1 min，并同时静脉注射肾上腺素1 mg，使细颤转为粗颤，再行除颤。

注意事项

1. 除颤前应详细检查器械和设备，做好一切抢救准备。
2. 正确选定电击位置，如已充电而未匀开导电糊，应将涂有导电糊的电极板放在患者的胸壁上匀开，不能将电极板表面互相摩擦来匀开，以免发生偶然发电危险。

3. 避免电极板开路放电，以免发生危险，如必须解除已充电，应进行机内放电。

4. 电击时任何人不得接触患者及病床，以免触电。

实验时数

1学时。

电除颤操作程序与测试

专业________年级________班级________学号________姓名________指导老师________

项目	要求	分值	老师测评	
			扣分	说明
目的	通过释放高能量短时限的脉冲电流，使心脏的全部心肌纤维同时除极，中断一切折返通道，消除异位心律，以重建窦性心律。	10		
操作步骤	将患者置于仰卧位，除去患者身上携带的金属物，并暴露胸部。	6		
	接通电源，并连接好监护导联。	6		
	将按扭置于 Monitor on。	3		
	选择导联，调节振幅大小。	3		
	选择非同步。	5		
	手持电极板，涂导电糊并涂匀或生理盐水纱布4～6层。	5		
	放置电极板：两电极板分别放在锁骨下方（胸骨右第2肋间），心尖部外侧腋前线上。	10		
	选择能量：成人单向波为200J，双向波为150J。	10		
	充电。	5		
	操作者使自己的身体离开床缘，嘱其他人离开患者床边，两臂伸直固定电极板，加压以便接触良好，然后双手同时按下放电按钮。	5		
	放电后观察心电波。	5		
	除颤后处理：控制器转到停（off）。清洁电极板、控制器与电缆，检查记录纸、导电糊等是否足够，并要充足蓄电池，以便再次使用。	5		
	整体质量评价：操作连贯，熟练，有效。	10		
注意事项	1. 除颤前应详细检查器械和设备，做好一切抢救准备。 2. 正确选定电击位置。 3. 确定周围人员未接触患者及病床，以免触电。 4. 避免电极板开路放电，以免发生危险，如必须解除已充电的除颤器，应进行机内放电。 5. 除颤后应观察心电活动，如未恢复应立即进行CPR，5个轮回后，可再次除颤。	10		

得　分________

评分人________

年　　月　　日

实验三　球囊面罩或导管人工通气

实验目的

掌握球囊-面罩人工通气操作方法，为各种原因需要紧急手控通气的患者进行有效人工通气。

实验要求

1. 按“操作程序”要求进行训练。
2. 练习过程中进行自评、互评，不断纠正偏差达到要求；最后通过教师测评。

用品准备

简易呼吸囊（即简易呼吸器）、面罩、模型、氧气装置。

实验步骤

1. 评估患者　患者出现低效或无效呼吸、呼吸暂停伴发绀、心动过缓，当时条件较差，宜行球囊-面罩通气。
2. 检查球囊、面罩及各接头，确认无漏气、呼吸活瓣无异常；连接面罩、球囊。有条件时可接氧气，并调节流量使储气袋充盈（一般给予氧流量>10 L/min）。
3. 开放气道，必要时插人工气道如口咽通气管，可行球囊导管通气。
4. 使面罩罩住患者口鼻，按紧不漏气。若已经建立了人工气道，可与导管连接行球囊导管通气。
5. 用均等的压力挤压球囊，待球囊重新膨起后再一次挤压。潮气量按无氧源10 ml/kg，吸氧6～7 ml/kg计算，根据不同大小的球囊挤压1 L球囊挤压2/3，1.6 L球囊单手挤压近1/2，2 L球囊挤压1/3；挤压频率成人10～12次/分，婴儿和儿童为12～20次/分。
6. 观察通气效果，挤压胸廓起伏说明通气有效。

注意事项

1. 如有微弱呼吸尽量在患者吸气时挤压球囊。
2. 连续2次挤压通气不见胸部起伏，提示气道有异物梗阻，应立即排除异物。
3. 评估患者通气效果：主要观察有无胸廓起伏、皮肤颜色变化、肺部听诊有无呼吸音、生命体征有无改善、SpO_2有无升高。
4. 操作后应观察胃部情况，如有上腹胀、嗳气，应插入胃管排气。

实验时数

1 学时。

球囊面罩（导管）通气操作程序与测试

专业________年级________班级________学号________姓名________指导老师________

项目	要求	分值	老师测评	
			扣分	说明
目的	对各种原因需要紧急手控通气的患者进行人工通气。	10		
操作步骤	评估患者，当患者出现无效或低效呼吸、呼吸暂停伴心动过缓、发绀，可行球囊-面罩通气。	10		
	检查面罩、球囊及各接头，确认无漏气、呼吸活瓣无异常；连接面罩、球囊，有条件时可接氧气，并调节流量使储气袋充盈（氧流量＞10 L/min）。	10		
	开放气道，必要时插人工气道，行球囊导管通气。	10		
	使面罩罩住患者口鼻，按紧不漏气。若已经建立了人工气道，可与人工气道连接，行球囊导管通气。	10		
	挤压球囊用力要均等，待球囊重新膨起后开始下一次挤压。潮气量：按无氧源 10 ml/kg，吸氧 6～7 ml/kg 计算，1 L 球囊挤压 2/3，1.6 L 球囊单手挤压约 1/2，2 L 球囊挤压 1/3；挤压频率：成人 10～12 次/分，婴儿和儿童为 12～20 次/分。	20		
	观察及评估患者通气效果，胸部起伏说明通气有效。	10		
	整体质量评价：操作连贯，熟练，有效。	10		
注意事项	1. 面罩应罩紧患者口鼻，以防漏气。 2. 如有微弱呼吸尽量在患者吸气时挤压球囊。 3. 连续 2 次通气不见胸部起伏，提示有异物梗阻，应立即排除异物。 4. 观察及评估患者通气效果：有无胸廓起伏、皮肤颜色变化、肺部听诊呼吸音、生命体征有无改善、SaO_2 有无升高。 5. 注意观察胃部情况：有无上腹胀、嗳气情况，必要时插入胃管排气。	10		

得　分________

评分人________

年　　月　　日

实验四　气管插管术

实验目的

掌握气管插管操作的正确方法。

实验要求

1. 按“操作程序”要求进行训练。
2. 练习过程中进行自评、互评，不断纠正偏差达到要求；最后通过教师测评。

术前准备

气管插管模型、喉镜、气管插管导管（根据患者年龄与体型选择）、气管插管导丝、牙垫、开口器、10 ml 注射器、胶布、吸引器、简易呼吸器、吸氧设备以及相关麻醉等药品、听诊器。

实验步骤

1. 检查用物准备是否完整、适用，检查气管导管的气囊有无漏气。
2. 患者取仰卧位，分泌物多的患者清除口鼻分泌物，有假牙的取出假牙。根据年龄选择适宜的气管导管。
3. 头尽量后仰，肩部可略垫高，开放气道。
4. 左手持喉镜沿右侧口角进入，轻轻将舌体稍推向左侧使喉镜移至正中。见到悬雍垂后顺舌背弯插入。
5. 进入咽部见到会厌用喉镜轻挑起会厌暴露声门。
6. 右手持导管（内置导管芯，弯成一定的弯度）将其尖端对准声门轻巧地插进气管内，拔出导管芯。成人插过声门 5 cm，小儿 3 cm。
7. 放牙垫后退出喉镜，听诊双肺呼吸音是否对称，然后将气管导管的气囊充气 10～12 ml。再用胶布固定牙垫与气管导管。
8. 吸净气管内分泌物，摆好患者卧位，将导管与呼吸机或麻醉机连接，必要时约束肢体或药物镇静。

注意事项

1. 呼吸困难或呼吸停止者，插管前应先给予简易呼吸器加压给氧，以免因插管费时而加重患者缺氧。
2. 导管的选择，应根据患者年龄、性别、身材、插管途径来决定。

3. 插管时，声门应暴露好，操作要轻柔、准确，动作迅速。

4. 插管后随时检查导管固定是否良好，有无移位，导管是否通畅，有无痰痂形成。注意加强人工气道的湿化，保持呼吸道通畅，防止气管内分泌物黏稠结痂。

5. 气囊内的充气量一般为 10～12 ml，使气囊保持适当的张力。一般每 4～6 h 作短时间的气囊放气 1 次。

6. 经口插管留置时间不宜过长，一般超过 72 h 仍不能拔管应考虑改经鼻插管甚至行气管切开（COPD 除外）。颅脑外伤、球麻痹等近期难拔管者宜尽早行气管切开置管术。

7. 拔管后应注意观察患者呼吸情况，保持呼吸道通畅。拔管后半小时复查动脉血气变化。

实验时数

2 学时。

气管插管操作程序及测试

专业________年级________班级________学号________姓名________指导老师________

项目	要求	分值	老师测评	
			扣分	说明
目的	保持呼吸道通畅，有效清除气道分泌物，改善患者通气功能，纠正缺氧，便于简易呼吸器加压给氧或机械通气辅助治疗，必要时有利于气道内给药。	10		
操作步骤	检查用品准备是否完整适用，检查气管导管气囊是否有漏气。	5		
	患者取仰卧位，分泌物多的患者清除口鼻分泌物，有假牙的取出假牙。	5		
	头尽量后仰，肩部可略垫高，开放气道。	5		
	左手持喉镜沿右侧口角进入，轻轻将舌体稍推向左侧使喉镜移至正中。	5		
	见到悬雍垂后顺舌背弯插入。	5		
	进入咽部见到会厌用喉镜轻挑起会厌暴露声门。	5		
	右手持导管（内置导管芯，弯成一定的弯度）将其尖端对准声门轻巧地插入，拔出导管芯。(成人插过声门 5 cm，小儿 3 cm)。	10		
	放牙垫后退出喉镜。	5		
	将气管导管的气囊充气 10～12 ml。	5		
	听诊双侧呼吸音对称。	5		
	用胶布固定牙垫与导管。	5		
	吸净气管内分泌物，摆好患者卧位，将导管与麻醉机或呼吸机连接，必要时约束肢体或药物镇静。	5		
	请放射科医生拍胸部 X 片，以进一步确定导管位置。	5		
	整体质量：操作连贯，熟练，有效。	10		

续表

项目	要求	分值	老师测评	
			扣分	说明
注意事项	1. 呼吸困难或呼吸停止者，插管前应先予简易呼吸器加压给氧，以免因插管费时而加重患者缺氧。 2. 导管的选择，应根据患者年龄、性别、身材、插管途径来决定。 3. 插管时，声门应暴露好，操作要轻柔、准确，动作迅速。 4. 插管后随时检查导管是否通畅，是否固定良好。 5. 注意加强人工气道的湿化，保持呼吸道通畅，防止气管内分泌物黏稠结痂。 6. 经口插管留置时间不宜过长，一般超过 72 h 应考虑改经鼻插管甚至行气管切开（COPD 除外）。颅脑外伤、球麻痹等近期难拔管者宜尽早行气管切开置管术。 7. 气囊内的充气量一般为 10～12 ml，使气囊保持适当的张力。 8. 拔管后应观察患者呼吸情况，保持呼吸道通畅。拔管后半小时复查动脉血气变化。	10		

得　分__________

评分人__________

年　　月　　日

实验五 呼吸机应用

实验目的

掌握呼吸机应用的正确方法，为患者改善通气和换气功能，保持呼吸道通畅，减少呼吸做功。

实验要求

1. 按“操作程序”要求进行训练。
2. 练习过程中进行自评、互评，不断纠正偏差达到要求；最后通过教师测评。

用品准备

呼吸机、电源、气源或氧气瓶、管路、湿化器、蒸馏水、积水杯、模拟肺、温度探头、减压阀、氧气、扳手。

实验步骤

1. 准备 洗手，戴口罩。
2. 电源连接：呼吸机、湿化器，气源连接：空气、氧气。使用瓶装氧气时，应使用减压阀。
3. 安装湿化器：选择和呼吸机相匹配的湿化罐，温度探头与湿化器输出口连接。湿化罐内注入蒸馏水，不超过水位线。
4. 呼吸机管路连接：连接呼吸机各管道，三通管末端接模肺，形成密闭环路。固定管路：把呼吸机管路安装在万向支架上。
5. 打开呼吸机及湿化器电源开关（如有压缩泵电源开关，开机顺序为：先开压缩泵，再开主机）。暂时不用呼吸机时，勿立即关电源，使机器处待机状态，以减少损耗。
6. 呼吸机自检：建议在下列情形时执行自检：呼吸机每使用 15 天；更换患者时；改变患者管路配套时。
7. 呼吸机设置：

（1）模式设置：根据患者需使用呼吸机的原因，根据病情预设呼吸机模式。

（2）参数设置：潮气量一般为 8～10 ml/kg，其他参数根据患者病情需要或按一般情况常规设置。

（3）报警设置：根据患者病情需要或按一般情况常规设置。

8. 试机：试机运行良好，无异常。
9. 接气管导管：与呼吸机三通连接，评估患者与呼吸机的同步性。
10. 停机：分离患者气管导管与呼吸机三通。关闭呼吸机及湿化器的电源（如有压缩泵应先关主机再关压缩泵)，分离气源，分离呼吸管路，清洗消毒。

注意事项

1. 观察各种参数有无变化，发生异常分析原因。

2. 严密查看各连接部分是否衔接紧密，尤其是机器与插管、套管的连接处是否漏气。管道是否打折、扭曲。

3. 及时清除积水，注意通气机管道的水平面应低于患者的呼吸道。

实验时数

2 学时。

呼吸机应用操作程序与测试

专业________年级________班级________学号________姓名________指导老师________

项目	要求	分值	老师测评	
			扣分	说明
目的	改善通气、换气功能，保持呼吸道通畅，减少呼吸做功。	5		
操作步骤	洗手戴口罩。 用品准备：呼吸机、电源、气源、管路、湿化器、蒸馏水、积水杯、模拟肺、温度探头。	10		
	连接电源：呼吸机、湿化器。	2		
	气源连接：空气、氧气。使用瓶装氧气时，应使用减压阀。	2		
	安装湿化器：选择和呼吸机相匹配的湿化罐，温度探头与湿化器输出口连接。湿化罐内注入蒸馏水，不超过水位线。	3		
	呼吸机管路连接：连接呼吸机各管道，三通管末端接模肺，形成密闭环路。固定管路：把呼吸机管路安装在万向支架上。	6		
	打开呼吸机及湿化器电源开关（如有压缩泵电源开关，开机顺序为：先开压缩泵，再开主机)。暂时不用呼吸机时，勿立即关电源，使机器处待机状态，以减少损耗。	6		
	呼吸机自检：建议在下列情形时执行自检：呼吸机每使用 15 天；更换患者时；改变患者管路配套时。	6		
	呼吸机设置： 1. 模式设置：事先了解患者需使用呼吸机的原因，根据患者情况预设呼吸机模式。 2. 参数设置：潮气量应事先了解患者体重，其他参数根据患者病情需要或按一般情况常规设置。 3. 报警设置：根据患者病情需要或按一般情况常规设置。	30		

续表

项目	要求	分值	老师测评	
			扣分	说明
操作步骤	试机：试机运行良好，无异常。	5		
	接气管导管：与呼吸机三通连接，评估患者与呼吸机的同步性。	5		
	停机：分离患者气管导管与呼吸机三通。关闭呼吸机及湿化器的电源（如有压缩泵应先关主机再关压缩泵），分离气源，分离呼吸管路，清洗消毒。	10		
注意事项	1. 观察各种参数有无变化，发生异常分析原因。 2. 严密查看各连接部分是否衔接紧密，尤其是机器与插管、套管的连接处是否漏气。管道是否打折、扭曲。 3. 及时清除积水，注意通气机管道的水平面应低于患者的呼吸道。	10		

得　分__________

评分人__________

年　　月　　日

实验六 洗 胃 术

实验目的

掌握洗胃操作的正确方法与技巧。

实验要求

1. 按“操作程序”要求进行训练。

2. 练习过程中进行自评、互评，不断纠正偏差达到要求；最后通过教师测评。

术前准备

1. 基本用品：橡皮围裙、橡皮单、治疗盘、治疗巾、量杯、50 ml 注射器、弯盘（内放洗胃管、纱布）、石蜡油、棉签、胶布、听诊器、血管钳、开口器、舌钳、牙垫、水桶 2 个（一个盛洗胃液，另一个盛污水）、水温计、压舌板、镊子、手电筒。

2. 漏斗洗胃法：备漏斗洗胃管；

3. 电动洗胃器洗胃法：备输液架、输液瓶、输液导管、Y 型三通、调节器、电动吸引器（5000 ml 以上容积的储液瓶）。

4. 自动洗胃机法：备自动洗胃机。

实验步骤

1. 漏斗灌注洗胃法

（1）做好洗胃前准备，用物准备；对清醒患者做好解释，取得合作。

（2）清醒的患者可采取半坐或坐位，中毒较重取左侧卧位，昏迷患者去枕平卧，头偏向一侧，有假牙应取出。用橡胶围裙保护患者胸前，置纱布、弯盘于口角边。

（3）用棉签清洁鼻腔，检查洗胃管是否通畅，石蜡油润滑胃管前端，由口腔插入 45～55 cm，证实胃管在胃内后，胶布固定。

（4）置漏斗低于胃部水平位置，挤压橡胶球，抽尽胃内容物。

（5）举漏斗高过头部 30～50 cm，将洗胃液缓慢倒入漏斗 300～500 ml，在漏斗内尚余少量溶液时，迅速将漏斗降至低于胃部的位置，倒置于盛水桶中。

（6）反复灌洗直至洗出液澄清无味，再拔出胃管。

2. 电动洗胃机洗胃

（1）做好洗胃前准备，用物准备；对清醒患者做好解释，取得合作。

（2）清醒的患者可采取半坐或坐位，中毒较重取左侧卧位，昏迷患者去枕平卧，头偏向一侧，有假牙应取出。用橡胶围裙保护患者胸前，置纱布、弯盘于口角边。

（3）将配置好的洗胃液倒入水桶，3 根橡胶管分别与机器的药管、胃管和污水管口连接，将药管的另一端放入洗胃液桶内，污水管的另一端放入空塑料桶内，检查自动洗胃机功能是否完好。

（4）用棉签清洁鼻腔，检查洗胃管是否通畅，石蜡油润滑洗胃管前端，由口腔插入45～55 cm，证实洗胃管在胃内后，胶布固定、尽量将胃内容物抽吸干净，并留取标本。

（5）将胃管另一端和已插好的患者洗胃管相连接，调节药量流速。

（6）按“手吸”键，吸出胃内容物，再按“自动”键，机器即开始对胃进行自动冲洗。反复洗胃直至洗出液清亮为止。

（7）洗胃完毕，反折胃管，拔除胃管。

（8）将药管、胃管和污水管同时放入清水中，手按“清洗”键，机器自动清洗各管腔，清洗完毕后，将各管同时取出，待机器内水完全排尽后，按“停机”键，关机。

注意事项

1. 要熟记洗胃的适应证及禁忌证。

2. 洗胃前要详细评估毒物的种类、性质，观察口腔内及头部有无腐蚀现象，蚀性毒物对口腔或头部有无损伤等，同时要注意正确选用洗胃溶液、每次注入量等。

3. 洗胃中密切观察病情，如出现异常情况，应能分析、判断及处理。

实验时数

2 学时。

漏斗灌注洗胃法操作程序与测试

专业________年级________班级________学号________姓名________指导老师________

项目	要求	分值	老师测评	
			扣分	说明
目的	1. 解毒：清除胃内毒物，减少毒物吸收，可利用不同灌洗液进行中和解毒，用于急性食物或药物中毒。 2. 减轻胃黏膜水肿：洗出胃内潴留食物，减轻潴留物对胃黏膜的刺激，从而减轻胃黏膜水肿和炎症。 3. 作为手术或某些检查前的准备。	10		
操作步骤	1. 做好洗胃前准备，对清醒患者做好解释，以取得合作。	10		
	2. 清醒患者可采取半坐或坐位，中毒较重取左侧卧位，昏迷患者去枕平卧，头偏向一侧，有假牙应取出。用橡胶围裙保护患者胸前，置纱布、弯盘于口角边。	10		
	3. 用棉签清洁鼻腔，检查洗胃管是否通畅，石蜡油润滑胃管前端，由口腔插入45～55 cm，证实胃管在胃内后，胶布固定。	15		
	4. 置漏斗低于胃水平位置，挤压橡胶球，抽尽胃内容物。	10		
	5. 举漏斗高过头部30～50 cm，将洗胃液缓慢倒入漏斗300～500 ml，在漏斗内尚余少量溶液时，迅速将漏斗降至低于胃部的位置，倒置于盛水桶中。	15		

续表

项目	要求	分值	老师测评	
			扣分	说明
操作步骤	6. 反复灌洗直至洗出液澄清无味。	10		
	7. 灌洗完毕，捏住胃管迅速拔出。	5		
	8. 观察病情，做好记录。	5		
注意事项	1. 第一次洗出的胃内容量应保留标本送检。 2. 灌洗时要注意观察患者反应。如有腹痛、休克现象或洗胃液呈血性，应立即停止洗胃，并采取相应急救措施。 3. 如液体不能顺利流出，可使用洗胃器上皮球加压吸引。 4. 每次罐入量和洗出量基本相等，防止胃潴留。 5. 插管的动作要轻，以防损伤食管和胃黏膜。 6. 服强酸、强碱及其他腐蚀性毒物中毒者，严禁洗胃。	10		

得　分__________

评分人__________

年　　月　　日

电动洗胃机洗胃操作程序与测试

专业__________年级__________班级__________学号__________姓名__________指导老师__________

项目	要求	分值	老师测评	
			扣分	说明
目的	1. 解毒：清除胃内毒物，减少毒物吸收，还可利用不同灌洗液进行中和解毒，用于急性食物或药物中毒。 2. 减轻胃黏膜水肿：洗出胃内潴留食物，减轻潴留物对胃黏膜的刺激，从而减轻胃黏膜水肿和炎症。 3. 作为手术或某些检查前的准备。	10		
操作步骤	1. 做好准备，准备用品，对清醒者患者做好解释，以取得合作。	5		
	2. 清醒的患者可取半卧位或坐位，中毒较重取左侧卧位，昏迷患者去枕平卧，头偏向一侧，有假牙应取下，胸前围橡皮裙，置弯盘于口角处。	5		
	3. 将配置好的洗胃液倒入水桶，3 根橡胶管分别与机器的药管、胃管和污水管口连接，将药管另一端放入洗胃液桶内，污水管的另一端放入空塑料桶内，检查自动洗胃机功能是否完好。	10		
	4. 用棉签清洁鼻腔，检查洗胃管是否通畅，石蜡油润滑洗胃管前端，由口腔插入 45～55 cm，证实洗胃管在胃内后，胶布固定，尽量将胃内容物抽吸干净，并留取标本。	10		
	5. 将胃管另一端和已插好的患者洗胃管相连接，调节药量流速。	10		
	6. 按“手吸”键，吸出胃内容物，再按“自动”键，机器即开始对胃进行自动冲洗。反复洗胃直至洗出液清亮为止。	15		
	7. 洗胃完毕，反折胃管，拔除胃管。	10		

续表

项目	要求	分值	老师测评	
			扣分	说明
操作步骤	8. 将药管、胃管和污水管同时放入清水中，手按“清洗”键，机器自动清洗各管腔，清洗完毕后，将各管同时取出，待机器内水完全排尽后，按“停机”键，关机。	10		
	9. 观察病情，做好记录。	5		
注意事项	1. 第一次抽出的胃内容量应保留标本送检。 2. 药管口始终浸没在洗胃液的液面下。 3. 若食物堵塞管道，水流缓慢、不流或发生故障，可交替按“手冲”和“手吸”键，重复冲吸数次，直到管道通畅。管道通畅后一定要再按“手吸”键，先吸出胃内残留液体后，再按“自动”键，否则灌入量过多，易造成胃潴留。 4. 洗胃过程中除了要注意观察洗出量性质、颜色、气味、量外，还要观察患者面色、脉搏、呼吸、血压。如有腹痛、休克现象或洗胃液呈血性，应立即停止洗胃，并采取相应急救措施。 5. 洗胃结束后要记录灌洗液名称、量，观察洗出液性质、气味、颜色、量，患者的反应。 6. 每次注入胃内的量不超过 300 ml。 7. 插管的动作要轻，以防损伤食管和胃黏膜。	10		

得　分__________

评分人__________

年　　月　　日

实验七 多参数监护仪应用

实验目的

掌握多参数监护仪应用的操作方法。

实验要求

1. 按“操作程序”要求进行训练。
2. 练习过程中进行自评、互评，不断纠正偏差达到要求；最后通过教师测评。

用品准备

多参数监护仪，模块，导联线，电极片数个，合适的袖带（宽度为肢周长的40%），脉搏氧饱和度探头、体温探头。

实验步骤

1. 操作前洗手，给患者做好解释工作，以取得患者配合。
2. 用物准备 心电监护仪，模块，导联线，电极片数个，合适的袖带（宽度为肢周长的40%），氧饱和度与体温探头。
3. 皮肤准备 选择无破损无异常的皮肤，必要时剃除毛发，擦洗干净，用电极片上的备皮纸去掉死皮。
4. 粘贴电极片

（1）五导联：左臂电极：左锁骨中线锁骨下；右臂电极：与左臂电极对称部位；左腿电极：左锁骨中线第6、7肋间；右腿电极：与左腿电极对称部位；胸部电极：心电图胸导联的位置。

（2）三导联：左臂电极、右臂电极、左腿电极同五导联同名位置。

5. 选择合适的导联：最常用的是标准肢体Ⅱ导联心电图。
6. 调整波形、波速 ①振幅大小；②波形的清晰度；③波速：心电监护波形走速为25 mm/s。
7. 呼吸监护 由心电图的电极片感知胸廓的阻抗变化，显示呼吸的波形和数据。正确选择波速：呼吸监护波形走速为6.25 mm/s。
8. 氧饱和度监测 部位：根据选用探头不同选择指甲条件好的手指或耳垂、鼻尖；

要求：红外线光源对准指甲，指套松紧适宜。

9. 无创血压的监测 模式选择：成人、儿童、新生儿多选择自动模式。肢体位置：测血压肢体应与患者心脏置于同一水平。袖带放置正确：按照要求对好标记（标记对准肱动脉搏动处），把袖带绑在肘关节上2～3 cm处，松紧度以能容纳一指为宜。

注意事项

1. 观察心率、心律、呼吸、氧饱和度、血压与体温等参数的变化，发现异常及时报告医生。

2. 患者更换体位时妥善保护导联线。

3. 注意氧饱和度探头位置的固定，但要松紧适宜避免造成局部压疮。

4. 水肿或出凝血功能异常的避免长时间在同一部位测血压。

5. 报警设置合理，报警开关打开。

实验时数

课时数：1学时。

多参数监护仪操作程序及测评

专业________年级________班级________学号________姓名________指导老师________

项目	要求	分值	老师测评	
			扣分	说明
目的	通过无创方法对各种波形、压力、氧合等数据进行测量与分析来判断患者的呼吸、循环功能状态。	5		
操作步骤	操作前洗手，给患者做好解释工作，以取得患者配合。	5		
	用品准备：心电监护仪，模块，导联线，电极片数个，合适的袖带（宽度为肢周长的40%），氧饱和度与体温探头。	10		
	皮肤准备：选择无破损无异常的皮肤，必要时剃除毛发，擦洗干净，用电极片上的备皮纸去掉死皮。	5		
	粘贴电极片： 1. 五导联：左臂电极：左锁骨中线锁骨下或左上肢连接躯干的部位；右臂电极：与左臂对称部位；左腿电极：左锁骨中线第6、7肋间或左髋部；右腿电极：与左腿电极对称部位；胸部电极：心电图胸导联的位置。 2. 三导联：左臂电极、右臂电极、左腿电极同五导联同名位置	10		
	选择合适的导联：最常用的是Ⅱ导联心电图。	10		
	调整波形、波速：①振幅大小；②波形的清晰度；③波速：心电监护波形走速为25 mm/s。	10		
	呼吸监护：由心电图的电极片感知胸廓的阻抗变化，显示呼吸的波形和数据。正确选择波速：呼吸监护波形走速为6.25 mm/s。	10		
	氧饱和度监测部位：根据选用的探头不同选择指甲条件好的手指或耳垂、鼻尖；要求：红外线光源对准指甲，指套松紧适宜。	10		

续表

项目	要求	分值	老师测评	
			扣分	说明
操作步骤	无创血压的监测：模式选择：成人、儿童、新生儿宜选择自动模式。肢体位置：测血压肢体应与患者心脏置于同一水平。袖带放置正确：按照要求对好标记（标记对准肱动脉搏动处），把袖带绑在肘关节上 2～3 cm 处，松紧度以能容纳一指为宜。	15		
注意事项	1. 观察心率、心律的波形，发现异常及时报告医生。 2. 患者更换体位时妥善保护导联线。 3. 氧饱和度的指套松紧适宜避免造成局部压疮。 4. 水肿或出凝血功能异常的避免长时间在同一部位测血压。 5. 报警设置合理，报警开关打开	10		

得　分＿＿＿＿＿＿

评分人＿＿＿＿＿＿

年　　月　　日

实验八 常见心律失常的心电图识别

从急诊临床需要出发，从实用性角度对心律失常进行分类。一般分为致命性心律失常、恶性心律失常、较重心律失常与一般性心律失常。

一、致命性心律失常

（一）常见类型

1. 快速型致命性心律失常　常见的有心室扑动（以下简称室扑）、心室纤颤（以下简称室颤）、无脉性室性心动过速（以下简称无脉性室速）。

2. 缓慢型致命性心律失常　常见的有全心停搏（即心电静止）及心室停搏。

3. 电-机械分离，也即无脉电活动。

（二）临床表现与心电图特点

1. 快速型致命性心律失常　此类患者临床表现为意识突然丧失、大动脉搏动消失等心搏骤停症状和体征。其心电图特征：

（1）心室扑动：无P、ORS、T波，由频率为150～250次/分、形态规则、振幅较大的扑动波组成（图实-1）。临床上室扑多为室颤前的短暂过程，多很快转为心室纤颤。

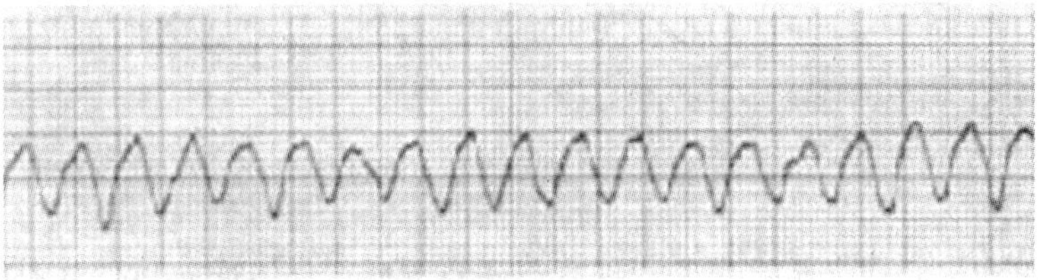

图实-1　心室扑动

（2）心室纤颤：无P、ORS、T波，由频率为250～500次/分的形态不一、大小不等、振幅不等的极不规则颤动波组成，颤动波的平均振幅：若＞0.5mV为粗颤（图实-2），＜0.5mV为细颤（图实-3）。

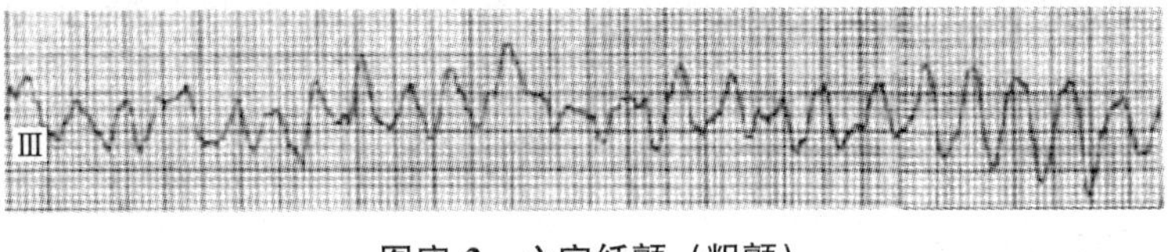

图实-2　心室纤颤（粗颤）

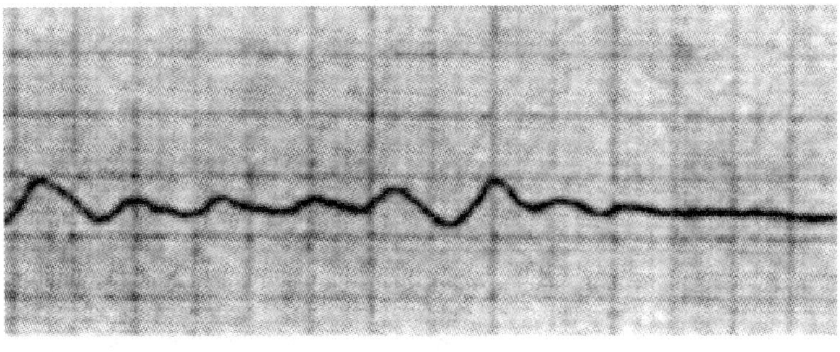

图实-3　心室纤颤（细颤）

（3）无脉性室速：多见于持续性尖端扭转性室速（图实-4）和持续性室速（图实-5）。心电图特征的共同特点是：连续出现呈宽大畸形的QRS波形，QRS时间>0.12 s，可有窦性P波，但心房激动与心室激动不相关，形成房室分离。每次室速发作时间常>30 s，常难以自动终止，易致血流动力学障碍，而易产生低血压、休克及无脉。持续性室速频率多在140～200次/分，节律可稍不齐；尖端扭转型室速频率>200次/分，可有节律不齐，更具有特征的是：QRS波群主波方向每隔3～10个围绕基线扭转一次。

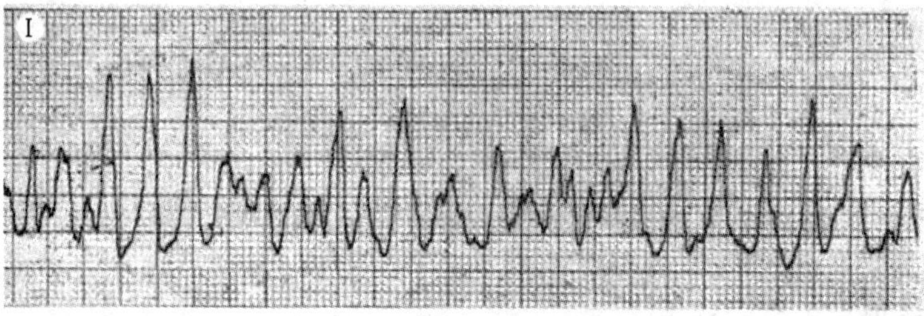

图实-4　持续性尖端扭转形室速

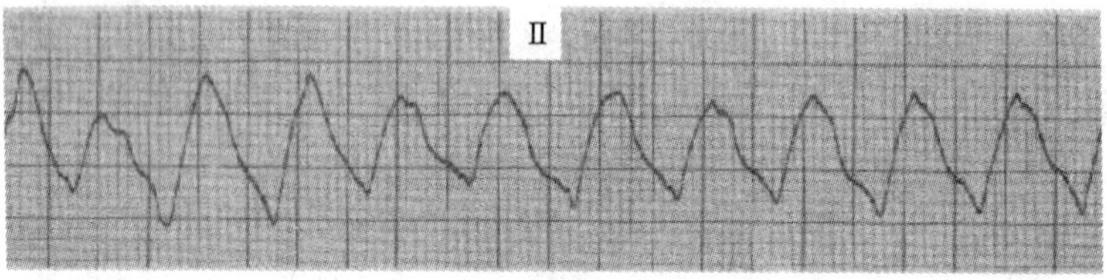

图实-5　持续性室性心动过速

2. 缓慢型致命性心律失常　主要表现心搏骤停的症状与体征。其心电图特征：

（1）全心停搏：心电图呈一条直线，无任何电活动，无P、QRS、T波，故称为心电静止（图实-6）。

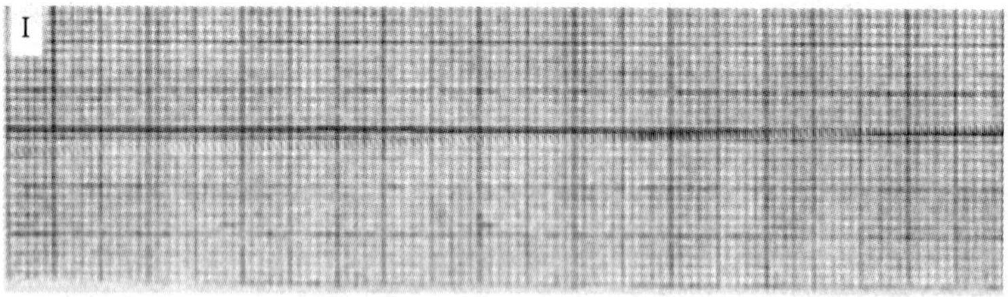

图实-6　全心停搏

（2）心室停搏（图实-7）：心电图上仅有P波，无QRS、T波。

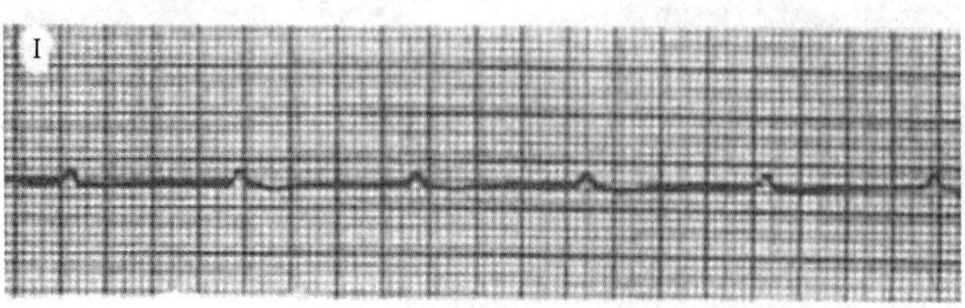

图实-7　心室停搏

3. 电-机械分离　多为无脉电活动：主要临床表现为心搏骤停的症状与体征，但心电图上有心电活动，由于无心脏的机械泵血故称为电一机械分离。心电图改变无特征，心电图可能为正常 P-QRS-T 波群的各种窦性心律、房性逸搏或交界性逸搏或室性逸搏心律等（图实-8）。心电图即使正常也是短暂的，因为心脏丧失血液供应，会很快出现异常心电图改变，多依次出现窦性心动过速、窦性心动过缓、全心停搏或心室停搏。临床多见于急性心脏破裂、急性心包压塞、张力性气胸以及严重缓慢型心律失常等所致心搏骤停前的临终状态。

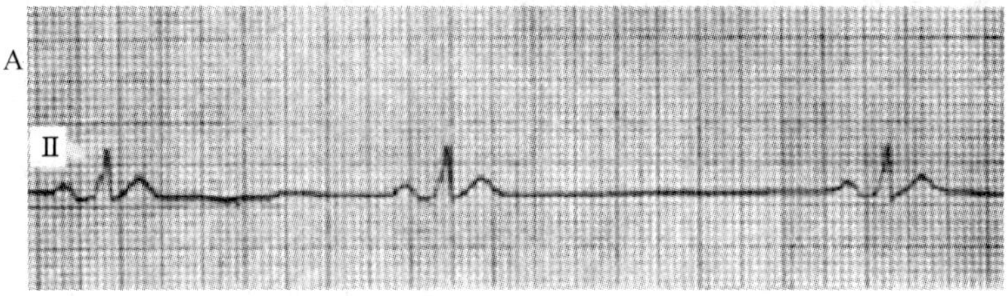

图实-8　电-机械分离（严重窦缓）

二、恶性心律失常

（一）临床常见类型

1. 室性心动过速　常见的有短阵性、持续性、单形性、多形性及尖端扭转型室性心动过速。

2. 高危性室性期前收缩　常见的有连搏性、多源性等室性期前收缩，RonT 型及 RonP 型室性期前收缩。

3. 高危性预激综合征　常见的有预防综合征并室上性心动过速与预激综合征并心房颤动。

4. 缓慢型恶性心律失常　常见的有高危性窦性静止、严重窦性心动过缓、高危性房室传导阻滞及重症窦房传导阻滞等。

（二）临床表现与心电图特点

1. 室性心动过速（以下简称室速）　临床表现绝大多数有心悸、头晕、晕厥、黑矇、血压下降，甚至无脉等血流动力学障碍，其中持续性室速和持续性尖端扭转型室速可出现无脉，称为无脉性室速，属于致命性心律失常（见上）。室速的共同心电图特征：QRS 波形呈宽大畸形，并连续出现，QRS 时间＞0.12 s，频率多在 140～200 次/分，节律可稍不齐，窦性 P 波可规律性出现，但心房激动与心室激动不一致，多形成房室分离，可有心室夺获或心室融合波。根据 QRS 波群特点，常见以下类型：

（1）短阵性室速（图实-9）：室性期前收缩连续出现 3 个以上，每次发作时间＜30 s，可自动终止。本例第三、四、五、六个激动（室性期前收缩）组成短阵性室速，P 波规律性出现，但与室速的 QRS 波群无关；第二、七个激动为心室夺获。

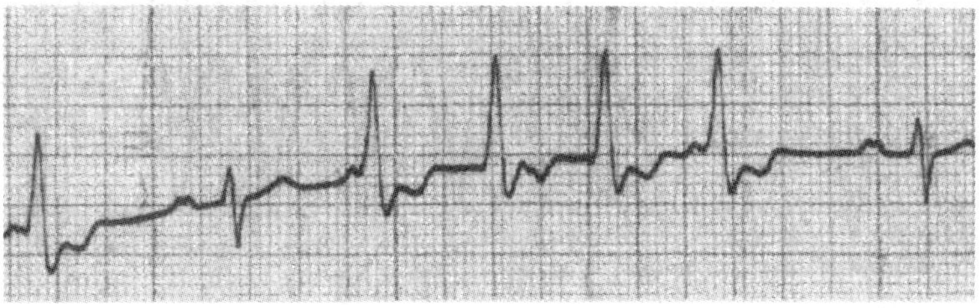

图实-9　短阵性室速

（2）持续性室速（图实-5）：其特征见前快速致命性心律失常。

（3）单形性室速（图实-10）：具有室速特征，且同导联室速的 QRS 波群形态前后一致。

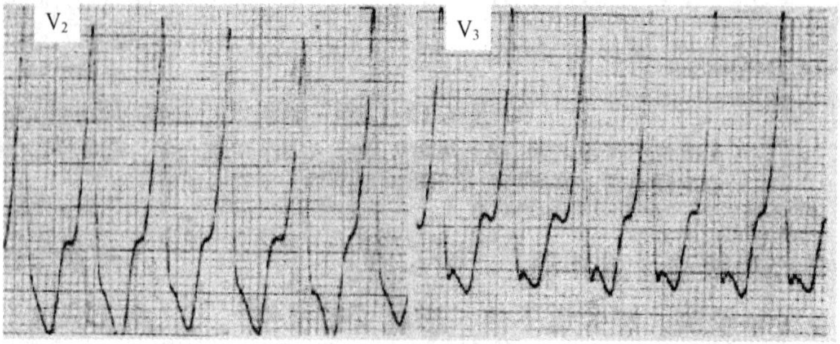

图实-10　单形性室速

（4）多形性室速（图实-11）：具有室速的特征，且同导联室速图形有 2 种或 2 种以上 QRS 波形态的，此型易转变为室扑或室颤，危险性较大。

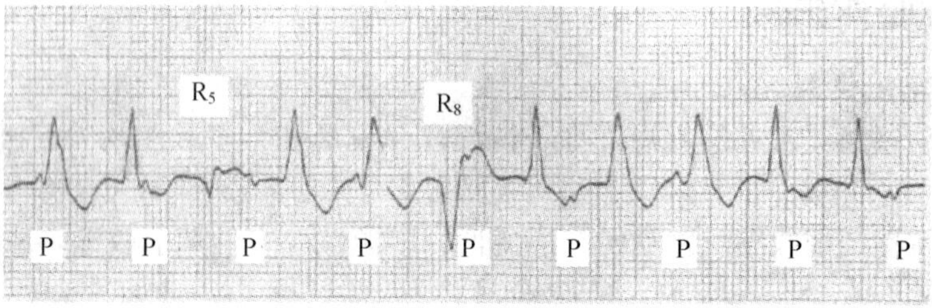

图实-11　多形性室速

（5）尖端扭转型室速：具有室速的特征，但 QRS 波群主波方向每隔 3～10 个围绕基线扭转一次，频率＞200 次/分，可为短阵性（图实-12），可为持续性（图实-4），也可由 RonT 型室性期前收缩诱发（图实-13）。其中持续性尖端扭转型室速危险性很大，易致血流动力学障碍而无脉，也易演变为室扑或室颤。

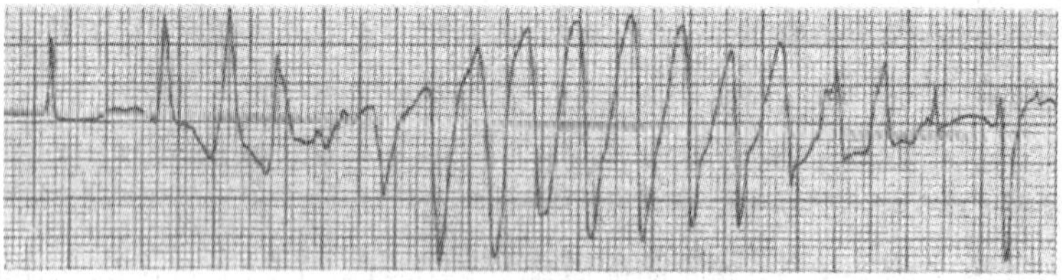

图实-12　短阵性尖端扭转型室速

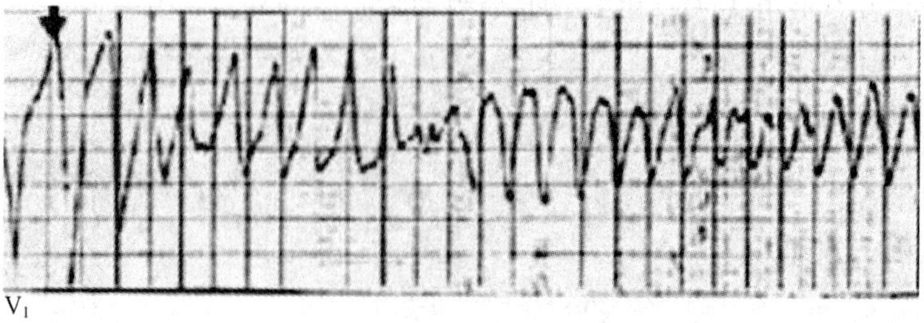

图实-13　RonT 型尖端扭转型室速

2. 高危性室性期前收缩　高危性室性期前收缩临床表现常有心悸、头晕、全身无力等，如诱发短阵室速可有晕厥等血流动力学障碍表现。心电图特征：一般认为 LownⅢ级以上的室性期前收缩为高危性室性期前收缩。室性期前收缩的分级标准：临床常用 Lown 分级法，Ⅰ级：＜30 次/小时的单源性室性期前收缩。Ⅱ级：＞30 次/小时的频发单源性室性期前收缩。Ⅲ级：多源性室性期前收缩。Ⅳ级：Ⅳa：连搏性室性期前收缩；Ⅳb：短阵性室速。Ⅴ级：RonT 型室性期前收缩或 RonP 型室性期前收缩。

（1）多源性室性期前收缩（图实-14）：本例第二、四、五激动为室性期前收缩，但 QRS 形态不一致，呈多形性改变，为多源性室性期前收缩的特点。

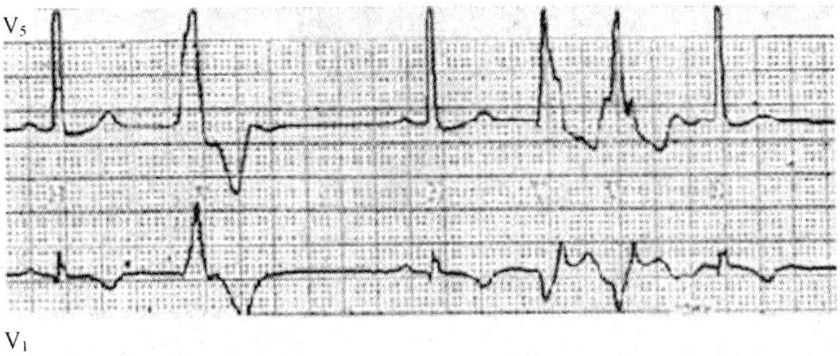

图实-14　多源性、连搏性室性期前收缩

（2）连搏性室性期前收缩（图实-14）：本例第四、五两个室性期前收缩连续出现即为连搏性室性期前收缩。

（3）短阵性室速：（图实-9）由连搏的三个以上室性期前收缩组成的节律。

（4）RonT 型室性期前收缩：室性期前收缩的 R 波落在上一激动的 T 波上（图实-15，本例第四、九个激动为 RonT 型室性期前收缩，V_1 导联 ST 显著抬高为急性心肌梗死表现），危险性较大，这种期前收缩可诱发尖端扭转型室速（图实-13）、心室扑动或心室纤颤。

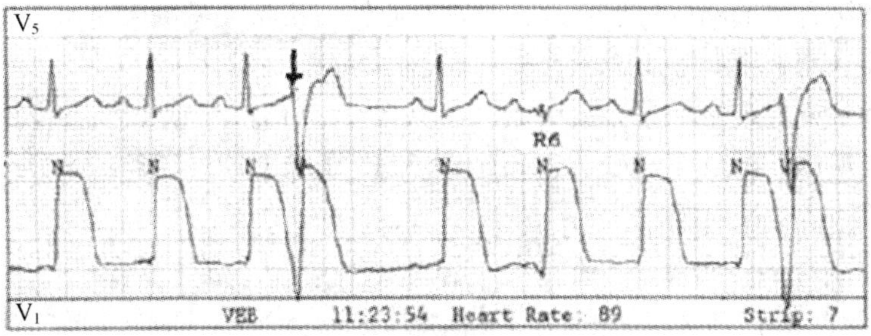

图实-15　RonT 型室性期前收缩

（5）RonP 型室性期前收缩（图实-16）：室性期前收缩的 R 波落在下一窦性 P 波上，可诱发室速，本例第三个激动为 RonP 型室性期前收缩，诱发了短阵性室速。

3. 高危性预激综合征　既往常有预激综合征病史及心电图改变，预激综合征由于存在旁路传导，容易形成折返而产生快速性心律失常，如快速性室上性心动过速（可简称为快速性室上速）或心房颤动等，由于心室率很快，易产生低血压、休克等血流动力学障碍，故称为高危性预激综合征。既往心电图常有下列表现：①（图实-17）有 δ 波，P-R 间期＜

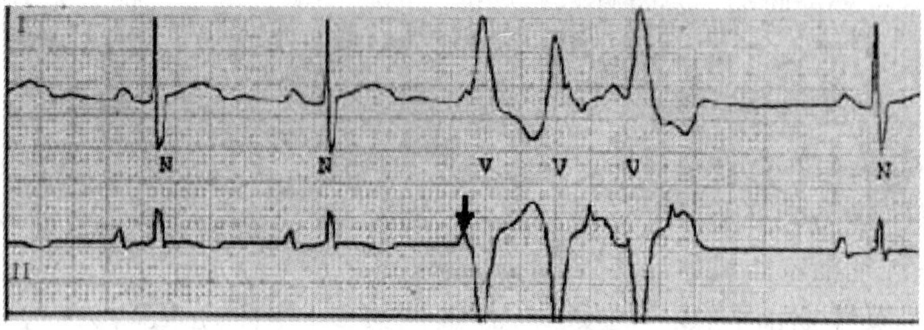

图实-16　RonP 型室性期前收缩

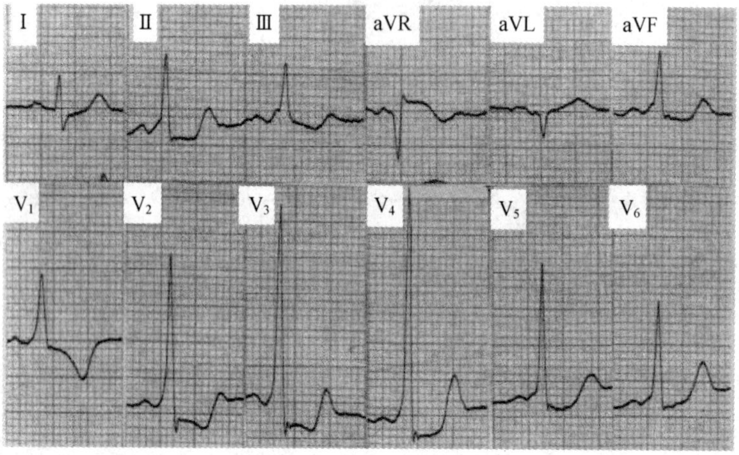

图实-17　预激综合征（A 型）

0.12 s，QRS 波群增宽；或②有 δ 波，P-R 间期正常，QRS 波群增宽；或③无 δ 波，P-R 间期<0.12 s，QRS 波群正常。

高危性预激综合征的临床特点：发作时常有心悸、头晕、晕厥、血压下降、心动过速等血流动力学障碍表现。其心电图类型：

（1）预激综合征合并室上性心动过速（图实-18）：可有 P^- 或 P 波，R-R 间期规则，可有 δ 波，心室率极快（多>200 次/分，本例 187 次/分）、QRS 波群宽大畸形。

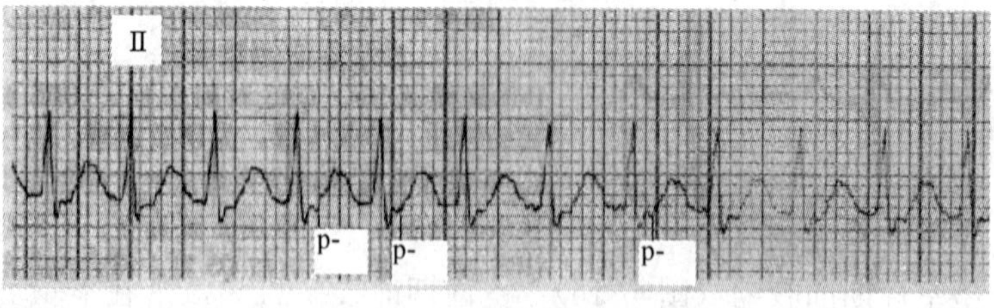

图实-18　预激综合征并室上性心动过速

（2）预激综合征合并心房颤动（图实-19）：无 P 波，R-R 间期不规则，本例有 δ 波，心室率极快、QRS 波群宽大畸形。

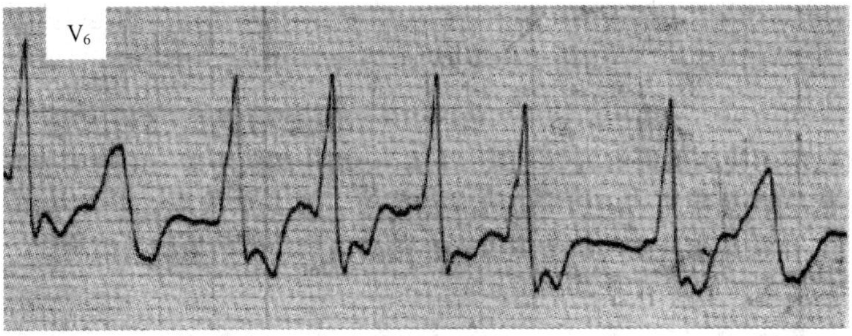

图实-19　预激综合征并心房颤动

4. 缓慢型恶性心律失常　常见的有高危性窦性静止、严重窦性心动过缓、严重窦房传导阻滞、高危性房室传导阻滞（二度Ⅱ型以上房室传导阻滞）等。共同的临床表现特点：常有心悸、头晕，当心室率＜35～40 次/分，往往出现晕厥、黑矇、血压下降等症状；心电图特征：

（1）高危性窦性静止（图实-20）：心室率＜35～40 次/分，P-P 间期显著延长，而长 P-P 间期与窦性 P-P 间期之间无整倍数关系，在长 P-P 间期中多有交界性或室性逸搏。

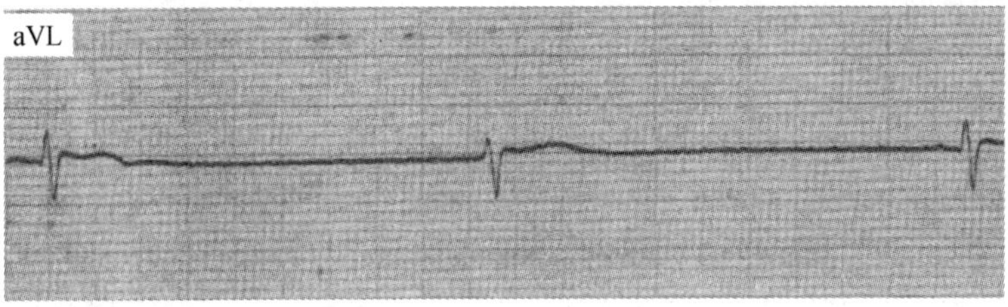

图实-20　窦性静止

（2）严重窦性心动过缓（图实-21）：心室率＜35 次/分，窦性心律，P-P 间期前后相等，P-P 间期＞1.7 s。

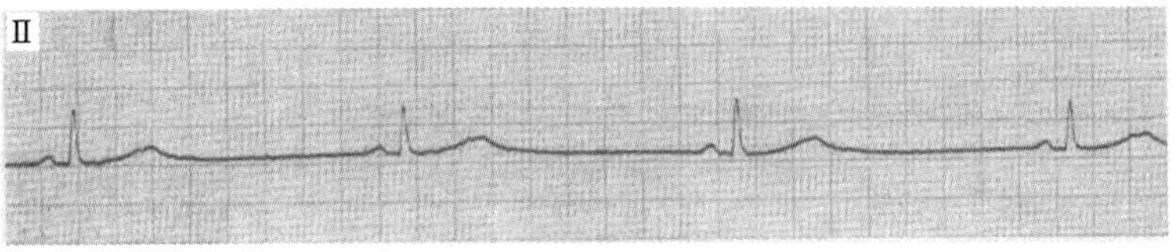

图实-21　严重窦性心动过缓

（3）严重窦房传导阻滞：指二度Ⅱ型以上窦房传导阻滞。其心电图特点：P-P 间期显著延长，长 P-P 间期是窦性 P-P 间期的整倍数，长 P-P 间期中常见到交界性逸搏或室性逸搏。二度Ⅱ型窦房传导阻滞（图实-22）不难诊断，三度窦房传导阻滞：窦性激动完全不能下传，无 P 波，QRS 波多为交界性逸搏，应注意与窦性静止鉴别：窦性静止还能找到 P 波，而三度窦房传导阻滞全无 P 波。

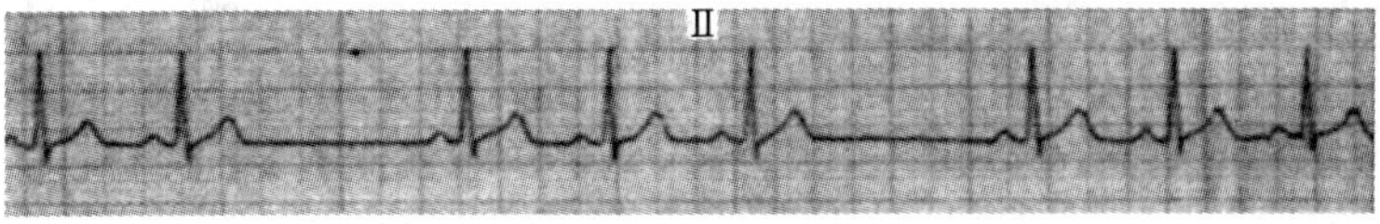

图实-22　二度Ⅱ型窦房阻滞

（4）高危性房室传导阻滞：指二度Ⅱ型以上房室传导阻滞。各自心电图特点：①二度Ⅱ型房室传导阻滞：P 波规则，P-R 间期恒定，但每隔一个或数个激动漏搏一次（图实-23）。②高度房室传导阻滞：P 波规则，P-R 间期恒定，但漏搏较多，房室传导比例为 3∶1 或 3∶1以上（图实-24）。③三度房室传导阻滞：P 波规律性出现，但 P 波、QRS 波群互不相干，形成房室分离，而心室多由交界性或室性逸搏心律控制（图实-25）。

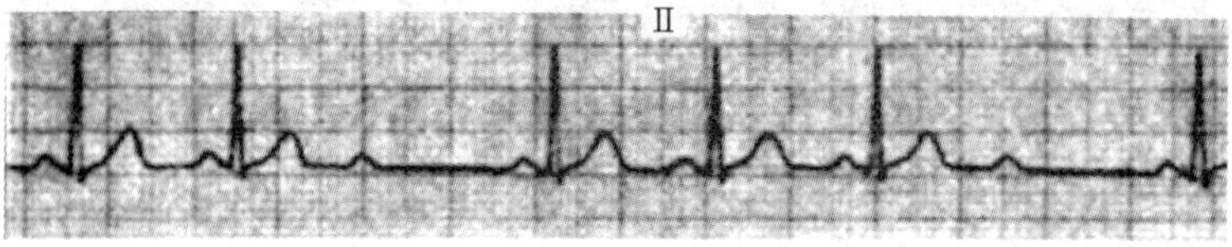

图实-23　二度Ⅱ型房室传导阻滞

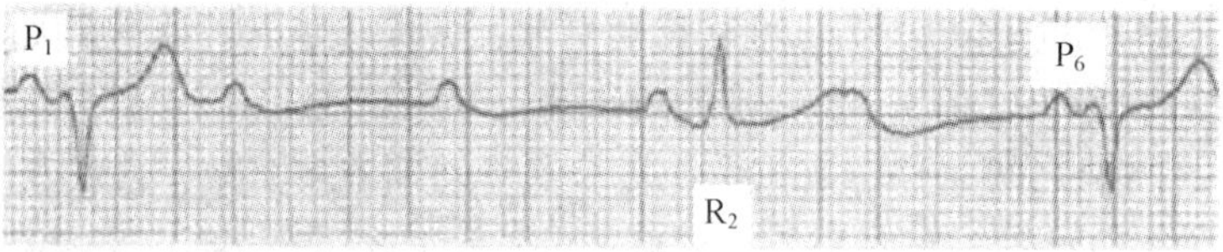

图实-24　高度房室传导阻滞

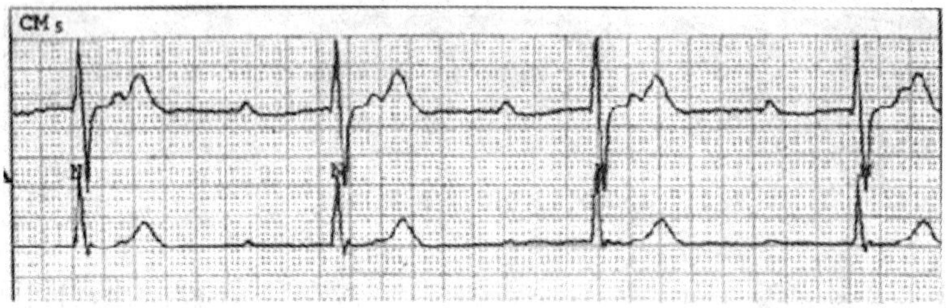

图实-25　三度房室传导阻滞

三、较重心律失常

（一）常见类型与临床特点

常见的有心房扑动、心房颤动与室上性心动过速。其临床特点多数可出现心悸、头晕、全身无力，当心室率持续＞180 次/分时，可出现明显的血流动力学障碍，表现为晕厥、黑矇、血压下降等症状。

（二）心电图特征

1. 心房扑动（简称房扑）　P 波消失，被形态、间距与振幅一致的扑动波（F 波）所代替，F 波频率 250～350/min，QRS 波形态与窦性相似（图实-26）。

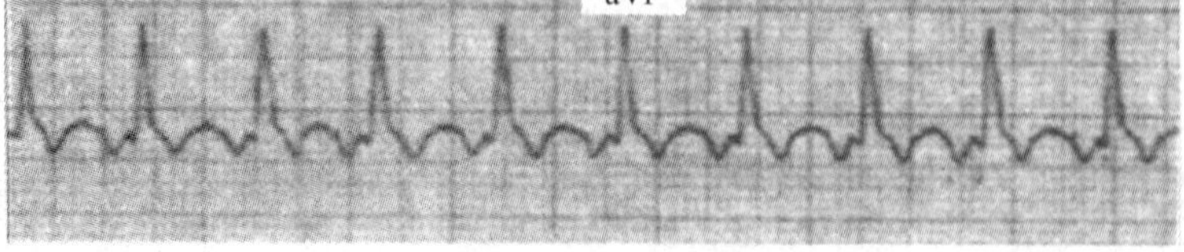

图实-26　心房扑动

2. 心房颤动（简称房颤）　P 波消失，被形态、间距及振幅不一致的颤动波（f 波）所代替，f 波频度为 350～600 次/分，QRS 波间距绝对不规则，其形态与窦性基本相似（图实-27）。

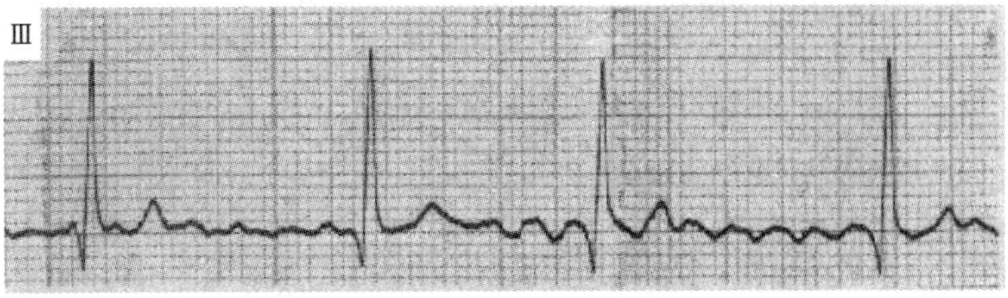

图实-27　心房颤动

3. 室上性心动过速（简称室上速）其特征：心室率 150～240 次/分，QRS 波群形态规则，呈室上型；多数 P 波重叠在 QRS 波群内而难以辨认（图实-28）故称为室上性心动过速。若有异型 P 波或逆行 P 波，分别为房性心动过速（图实-29，本例第二个 P 波为异型 P 波）与房室交界性心动过速。

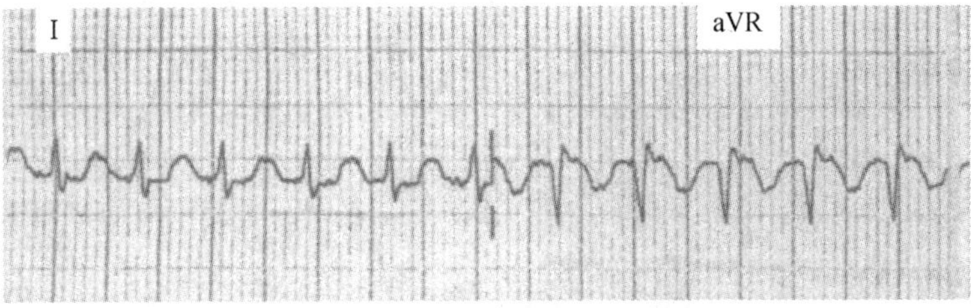

图实-28　室上性心动过速

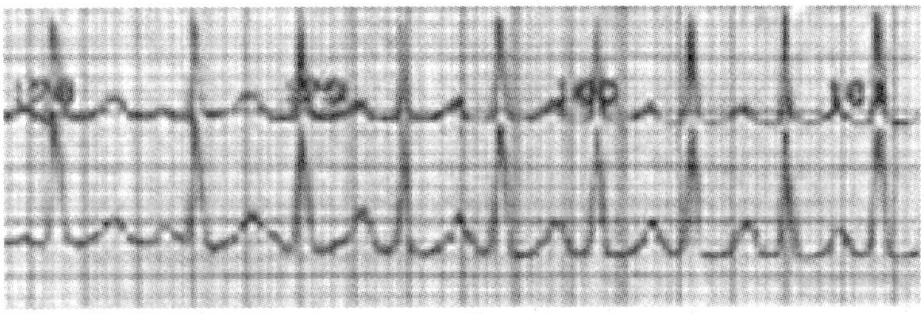

图实-29　房性心动过速

四、一般性心律失常

（一）常见类型

1. 窦性心律失常　常见的有窦性心动过速、窦性心动过缓、窦性心律不齐、窦性停搏。

2. 期前收缩　常见的有房性期前收缩、交界性期前收缩及部分室性期前收缩等。

3. 传导阻滞　常见的有二度Ⅰ型窦房传导阻滞、一度房室传导阻滞、二度Ⅰ型房室传导阻滞；室内传导阻滞：右束支传导阻滞、左束支传导阻滞、左前分支传导阻滞及左后分支传导阻滞。

4. 非阵发性心动过速　也称为加速性逸搏心律或加速性自主心律。常见的有交界性或室性非阵发性心动过速，少见的是房性非阵发性心动过速。

（二）临床特点与心电图特征

一般性窦性心律失常、期前收缩和非阵发性心动过速的常见临床症状为心悸与原发病的症状，一般不会引起血流动力学障碍。心电图特征：

1. 窦性心律失常

（1）窦性心动过速（图实-30）：符合窦性心律特点：P_{II} 直立，P_{avR} 倒置；P 波频率＞100 次/分，一般＜160 次/分。

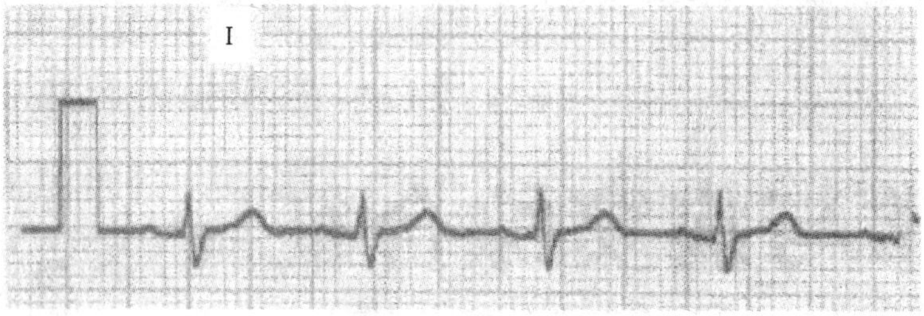

图实-30　窦性心动过速

（2）窦性心动过缓（图实-31）：符合窦性心律特点，P 波频率＜60 次/分，一般在 50～60 次/分。

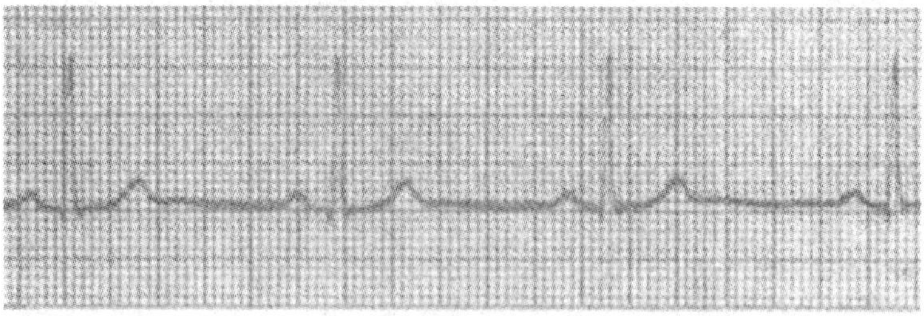

图实-31　窦性心动过缓

（3）窦性心律不齐（图实-32）：具有窦性心律的特点，但同导联 P-P 间期之差＞0.12 s。本例窦性心律不齐与窦性心动过缓同时存在。

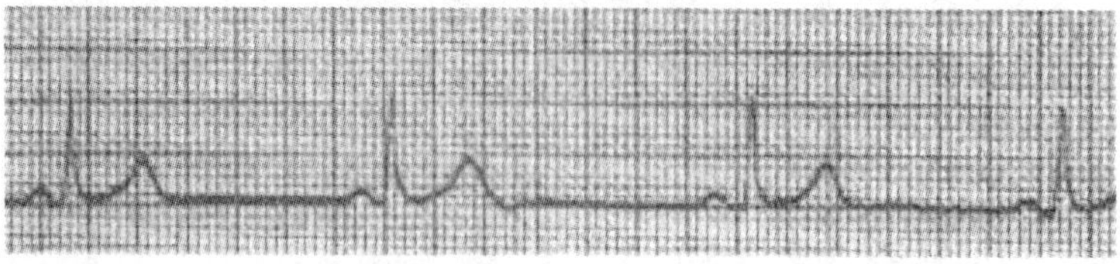

图实-32　窦性心动过缓并心律不齐

（4）窦性停搏（图实-33）：具有窦性心律的特点，但规则的 P-P 间距之后突然出现 P 波脱落，而形成长 P-P 间距，且长 P-P 间距与正常 P-P 间距不成倍数关系。有时在窦性停搏之后出现逸搏或逸搏心律，本例由于窦性停搏短暂而无逸搏。

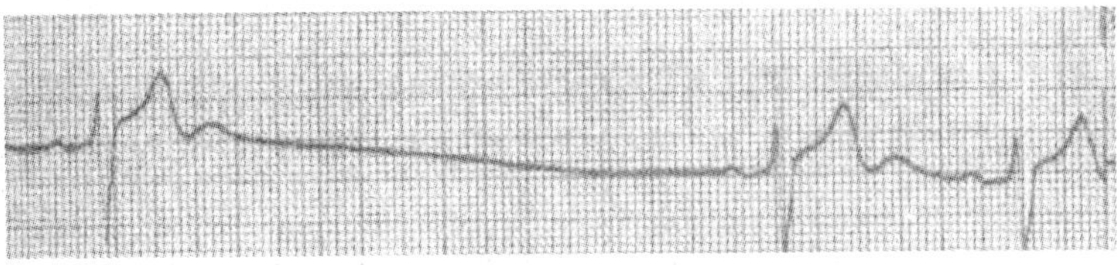

图实-33　窦性心动过缓并窦性停搏

2. 期前收缩

(1) 房性期前收缩（图实-34）：第三个激动的 P 波是提前出现的异形 P 波（P′），P′波与窦性 P 波方面相同而形态不同，下传的 P′-R 间期大于 0.12 s，下传的 QRS 波群形态呈室上型。

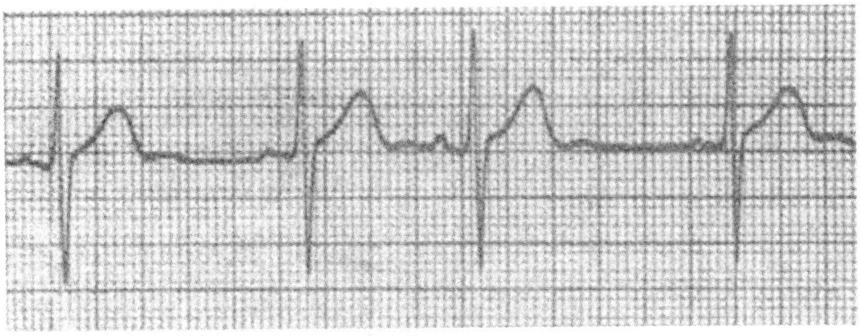

图实-34　房性期前收缩

(2) 交界性期前收缩（图实-35）：本例第四个激动是期前收缩，在其 QRS 波后可见逆行 P 波（P^-），其 QRS 波群与窦性 QRS 波群的形态相同。

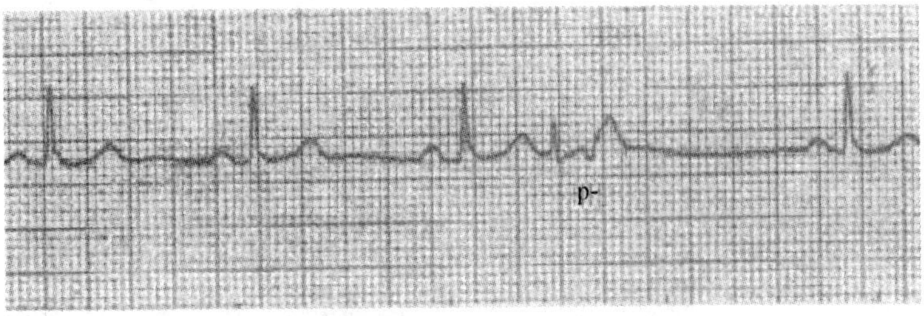

图实-35　房室交界性期前收缩

(3) 室性期前收缩：Lown Ⅰ级为＜30 次/小时的单源性室性期前收缩；Lown Ⅱ级室性期前收缩：即为频发单源期前收缩（图实-36）其频率＞30 次/小时。提前出现的 QRS 波群呈宽大畸形，QRS 时间≥0.12 s，其前无 P 波，T 波与主波方向相反。

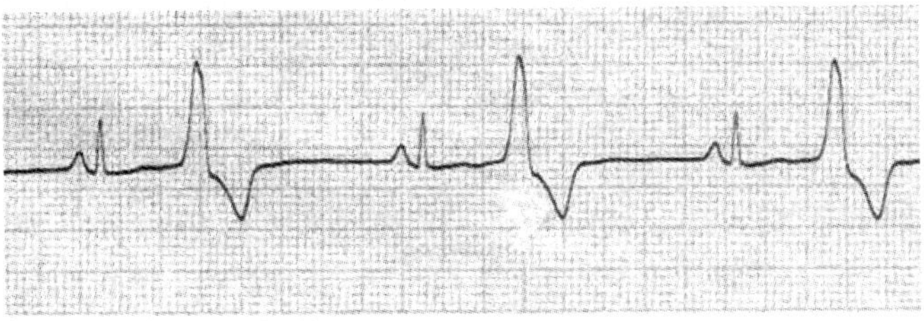

图实-36　室性期前收缩（呈二联律）

3. 传导阻滞

（1）二度Ⅰ型窦房传导阻滞（图实-37）心电图特征：P-P 间距逐渐缩短，待到一次窦性激动不能传入心房即出现 P-P 间距突然变长，然后 P-P 间距又逐渐缩短，如此周而复始，呈文氏现象。

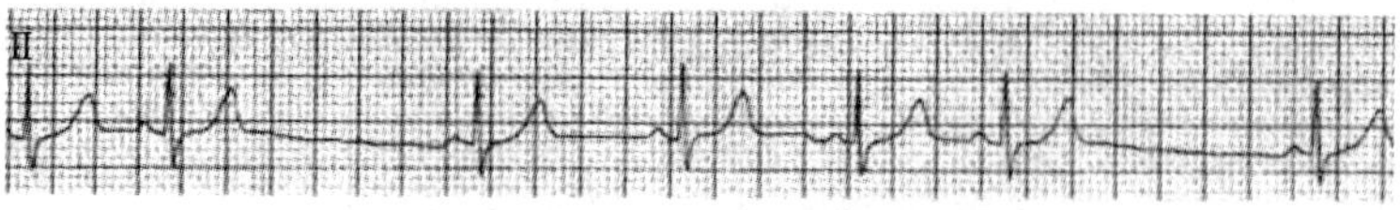

图实-37　二度Ⅰ型窦房传导阻滞

（2）一度房室传导阻滞（图实-38）的特点：主要表现为 P-R 间期延长。

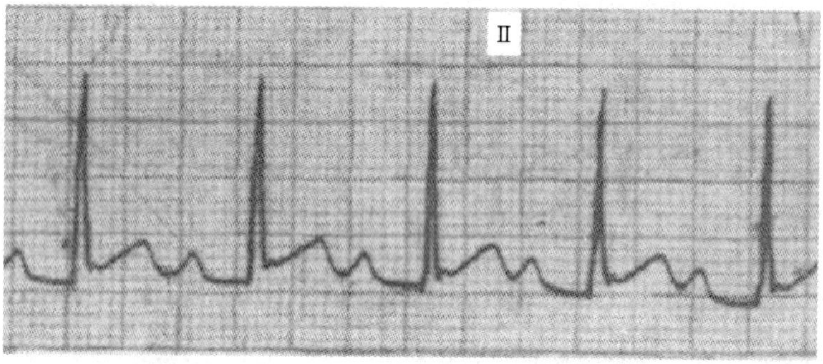

图实-38　一度房室传导阻滞

（3）二度Ⅰ型房室传导阻滞（图实-39）的特点：P 波规律性出现，P-R 间期逐渐延长，直至有 1 个 P 波脱漏，P-R 间期才变短，然后又逐渐延长，如此周而复始，呈文氏现象。

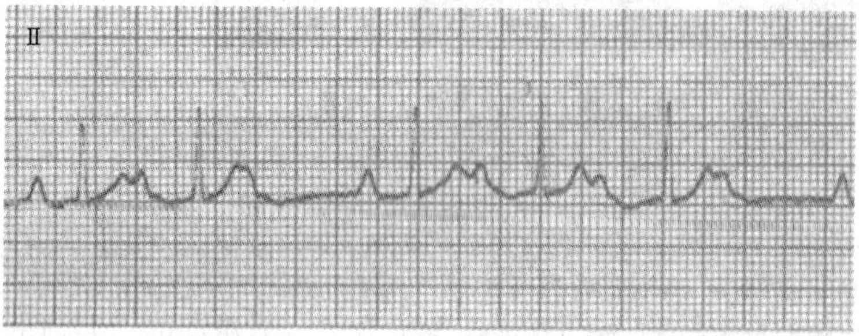

图实-39　二度Ⅰ型房室传导阻滞

（4）右束支传导阻滞（图实-40）特点：临床较多见，其心电图特征：$V_{1,2}$导联的 QRS 呈 rsR 形态，而 $V_{5,6}$导联的 S 波增宽而有切迹。本例 QRS 时间＞0.12 s，故为完全性右束支传导阻滞，若＜0.12 s，则不完全性右束支传导阻滞。

（5）左束支传导阻滞（图实-41）的特点：临床不多见，但只要出现即为器质性疾病的特点。其心电图特征：$V_{1,2}$导联 QRS 呈 rS 或 QS 形态，而 $V_{5,6}$导联的 q 波消失，R 波呈粗大或有切迹。本例 QRS 时间＞0.12 s，故为完全性左束支传导阻滞，若＜0.12 s，则为不完全性左束支传导阻滞。

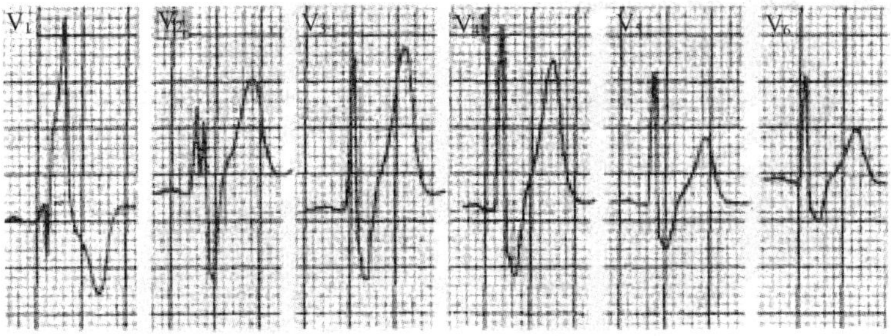

图实-40　完全性右束支传导阻滞

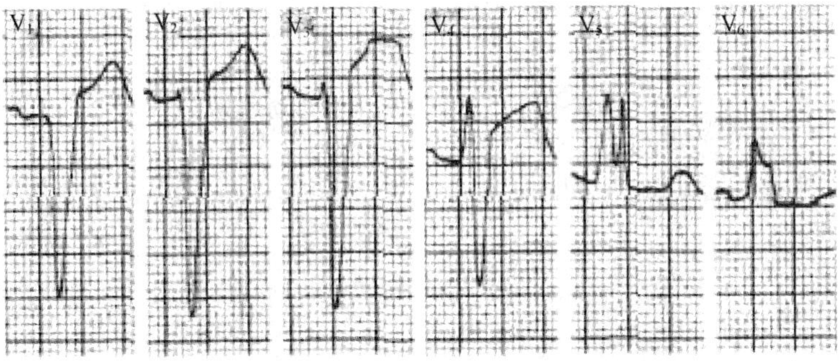

图实-41　完全性左束支传导阻滞

（6）左前分支传导阻滞（图实-42）的特点：临床多见，心电图特征：心电轴左偏，Ⅱ、Ⅲ及 avF 导联的 QRS 呈 rS 型，且Ⅲ导联导 S 波大于Ⅱ导联 S 波；Ⅰ、avL 导联呈 qR 型，而 avL 导联的 R 波大于Ⅰ导联 R 波。QRS 时间＜0.12 s。

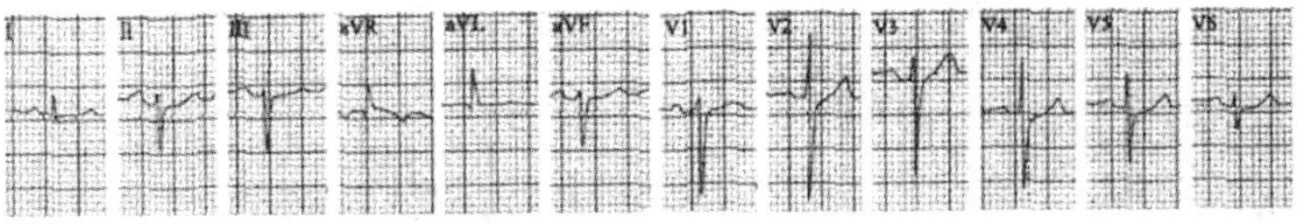

图实-42　左前分支传导阻滞

（7）左后分支传导阻滞（图实-43）的特点：临床少见，但若出现也说明有器质性心脏病。心电图特征：心电轴右偏，Ⅰ、avL 导联的 QRS 呈 rS 型，Ⅱ、Ⅲ及 avF 导联呈 qR 型，且Ⅲ导联导 R 波大于Ⅱ导联 R 波；QRS 时间＜0.12 s。

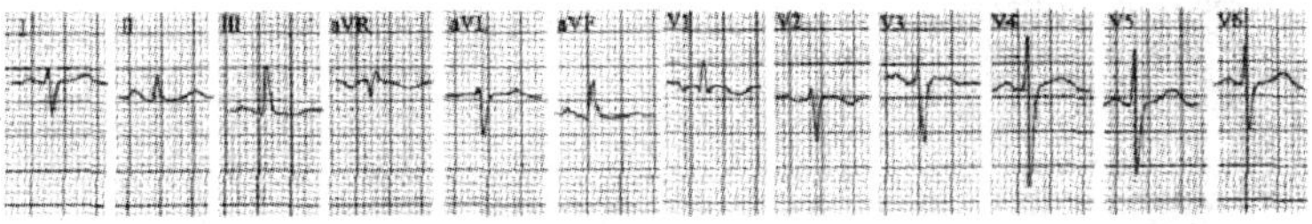

图实-43　左后分支传导阻滞

4. 非阵发性心动过速　非阵发性心动过速的共同特点：①本症实际上是一种心脏电生理的代偿现象，其临床症状较少、较轻；由于是一种代偿现象，不必针对性处理，只需对因治疗；②发作初始不是以期前收缩的形式发作，而是以加速的逸搏开始；③多缓慢自行开始和终止，无明显骤起骤止，但起止时间不明确；④多以心室夺获形式终止一次发作，终止后无代偿期；⑤频率不快，一般<100 次/分。

（1）非阵发性交界性心动过速（图实-44）的心电图特征：主要表现为加速性交界性逸搏心律，其频率<100 次/分。

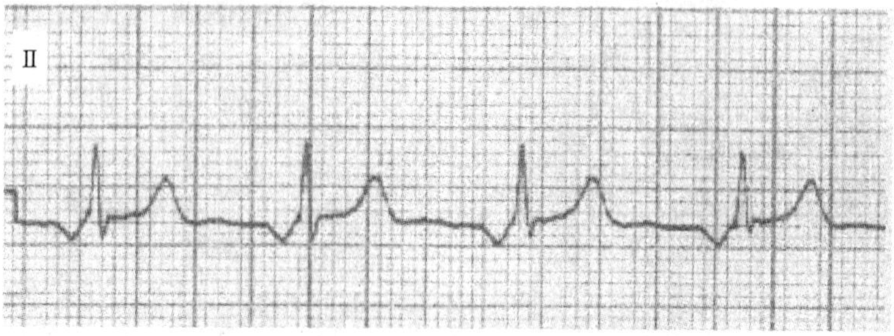

图实-44　非阵发性交界性心动过速

（2）非阵发性室性心动过速（图实-45）的心电图特征：主要表现为加速性室性逸搏心律，其频率<100 次/分。

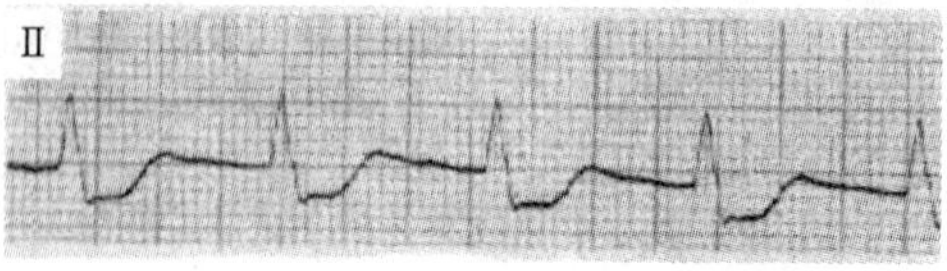

图实-45　非阵发性室性心动过速

心电图自测题

（看图答题）

1. 自测题-1 应是（　　）

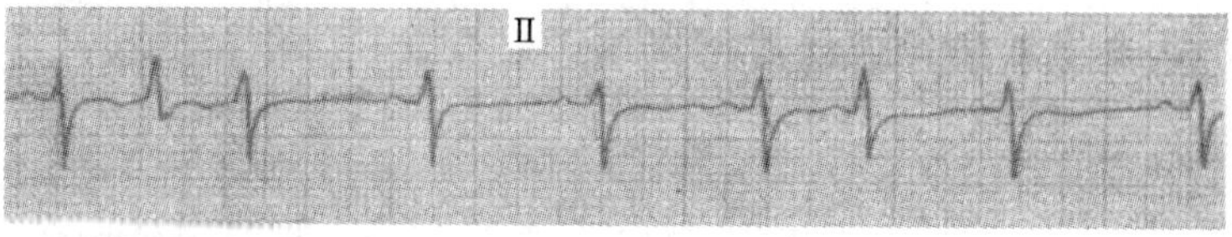

自测题-1

A. 房性期前收缩　　B. 交界性期前收缩　　C. 室性期前收缩
D. 房性+交界性期前收缩　　E. 房性+室性期前收缩

2. 自测题-2 应是（　　）

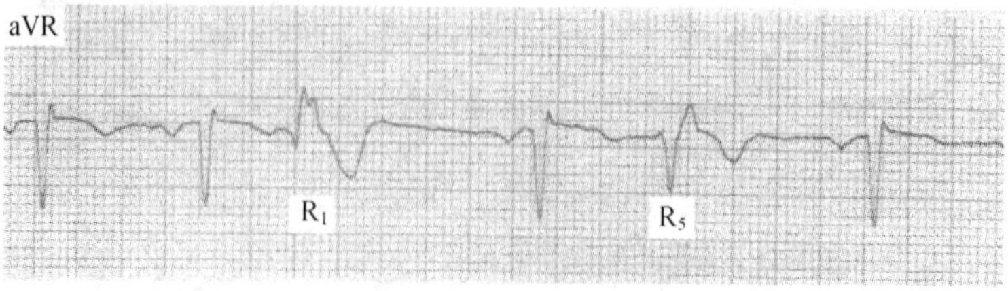

自测题-2

A. 房性期前收缩　　B. 交界性期前收缩　　C. 室性期前收缩
D. 多源性室性期前收缩　　E. 多源性交界性期前收缩

3. 自测题-3 应是（　　）

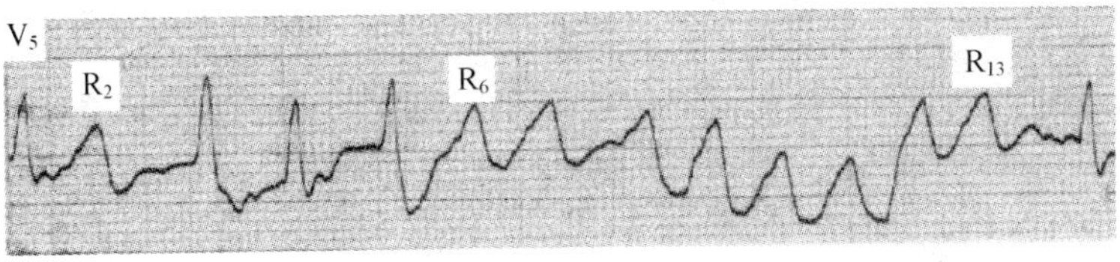

自测题-3

A. 房性阵发性心动过速
B. 交界性阵发性心动过速
C. 室性阵发性心动过速
D. 室性期前收缩＋室性阵发性心动过速
E. 心房颤动＋室性期前收缩＋室性阵发性心动过速

4. 自测题-4 应是（　　）

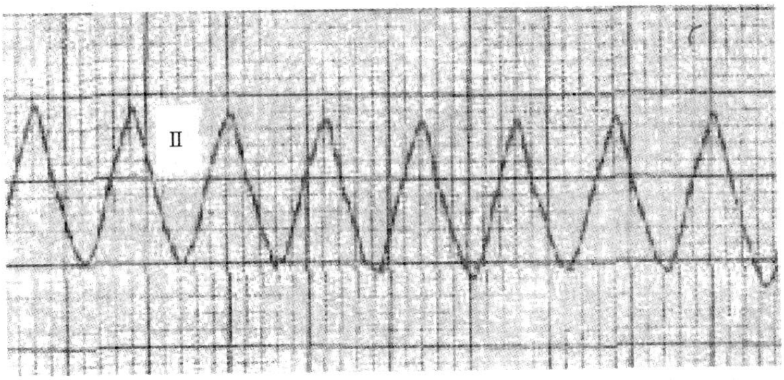

自测题-4

A. 室性心动过速　　B. 心室扑动　　C. 心室纤颤
D. 心房颤动　　E. 心房扑动

5. 自测题-5 应是（　　）

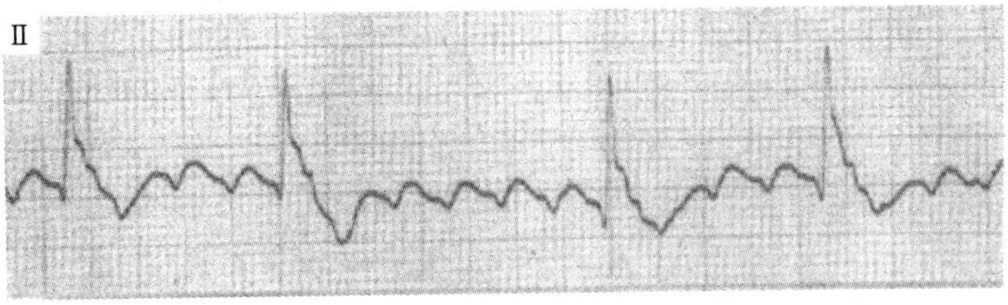

自测题-5

A. 室性心动过速　　B. 心室扑动　　C. 心室纤颤
D. 心房颤动　　E. 心房扑动

6. 自测题-6 应是（　　）

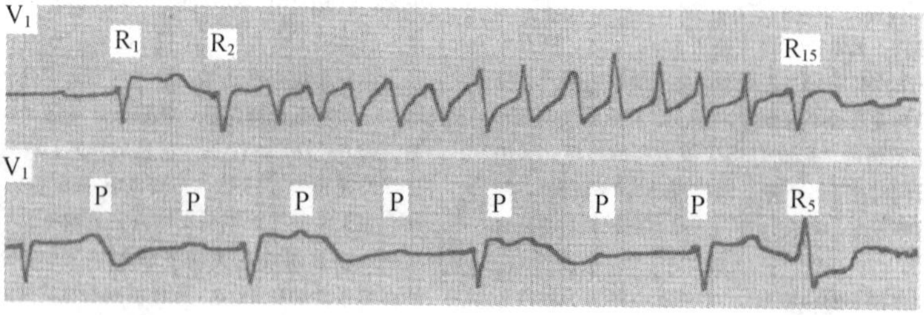

自测题-6

A. 房性阵发性心动过速
B. 交界性阵发性心动过速
C. 室性阵发性心动过速
D. 尖端扭转型室性心动过速
E. 三度房室阻滞＋尖端扭转型室性心动过速

7. 自测题-7 应是（　　）

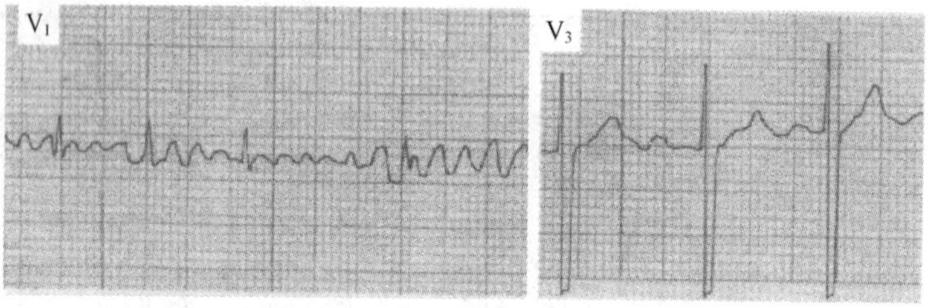

自测题-7

A. 室性心动过速　　B. 心室扑动　　C. 心室纤颤
D. 心房颤动　　E. 心房扑动

8. 自测题-8 应是（　　）

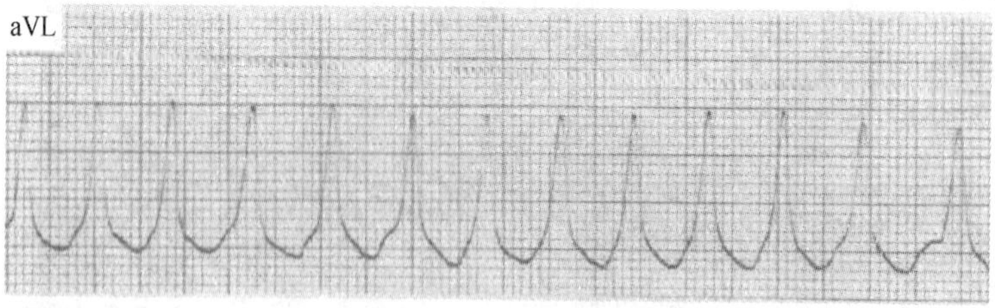

自测题-8

A. 房性心动过速
B. 交界性阵发性心动过速
C. 室性心动过速
D. 预激综合征＋室上性心动过速
E. 预激综合征＋心房颤动

9．自测题-9 应是（　　）

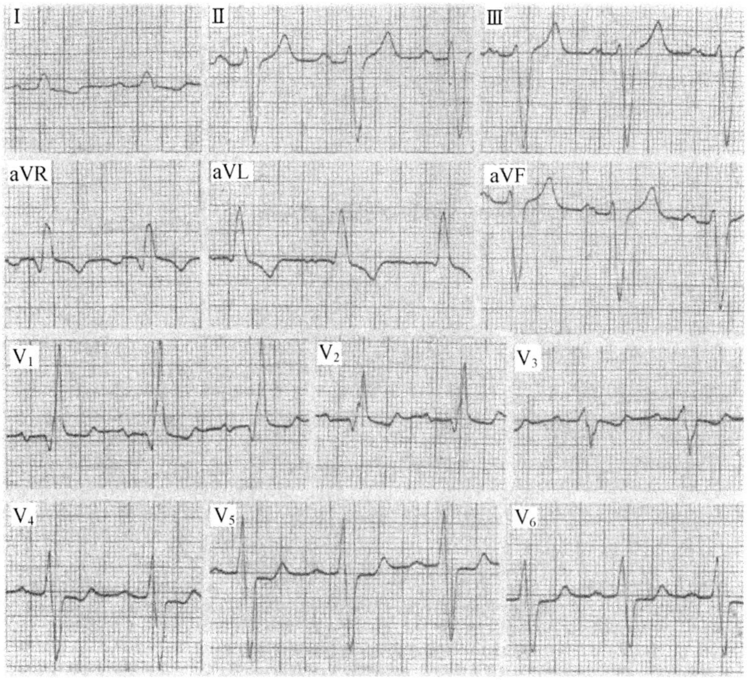

自测题-9

A．完全性右束支阻滞　　B．完全性左束支阻滞

C．左前分支阻滞　　D．完全性右束支＋左前分支阻滞

E．正常窦性心律，无传导阻滞

10．自测题-10 应是（　　）

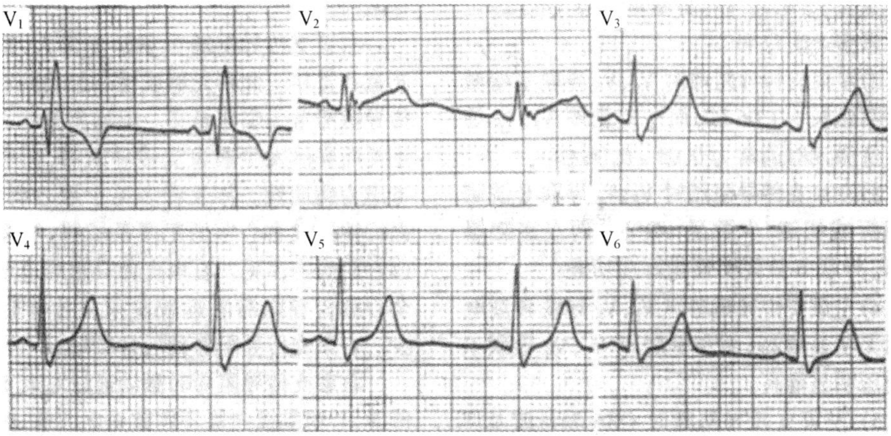

自测题-10

A．完全性右束支阻滞　　B．完全性左束支阻滞

C．左前分支阻滞　　D．完全性右束支＋左前分支阻滞

E．正常窦性心律，无传导阻滞

（怀化医学高等专科学校　蒲泉州　蒲泓江）

思考题参考答案

第一章　绪　　论

一、名词解释

1. 急诊医学：是研究各类突发病、急性创伤、急性器官功能衰竭、慢性病急性发作的初步处理以及抢救垂危重症患者生命的一门学科。

2. 危重症医学：是研究各种危急重症抢救与监护的医学科学。

3. 复苏学：主要研究与探索心搏呼吸骤停实施心肺复苏或心肺脑复苏抢救的医学科学。

4. 灾难医学：主要研究各种灾害对人群生命与健康造成的损害，以及探索这种伤害的预防、医疗救护、疫情控制以及人群心理干预的有效措施的医学科学。

5. 急诊医疗服务体系：指由院前急救、院内急救及重症监护病房三个部分组成的，以更有效地抢救危重伤病员为目的的救治系统。

二、填空题

1. 急救医学　危重症医学　复苏学　灾难医学

2. 院前急救　院内急救　重症监护病房

3. 危重患者的监护与处置　重症监护技术　重症监护病房的设置、人员与设备仪器的配备和管理

三、选择题

1. B　2. C　3. ABDE　4. ABDE

四、简答题

急诊医师应具备急诊意识强、一专多能、基础扎实、诊治能力较强、良好心理素质以及其他素质。

第二章　常见急诊症状救治

一、名词解释

1. 发热：各种原因引起的体温超过正常范围。

2. 超高热：指口温＞41℃的发热。

3. 昏迷：指意识完全丧失，对外界刺激无反应，随意运动消失的一种病理状态。

4. 晕厥：突发性、短暂性意识丧失伴肌张力丧失而倒地，并能在短时间内自行苏醒的一种临床综合征。

5. 惊厥：指各种原因引起的全身性、对称性肌肉强直性或阵发性抽搐，可伴有或不伴有意识障碍。

6. 急性上消化道大出血：指短时间内上消化道失血量大于800～1000 ml合并休克。

7. 外科急腹症：指急性腹痛合并腹膜刺激征（腹部压痛、反跳痛和肌紧张）阳性。

8. 急性腹泻：指各种原因引起的大便次数增多（>3 次/天）合并粪质性状改变。

二、填空题

1. 38.5
2. 呼吸系统疾病　心血管系统
3. 呼吸道疾病　肺部疾病　胸壁与胸廓疾病　胸膜腔疾病　神经-肌肉疾病
4. 吸气性呼吸困难　呼气性呼吸困难　混合性呼吸困难
5. 支气管哮喘　心源性哮喘
6. 脑出血　脑膜炎　尿毒症　糖尿病酮症酸中毒　肺性脑病　急性中毒
7. 稳定型心绞痛
8. 带状疱疹

三、选择题

1. D　2. A　3. B　4. D　5. B　6. C　7. D　8. C　9. C　10. B　11. E　12. A　13. C　14. C　15. D　16. C　17. E　18. D　19. D　20. D　21. A　22. D　23. A　24. A　25. E　26. D　27. E　28. C　29. D　30. D

四、简答题

1. 昏迷分轻度、中度与重度昏迷

2. 稳定型心绞痛的临床特点：胸骨上或中段压榨性疼痛，疼痛持续时间多为 3～5 min，活动或劳累诱发或加重而休息或舌下含服硝酸甘油可缓解，常伴面色苍白、四肢不温、出汗、脉搏加快等交感神经兴奋性增强的表现。

3. 急腹症的综合治疗，应遵循“五禁四抗”原则：五禁即禁食与水、禁用止痛剂、禁用热敷、禁止灌肠及使用泻剂、禁止活动，四抗即抗休克、抗感染、抗水电解质酸碱失衡及抗腹胀。尤其是急腹症未明确诊断之前，应严格遵循。

五、案例分析

1. （1）感染性发热；（2）低热；（3）急性腹膜炎；（4）C；（5）不退热，因低热对机体有益无害，为机体代偿的表现，不必人为打乱。

2. 糖尿病昏迷，以高渗性昏迷可能性大，伴急性肺炎。

3. （1）颅脑创伤，急性硬膜外血肿；（2）作头颅 CT 检查确定诊断；（3）治疗原则：手术治疗，明确诊断后行急诊开颅血肿清除术。

4. （1）中毒性细菌性痢疾；（2）要与流脑、乙脑与化脑等进行鉴别；（3）治疗原则：静脉应用抗生素：多以头孢派酮为主。

第三章　常用急救技术

一、名词解释

1. 气管插管：指将特制的气管导管插入气管内，以保持呼吸道通畅的建立人工气道的方法。

2. 高压氧治疗：将患者置于高于一个大气压的环境里吸入 100%的氧治疗疾病的过程叫高压氧治疗

3. 简易呼吸器：凡便于携往现场施行人工呼吸的呼吸器，称为简易呼吸器，或称便携式人工呼吸器。

4. 有创机械通气：呼吸机与患者的连接须建立在人工气道（气管插管或气管切开）基础上的机械通气称为有创机械通气。

5. 无创机械通气：呼吸机与患者的连接无需建立人工气道的机械通气称为无创机械通气。

二、填空题

1. 腭垂（悬雍垂） 会厌

2. 4～5 cm 2～3 cm

3. 72

4. 甲状软骨与环状软骨正中线上的柔软处

5. 出血倾向 局部感染

三、选择题

1. A 2. C 3. A 4. C 5. C 6. C 7. B 8. B 9. B 10. B 11. E 12. E 13. A 14. B

四、简答题

1. 将耳凑近导管外端，感觉有无气体进出。若患者呼吸已停止，可用嘴对着导管吹入空气或用呼吸囊挤压，观察胸部有无起伏运动，并用听诊器听两肺呼吸音，注意是否对称。

2. 并发症：①损伤；②神经反射；③炎症。注意事项：①对呼吸困难或呼吸停止者，插管前应先行人工呼吸、吸氧等，以免因插管费时而增加患者缺氧时间；②插管前检查插管用具是否齐全适用；③插管时应使喉部暴露充分，视野清晰；④插管动作要轻柔，操作迅速准确；⑤注意气囊的充气与放气；⑥导管留置时间一般不宜超过 72 h；⑦加强气道护理；⑧拔管后护理。

3. 气管切开护理：①患者头部应始终保持正中位；②气管第 1 软骨环和环状软骨不可切断，以防后遗喉狭窄；③气管套管要固定牢固，其松紧以恰能插入一指为度；④保持气道湿化和通畅；⑤床旁应备齐急救药品和物品；⑥病情好转可试行拔管；⑦拔管后 48 h 应注意患者的呼吸，同时应在床旁备气管切开包和合适的套管，以备急用。

4. 深静脉穿刺插管方法：①患者尽可能取头低 15°的仰卧位，头转向穿刺对侧，重度心力衰竭等患者不能平卧时，可取半卧位穿刺；②穿刺点定位，一般首选右锁骨下静脉，以防损伤胸导管可经锁骨下及锁骨上两种进路穿刺；③常规消毒皮肤，铺洞巾。用利多卡因 2～4 ml 局部浸润麻醉。取抽吸有生理盐水 3 ml 的注射器，连接穿刺针按上述穿刺部位及方向进针，边缓慢进针边抽吸，至有落空感并吸出暗红血液，示已入静脉；④取腔内充满生理盐水的静脉导管自针尾孔插入。一般插入深度不超过 12～15 cm，达所需深度后拔除穿刺针，于穿刺口皮肤缝一针，固定导管，无菌敷料包扎。

5. 呼吸机撤离条件：①导致呼吸衰竭的原发病因已去除，患者自主呼吸能力强，咳嗽反射良好；②FiO_2＜40％；③血气分析正常。

6. 注意事项：①患者体位要正确，穿刺点位置要准确；②掌握进针技术；③控制抽吸速度。抽液量首次一般不超过 600 ml，以后不超过 1000 ml；④注意术中监测。观察患者有无“胸膜反应”表现，如发现应立即停止操作，做相应处理；⑤穿刺后病情观察。必要时可重复穿刺。

第四章　院前急救

一、名词解释

1. 院前急救：指人们突发病、突发伤或急性中毒等在被送至医院抢救之前由目击者及急救人员实施的初步急救和救命的救护活动，包括现场急救、安全转运与途中救护。

2. 院前转运：指对已经做了初步急救的伤病员在急救人员的监护下运用专业的运输工具转至医院的过程。

二、填空题

1. 意识　气道　呼吸　循环

2. 边检伤　边分类　边急救

3. 轻度　中度　重度　死亡　绿色　黄色　红色　黑色

4. 抢救顺序应先危后重再轻伤　保持呼吸道通畅　维持呼吸系统功能　维持循环功能

5. 轻伤经一般处理后可分流到社区医院　中伤经应急处理后可分流到附近有条件医院　重伤经现场急救、维持生命措施后，待生命体征稍趋平稳后分流到附近有条件的医院　死亡者做好善后与遗体处理

三、选择题

1. C　2. D　3. C　4. A　5. D　6. D　7. B　8. C　9. D　10. D　11. A　12. C　13. D　14. B　15. C　16. D　17. C

四、简答题

1. 先排险后施救，先救命后治伤或病，先重伤后轻伤，先抢救后运送，急救与呼救并举，转运与急救结合。

2. 日常呼救的院前急救，灾害事故的院前急救，其他特殊任务：如参与各种大型集会、体育比赛活动等特殊院前急救。

3. 突发性、危重性、复杂性、紧迫性、独立性、艰难性、社会性、风险性、艰苦性。

4. 院前急救培训可分初级班与高级班两种培训，急救医师应当参加高级培训班，其内容为基本生命支持及高级生命支持，护士、驾驶员与担架员应当参加初级培训班，其内容为基本生命支持。

5. 检伤与分类的原则：边检伤、边分类、边抢救，三者同时并举。

第五章　心肺脑复苏

一、名词解释

1. 心脏性猝死：指由心脏原因引起的症状发作 1h 以内，以突然意识丧失为特征的意外死亡。

2. 心搏呼吸骤停：指由于各种原因所导致意想不到的心脏射血功能的突然终止和（或）自主呼吸突然停止。

3. 心肺脑复苏：心肺复苏同时注意脑功能的复苏称为心肺脑复苏。

4. 脑复苏：指心搏呼吸骤停后缺氧缺血性脑损害的防治。

二、填空题

1. 心室扑动或心室纤颤　全心停搏或心室停搏　无脉电活动（即心-电机械分离）

2. 开放气道　人工呼吸　人工循环　电除颤

3. 10～12　8～10

4. 360　150～200

5. 4～5 cm　100 次/分

三、选择题

1. C　2. C　3. C　4. A　5. E　6. B　7. B　8. D　9. C　10. D　11. D　12. E　13. D　14. B　15. A　16. C　17. A　18. C　19. B　20. E　21. A　22. E　23. B　24. C　25. A　26. C　27. C　28. D　29. D　30. C　31. C

四、简答题

1. 6H：低血容量、低氧、酸中毒、高/低血钾、低体温、低血糖。6T：创伤、中毒、心脏压塞、张力性气胸、冠脉栓塞、肺栓塞。

2. （1）心搏骤停诊断依据：意识突然丧失；颈动脉搏动消失。

（2）呼吸骤停诊断依据：大动脉搏动存在；呼吸极不规则，呈双吸气呼吸、叹息样呼吸或呼吸停止。

（3）心搏呼吸骤停诊断依据：意识突然丧失；颈动脉搏动消失；呼吸极不规则，呈双吸气呼吸、叹息样呼吸或呼吸停止。

3. 胸外按压操作要点：有效、平稳、规律、不间断。

4. 持续性植物状态的诊断要点：①丘脑下部和脑干的功能基本保存，有自主呼吸和血压；②无意识活动，认知功能丧失，不能执行指令；③有睡眠—觉醒周期；能自动睁眼和刺激下睁眼；有无目的性的眼球跟踪运动。

脑死亡诊断要点：①呈深昏迷状态，对外界刺激无任何反应；②无反射活动（包括浅反射和深反射）；③无自主呼吸；④脑电图长时间呈静息状态。

5. 基本生命支持具体操作步骤：判断抢救现场安全性与判断意识、呼救、摆放正确体位、开放气道、判断呼吸、口对口人工呼吸、判断心跳、胸外心脏按压、电除颤、判断复苏效果，有效转运医院，无效继续 CPR。

第六章　危重症监护

一、名词解释

1. 有创动脉血压：指通过动脉穿刺、置管后，连接压力传感器后进行测量的动脉血压称为有创动脉血压。

2. 中心静脉压：指测定位于胸腔内的上、下腔静脉或右心房的压力。

3. 肾小球滤过率：指单位时间内经肾小球滤过的血浆量称为肾小球滤过率。

4. 腹腔内高压：正常人腹腔内压力为负值至 6.5 mmHg；当腹腔内压力升高持续＞12 mmHg，称为腹腔内高压。

5. 腹腔间隔室综合征：腹内压持续＞20 mmHg 伴单个或多个器官功能衰竭称为腹腔间隔室综合征。

二、填空题

1. 平均动脉压　1/3

2. 桡动脉　肱动脉　股动脉　足背动脉

3. 感染　出血与血肿　其他（包括气胸、血胸、气栓、神经和淋巴管损伤等）

4. 80～100 mmHg　35～45 mmHg

5. 5～12 mmHg

6. 5～12　右心室前负荷　血容量

三、选择题

1. D　2. C　3. D　4. A　5. D　6. A　7. D　8. C　9. A　10. A　11. A　12. C　13. C　14. E　15. E　16. D　17. B　18. B　19. B　20. C　21. E　22. B　23. D　24. B　25. C　26. E　27. B　28. A　29. A　30. A　31. B　32. A　33. A

四、简答题

1. 肺动脉楔压（PAWP）的临床意义：由于人体的 PAWP 与左室舒张末压（LVEDP）几乎相等，故而临床上常用 PAWP 来间接反映左心室功能。

2. 中心静脉压监测的适应证：各类休克；各类大中型手术；右心功能不全；脱水、失血与血容量不足；大量静脉输血或输液。

3. 中心静脉压监测的临床意义：直接反映全身血容量与右室舒张末压（即反映右心室功能），间接反映肺静脉压、左房压与左室充盈压（即左心室功能）。

4. 监测血液动力学所用的无创监测指标：心率、心排血量、无创血压、尿量等。

第七章　休　　克

一、名词解释

1. 休克：各种原因引起的急性有效循环血量不足，导致全身各组织器官血流灌注严重不足而缺血、缺氧，各重要器官代谢紊乱、功能严重障碍的全身性临床综合征。

2. 过敏性休克：指外界某些抗原性物质（如某些药物）进入已致敏的机体后，引起强烈的全身性变态反应综合征。

3. 心源性休克：由于心脏泵血功能衰竭，心输出量显著减少，血压下降，重要脏器和组织供血严重不足，而引起全身微循环障碍，出现一系列以缺血、缺氧、代谢障碍及重要脏器损害为特征的临床综合征。

4. 感染性休克：各种病原微生物及其毒素侵入人体，导致全身性感染伴血压下降（如收缩压＜90 mmHg，或去除其他可引起血压下降因素之后较原基础血压下降幅度超过 40 mmHg）和组织灌注不良，且经充分容量复苏后低血压和组织灌注不良状态仍持续存在，或必须应用血管活性药物才能维持正常血压的综合征称感染性休克。

二、填空题

1. 微循环缺血期　微循环淤血期　微循环衰竭期

2. 微血栓　循环血量　微循环　难治性

3. 精神状态　皮肤黏膜　脉搏　血压　尿量　呼吸　体温

4. 中心静脉压　肺毛细血管楔压　心排血量　心脏指数　休克指数

5. 先快后慢　先盐后糖　先晶后胶　见尿补钾　量需而入

三、选择题

1. A 2. D 3. A 4. C 5. A 6. C 7. B 8. B 9. B 10. C 11. A 12. D 13. A 14. D 15. C 16. E 17. A 18. E 19. A

四、简答题

1. 休克原因　各种原因失血、失液、创伤、感染、过敏、心血管疾病、剧烈疼痛以及某些内分泌疾病等。

2. 休克按早期治疗措施分类：

（1）需要早期补充血容量

1）失血性休克：如创伤性失血、胃肠道失血与肝脾破裂等失血等；

2）失液性休克：如胃肠道丢失，脱水不显性液体丢失，炎症性第三腔隙液体潴留等。

（2）需要输入正性肌力药物提高泵功能或逆转泵功能不全

1）心肌缺血：如冠状动脉血栓，缺氧性动脉低血压等；

2）心肌疾病：急性心肌炎、慢性心肌病（缺血性、糖尿病性、浸润性、内分泌疾病或先天性）；

3）心律失常：心房颤动伴快速心室率，室性心动过速，室上性心动过速；

4）低血流动力学脓毒症（晚期）；

5）负性肌力药物过量：β受体阻滞剂或钙通道阻滞剂过量；

6）心脏结构损伤：创伤（连枷二尖瓣），室间隔破裂，乳头肌断裂等。

（3）需要容量与升压药支持

1）高血流动力学脓毒症（早期）；

2）过敏性休克；

3）神经源性休克；

4）药物过量：如镇静剂、吩噻嗪类等。

（4）需要立即缓解心排出量梗阻的疾病

1）肺栓塞；

2）心脏压塞；

3）气胸；

4）瓣膜功能障碍．如急性人工瓣摸血栓，严重主动脉瓣狭窄；

5）新生儿先天性心脏缺陷；

6）严重特发性主动脉狭窄。

（5）需要特殊解毒药的细胞中毒

1）一氧化碳中毒；

2）高铁血红蛋白血症；

3）硫化氢中毒；

4）氰化物中毒。

第八章　脓毒症

一、名词解释

1. 脓毒症：指感染病原体与宿主的免疫系统、炎症反应、凝血反应之间相互作用，造成机体组织器官功能损害的复杂临床综合征。

2. 脓毒性休克：指严重脓毒症在经液体复苏后仍难逆转低血压，伴有组织低灌注，又称为感染性休克。

3. 严重脓毒症：指脓毒症伴有器官功能障碍/组织灌注不良或低血压。

二、填空题

1. 革兰阳性菌

2. 严重脓毒症　脓毒性休克

3. 降钙素原

三、选择题

1. B　2. C　3. C　4. A　5. E

四、简答题

1. 炎症反应指标：白细胞计数、杆状核和淋巴细胞所占比例，C 反应蛋白（CRP）、降钙素原（PCT）、高血糖及血浆内毒素。

2. 脓毒症的诊断从以下三方面指标着手进行综合判断。

（1）一般指标

1）发热（体温＞38.3℃）或低体温（体温＜36.0℃）。

2）心率＞90 次/分或大于同年龄正常心率 2 个标准差。

3）气促，呼吸频率＞30 次/分。

（2）炎症反应指标

1）白细胞增多（白细胞计数＞12×10^9/L）或白细胞减少（白细胞计数＜4×10^9/L），白细胞计数正常但杆状核＞10%，淋巴细胞计数减少。

2）C 反应蛋白（CRP）＞正常 2 个标准差。

3）降钙素原（PCT）＞正常 2 个标准差。

4）高血糖（血糖＞7.7 mmol/L）而无糖尿病史。

5）血浆内毒素＞正常 2 个标准差。

（3）器官功能障碍指标

1）低血压状态（收缩压＜90 mmHg，平均动脉压＜65 mmHg，或成人收缩压下降值＞40 mmHg）；心排指数＜3.5 L/（min·m^2）；或皮肤苍白试验阳性。

2）意识状态为 Glasgow 昏迷评分＜14 分。

3）低氧血症（氧合指数 PaO_2/FiO_2＜300 提示 ALI，＜200 提示 ARDS）；或血清乳酸＞3 mmol/L。

4）明显水肿或液体正平衡＞20 ml/kg 超过 24 h；急性少尿 [尿量＜0.5 ml/(kg·h) 持续 2 h 以上]；或每日血肌酐增加≥44.2 μmol/L。

5）腹胀（肠鸣音减少）持续时间超过 24 h。

6）高胆红素血症（总胆红素＞70 mmol/L）。

7）血小板减少（＜100×10^9/L）；或凝血异常（INR＞1.5 或 APTT＞60 s）。

（4）诊断标准：符合一般指标中的 2 项以上和炎症反应指标中的 1 项以上即可诊断为脓毒症；脓毒症＋器官功能障碍指标中的任何 1 项以上者可诊断为严重脓毒症；脓毒症＋器官功能障碍指标中的任何 2 项以上者可诊断为多器官功能障碍综合征。脓毒症诱发的低血压：收缩压＜90 mmHg 或平均动脉压＜65 mmHg，或在没有其他低血压诱因时收缩压下降＞

40 mmHg；脓毒性休克：尽管经过适当的液体复苏仍然存在脓毒症诱发的低血压。

3. 脓毒性休克与严重脓毒症治疗：早期液体复苏（包括快速补液复苏、血管活性药物应用、纠正酸中毒与胶体液复苏等）、抗感染、糖皮质激素治疗、预防深静脉血栓形成、重组人活化蛋白C、山莨菪碱的应用、控制血糖、对症治疗、机械通气、肾脏替代治疗及预防应激性溃疡。

第九章 急性中毒

一、名词解释

1. 急性中毒：指大量毒物于短期（24 h）内进入人体，作用于机体而产生的损害与功能障碍。

2. 毒物：引起中毒的化学物质称为毒物。

3. 反跳：指部分有机磷农药如乐果和马拉硫磷口服中毒后，经急救后临床症状好转，但在数日至1周后突然再次昏迷，甚至发生肺水肿或突然死亡。

4. 中间型综合征：指部分有机磷农药中毒患者多在中毒后24～96 h发病，主要由于突触后神经肌肉接头功能障碍，引起四肢近端、Ⅲ～Ⅶ和Ⅹ对脑神经支配的肌肉以及呼吸肌麻痹的一组综合征。

5. 中毒后迟发性脑病：指部分重度中毒者在意识障碍恢复后，经过的2～21天，多数在7天后逐渐出现神经精神症状为主的中枢神经系统损害为主的临床综合征。

二、填空题

1. 抑制突触间隙的胆碱酯酶　乙酰胆碱
2. 毒蕈碱样症状　烟碱样症状　中枢神经系统症状
3. 胆碱酯酶活力测定　0.5～0.7　0.3～0.5　<0.3
4. 碘解磷定　氯磷定　双复磷　双解磷
5. 呼吸道　消化道　皮肤黏膜
6. 10%～20%　30%～40%　>50%
7. 早期　足量　反复给药
8. 肾　消化道　呼吸道　皮肤　肾
9. 血红蛋白　碳氧血红蛋白
10. 散大　缩小
11. 催吐　洗胃　导泻
12. 利尿　吸氧　血液净化

三、选择题

1. A　2. A　3. E　4. D　5. C　6. D　7. D　8. D　9. C　10. B　11. D　12. A　13. E　14. D　15. B　16. D　17. D　18. A　19. C　20. C　21. D　22. E　23. E　24. C　25. D　26. A　27. C　28. C　29. E　30. C　31. C　32. C　33. B　34. A　35. C

四、简答题

1. 清除体表与黏膜污染（如皮肤、毛发与眼内、口内等）的毒物、催吐、洗胃、导泻。

2. 因为百草枯所致肺损伤的严重程度与吸入气体中的氧浓度直接有关。

3. 百草枯中毒肺损害是导致高死亡率的原因。

4. 灭鼠药按药理机制分类

（1）中枢神经系统兴奋剂：①如毒鼠强、氟乙酰胺，为剧毒杀鼠剂；②其他：毒鼠碱（又名为番木鳖碱、马钱子碱或士的宁）为高毒生物碱，使鼠类发生全身性强直性痉挛而死亡；还有鼠立死（杀鼠嘧啶）等。

（2）抗凝血类杀鼠剂：是国家批准的慢性杀鼠剂。第一代有敌鼠（野鼠净）、敌鼠钠、杀鼠灵（华法林）、杀鼠迷（力克命）、克灭鼠（呋杀鼠灵）、氯敌鼠（氯鼠酮）；第二代有溴鼠隆（大隆）、溴敌隆（乐万通）、杀它仗等。可导致鼠类广泛性皮下及体内出血而死。

（3）无机化合物杀鼠剂：常见的为磷化锌，其他含铊、钡、砷等灭鼠药对人畜毒性均很大，现多已不用。

（4）硫脲类衍生物：安妥（α-萘基硫脲）、抗鼠灵（吡明尼）、鼠硫脲等，属于有机合成杀鼠剂。

（5）其他：如有机磷酸酯类、氨基甲酸酯类、灭鼠优等。目前已很少使用。

5. 毒蕈中毒临床分型分 5 型

（1）胃肠型：主要表现为剧烈腹痛、腹泻，无里急后重。

（2）毒蕈碱型：主要表现流涎、流泪、大汗、瞳孔缩小、心率减慢、血压下降，呼吸急促、支气管痉挛、肺水肿等。

（3）溶血型：主要表现为溶血、黄疸、血红蛋白尿、贫血、肝脾大、急性肾衰竭等。此类患者同时多伴胃肠道症状。

（4）神经精神型：此类患者除胃肠道症状外，尚有副交感神经兴奋症状，并幻觉、狂躁、精神错乱等表现。

（5）肝损害型：此类患者多伴多脏器功能损害，尤其以肝损害为重。

第十章　中暑、淹溺与电击伤

一、名词解释

1. 热痉挛：多为高温环境下从事体力劳动，出汗后大量水和盐分丢失，仅补充水或低张液而补盐不足，造成严重低钠、低氯血症，导致骨骼肌痉挛性收缩而致疼痛。

2. 热衰竭：多见于老年人、儿童和慢性疾病患者。主要表现为头晕、头痛、眩晕、恶心、呕吐、面色苍白、皮肤湿冷、大汗淋漓、呼吸增快、脉搏细速、心律失常、烦躁、晕厥、血压显著下降甚至休克。

3. 热射病：指在高温、高湿或强烈的太阳照射环境中作业或运动数小时，或老年、体弱、有慢性疾病患者在高温和通风不良环境中持续数日，热应激机制失代偿，使中心体温骤升，所导致的中枢神经系统和循环系统功能障碍。

4. 日射病：若患者体温不高（多为低热）而其他表现与热射病相似则称为日射病。

5. 淹溺：指人的呼吸道淹没或沉浸在液性介质中导致液体充塞呼吸道及肺泡，或喉部痉挛导致气道梗阻而引起的窒息，导致呼吸和（或）心搏停止的状态。

6. 电击伤：指一定量的电流或电能（静电）通过人体，引起组织的不同程度损伤和器官功能障碍，甚至死亡的临床综合征。

二、填空题

1. 单相触电　双相触电　间接接触触电

2. 首先迅速将淹溺者从水中救出　保持呼吸道通畅　倒水处理　心肺复苏

3. 淡水淹溺　海水淹溺

4. 肺泡　肺毛细血管　低钠　低氯　低蛋白　高钾血症　高血红蛋白

5. 先兆中暑　轻度中暑　重度中暑　热痉挛　热衰竭　热射病

6. 心室纤颤　呼吸中枢抑制

三、选择题

1. B　2. A　3. D　4. B　5. A　6. D　7. A　8. A　9. D　10. A　11. A　12. D　13. B　14. B　15. E　16. A　17. C　18. B　19. B　20. D

四、简答题

1. 重症中暑处理

（1）热痉挛：主要为补充氯化钠，一般静脉滴注复方氯化钠、5%葡萄糖氯化钠注射液或生理盐水 1000～2000 ml。

（2）热衰竭：及时补足血容量，防止血压下降，一般不用升压药。一般先用平衡盐液、5%葡萄糖注射液或生理盐水快速静脉滴注，可适当补充血浆。必要时监测中心静脉压指导补液。

（3）热射病或日射病

1）立即将患者转移到通风良好的 20～25℃的环境。

2）吸氧：保持呼吸道通畅，一般通过鼻导管或鼻塞 4～6 L/min 吸氧，若有呼吸困难、发绀者给予面罩 6～10 L/min 吸氧。

3）降温：降温是治疗重点，必须争取在 1 h 内使直肠温度降至 38℃。因为体温越高，持续时间越长，组织损害越严重，预后越差，降温速度与预后密切相关。对于超高热者，应物理降温配合药物降温双管齐下进行急救。

4）维持水、电解质、酸碱平衡：尽快补充液体和盐分，严重酸中毒时可应用 5%碳酸氢钠溶液。低血压时应及时补足血容量，必要时应用升压药（如多巴胺）。

5）防治脑水肿：应迅速降低颅内压，可静脉滴注甘露醇、白蛋白和静脉注射呋塞米。抽搐发作时，可静脉注射地西泮控制。

6）防治多器官功能衰竭：首要目标是切断过高热引起的恶性循环，必须尽早降低中心体温，降低代谢，较早治疗各种严重并发症，包括休克、呼吸衰竭、肝肾功能损害，积极防治 DIC。

2. 淡水与海水淹溺各自的特点

（1）淡水淹溺：一般为发生于江、河、湖、池中的淹溺。这类淹溺介质均为淡水，由于淡水渗透压低，淹溺后水能很快通过肺泡毛细血管进入血循环，使血容量急剧增加，而引起急性心力衰竭与急性肺水肿。由于水进入血中，使血浆渗透压降低，一方面引起低钠血症、低氧血症与低蛋白血症；另一方面水进入红细胞内，使红细胞肿胀、破裂，而发生溶血，溶血后有大量钾离子与血红蛋白进入血浆中，而造成高钾血症与血红蛋白血症，而严重的高钾血症可使心搏骤停，过量的血红蛋白易堵塞肾小管，而引起急性肾衰竭。血液低渗可使水分进入脑细胞，而发生急性脑水肿。淡水进入肺泡可造成肺泡表面活性物质稀释而减少，而造成肺泡塌陷，引起全身性低氧血症，严重时可导致急性呼吸窘迫综合征。

(2) 海水淹溺：海水内含3.5%氯化钠和大量钙盐、镁盐，故而渗透压高。海水吸入肺泡后，其高渗压可使血管内血浆大量进入肺泡，一方面引起急性肺水肿，而严重影响肺的通气与换气功能，而造成较淡水淹溺更为严重而持久的低氧血症，严重的低氧血症最终可导致急性心力衰竭而死亡；另一方面由于大量血浆进入肺泡，而使血液浓缩、血容量减少。海水中的盐类可迅速进入血液，可引起高钠血症、高钙血症、高镁血症与低蛋白血症。而高镁血症可造成心血管系统与神经系统的损害：表现为心动过缓、心律失常、传导阻滞，甚至心搏停止；抑制中枢神经与周围神经系统，造成血管扩张与低血压等。

3. 现场急救

(1) 切断电源：应在第一时间迅速关闭电源或拔掉插座，或应用绝缘物（如干燥竹竿或木棒）挑开患者身上的电线，使其与电源隔离。但救助者务必确保自身的安全，防止触电。

(2) 心肺复苏：对呼吸停止和心搏骤停者立即行CPR，持续进行口对口人工呼吸直到自主呼吸恢复，不能轻易终止复苏，特别是闪电伤患者看上去已经死亡，但在持续心肺复苏后可能成功复苏。心肺复苏成功应立即转运到医院进一步抢救。

第十一章　创　　伤

一、名词解释

1. 多发伤：指机体在同一致伤因素作用下，同时或相继有两个以上解剖部位的创伤，其中至少有一处是危及生命的严重创伤或并发创伤性休克。

2. 复合伤：指机体同时或相继遭受两种以上不同性质致伤因素作用所致的损伤。

二、填空题

1. 轻伤　重伤　危重伤

2. 循环　呼吸　胸腹压痛　运动　语言

3. 常以一伤为主　伤情可被掩盖　多有复合效应

4. 16　＜16　＞16　＞25

5. 中、下1/3交界处　桡神经

6. 左手桡动脉

7. 颞浅动脉　耳屏前方颧弓根部

8. 颌外动脉　下颌骨下缘、咬肌前缘的搏动点

9. 气管外侧与胸锁乳突肌前缘中点之间的强搏动点

10. 肱动脉

11. 大腿根部腹股沟中点稍下的强搏动点

12. 四肢大动脉出血或采用加压包扎后不能有效控制的大出血

三、选择题

1. D　2. E　3. C　4. E　5. D　6. D　7. C　8. E　9. E　10. E　11. C　12. D　13. B　14. C　15. A　16. D

四、简答题

1. 多发伤特点：生理紊乱严重，早期死亡率高；伤势重，休克发生率高；易发生严重的低氧血症；早期诊断困难，容易误诊漏诊；多发伤病情复杂，处理予盾多而困难；并发症多，感染发生率高。

2. 多发伤现场急救要点：保持呼吸道通畅，及时止血、抗休克，防止附加损伤，优先转运。

3. 复合伤的常见类型：放射复合伤、化学复合伤与烧伤复合伤等。

4. 放射复合伤现场急救：①将伤员迅速撤离现场，在比较安全的场地进行急救。②迅速洗消去除伤者的致伤因素。③根据伤情进行急救处理：如防治窒息、抗休克、止血、止痛、包扎、骨折固定及抗感染等。④经初步处理后，按伤情轻重缓急，转运伤员。

第十二章　危重症患者的营养支持

一、名词解释

1. 营养状态评估：通过人体测量、生化检验、临床检查，然后进行营养状态的综合评估。

2. 全营养混合液：将脂肪乳剂、氨基酸、碳水化合物、电解质、维生素与微量元素等各种营养素混合于密封的无菌 3L 输液袋中，称为全营养混合液。

二、填空题

1. 碳水化合物　脂肪　蛋白质　水　电解质　维生素　微量元素

2. 肠外营养　肠内营养

三、选择题

1. E　2. E　3. C　4. A　5. B　6. C　7. C　8. B　9. B　10. E　11. D　12. D

四、简答题

1. 营养支持的原则：及时作出营养状态的评估，及早确定营养支持；计算能量需要量；确定各种营养物质供给量；根据患者胃肠道结构与功能有无损害，来决定营养支持方式。

2. 肠外营养常见并发症及其防治

(1) 穿刺插管引起的并发症：①穿刺损伤：可引起气胸、血胸、皮下气肿以及血管神经损伤等，也可引起局部出血血肿、臂丛神经或胸导管损伤等。预防方法：在插管时，要掌握熟练的穿刺插管操作技术，严格按照操作规程进行，尽量动作轻柔，损伤的并发症是可以避免的。②空气栓塞：多见于穿刺过程或更换输注器具时，有时也可发生于液体输完未及时补充时。预防方法：应严格按照操作规程操作，插管穿刺时患者应处于头低位，使上腔静脉充盈，置管时要患者暂时屏气，置管过程应快捷，连接输液管道要及时；加强巡视，及时添加液体；在穿刺插管或更换输液器具时嘱患者不要深呼吸。更换输液器具时，应将导管置于心脏水平以下，以减少空气进入机会；如发现有空气进入，应迅速捏住导管，用注射器将空气抽出。③导管意外：常见导管栓塞、导管异位与导管断裂等。预防方法：插入的导管应选择柔软的硅胶管，不要用硬塑料管；导管插入后要用 X 线检查导管位置，如发现导管异位，立即调整。

(2) 感染并发症：主要见于导管引起的局部感染或全身性感染，常见化脓性静脉炎，严重者为脓毒症。感染的主要原因：插管时污染、伤口污染、营养液污染或输入器具污染等。预防方法：①严格落实消毒隔离制度，在肠外营养支持的各个操作环节中应严格无菌操作，在输注前后都要严密监测有无引起感染的可能性，防范于未然，有条件者可以在输液管末端放置终端过滤器。②穿刺点每日消毒换药，观察导管周围皮肤有无感染。每日更换输液管道，预防局部感染。③当患者不明原因发热时，应考虑导管感染的可能，及时拔除导管并做管端的细菌培养，以明确诊断。如确认发热系导管感染所致，应立即拔管，应用抗生素治疗。体温下降后可在对侧重新插管。

（3）代谢性并发症：①高血糖和非酮症高渗性昏迷：应激情况下机体对糖的利用率下降，输入含高糖的 TNA，若外源性胰岛素补充不足，常出现高血糖，严重者可出现非酮症高渗性昏迷而危及生命。预防方法：葡萄糖与胰岛素按 1g∶4～6U 比例应用胰岛素，加以预防；高渗性昏迷一经诊断，应立即停输高渗糖，改用低渗或等渗盐水等以降低血液渗透压，并监测控制血糖水平，根据血糖水平使用胰岛素，适当增加脂肪乳剂用量。②低血糖：多因外源性胰岛素给予过多或输入 TNA 突然减慢或大量输注突然停止，而胰岛素作用还在继续等原因所致。预防方法：在营养液输注过程中应密切监测血糖水平，以及时发现低血糖；输注 TNA 时不能突然停止，若需要停止，则应继续输入 5%～10%葡萄糖 2～3h。③高脂血症：主要为输注脂肪过多、过快或机体利用脂肪能力下降所致。预防方法：监测患者脂肪清除率，以指导脂肪乳剂的应用。④水、电解质失衡：可出现脱水或水潴留、低钠血症、低钾血症或高钾血症等。预防方法：严重记录 24h 出入水量，定期监测血钠、钾、氯、钙、镁等电解质，以指导液体治疗。

急诊医学实验教学指导

实验八　常见心律失常的心电图识别

1. D　2. D　3. E　4. B　5. E　6. E　7. D　8. E　9. D　10. A

参考文献

1. 楼滨城. 急诊医学. 北京：北京大学医学出版社，2008.
2. 罗学宏. 急诊医学. 北京：高等教育出版社，2008.
3. 蒲泉州，张松峰. 急诊医学. 北京：高等教育出版社，2006.
4. 周秀华. 急危重症护理学. 第2版. 北京：人民卫生出版社，2009.
5. 黄显凯. 急诊医学. 北京：人民卫生出版社，2007.
6. 徐文仪，彭鹏，李新宇等. 内科危重病. 乌鲁木齐：新疆人民卫生出版社，2009.
7. 刘大为，邱海波. 重症医学. 北京：人民卫生出版社，2010.
8. 李春盛，刘中民，沈洪等. 临床诊疗指南-急诊医学分册. 北京：人民卫生出版社，2009.
9. 王佩燕，周玉淑，沈洪. 急诊诊疗常规. 北京：中国协和医科大学出版社，2002.
10. 茅志成，季国忠，陈锡厚等. 急诊鉴别诊断学. 北京：人民军医出版社，2004.
11. 朱子杨，龚兆庆，汪国良. 中毒急救手册. 第2版. 上海：上海科学技术出版社，1999.
12. 张寿林，黄金祥，周安寿. 急性中毒诊断与急救. 北京：化学工业出版社，1999.
13. 曾繁忠. 盐酸戊乙奎醚（长托宁）取代阿托品救治有机磷农药中毒技术. 北京：军事医学科学出版社，2004.
14. The 2005 American Heart Association (AHA) guidelines for cardiopulmonary resuscitation (CPR) and emergency cardiovascular care (ECC).
15. Joseph P, Ornato Mary Ann Peberdy. Cardiopulmonary Resuscitation. New Jersry, U. S. A. HUMANA PRESS, 2005.
16. Mickey. S, Terry. M. Cardiopulmonary Resuscitation, The New England Journal of Medicine, 2001, 344 (17): 1304-1303.
17. Charles Gomersall, Gavin Joynt, Claudia Cheng, Basic assessment and support in intensive care. The Asia Pacific Association of Critical Care Medicine, 2007.
18. Frederic S. Bongard, Darryl Y. sue. Current Critical Care Diagnosis and Treatment. n the United States of America, 2008.
19. 李宏亮，朱曦. 腹腔内高压与腹腔间隔室综合征. 中国微创外科杂志，2006，6（7）：550-552.
20. 郑贵军，孙茜. 炎症、内皮、凝血与脓毒症. 中国危重病急救医学，2009，21（9）：573-575
21. 赵鹤龄，申丽旻，程彤等. "拯救脓毒症运动：2008严重脓毒症和脓毒症休克管理指南"解读（一）2008严重脓毒症和脓毒症休克管理指南概况. 临床荟萃，2008，23（7）：523-524.
22. 申丽曼，赵素琴，赵鹤等. "拯救脓毒症运动：2008严重脓毒症和脓毒症休克管理指南"解读（二）液体复苏和血管活性药物的应用. 临床荟萃，2008，23（8）：598-600.
23. 马海英，赵鹤龄，程彤等. "拯救脓毒症运动：2008严重脓毒症和脓毒症休克管理指南"解读（三）病源学诊断和抗生素的应用. 临床荟萃，2008，23（9）：669-671.

24. 程彤，吴志茹，申丽更等. “拯救脓毒症运动：2008严重脓毒症和脓毒症休克管理指南”解读（四）糖皮质激素、活化蛋白C和血液制品在脓毒症休克治疗中的应用. 临床荟萃，2008，23（10）：754-756.
25. 赵鹤龄，申丽曼，赵素琴等. “拯救脓毒症运动：2008严重脓毒症和脓毒症休克管理指南”解读（五）脓毒症诱导急性肺损伤/急性呼吸窘迫综合征的机械通气治疗. 临床荟萃，2008，23（11）：824-826.
26. 中华医学会急诊医学分会危重病专家委员会、中国中西医结合学会急救医学专业委员会. 脓毒症的定义、诊断标准、中医证候诊断要点及说明（草案）. 中华急诊医学杂志，2007，16（8）：797-798.
27. 姚咏明，盛志勇，林洪远等. 脓毒症定义及诊断的新认识. 中国危重病病急救医学，2004，16（6）：321-323.
28. 康福新，王瑞兰. 脓毒症早期诊断的生物标志物. 中国危重病急救医学，2007，19（10）：633-634.
29. 闰素英. 脓毒症早期诊断的预警指标. 中国危重病急救医学，2009，21（3）：185-187.
30. 李志军. 脓毒症的诊断与治疗. 中华劳动卫生职业病杂志，2009，27（11）：700-702.
31. 艾宇航. 脓毒症的治疗. 中国感染控制杂志，2008，7（5）：293-296.
32. 周荣斌，王玉红，周高速. 脓毒症药物治疗进展. 中国急救医学，2009，29（4）：361-364.
33. 冯亚民，许冰，王增民等. 长托宁取代阿托平治疗急性有机磷农药中毒的临床观察. 中国医药指南，2005，3（5）：749-752.
34. 冯亚民，许冰，崔同军等. 盐酸戊乙奎醚抢救急性有机磷农药中毒临床辨析. 医学与哲学（临床决策版），2006：27（8）：17-19.
35. 方可美. 急性有机磷农药中毒治疗进展. 急诊医学，2000，9（4）：283-285.
36. M Eddleston，Andrew Dawson，Lakshman Karalliedde et al. Early management after selfe-poisoning with an organophosphorus or carbamate pesticidea treatment protocal for junior doctors，Crit care，2004，8（6）：391-397.
37. Dickson EW，Bird SB，Gaspari，RJ et al. Diazepam inhibits organophosphate-induced central respiratory depression。Acad Emerg Med 2003，10（12）：1303-6.
38. M Eddleston，L szinicz，P Eyer，et al，Oximes in acute organophosphorus pesicide poisoning：a systematic review clinical trail，QJ Med，2005，95：275-283.
39. 蒋惠，孙海霞，宋崴. 淹溺的急诊救护. 黑龙江医学，2005，29（12）：950.
40. 中华医学会重症医学分会. 危重病人营养支持指导意见（2006）. 中国实用外科杂志，2006，26（10）：712-732.

中英文专业词汇对照索引